Family Therapy

Concepts and Methods

12th Edition

[美] 迈克尔 · P. 尼克尔斯
(Michael P. Nichols)
[美] 西恩 · D. 戴维斯
(Sean D. Davis)
著

方晓义婚姻家庭治疗课题组
译

家庭治疗

概念与方法

第12版

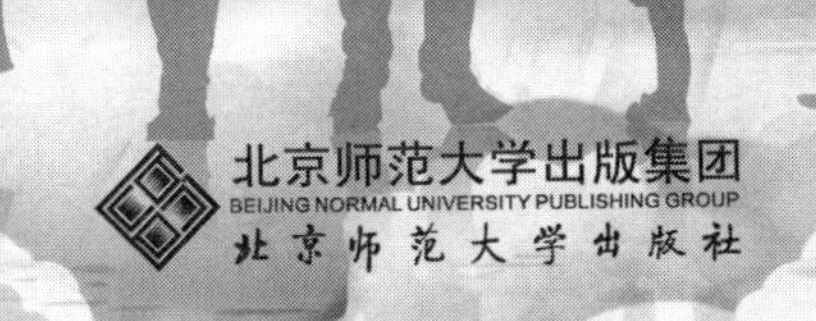

谨以此书纪念

萨尔瓦多·米纽庆（Salvador Minuchin，1921—2017）

/ 译者序

很高兴看到由迈克尔 · P. 尼克尔斯和西恩 · D. 戴维斯两位学者合著的《家庭治疗：概念与方法》(*Family Therapy: Concepts and Methods*）出了第12版。在我从事家庭治疗教学、实践和研究中，这本书给了我很多的启示。每次读到其中精彩的部分，都忍不住与我的弟子们分享，希望能够与更多的人一起体会家庭治疗的精髓和魅力。这也成为我和几位翻译此书的弟子的一个心愿。

我是一个非常强调心理学应用价值的人。我认为心理学是与社会和大众联系非常紧密的一门学科，理应体现她的社会价值，这样才可能使心理学有更广阔的发展前途和更多的可能性。因此，我希望自己的心理学研究和生涯可以做些对社会、对大众有用的事情，并一直坚持这一理念至今。在我还是研究生的时候，就被心理咨询吸引；在工作后很长的一段时间里，一直用行为主义的原理来指导我的咨询实践。我把行为主义看成我在心理咨询中的“初恋”，对之饱含情感。但我在 1994—1996 年接触家庭治疗后，深深地被家庭治疗的“系统观”及其与中国文化对家庭的重视的契合性吸引，便“移情别恋”，与很多的同道一起把在我国宣传和推广家庭治疗作为己任。我和弟子们在北京师范大学心理学部开设了家庭治疗课程，创建了面向社会的婚姻家庭治疗服务机构。到今日，看到越来越多的人接受和从事家庭治疗，家庭治疗的影响越来越大，我感到由衷的欣慰。

家庭治疗从萌芽到今天，尽管还不到 100 年的时间，成果却颇丰。从结构派家庭治疗、策略派家庭治疗、跨代家庭治疗、经验派家庭治疗等传统家庭治疗学派，到叙事家庭治疗、短期焦点家庭治疗等后现代的家庭治疗，再到近些年出现的整合家庭治疗学派，彰显了家庭治疗适应时代变化不断向前发展的旺盛生命力。要在一本书中详细介绍如此繁多的流派的代表性人物、理论观点、治疗技术、应用案例、发展趋势等，具有相当大的难度和挑战。但《家庭治疗：概念与方法》（第 12 版）做到了，她向我们呈现出了一幅清晰的家庭治疗全景图。而且，我尤其喜欢该书将案例与理论、技术进行完美的结合，这一点对学习和实践家庭治疗的人来讲特别有用。当然，我非常喜欢的还有这本书在讲述家庭治疗理论和实践的同时，用研究来证明家庭治疗的有效性。正如本书所说，实践和研究在很长的时间里都是分隔的，似乎做实践的人就做不好研究，而做研究的人也很难做好实践，或者不愿做实践。我们一直提倡基于研究和实证的实践，这可能会使实践更有发展前景。

此外，作者在第 11 版的基础上做了大量的修订，不仅增加了一些新的章节，还针对旧章节补充完善了很多新的内容，体现了作者“与时俱进”的态度。大家可以在作者写的“前言”和书中看到这些变化，就不在此一一列举了。

最后，感谢我的 7 位弟子，在我承接了第 12 版的翻译任务之后，她们也毫无怨言地再次参与翻译的工作中。她们是：

● 北京师范大学的邓林园教授（负责翻译第 1、第 2 章）；

● 哈尔滨工业大学（深圳）的侯舒艨副教授（负责翻译第 3、第 4 章）；

●安徽大学的侯娟教授（负责翻译第 5、第 6 章）；

●北京师范大学的蔺秀云教授（负责翻译序言、前言、引言及第 7、第 8、第 11 章）；

●华中师范大学的刘勤学教授（负责翻译第 9、第 10 章）；

●西南民族大学的袁晓娇副教授（负责翻译第 12、第 13 章）；

●获得美国婚姻家庭治疗督导师资格认证的兰菁博士（负责翻译第 14、第 15 章）。

还要感谢北京师范大学出版社的周益群和姚祝耶两位老师。谢谢你们在我们翻译过程中给予的支持和耐心！也要感谢第 11 版中文版出版后一些读者对我们翻译中不够严谨之处的指正！

尽管各位弟子和我先后做了两遍的校对，但无论多努力，一定还有不到位之处，敬请大家批评指正！有大家的帮助，我们才会做得更好！

2024 年 6 月 26 日

于北京师范大学后主楼

/序　言

西格蒙德·弗洛伊德（Sigmund Freud）不喜欢他患者的家庭成员。他抱怨说，亲属总是破坏治疗，他们似乎更愿意让患者处于生病的状态。在弗洛伊德的带领下，他的追随者都会在治疗过程中与患者的家庭保持一定距离，尽管他们可能会通过与某个成员的合作间接影响家庭。然而，最终一些治疗师开始怀疑，家庭成员可能不是更喜欢患者生病，而正是因为他们的缘故患者才会生病的，于是这些治疗师发现需要对整个家庭进行治疗。因此，家庭治疗为了试图打破束缚个人的关系网而诞生。

但一旦家庭和治疗师见面，他们的关系就改变了。现在，这个家庭不再是一个不了解医生如何进行治疗的局外者，而是变成了积极参与的主角。治疗师通过自己的直接体验来了解家庭，而不是通过某位成员扭曲的观点来认识家庭。他们认识到，或者被提醒到，家庭不仅仅是促使疾病发生的原因，它实际上还塑造了家庭成员的整体身份。

治疗个体患者使治疗师倾向于优先考虑个体化、自立和自我实现，而治疗家庭则促使他们关注归属感、相互依赖和共同责任。这样一来，治疗师就有可能将连接家庭成员的纽带视为可以微调的东西，而不是一定要去切断这个纽带。家庭可能不是问题的一部分，但肯定是解药的一部分。

治疗师从逃避家庭到重视家庭的旅程并不总是朝着一个方向发展，并且也不是每个治疗师都愿意参与这段旅程。治疗师对治疗方法的选择取决于他们的实践环境，不过就算在不同的时代，这种环境或多或少都会支持家庭治疗的工作。在今天的美国，阻碍这类工作的一些现实背景是出于保险报销的目的，人们需要进行个体诊断，这有利于个体治疗的报销率，以及越来越广泛的处方药供应，这些处方药承诺，它们改善一名家庭成员的行为而不会给其他成员带来不便。

然而，其他现实背景则正将从业者和决策者的注意力转向家庭。一些人认为，青少年的破坏行为或自伤行为可能与近距离的、面对面的人际交往被现代技术或毒品所致的虚拟关系所取代有关。住院治疗虽然可以暂时将有问题的孩子从他们的家庭中带走，但是花费很高，因此注重性价比的管理者们正在寻找让这些孩子留在家中接受治疗的方法。同时，2018 年《家庭第一法案》旨在通过将资金流转向家庭支持计划，防止儿童进入福利机构。家庭治疗最初是为了消除消极的关系，现在正致力于培养积极的关系。

对于有志于进入家庭治疗这一奇妙世界的临床医生或未来的临床医生，尼克尔斯和戴维斯的《家庭治疗：概念与方法》提供了最佳导航地图。该书范围广泛，内容丰富，书中内容经过仔细推敲且表述清晰，概述了家庭治疗基础模型和后续模型发展的核心原理和技术，并通过丰富的临床案例对其进行了阐释，体现了理论与实践的完美结合。这本书第一次出版于 20 世纪 80 年代中期，每个新的版本都经过了细致的修订和更新，与该领域的不断发展保持同步。这一版本（第 12 版）也更新了家庭治疗的最新进展以及家庭治疗师从业的社会文化背景特征。

豪尔赫·科拉平托（Jorge Colapinto），家庭与婚姻治疗师（LMFT）

于宾夕法尼亚州温尼伍德（Wynnewood）

/ 第 12 版前言

在家庭治疗的学术讨论中，有一件事常被忽视，那就是面对一个不幸的家庭，你能够和他们坐下来并且帮到他们的那种成就感。新手治疗师会感到焦虑，不确定自己是否知道如何开展治疗（“你怎么让所有人都来参加治疗了？”）。经验丰富的治疗师只会给出简要的答案。他们会对一些重大问题发表自己的看法并进行讨论——这些问题包括后现代主义、管理性医疗和二阶控制论。尽管利用这一时机谈谈重要的话题非常有诱惑力，但我们更愿意谈一些个人化的东西。治疗正在应对困难的家庭使我们获得了所能想象到的最大的满足感，我们希望你也有或将会有同样的感觉。

// 版本的新变化

我们试图在《家庭治疗：概念与方法》（第 12 版）中描述家庭治疗的所有领域——包括家庭治疗丰富的历史、

经典的流派，以及最新的进展等——但本书关注更多的还是家庭治疗的临床实践，而不是历史或理论。这一版本有很大的变化：

- 新增加了全书多处的“案例研讨”部分。
- 修订了家庭治疗研究这一章的内容，包括关于共同因素、缩小研究与实践之间的差距的讨论（第15章）。
- 扩充了成立收费私人诊所的章节（第3章）。
- 扩充并更新了有关治疗技术的章节，增加了对技术影响家庭关系和青少年情感发展的讨论（第10章）。
- 每个理论章节都增加了“推荐阅读”部分。
- 新增加了有关移民的章节（第10章）。
- 新增加了有关社区心理健康的章节（第3章）。
- 扩充了对鲍恩理论的讨论（第4章）。
- 新增加了有关婚外情的章节（第3章）。
- 扩充了对叙事外化提问的讨论（第13章）。
- 修改了几章的顺序和结构，以提升可读性：“家庭治疗的基本概念”已转移到第2章，为第3章“家庭治疗的基本技术”提供基础；上一版本中的第10章拆分为两章（第10章和第11章）。
- 更新了全书的参考文献。

// 致谢

爱因斯坦曾经说过：“如果你想学习物理，那么你需要注意物理学家们在做什么，而不是他们说自己在做什么。”当你阅读家庭治疗的内容时，你可能很难透过专业术语和政治包装看到基本的观点和临床实践。因此，在筹备该版《家庭治疗》时，我们广泛地拜访并观察杰出治疗师的真实治疗过程，也邀请了一些治疗大师与大家分享最好的学习案例，从而使本书更具实用性、更关注临床实践，我们希望你喜欢它。

在我们成为家庭治疗师以及撰写本书的过程中，得到了很多人的帮助，我们无法一一感谢他们，但还是想列出一些。感谢那些教我们家庭治疗的人——莱曼·温（Lyman Wynne）、默里·鲍恩（Murray Bowen）、萨尔瓦多·米纽庆、弗雷德·皮尔西（Fred Piercy）和道格拉斯·斯普伦克尔（Douglas Sprenkle）——感谢你们。特意来帮助我们准备第 12 版的人有杰伊·拉平（Jay Lappin）、吉尔·弗里德曼（Jill Freedman）、米歇尔·维纳－戴维斯（Michele Weiner-Davis）、斯科特·伍利（Scott Woolley）、乔治·纳尔顿（Giorgio Nardone）、迈克尔·科尔（Michael Kerr）、吉尔·沙夫（Jill Scharff）、弗兰克·达特里奥（Frank Dattilio）、诺曼·爱泼斯坦（Norman Epstein）、道格拉斯·斯奈德（Douglas Snyder）和杰伊·勒博（Jay Lebow）。套用约翰（John）、保罗（Paul）、乔治（George）和林戈（Ringo）的话，我们从朋友那里得到了“很多”帮助（we get by with *a lot* of help from our friends），我们向他们表示衷心的感谢。我们特别感谢培生的丽贝卡·福克斯－吉格（Rebecca Fox-Gieg），她让我们的工作更加轻松愉快。

我们要感谢以下审稿人，他们为修改第 12 版提供了建议：得克萨斯大学阿灵顿分校的凯瑟琳·乔丹（Catheleen Jordan）、堪萨斯大学的塔玛拉·科德尔·米金斯基（Tamara Coder Mikinski），以及拉马尔大学的乔伊－德尔·斯努克（Joy-Del Snook）。

最后，我们要感谢我们家庭生活中的导师：我（迈克尔·P. 尼克尔斯）要感谢我的妻子梅洛迪（Melody），以及我的孩子桑迪（Sandy）和保罗（Paul）。在短暂的 45 年共同生活中，梅洛迪见证了我从一个完全不懂如何为人夫为人父的害羞年轻小伙子，成长为一个腼腆的中年男子，虽仍不知所措，却仍在努力。孩子们一直让我惊喜不断。如果让我竭尽可能地想象可以去爱和为之骄傲的孩子，那就只有桑迪和保罗了。

我（西恩·D. 戴维斯）要感谢我的妻子伊丽莎白（Elizabeth），在我专心于另一个项目中时，她忍受了我的心不在焉。我再也找不到更支持我的配偶了。还要感谢我的孩子安德鲁（Andrew）、汉娜（Hannah）、瑞秋（Rachel）和威廉（William）。当得知他们的父亲正在写一本关于健康家庭的书时，他们都发自内心地支持父亲的工作。

迈克尔·P.尼克尔斯

西恩·D.戴维斯

/ 目　录

// 第一部分　家庭治疗的背景 //

// 第二部分　家庭治疗的经典流派 //

// 第三部分　家庭治疗的最新进展 //

// 第四部分　家庭治疗的评估 //

PART 01

家庭治疗的背景

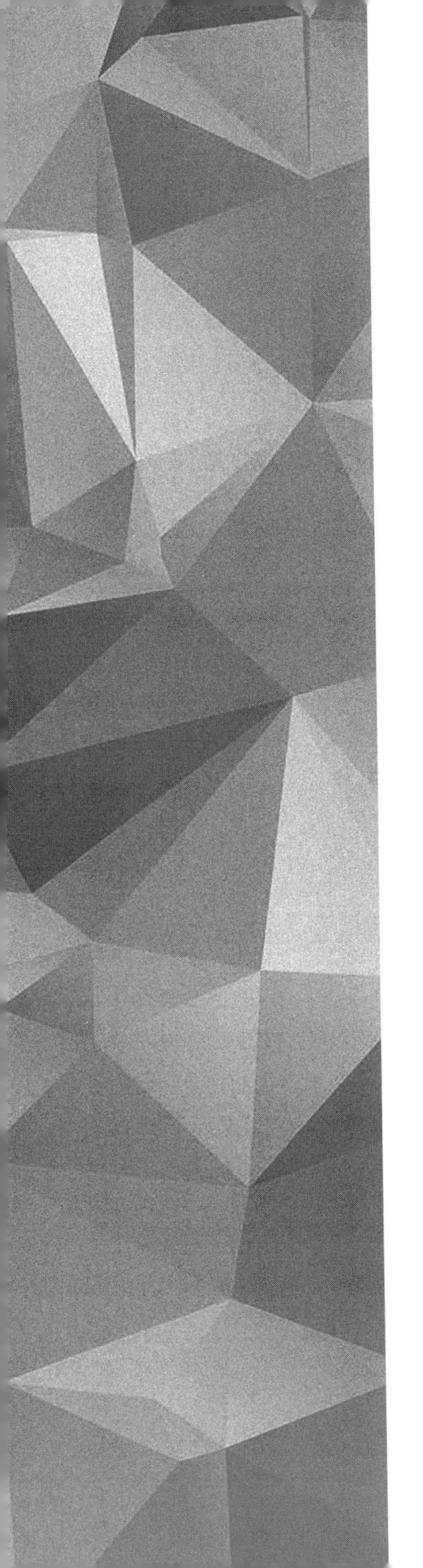

引言

家庭治疗的创立

——离家生活

来访者信息登记表上并没有太多信息，只有一个名字：霍利·罗伯茨。表格显示，霍利是大四学生，她的问题是决策困难。

“我不确定我是否需要来这里，有许多人比我更需要你的帮助。”这是霍利坐下后说的第一句话，说完她便哭了起来。

现在是春天，郁金香绽放，树木变得翠绿，紫色的丁香花丛在空气中散发着香气。美好的生活以及那么多的机会展现在霍利的面前，但此时的她却陷入絮絮叨叨、无以言表的抑郁之中。

霍利难以决定她毕业后要做什么。她越努力解决这个问题，就越不能集中精力来做这件事情。她开始失眠、逃课。最终，她的室友建议她到咨询中心做咨询。霍利却说："我不会去的，我能处理好自己的问题。"

那个时候，我（尼克尔斯）对宣泄疗法很着迷。大多数人都有自己要讲的故事，而且讲到深处都会情不自禁地流下眼泪。我猜测，有些故事有夸大的成分，以引起人们的同情。但我们似乎只会在有恰当理由的时候才容许自己流眼泪。而且，在所有让我们感到羞愧的情绪列表中，为自己感到难过排在第一位。

我并不知道霍利抑郁的背后隐含着什么，但我确信我可以帮她。我能轻松地面对抑郁。自高中最后一年，我的朋友亚历克斯离开人世起，我就一直有一定程度的抑郁。

亚历克斯离世后，那个夏天剩下的日子都变得黯淡无光。我经常哭泣，而且，只要有人跟我说“生活还要继续”，我就非常愤怒。亚历克斯的牧师说，他的死亡并不是一个悲剧，因为现在“亚历克斯已在天堂里与上帝同在”。听到这些，我想发疯一样地大喊大叫，但我反而变得非常麻木。到了秋天，我上了大学。尽管这似乎背叛了亚历克斯，但生活确实要继续下去。我还是会不时地哭泣，但伴随眼泪的是一个痛苦的发现，那就是我的悲伤并不全是为了亚历克斯。我确实爱亚历克斯，也很想念他，但是他的死却为我提供了理由，为我因自己日常生活中悲伤之事哭泣提供了正当理由。也许，悲伤都大同小异。但在此时，它让我感到了背叛。我为自己利用了亚历克斯的死而感到难过。

我想知道，是什么让霍利如此悲伤？事实上，霍利并未讲什么戏剧性的故事，她的感受并不聚焦在某件事上。在我办公室坐了几分钟后，她就很少再哭了。但一旦她哭，就是不由自主的号啕大哭，而不是抽泣。她谈到了未来，不知道想要做什么、过什么样的生活。她还说没有男朋友，却很少提及她的家庭。说实话，我对她的家庭没有太大的兴趣。那个时候，我认为家是一个你为了成长而必须离开的地方。

霍利很脆弱，需要有人去依靠，但是一些事情却使她退缩了。她好像并不太信任我，这令我沮丧。我想帮她。

一个月过去了，霍利的抑郁变得更加糟糕了。我开始每周见她两次，但我们一直没有取得任何进展。一个星期五的下午，霍利感到非常沮丧，以至于我认为她不应该独自回宿舍。于是我让她躺在我办公室的沙发上，经她同意后，我给她的父母打了电话。

罗伯茨太太接了电话，我告诉她，我认为她和她的丈夫应该来一趟罗彻斯特，和我还有他们的女儿霍利一起讨论霍利是否有必要休一个病假回家休息。当时我对自己的权威性还缺乏信心，但已经准备好了来说服她。然而令我惊讶的是罗伯茨夫人立刻同意过来见面。

在见到霍利的父母后，我注意到的第一件事情就是他们两人的年龄差距。罗伯茨太太看起来就像是霍利的姐姐，年龄不会超过 35 岁。而她的丈夫看起来得有 60 岁了。他其实是霍利的继父。他们在霍利 16 岁的时候结了婚。

回想起来，我不太记得我在我们第一次见面中说了什么。霍利的父母都很担心她。“只要是你认为好的事情我们都会为你做。”罗伯茨太太说道。霍利的继父摩根先生说，他们会安排一个好的心理医生“来帮助霍利度过这场危机”。但是霍利说她并不想回家。这是一直以来我听她说过的最有力的一句话。那天是星期六，我说没有必要急于做出决定，于是我们又安排了在下个星期一见面。

星期一的早上，当霍利和她的父母在我办公室坐下时，我意识到这期间发生了某些事情。罗伯茨太太的眼睛都哭红了。霍利怒视她一会儿，然后扭头看向别处。摩根先生转向我：“我们整个周末都在争吵。霍利一直在辱骂我，而当我试图回应时，莉娜就开始偏袒她。自结婚以来，一直都是这样。”

这是一个令人伤感的故事，家庭成员间充满了嫉妒和抱怨，这些使得普通的爱变成撕心裂肺、相互伤害，它们加在一起常常会撕裂家庭。莉娜·罗伯茨在34岁的时候遇到了汤姆·摩根。那时他56岁，但十分健壮。除年龄之外，他们之间的第二个明显的差异就是金钱。汤姆曾是一个成功的股票经纪人，退休后经营一个马场。莉娜那时正在做服务员，赚钱来养活自己和女儿。对于双方而言，这段婚姻都是他们各自的第二次婚姻。

莉娜认为汤姆可以弥补霍利生活中缺失的父爱。遗憾的是，莉娜不能全部接受汤姆想要实施强加的规则，因此，汤姆变成了一位令人憎恶的继父。汤姆错误地试图掌控一切，不出所料，这引起了争吵。当争吵发生时，莉娜就开始偏袒自己的女儿。哭声和争吵声会持续到半夜。霍利曾经两次离家出走了好几天。这种三角关系曾经一度使这段婚姻几乎走到了尽头，但在霍利离开家上大学后变得平静了下来。

霍利想离开家生活，而且不再回去。她结交了新朋友。她努力地学习，想选择一个职业。她从不愿意靠着一个男人来生活。不幸的是，她带着未尽事宜离开了家。她因为汤姆对待她母亲的方式而憎恨他。汤姆总是会询问她母亲要去哪里，谁和她一起去，以及她什么时候回来。如果她回来晚了一点，则会发生一番争吵。她的妈妈为什么要忍受这些呢?

责备她的继父是一件非常简单的事情，而且也能收到令人满意的结果。但是另一种难以言表的情绪正在慢慢折磨着霍利。她怨恨她的母亲嫁给了汤姆，让汤姆对她如此刻薄。她妈妈到底看上汤姆什么了？难道只是为了一座豪宅和昂贵的汽车就可以出卖自己吗？霍利不知道如何解释这些问题，她甚至都不允许自己去想这些事情。不幸的是，压抑这些事不像是把衣物放在衣柜里然后忘记这么简单。压抑这些不受欢迎的情绪要花费很多的精力。

在大学期间，霍利为了不回家而找了很多借口。她甚至觉得不再喜欢她的家了。她将自己完全沉浸在学习中。但是愤怒和痛苦一直折磨着她，直到大学快毕业，她面对着不确定的未来，唯一知道的就是自己不能再回家了，她感到非常无助。果不其然，她抑郁了。

我发现这个故事很令人伤感。那时我对家庭动力了解很少，而且也从来没有生活在一个再婚家庭中，我很疑惑：为什么他们不能尝试着相处得更好一些？为什么他们相互缺乏同理心？为什么霍利不能接受她妈妈再次寻找爱情的权利？为什么汤姆不能尊重他妻子和她的女儿之间的关系先于他和他妻子的关系？为什么莉娜不能放下防御去倾听女儿青春期的愤怒？

霍利和她的父母的这次咨询是我家庭治疗的第一课。在咨询中，家庭成员们讲述的并不是他们的实际经历，而是自己重构的记忆。这些记忆只有在特定方式下才与当初的经历相似。霍利的记忆和她母亲的记忆相似度比较低，与她继父的记忆更是完全不同。在他们的“真相”之间，几乎没有理性的空间，也没有追求理性的欲望。

那次会面尽管效果并不大，但确实使我开始正确地看待霍利的忧愁。我不再将她看成是一位不幸的、孤独地生活的年轻女性。当然，事实上她是这样的。但同时，她又是一个饱受折磨的女儿，她既想逃离她认为不再属于自己的家庭，又害怕把母亲独自留在一个自己不信任的男人身边。我想，从这个时刻开始，我就成为一名家庭治疗师了。

把我说成对家庭的了解不多且缺乏技术就去帮助他们，这种说法有些轻描淡写了。家庭治疗不仅仅是一种新的治疗技术，它更是一种理解人类行为的全新方法——人类的行为根本上是由社会环境所塑造的。

/ 英雄神话

我们的文化是颂扬个人主义和寻求独立自我的文化。霍利的故事可以看成是一个关于成熟的故事：一个年轻人努力想摆脱孩提时期和现在的束缚，想进入成年期，抓住希望和未来。如果她失败了，我们就会去分析这个年轻人，把她当成一个失败的英雄。

尽管我们的文化更加鼓励男性展现个人英雄主义，但作为一种文化，它对我们每个人都有影响。即使霍利对与家庭联结的关心与自己的自主一样，她仍然会受到占主导地位的自我实现思想的影响。

我们成长于英雄神话中：惊奇队长（Captain Marvel）、罗宾汉（Robin Hood）、神奇女侠（Wonder Woman）；长大后，又开始寻求现实生活中的英雄：埃莉诺·罗斯福（Eleanor Roosevelt）、马丁·路德·金（Martin Luther King Jr.）、纳尔逊·曼德拉（Nelson Mandela）、埃隆·马斯克（Elon Musk）。这些人是有代表性的。要是我们能有一点像这些超越了他们现实生活环境、具有传奇色彩的英雄们该多好。

直到后来，我们开始意识到，我们想要超越的所谓的环境，其实是人类生活的一部分：我们无法逃避与家庭的联结。英雄的罗曼蒂克形象基于这样的一个幻觉：一个自主的个体可以实现真正的自我。我们独自做很多事情，这其中包括一些最能体现英雄主义的行为，但无论怎样我们仍然生活于人类关系网络中，并在其中得以发展。从某种意义上讲，我们崇拜英雄部分原因是我们有超越渺小和自我怀疑的需要，但同样可能是我们想过一种不受那些令人讨厌的、从未如我们所愿的关系约束的生活。

当我们思考家庭时，更多的时候都会比较消极——家庭阻止我们前进的步伐，或是我们的患者生活中存在的破坏性因素。家庭中引起我们注意的总是分歧与不和，家庭生活中和谐的一面——忠诚、容忍、安慰和支持，往往被我们当作生活中理所当然的一部分而受到忽视。如果我们想成为英雄，就必须在家庭中找到反面角色。

如今对不健康的家庭有很多说法。不幸的是，其中大部分说法都是对父母的抨击。人们因为他们父母所做的事而受尽折磨：母亲有太强的事业心，父亲有太高的期望，这些都是导致他们不开心的原因。也许这对于思考内疚和羞愧来说是一种进步，但是要理解家庭真正发生的事情仍有很长的路要走。

将家庭的不幸归咎于父母个人失误的一个原因是，一般人很难通过一个人的人格特点看到形成它的家庭结构模式——一个由严格却又不成文的规则控制的互相联系的系统。

人们觉得受控制、无助不是因为他们是父母愚蠢和欺骗行为的牺牲品，而是他们无法理解推动夫妻关系和亲子关系形成的那股力量。一些人因为焦虑、抑郁，或仅仅是烦恼和不确定性而感到困扰，于是转而寻求心理咨询的帮助。在这个过程中，他们又会逃离各种推动咨询的机会。其中最主要的困扰就是那些令人不快的人际关系——与朋友、爱人以及家庭的关系。我们的问题就是不愿公开我们的问题。当我们想退回到复杂关系中的安全地带时，其实，我们想做的最后一件事就是和我们的家人待在一起。那么，当弗洛伊德努力探索心灵深处看不见的力量，却把家庭排除在治疗之外时，这难道不奇怪吗?

/ 心理治疗的圣殿

心理治疗曾经是件非常私密的事情。咨询室是一个令人治愈的地方，同时，它也是一个避难所，一个可以逃避不安且令人苦恼的世界的场所。

成年人在爱情和工作中挣扎，无法在其他地方找到安慰，便来接受治疗以寻找满足感和价值感。父母担心孩子的行为，便送他们去寻求指导和方向。在许多方面，心理治疗取代了家庭在解决日常生活问题中的作用。

让我们回头看看家庭治疗出现前的那些日子，看看那些坚持将患者和家庭隔离开来的这种过时观点的代表者。他们认为，精神疾病就是个人的问题。直到 20 世纪 50 年代，临床心理学家才开始治疗整个家庭，我们不禁要问："到底是什么原因才使他们花了这么长时间才意识到这个问题？"当然，进行个体心理治疗也有其合理的理由。

弗洛伊德的精神分析疗法和罗杰斯的以来访者为中心疗法是 20 世纪最具影响力的两种心理治疗方法，它们都假设心理问题的产生是因为与他人不健康的互动关系导致的，并可以通过治疗者和患者之间私人关系的建立得到最大程度的缓解。

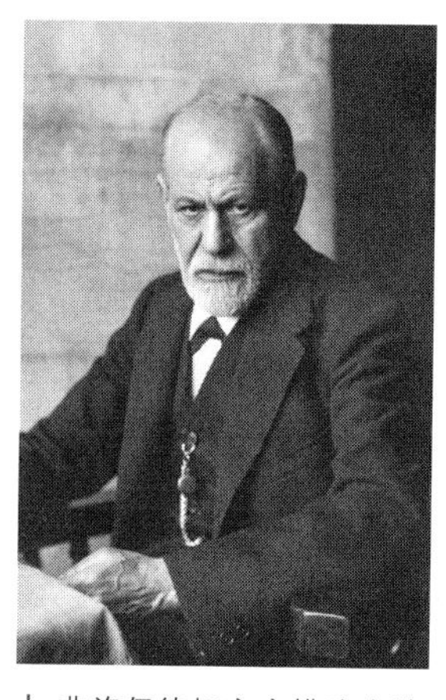
弗洛伊德把家庭排除在精神分析之外，以帮助患者安全地探索他们所有的想法和感受。

弗洛伊德指出，家庭首先是儿童期性欲的滋生地，后来又成为文化压抑的代言人。如果人们成长中变得有点神经质——害怕他们自己的天性，除了他们的父母外，我们又能责怪谁呢？

鉴于神经质性的冲突产生于家庭，所以自然而然地，避免家庭影响的最好方法就是将家人隔离在治疗之外，禁止他们破坏精神分析的氛围。因为精神分析关注患者的记忆和性幻想，家人的出现会让人掩饰对过去的看法。弗洛伊德对真实的家庭并不感兴趣，他感兴趣的是人们记忆中的家庭。

在进行个体治疗时，弗洛伊德保护患者对治疗关系的信任，以便他们最大可能地再现儿童期产生的理解和误解。

卡尔·罗杰斯（Carl Rogers）也认为心理问题源于不健康的家庭关系。罗杰斯说，我们每个人生来就有一种自我实现的本能。为了实现这种本能，我们会遵循自己利益最大化原则。但不幸的是，我们对被认可的渴望颠覆了我们对自我实现的本能倾向。我们学会去做我们认为别人希望我们做的事，即使这么做对于我们而言不是最好的。

渐渐地，自我实现和被认可需要之间的冲突导致我们对真实自我进行否定——甚至也否定那些表达真实自我的情感。我们强压愤怒，抑制自己的活力，生活于巨大的期望之下。

罗杰斯创立的治疗流派旨在帮助患者发现他们的真实感受。罗杰斯流派的治疗师富有同理心地倾听来访者，尊重和理解来访者。面对这样一个接纳式的倾听者，患者逐渐开始接触到自己的内部动力。

与精神分析的治疗师一样，以来访者为中心的治疗师也是绝对保护治疗关系的，避免患者为获取认可而隐藏自己真实情感的任何可能性。唯有客观的旁观者才能为患者提供无条件的接纳来帮助他们重新认识真实的自我。这也是为什么在以来访者为中心的疗法中不让家庭成员介入。

/ 家庭治疗和个体治疗

正如你所看到的，进行个体心理治疗有十分充足的理由。尽管开展个体心理治疗的要求很强烈，但是开展家庭治疗的要求也是同样迫切的。

个体心理治疗和家庭治疗均提供了治疗和理解人类行为的方法。两种疗法各具优点。个体治疗焦点集中，旨在帮助人们面对他们的恐惧，并学习如何更全面地成为自己。个体治疗师通常会认识到家庭生活在个体人格形成中的重要作用，但他们认为这些影响已经被个体内化，其内在的心理动力成为控制行为的主要力量。因此，治疗能够并且应该直接指向个体和他们人格的组成要素。另一方面，家庭治疗师认为我们生活中的主要动力在于个体的外部，也就是家庭中。以此理论为基础的治疗旨在改变家庭内部结构。当家庭内部结构发生改变时，所有家庭成员的生活也会相应地发生改变。

这个观点——改变家庭也会使每个家庭成员的生活随之改变——非常重要，需要进行详细阐述。家庭治疗并不只是改变家庭环境中的某个患者。家庭治疗影响的是整个家庭。因此，改变可以维持，因为每个家庭成员都得到了改变，而且其改变又可以使其他家庭成员做出同样的改变。

尽管任何一种困难都可以使用个体治疗或家庭治疗去解决，但一些特定的问题更适合使用家庭治疗，例如儿童的问题（不管治疗中发生了什么事情，这些儿童最终还是要回到他们父母的身边），对婚姻或其他亲密关系的抱怨，家庭不和，以及围绕家庭主要过渡期而出现的问题，等等。

如果在家庭过渡期出现的问题使治疗师首先意识到家庭的作用，那么当来访者认为自己的改变是徒劳的而且他们的社会环境很稳定时，个体治疗可能会非常有效。因此，如果一个女生在大学一年级时变得抑郁，治疗师可能会认为她的悲伤与离开家庭，以及将她的父母和其他人独自留在家里有关。但如果这个人在 40 岁时感到抑郁，也就是说，在很长的一段时间里她的生活一直处于稳定状态，那么我们会认为她的抑郁或许与她面对生活的方式，以及未得到自我实现有关。然而，从个体的角度考察这个人的生活——不考虑她糟糕的家庭关系——并不意味着她应该相信自己能独立于他人之外来达到自我实现。

把人看作是独立的个体，同时又受家庭影响的观点，与我们体验自我的方式是一致的。我们意识到他人对我们的影响，尤其是责任和约束，但我们很难意识到自己已身陷关系网络之中，我们只是这庞大关系网中的一部分。

/ 线性思维，循环思维

传统上，精神疾病是用线性术语——医学的或者是心理学的——来解释的。这两种解释都是将情绪困扰视为由过去导致的内部功能障碍症状。

线性的解释就是 A 导致了 B。对于一些事情而言，这种思考方式很不错。如果你正在开车，但车突然熄火停住了，这种情况下我们往往会寻求一个简单的解释。或许是车需要加油了。如果确实是这样，那只需一个简单的解决方案。但是人类的问题通常比这复杂得多。

个体治疗师在探索个体行为方式的原因时，会从线性因果关系（linear causality）的角度去思考。如果一个年轻女性的自尊水平较低，那也许是因为她的母亲经常批评她。而家庭治疗师更倾向考虑循环因果关系（circular causality），并考虑到人们的相互影响。因此，这位年轻女性在家里表现得闷闷不乐是对她母亲吹毛求疵的一种回应。反过来，母亲的吹毛求疵或许也是对女儿在家里总是闷闷不乐的一种回应。如此反复，母亲的批评越多，这个年轻女性就越退缩，而这又会招致母亲更多的批评。

循环因果关系要求我们要注意人际关系中相互作用的循环。但事实上，这个术语存在用词不当的问题。因为重点不在于去搜寻这件事到底是如何开始的，其实问题是由一系列正在进行的行动与反馈维系的。在某些情况下，一些过去的事情或许确实触发了不愉快的互动模式。但这些事已经过去了，治疗师只能处理当前正在发生的事情。虽然在前面的例子中，母亲可能只是在女儿开始回避社交活动时才开始责备她的女儿，但她不断试图用批评来激励这个女孩，这反而促使了回避—批评的循环。

当关系出现问题时，大多数人都会将之归罪于其他人。因为我们是站在自己的立场去看待世界的，所以很容易把我们相互关系中的问题说成是别人造成的，责怪别人就成为一件很自然的事情了。治疗师也会受这种单向关系的影响，尤其是当他们只听到故事的一个方面时。但是一旦我们意识到人与人之间的关系建立在相互作用的基础上，我们就不会这么片面地思考问题了，而会从加害者和受害者两方面开始思考问题。

假设一位父亲在抱怨他十几岁儿子的行为。

> 父亲：我的儿子有些粗鲁无礼。
>
> 治疗师：是谁教他这样的呢？

这位治疗师没有接受父亲把他自己看作是儿子恶行牺牲品的观点，而是邀请父亲去探讨相互影响的模式。解决的关键不是把责任从一个人推给另一个人，而是要摆脱相互责备。只要把问题看成仅是他儿子自己的所作所为，父亲就没有太多的选择，只有希望男孩改变了（等待别人发生改变就像是围绕中彩票来计划你的未来一样）。学会循环思维而不是线性思维，这会让我们看到问题中我们可以掌控的那一面。

/ 家庭治疗的作用

家庭治疗的作用在于将父母和孩子放到一起，以改变他们之间的互动关系。该疗法不会将个体与他们情感冲突的起源隔离开，而是从根源上探讨问题。

令人困惑的是，人们很难意识到自己其实也介入了那些折磨自己的问题之中。人们总是盯着那些不顺从的人所做的事情上，却很难看到将自己与这些人连在一起的互动模式。家庭治疗师的工作就是唤醒人们这方面的认识。当丈夫抱怨妻子总是不停唠叨时，治疗师就会询问丈夫做了什么事才会让妻子有这样的反应。治疗师通过质疑丈夫来使其意识到夫妻之间的联系是他们互动的产物。

当鲍勃和雪莉来寻求解决婚姻问题时，雪莉抱怨鲍勃从不和她分享他的情感，而鲍勃抱怨雪莉总是挑剔他。这是一种典型的使夫妻关系停滞的相互抱怨，他们看不到关系中的互动性：正是自己刺激了对方做出自己不能忍受的行为的。因此，治疗师会问鲍勃："如果你是一只青蛙，而雪莉却把你变成了一个王子，这种情况下，你会是什么样？"鲍勃反击说他不想和雪莉说话的原因在于她过于挑剔。在夫妻俩看来这似乎是一直都在争论的老问题，但治疗师却将它看成是变化的开始——鲍勃开始说更多的话了。在僵硬关系模式的家庭中，一种可以促使变化的方法就是支持那个受到指责的人，并让他重新参与争论。

当雪莉不满地指责鲍勃时，鲍勃开始回避，但此时，治疗师要对鲍勃说："不，继续下去。你现在仍是一只青蛙。"

鲍勃试图将责任推到雪莉身上，"她就不能先吻我吗？"

治疗师说："不，在现实生活中，你需要通过自己的努力来改变它。"

托尔斯泰在《安娜·卡列尼娜》这本书的开头写道："幸福的家庭总是相似的，

不幸的家庭各有各的不幸。”每一个不幸的家庭都有其不幸的方式，但他们都被家庭生活中常见的挑战打倒在地。毫无疑问，这些挑战是学会一起生活、处理困难的人际关系、教育孩子、应对青春期的问题，等等。然而，并非每一个人都意识到可以用一些系统动力来解释这些问题。一旦理解到这一点，就可以帮助家庭成功地克服生活中的困境。与所有治疗师一样，家庭治疗师有时候也会处理荒诞和令人无法理解的个案，但工作重心是正常人群，帮助他们学习度过生活中的痛苦经历。这些家庭治疗师的故事，以及家庭治疗中得到帮助的人们的故事共同构成了本书的主题。

// 推荐阅读

Minuchin，S.（1974）. Families and family therapy. Cambridge，MA：Harvard University Press.

Nichols，M. P.（1987）. The self in the system. New York，NY：Brunner/Mazel.

Nichols，M. P.（2008）. Inside family therapy（2nd ed.）. Boston，MA：Allyn & Bacon.

第 1 章

家庭治疗的演变

——治疗视角的革命性转变

- 家庭治疗产生的历史环境
- 家庭治疗的创始人及其实践场所
- 第一代家庭治疗理论及其鼎盛期
- 早期家庭治疗理论的概念体系
- 早期家庭治疗向后现代家庭治疗的转变

我们将在本章讨论家庭治疗的奠基者及其所处的时代。有两个引人入胜的故事：一个与人格有关，一个与思想有关。第一个故事不断发生于那些有先见之明、提倡打破旧习的先驱身上，他们打破了把生命和生命中的困苦看作是个体及其人格使然的陈旧观念。毋庸置疑，从个体观到系统观是一场革命性的转变，向那些试图利用这个视角去理解和解决人类问题的人提供了强有力的工具。

第二个故事与思想有关。第一代家庭治疗师们拥有不竭的好奇心，使他们得以用新的、独创性的方式定义家庭生活中的喜怒哀乐。

在了解这些历史的时候，请对惊喜保持开放的态度。准备好重新审视那些看似简单的假设，比如发展家庭治疗的初衷是为了支持家庭内部的规则。事实上，家庭治疗师们最初是把家庭当成对手来对待的。

/ 未宣之战

虽然我们现在认为精神病院（asylum）是看守和折磨精神疾病患者的地方，但是修建它的初衷，是为了拯救那些因精神失常而被关守在家里阁楼上的人。因此，除了需要家庭支付费用以外，医院里的精神病学家对家庭的态度是疏远的。然而，20 世纪 50 年代发生的两个匪夷所思的变化，使治疗师们不得不意识到家庭在改变治疗进程中的作用。

治疗师们逐渐注意到，当患者症状好转时，家庭里的某一个其他成员就会不舒服，仿佛这个家庭里面必须有一个患者存在一样。就像玩捉迷藏的游戏，藏的那个人是谁不要紧，只要有人扮演这个角色就好。在一个案例中，唐·杰克逊（Don Jackson，1954）治疗了一个患抑郁症的女性。当这名患者的情况好转时，她的丈夫却抱怨说她的情况更糟糕了。而当她继续好转时，她的丈夫就丢了工作。最后，当这名女性患者彻底康复的时候，她的丈夫自杀了。很明显，这位丈夫只有在妻子处于生病的状态时才能保持自身的稳定状态。

另一个关于身体状态的奇特转变，是患者在医院时症状通常会好转，而一回到家里，身体状态又会变差。

案例研讨

萨尔瓦多·米纽庆治疗了一个奇怪的俄狄浦斯情结案例，一名年轻男子因试图挖出自己的双眼而进行住院治疗。这名男子在贝尔维尤精神病院时，各项机能都显示正常，但他一回到家里，就又开始出现自残行为。他似乎只有在精神病的世界里才能保持正常的心理状态。

原来，这位男性患者和他的母亲十分亲近，这种关系在他父亲神秘失踪的七年间变得更加紧密。这位父亲嗜赌如命，在被宣判剥夺正常权利之后，很快就消失不见了，传言说是被黑手党绑架了。而当这位父亲后来又神秘归家以后，他的儿子就开始了怪异的自残行为。也许他是想把自己弄瞎，以逃避他对母亲的迷恋和对父亲的憎恨。

但这个家庭不是因循守旧、拒绝改变的类型，米纽庆也更强调实用主义，而非浪漫主义。于是，他让这位父亲通过亲自处理自己与妻子的关系来保护他的儿子。同时，米纽庆还指出了正是这位父亲对妻子侮辱和贬低的态度，使得妻子去寻求儿子的保护。这次治疗不仅对这个家庭的结构是一个挑战，而且对于米纽庆来说，和贝尔维尤精神病院的工作人员一起帮助这位年轻男性患者回归到龙潭虎穴般充满威胁的家庭，也不是件容易的事情。

米纽庆找到这位患者的父亲，说：“身为一个正在危险当中挣扎的孩子的父亲，你做得还远远不够。”

这位父亲问道：“那我能做什么？”

“我不知道，”米纽庆答道，“这得问你儿子。”接着，父子两人进行了数年以来第一次对话。就在两人把一切都说开的时候，米纽庆博士对患者的父母说了一段评论性的话：“他是在用一种看似奇怪的方式告诉你们，他更想被当作一个孩子。当他在医院的时候，他是 23 岁，而一回到家，他就变成了 6 岁的样子。”

这一案例戏剧性地呈现了父母是怎样利用孩子作为挡箭牌，来保护他们远离亲密关系的。米纽庆对这个有恋母情结的孩子说：“你是为了你的母亲才去抓扯自己眼睛的，这样她就有得忙了。你是个好小伙子。好孩子懂得为了父母牺牲自己。”

家庭就像是被奇特的胶水粘在一起，既能不断地伸展，又不至于断开。少数人会因家庭显而易见的恶意而指责家庭，但相较于这些表现出来的东西，可能还暗含了其他的一些意思。家庭治疗的一个正式说法是要尊重家庭，但我们中的任何人都不能完全回避青少年的一个观点——他们认为家庭是自由的囚笼。

// 团体动力

第一代试图理解和治疗家庭的治疗师们发现，团体中就存在一些类似家庭的东西。**团体动力**（group dynamic）之所以能应用到家庭治疗中来，是因为团体生活本身就是个体特点与团体属性的复杂的结合物。

1920 年，社会心理学的先驱威廉 · 麦克杜格尔（William McDougall）出版了《团体心理》（*The Group Mind*）一书。在这本书中，他指出团体的持续存在依赖于不同功能间的界线，以及使关系变得可以预测的常规和习惯。20 世纪 40 年代，库尔特 · 勒温（Kurt Lewin）创造了一个更加科学的实现团体动力的方法，即场域理论（field theory）（Lewin，1951），该理论指导了整整一代的研究者。在格式塔学派知觉理论的基础上，勒温发展了“整体大于部分之和”的观点。团体的优越特性与家庭治疗师有显而易见的关联，他们不仅要对家庭中的个体做工作，还要对家庭系统和家庭系统对改变的抗拒做工作。

在对他所称的准稳定性社会平衡（quasi-stationary social equilibrium）进行分析时，勒温指出改变团体行为需要做“解冻”（unfreezing）的工作。只有当团体的信念被撼动时，成员才会做好改变的准备。在个体治疗中，当不愉快的经验促使个体寻求帮助时，解冻这一步骤就会被激活。当个体准备好去见治疗师的时候，他早已经开始解冻自己以前的习惯了。而当一个家庭来寻求治疗时，就另当别论了。

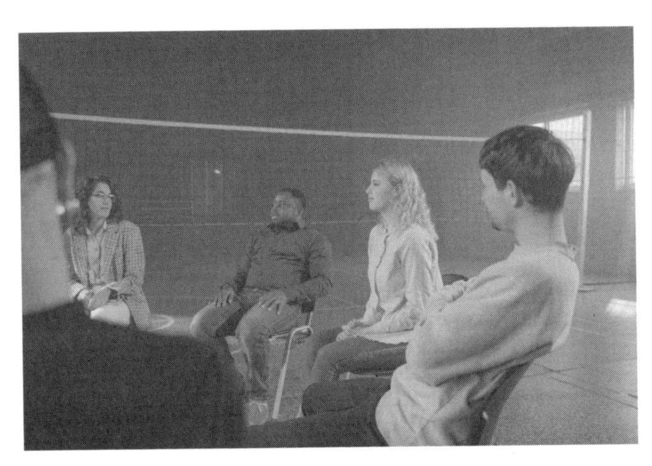

| 第一代家庭治疗的实践者们求助于团体治疗模式。

家庭成员们不会因为某一个成员的问题就考虑改变他们的行为方式。进一步说，家庭成员们都有自己心中的参照团体，这些参照团体都有自己的一些传统和习惯。因此，在真正的变化发生之前，要花费大量的努力解冻或者撼动家庭结构。解冻家庭结构的需要预示了早期家庭治疗师们要关注打破家庭固有平衡，这种观念主导了家庭治疗数十年之久。

威尔弗雷德·比昂（Wilfred Bion）是团体功能论的另外一个学者，他强调团体的整体性，并认为团体有自己的动力和结构。根据比昂（1948）的观点，大多数团体都会因为陷入战或逃、依赖和结盟的模式而偏离最初的任务。比昂的基本假设很容易延伸到家庭治疗：一些家庭总是绕开关键问题，就像猫绕着蛇转一样。另一些家庭利用治疗进行无休止的争吵，从来没有真正想要妥协，改变就更是少之又少了。当家庭成员容许治疗师以解决问题的名义打破他们的自主性的时候，家庭对治疗师的依赖就伪装成了好像治疗一样。结盟常见于家庭之中，指的是父母中的一方拉拢孩子去对抗另一方。

团体动力有关**过程和内容**（process/content）差别的论述对家庭治疗有很大的影响。经验丰富的治疗师们不但会关注人们讨论的内容，更会关心他们说话的方式。例如，一位母亲或许会告诉她的女儿不能玩芭比娃娃，因为她不应该崇尚那种代表肤浅美的形象。这位母亲传递的信息要表达的内容是“尊重自己的人格”。但是，如果这位母亲是以蔑视女儿心愿的方式表达自己观点的话，她传达信息的过程就变成了“你的感受并不重要”。

遗憾的是，某些讨论的内容对治疗师们来说太过强烈，以至于他们没有把更多的精力放在冲突的过程上。假设一位治疗师邀请一位青少年和他的母亲谈论想要辍学的问题。这个男孩低声抱怨学校是如何如何糟糕，而这位母亲却向儿子大谈教育是何等重要。这时，如果治疗师支持母亲的立场，那他就犯了错误。就内容而言，这位母亲或许是对的：高中毕业证书迟早是会派上用场的。但在这个时候，更重要的也许是帮助这个男孩学会为自己发声——同时帮助他的母亲学会倾听。

角色理论（role theory）在精神分析和团体动力方面的著作中都有所提及，而它在家庭研究中也有很重要的应用价值。角色承载的期望使得复杂的社会情境呈现出规律性的一面。

在大多数团体中，角色都是趋于固定化的，因而团体成员都有典型的行为模式。弗吉尼亚·萨提亚（Virginia Satir）在她的《新家庭如何塑造人》（*The New Peoplemaking*，1988）一书中曾经对家庭角色进行了描述，比如“讨好型”和“指责型”。仔细想想，你可能已经在你的家庭中扮演了一个相对可预见的角色。也许你是“好孩子”“情绪化个体”或者“反叛者”。而问题在于，这些角色很难被摒弃。

角色理论之所以对理解家庭有帮助，原因在于角色通常是互补的。例如，一个女人在花时间与男友相处上，要比男友稍微焦虑一点。也许，按照男友的想法，一周打两次电话是可以的。一旦她一周给男友打三次电话，那他就可能永远不想再接她的电话了。如果他们的恋人关系持续的话，她就是追逐者，而男友则是回避者。再拿一对父母的例子来说，两人都希望孩子们在吃饭时举止得当。父亲的忍耐阈限稍微低一些，孩子们吵闹 5 秒后他就会要求他们安静下来，而他的妻子要等上 30 秒。如果父亲经常制止孩子，母亲就永远没有机会。最终，他们就会分化成严厉和宽松这样两极互补的角色。这种相互关系之所以会抗拒改变，原因在于这些角色之间是彼此强化的。

从观察患者对团体中其他成员的反应（有些患者表现得像兄弟姐妹或者父母）到观察真实家庭的互动，还有一小步需要跨越。由于团体治疗师已经发展出了大量探究人际关系的技术，一些家庭治疗师就会很自然地把团体治疗的模型应用到家庭治疗中去。但家庭仅仅只是由单个个体组成的团体吗?

从技术的角度看，团体治疗和家庭治疗有相似之处：两者都是复杂且动态的；与个体治疗相比，更像日常生活；在团体和家庭中，患者要面对的是很多人，不仅仅是一个治疗师；再者，互动关系在治疗上的运用是团体和家庭两种情境产生改变的决定性机制。

但细细思量，家庭和团体之间的不同又非常明显，以至于团体治疗模式在家庭治疗中的应用又非常有限。家庭成员拥有长期生活在一起的历史，更重要的是，他们未来也会在一起。向陌生人暴露自己要比向自己家人暴露安全得多。有些事情作为个人隐私要持续保守而不让家庭成员知道才会更好，比如一些早已过去的风流韵事，或者一个女人对事业的关心胜过丈夫等，一旦被暴露出来，就再无回转的余地。连续性、卷入程度和隐瞒一些事实，这些都使得家庭治疗明显区别于团体治疗。

团体治疗的目的是要创设一种温暖和支持的氛围。在彼此能够共情的陌生人之间形成的这种安全感不可能成为家庭治疗的一部分，与团体治疗把人与压力情境隔离开来进行治疗不同，家庭治疗是要把压力情境带入咨询室中进行治疗。进一步讲，在团体治疗中，患者们享有平等的权力和地位，但是真正的民主和平等在家庭中是很少见的，必定要有人处于掌控的位置。再进一步说，家庭中的问题表现者可能会有被孤立和被歧视的感觉。毕竟，他是“问题所在”。在陌生人组成的彼此共情的团体中受到保护的那种感觉——就好像他们不会面临如何在饭桌上表现得体一样的问题——在家庭治疗中是不存在的。

// 儿童指导运动

弗洛伊德最先提出精神紊乱是由童年时期的未尽事宜引起的。阿尔弗雷德·阿德勒（Alfred Adler）是弗洛伊德追随者中第一个持续实践“治疗成长中的儿童也许是预防成人神经症最有效方式”的观点的人。为了实现这个目标，阿德勒在维也纳建立了儿童指导诊所，在那里，不仅是儿童，家庭和教师也能得到咨询治疗。阿德勒通过提供支持和鼓励，帮助儿童减轻自卑感、形成健康的生活方式，并通过实现社会价值成就自信和成功。

儿童指导诊所在第二次世界大战以前比较鲜见，但目前它已经遍布美国的各个城市，主要对童年期的问题及其复杂的促发因素进行治疗。儿童指导工作者逐渐总结出了这样一个观点：真正的问题不是一个儿童的表面症状，而是家庭内部的紧张关系，这种紧张关系正是导致儿童相应症状的根源。刚开始的倾向是谴责儿童的父母，尤其是母亲。

根据大卫·利维（David Levy，1943）的说法，儿童问题的主要原因在于母亲的过度保护。那些曾被夺去爱的母亲们会变得过度爱护自己的孩子。其中的一些母亲会表现得专制蛮横，而另一些则表现得百依百顺。专制型母亲的孩子在家里表现得很乖很听话，但会有交友障碍；放任型母亲的孩子虽然在家里很跋扈，在学校却表现得很好。

在这一时期，弗里达·弗洛姆-赖克曼（Frieda Fromm-Reichmann，1948）创造了精神病学史上最糟糕的词语——**致精神分裂症的母亲**（schizophrenogenic mother）。这些专制的、暴力的和拒绝型的女人，被认为会对自己的孩子使用病态的教养方式，尤其是当她们嫁给消极被动的男人之后，导致的结果就是孩子患上精神分裂症。

这种将家庭中的问题归罪于父母，尤其是母亲的倾向其实是家庭治疗发展中的错误导向，但却在这一领域中经久不衰。不过，由于关注父母和孩子之间的互动，利维和弗洛姆－赖克曼也为家庭治疗工作的推进做出了贡献。

约翰·鲍尔比（John Bowlby）在塔维斯托克诊所中的工作为治疗转向家庭提供了例证。鲍尔比当时在对一个青少年进行治疗，但进展很慢（Bowlby，1949）。沮丧的他决定把这个男孩和他的父母放在一起看看效果。在两个小时的会谈中，前一个小时就是这个男孩和父母互相抱怨。在后一个小时里，鲍尔比介入进去，并告诉这一家人，他认为他们各自对这一问题的“贡献”所在。最终，在对一家三口进行工作之后，他们都能够对对方的观点表示理解。

尽管这次集体治疗激起了鲍尔比的兴趣，但他仍然坚持原来一对一的治疗形式。家庭会谈或许是一种有效的催化剂，但它还只是那个时候所谓真正治疗——个体心理治疗——的一个补充。

鲍尔比只是做了家庭治疗的一些尝试，而南森·阿克曼（Nathan Ackerman）却看到了家庭治疗的成效——家庭治疗成为他的治疗的一种主要方式。当阿克曼意识到诊断问题需要先理解家庭的时候，他很快就采取了下一步行动——对家庭进行治疗。不过，在介绍这一部分之前，我们先来回顾一下婚姻咨询以及精神分裂症研究的发展历程，它们推动了家庭治疗的诞生。

// 婚姻咨询

很多年前，婚姻治疗师作为一个独立职业的需要还不是很明显，人们通常会找他们的医生、牧师、律师或者老师谈论婚姻中出现的问题。第一代婚姻咨询中心建立于20世纪30年代，保罗·波普诺（Paul Popenoe）在洛杉矶建立了美国家庭关系研究所，亚伯拉罕·斯通和汉娜·斯通（Abraham & Hannah Stone）在纽约建立了类似的诊所。而第三个中心则是由艾米丽·哈茨霍恩·马德（Emily Hartshorne Mudd）于1932年创立的费城婚姻协会（Broderick & Schrader，1981）。

与这些发展相随的是，一些精神分析学家出现了联合婚姻治疗的趋势。虽然大多数精神分析学家还是遵从弗洛伊德的禁令，不与患者的家人接触，但仍有一部分打破这一禁令，开始尝试对夫妻双方进行治疗。

1948年，纽约精神分析研究所的贝拉·米特尔曼（Bela Mittleman）在美国出版了第一本当代婚姻治疗书籍。米特尔曼提议，丈夫和妻子可以由同一个精神分析师进行治疗，通过与双方的会谈使得重新检查他们对彼此的不合理认知成为可能。这是一个革命性的观点：也许人际关系的真实情况至少与他们内心世界对这些关系的表征是同样重要的。

同时，在精神分析学家们最为关注**客体关系**（object relations）的英国，亨利·迪克斯（Henry Dicks）和他的助手在塔维斯托克诊所建立了家庭精神科。离婚法庭将夫妻们转介到这里，在工作人员的协助下调解他们之间的分歧（Dicks，1964）。随后，迈克·巴林特和伊妮德·巴林特（Michael & Enid Balint）把他们的家庭研讨局并入塔维斯托克诊所，不仅提高了他们婚姻个案工作的声望，还间接地提高了他们在婚姻咨询领域的影响力。

1956年，米特尔曼在一本书中对婚姻障碍及其治疗做了更加全面的描述。他描述了许多互补的婚姻模式，如攻击型/顺从型和独立型/依赖型。按米特尔曼的说法，之所以会存在这些奇怪的配对，是因为打离婚官司的夫妻们往往是从自己的幻想出发看对方的人格的：妻子认为丈夫的独立是有力量的表现，而丈夫则认为妻子的依赖是因为对自己的崇拜。

大概同一时期，唐·杰克逊和杰伊·黑利（Jay Haley）也在探索用沟通分析的框架进行婚姻治疗。当他们的观点成为主流时，婚姻治疗就被吸纳到更大领域的家庭治疗运动中去了。

一些学者并不区分婚姻治疗和家庭治疗。按这种逻辑，夫妻婚姻治疗只是家庭治疗在一个特定亚系统中的应用罢了。我们趋向于认可这种视角，而且你会发现，本书中对家庭治疗模型的讨论部分，其实就包含了很多有关夫妻及其问题解决办法的描述。然而，也有人认为婚姻治疗是和家庭治疗截然不同的一个领域（Gurman，2011；Gunman，Lebow，& Snyder, 2015）。

历史上，许多有影响力的婚姻治疗方法要早于家庭治疗方法出现，主要有认知—行为婚姻治疗、客体关系婚姻治疗，以及情绪焦点婚姻治疗等。

抛开谁先谁后这个问题不谈，夫妻治疗和家庭治疗的区别之处在于，夫妻治疗能够更深层次地聚焦于个人经历，而全家性的会谈却很可能非常嘈杂。尽管在这种情况下与家庭成员们谈论他们的希望和恐惧是可能的，但却很难花费太多的时间探讨某个人的心理，更不要说是两个人了。而另一方面，夫妻治疗可以把更多的注意力放到亲密的夫妻二人之间的互动交流以及潜藏的经历上面。

/ 家庭动力学和精神分裂症病理学的研究

有精神分裂成员的家庭是研究的巨大资源，因为他们病态的互动模式非常明显。家庭治疗源于对精神分裂症的研究这一事实，让人们对“家庭治疗也许是治愈这种让人发愁的疯癫状态的良方”心怀希望。

// 格雷戈里 · 贝特森

位于加利福尼亚州帕洛阿尔托（Palo Alto）的格雷戈里 · 贝特森（Gregory Bateson）精神分裂课题组，是最强烈倡议发起家庭治疗的群体之一。1952 年的秋天，贝特森得到了一笔经费，用以研究沟通的本质，帕洛阿尔托项目就此启动。贝特森认为，所有的沟通都包含两个不同的水平——表达出来的信息（report）以及信息背后的指令（command）（Bateson，1951）。每个信息都有它要陈述的内容，如“洗手”“晚餐时间到了”。但除此之外，这个信息还包含了它发生的过程。这个例子传递的第二个信息是说话人处于一个主宰的地位。第二个信息——**元沟通**（metacommunication）——是内隐的，通常不被人关注。如果一个妻子指责丈夫总是在洗碗机半满的状态下就开启它，而丈夫口头上说着“好”，但却转过身去，两天之后依旧如故，那么妻子可能就会恼怒丈夫不听自己的话。她要传达的是信息本身，但他也许是不喜欢她传递出来的元信息。也许他不喜欢妻子像母亲一样唠叨自己该怎么做事。

1953 年，杰伊 · 黑利和约翰 · 威克兰（John Weakland）加入了贝特森的研究团队。1954 年，贝特森又获得了一笔用以研究精神分裂患者沟通的经费。很快，唐 · 杰克逊也加入了这个团队。杰克逊是一个杰出的精神科医生，他在这个团队中担任临床顾问的职务。

贝特森和他的同事们假设，家庭的稳定性是通过调节家庭及其成员的行为所得到的反馈而实现的。当一个家庭受到威胁——也就是说被搅乱——的时候，它就会努力维持家庭内部的稳定，或称"家庭固有平衡"（family homeostasis）。因此，如果把那些明显很怪异的行为看作是维持家庭固有平衡的机制的话，那这些行为就很容易理解了。举例来说，当父母争吵的时候，他们的某个孩子就会表现出症状行为，而这些症状可能就是想通过让父母来关心自己而阻止父母争吵的一种方式。因此，症状行为可以实现控制的功能，保持家庭的平衡。

1956 年，贝特森和他的同事们发表了他们的著名报告《发展精神分裂理论》（"Toward a Theory of Schizophrenia"），在其中介绍了**双重束缚**（double bind）这一概念。父母不会无端发狂，他们只是发狂的家庭环境的产物。设想，一个人处在一个不能逃避又必须做出回应的重要关系中，如果他 / 她在不同层面上接收到了两个相关却自相矛盾的信息，却发觉自己很难意识到或说明这种不一致（Bateson，Jackson，Haley，& Weakland，1956），那么这个人就处于双重束缚之中。

这一概念经常被错认为是悖论或者自相矛盾的同义词，因此，很有必要浏览作者列出的双重束缚的每一项具体特征：

1. 一段重要关系中涉及的两个及更多的人。

2. 重复发生的经历。

3. 一个占主要的否定性的禁令，比如"不要做某事，否则你将受到惩罚"。

4. 还有第二个禁令，这个禁令在更抽象的层面上与第一个禁令相冲突，并同样强调惩罚或显而易见的威胁。

5. 第三个否定性禁令，不允许逃避，必须做出回应。没有这条约束条件，受害者不会有被束缚感。

6. 最后，当受害者条件性地以双重束缚的模式感知这个世界时，之前所有的基本要素都不再重要了。这一序列中的任一部分都足以使受害者痛苦或发疯。

文献中大多数双重束缚的例子都不太恰当，因为它们没有涵盖所有关键的特征。例如，罗宾 · 斯津纳（Robin Skynner，1976）曾说："男生必须勇敢自信，不能畏首畏尾。"但是又"不能粗鲁……不能对自己的母亲无礼"。迷惑吧？当然了。冲突吗？也许吧。但是这些信息构不成双重束缚，它们仅仅是冲突的。在面对这两种要求时，孩子可以任选其一，交替遵守，甚至抱怨这些冲突。这些看似相似的案例都忽略了一个特征，那就是两个信息应该是在不同层面上的。

更贴切的例子是在本章的开头。一位母亲去医院探访她年轻的逐渐恢复的患精神分裂的儿子。当他伸开胳膊去搂她的肩膀时，她的身子僵住了。然而，当这位男性患者收回胳膊时，她又说："你不爱我了吗？"他的脸唰就红了，她又说："亲爱的，你不能这么轻易就觉得尴尬，而且害怕你的感受。"在这种话语的交替刺激之下，这名患者攻击了一名医院里的护工，不得不重新被关护起来。

双重束缚的另外一个例子是一位老师。这位老师总是鼓励自己的学生积极参与课堂，但是一旦有学生真的用问题或者评论打断他的时候，他又失去了耐心。接着就发生了让人困惑的事情。出于一些科学家至今都还没有搞懂的神秘原因，学生一般都不会在自己的话会受到轻视的课堂上发言。当这位老师最后在教室走动并提问，但又无人回答的时候，他就变得会愤怒。（"学生太不积极了！"）一旦有学生大胆向这位老师提出他缺少对学生的接纳时，他会变得更生气。结果是，这名学生将会受到惩罚，因为他准确地感知到了这位老师只想让别人听到和崇拜他自己的观点。（当然，这个例子纯属虚构。）

我们遇到的双重束缚只是偶然情况，但精神分裂患者却时时刻刻都要面对，最后的结果就是疯掉。在不能辨析这种两难情境时，精神分裂患者就会以防御的方式去回应，也许是具体的、字面上的，也许是以隐喻的方式说出来。最终，精神分裂患者或许会认为每一个陈述背后都会暗含另外一层含义。

“精神分裂症状在某些家庭情境中是有功能的”这一发现或许是一个科学上的进步，但它也带有道德和政治色彩。这些调查者不仅把自己当作斩杀“家庭毒龙”、拯救**问题表现者**（identified patient）的“复仇骑士”，同时他们还是反对精神病学机构的“圣战”中的“战士”。在众多反对的声潮中，家庭治疗的翘楚们对“精神分裂是一种生物性疾病”这一观点表示质疑。各地的心理治疗师都为此感到兴奋。但遗憾的是，他们错了。

“精神分裂症状在某些家庭情境中是有功能的”这一观察结果并不意味着家庭是导致精神分裂症的罪魁祸首。在逻辑上，这种推论可以说是“妄下定论”。悲哀的是，精神分裂患者的家庭常年遭受着造成孩子精神分裂的指责。

// 西奥多 · 利兹

西奥多 · 利兹（Theodore Lidz）对“母亲的拒斥是精神分裂家庭的典型特征”这一观点持反对态度，他认为父母中更具破坏性的一方往往是父亲（Lidz，Cornelison，Fleck & Terry，1957a）。在描述了精神分裂家庭中父亲的一些病理特征之后，利兹把注意力转向了婚姻关系。他发现了这些家庭中角色相互作用（role reciprocity）的缺失。在一段成功的关系中，只扮演好自己的角色——也就是说，要成为一个有效的个体——是远远不够的；平衡好自己和配偶的角色也很重要，也就是说，要成为一个有效的搭档。

利兹从关注那些不能达成合作角色的夫妻中确定了两种不协调的婚姻关系类型（Lidz，Cornelison，Fleck，& Terry，1957b）。第一种是**婚姻分裂**（marital schism），丈夫和妻子相互暗中较劲，公开争取孩子的爱，这些婚姻中弥漫着战争硝烟的味道。第二种是**婚姻扭曲**（marital skew），指的是性格上有严重缺陷的一方支配着另一方。因此，一方变得消极和依赖，而另一方显得很强大，但其实是一种病态的欺凌。在这两类家庭中，孩子被与谁结盟的内心冲突撕扯着，也被要平衡父母婚姻危机的压力压得透不过气来，过得很不快乐。

// 莱曼 · 温

1954 年，莱曼 · 温开展了对精神分裂家庭的研究，开始和住院患者的父母进行两周一次的会谈。令温印象深刻的是，这些家庭的成员之间的情感太不真实，他把这称为**假亲密**（pseudomutuality）和**假敌意**（pseudohostility）。同时，温把家庭中的界线本质比作**橡胶栅栏**（rubber fence）。很明显，这个界线是灵活的，但实际上又不受外界的影响（治疗师除外）。

假亲密只是和谐关系的表象（Wynne，Ryckoff，Day，& Hirsch，1958）。假亲密的家庭非常看重团结一致，没有给成员留下发展独立人格的空间。假亲密家庭这种表面上的团结实际上模糊了一个事实，那就是他们不能忍受更深入和真实的关系，也不能忍受各自的独立。

假敌意也是众多扼杀自主性的方式中的一种，只是披了另外一件外衣而已（Wynne，1961）。尽管看起来很严重，但它只代表了表面上的分裂。假敌意关系更像是情景喜剧中的家庭争吵拌嘴一样，而不是真正的仇恨。与假亲密一样，它也会摧毁家庭的亲密，掩盖深层的冲突；同时，它也会破坏家庭沟通，妨碍理性思考。

橡胶栅栏是一个看不见的屏障，有伸展性，只允许家庭与外界进行有限的接触，比如上学；但是一旦和外界的接触多了些，就会立即回弹。因此，家庭僵化的结构因家庭与外界隔离而得到保护。精神分裂家庭不会通过与外界社会的接触来改变自身的奇怪之处，相反，它自身就是一个病态的微型社会。

温把沟通失常（communication deviance）这个新概念和思维障碍（thought disorder）这个旧概念联系起来。他认为思维障碍是精神分裂的典型特征，而思维障碍正是通过沟通得以表现出来的。沟通失常这个概念更偏向于互动，而且更容易观察。到1978年为止，温研究了逾600个家庭，收集了明确的证据，证实了失常的家庭沟通是年轻成人精神分裂患者的典型家庭特征。

// 角色理论家

家庭治疗的创始人通过关注沟通，为这个正在萌芽的学科赢得了发展动力。这样做或许有效果，但只关注家庭生活的这一个方面就会忽略个体内在的主观能动性和更宽泛的社会的影响。

角色理论家，如约翰·施皮格尔（John Spiegel），对个体在家庭系统中如何分化成社会角色进行了描述。但系统论的简单视角却模糊了这个重要的事实：在系统论中，个体被看成是可以相互替换的一些部分而已。早在1954年，施皮格尔就指出，治疗中的系统既包括治疗师，也包括家庭。这个观点后来被重新界定为**二阶控制论**（second-order cybernetics）。可贵的是，他还区分了“相互作用”（interaction）和“相互影响”（transaction）这两个概念。台球相互作用，它们相互碰撞，但实质没有变化。而人是相互影响的，他们以一些方式聚合在一起，不仅改变别人，自身内部也在发生着改变。

莱恩（R. D. Laing）对家庭动力学的分析，思辨的成分更多一些，而学术研究的成分少一些，但他的观察却让家庭角色在精神病理学中流行起来。莱恩借用了卡尔·马克思（Karl Marx）**蒙蔽**（mystification，阶级剥削）的概念，并把它运用到“家庭政治学”当中（Laing，1965）。蒙蔽就是通过否认或再定义的方式扭曲某个人的经验。例如，一个家长对一个感到伤心的孩子说：“你一定是累了。”（他实际想说的是“去睡觉，别烦我”。）

蒙蔽不仅扭曲感受，更糟糕的是，它还扭曲事实。当父母蒙蔽孩子经验的时候，孩子的存在就变得不真实。因为感受得不到接纳，这些孩子就会衍生出一个虚假自我（false self）。程度轻时，这只会导致真实感的缺乏；但当真实自我和虚假自我的分裂达到极限的时候，就会导致人发疯（Laing，1960）。

/ 从研究到治疗：家庭治疗的先驱们

从医院精神病学、团体动力学、人际精神病学、儿童指导运动、婚姻咨询和精神分裂症研究等的发展中，我们可以看出家庭治疗发展的端倪。但是，究竟是谁第一个开始进行家庭治疗的呢？尽管有很多人都可能配得上这个荣誉，但最有可能的还是约翰·埃尔德金·贝尔（John Elderkin Bell）、唐·杰克逊、南森·阿克曼和默里·鲍恩这几个人。除了这些家庭治疗的创始者以外，杰伊·黑利、弗吉尼亚·萨提亚、卡尔·惠特克（Carl Whitaker）、莱曼·温、伊万·伯瑟尔梅尼-纳吉（Ivan Boszormenyi-Nagy）和萨尔瓦多·米纽庆等人也是重要的奠基者。

// 约翰·贝尔

约翰·埃尔德金·贝尔是一名心理学家，就职于马萨诸塞州伍斯特城的克拉克大学。他从 1951 年开始为家庭做治疗，在家庭治疗史上享有独一无二的地位。也许他是史上第一位家庭治疗师，但是在家庭治疗运动重要历史事件的记录中，提到他的次数仅有两次（Guerin，1976；Kaslow，1980）。原因在于，尽管他在 20 世纪 50 年代就开始给家庭做治疗，但他直到十年后才将自己的理念发表出来。而且，不像家庭治疗的其他先辈们，约翰·贝尔没有传承者。他没有开诊所，也没有开展培训项目或培养学生。

贝尔采用的方法是从团体治疗中直接借鉴过来的（Bell，1961，1962）。基本上，家庭团体治疗（family group therapy）就是通过激发家庭进行开放式的讨论来帮助他们解决问题。

贝尔认为，和由陌生人组成的团体一样，家庭团体也会经过几个可预见的阶段。在他早期的著述中，他把治疗详细地分成几个连续的阶段（Bell，1961）。第一个是孩子中心阶段（child-centered phase），鼓励孩子们表达他们的愿望和担忧。第二个阶段是父母中心阶段（parent-centered stage），父母可以像往常那样吐槽孩子的行为。在这个阶段中，贝尔尽可能地弱化父母严厉的批评，以把关注点放在问题解决上面。最后一个阶段，又称家庭中心阶段（family-centered stage），当家庭继续改善他们的沟通、想办法解决问题时，治疗师会为整个家庭提供平等的支持。下面一小段话代表了贝尔的干预风格（Bell，1975）：

> 在数次会谈都保持沉默之后，一位父亲带着对他儿子、女儿和妻子的满腹抱怨来到了治疗室。我注意到，在几分钟之内，其他人是如何用自己的方式回避这次会谈的。接着我说："现在，我认为我们应该听一听吉姆的看法，南希也应该有发言权，也许我们还可以听一听你妻子对此的感受如何。"（p. 136）

团体治疗方法在家庭治疗中有三种具体应用，分别是**多重家庭团体治疗**（multiple family group therapy）、**多重影响治疗**（multiple impact therapy）以及**关系网络治疗**（network therapy）。

多重家庭团体治疗是彼得·拉克尔（Peter Laqueur）于1950年在纽约的克里德莫尔州立医院创立的（Laqueur，1966，1976）。多重家庭团体治疗包含4~6个家庭，每周进行一次，每次90分钟。拉克尔和同事把家庭团体当作传统的治疗团体来对待，还会再加上会心团体和心理剧的技术。尽管彼得·拉克尔的英年早逝使家庭团体治疗失去了它最具创造性的力量，但这一疗法偶尔还会在医院中使用，包括用在住院患者和门诊患者身上（McFarlane，1982；Gritzer & Okum，1983）。

罗伯特·麦格雷戈（Robert MacGregor）及其同事们在位于加尔维斯顿的得克萨斯大学医学部发展出了多重影响治疗，他们的这种方法最大化地影响了得克萨斯州各地的家庭（MacGregor，1967，1972）。治疗团队成员与不同组合的家庭成员会面，聚集在一起提供治疗建议。尽管这一疗法已经不再使用，但是其高强度、低频率的会谈却为后来的体验式疗法（第7章）和米兰模型（第5章）奠定了基础。

关系网络治疗是罗斯·施佩克（Ross Speck）和卡洛琳·阿特尼弗（Carolyn Attneave）为了帮助危机中的家庭而发展出来的，将家庭的整个社会关系网络——家人、朋友和邻居等召集在一起（大约50人）。这个时候需要治疗师团队的加入，重点是打破关系的破坏性模式，争取对新的可能性的支持（Ruevini，1975；Speck & Attneave，1973）。

// 帕洛阿尔托团队

贝特森团队闯入家庭治疗领域多少有些偶然。1954 年，当他们开始对精神分裂家庭进行访谈，希望能够解释这些家庭怪异的沟通方式时，课题成员们发觉他们被这些不幸者的痛苦所吸引（Jackson & Weakland，1961）。尽管贝特森是这个团队在科研方面的领导，但在发展家庭治疗方面，唐 · 杰克逊和杰伊 · 黑利的影响力却是最大的。

杰克逊提出了家庭固有平衡这一概念——“家庭是一个拒绝改变的单位”是早期家庭治疗最典型的比喻。事后看来，可以说，对家庭固有平衡的关注其实过度强调了家庭的保守性。但在那个时候，认识到家庭拒绝改变，对于帮助理解阻碍患者改善病情的原因有很大的启发意义。

在《精神分裂症状与家庭互动》（*Schizophrenic Symptoms and Family Interaction*，Jackson & Weakland，1959）一书中，杰克逊讲述了患者的症状是怎样在家庭中得以维持的。在一个案例中，一位年轻女性被诊断为紧张性精神分裂症，最典型的症状是严重的犹豫不决。而当她开始表现得有决定能力时，她的父母却崩溃了。母亲变得无助，父亲也被无力感席卷。在一次家庭会谈中，她的父母没有注意到她做了一个简单的决定。在听了三遍这次会谈的录音带之后，患者的父母才听清了女儿的陈述。这位患者无法自主决定既不是她疯了，也不是她很愚蠢；相反，它保护着患者的父母不去面对他们自己的冲突。这是最早公开的精神病症状在家庭情境中存在意义的案例之一。这篇文章也敏锐地观察到，儿童的症状往往是父母问题的“放大镜”。

杰克逊思想中另一个重要的理念是区分了**互补关系**（complementary relationship）和**对称关系**（symmetrical relationship）。和家庭治疗中的其他创新观点一样，这一理念也是贝特森最先提出来的。互补关系是指在一种关系中，各方面都迥异的伙伴却能像七巧板一样拼在一起：如果一方是理性的，另一方就是感性的；一方弱，另一方就强。而对称关系建立在相似性的基础之上。如果婚姻中的两个人都有各自的事业，而且平分家务活，那这个婚姻关系就是对称的。（顺便一提，如果你在现实生活中发现真的有夫妻平分家务活，那才奇怪嘞！）

杰克逊关于**家庭规则**（family rule）的假设是基于这样的观察：在任何一个需要承担义务的单元（两人、三人，或者更大的团体）中，都有数不尽的行为模式（Jackson，1965）。正如哲学专业的学生研究决策论时学习的那样，规则描述的是规律性，而不是法规。规则假设的一个推论是，家庭成员只用了全部行为模式中很小的一部分。正是这个看上去简单的事实让家庭治疗变得如此有用。

杰克逊的治疗策略是建立在“心理问题是由人们彼此互动的方式导致的”这一前提之上的。为了区分有效的互动方式和无效的互动方式（或问题维持方式，problem maintaining），他观察了问题发生的时间、情境、当事人，以及人们对问题的反应方式。考虑到症状是固有平衡的机制，杰克逊不禁心中升起一个疑惑：一旦问题得到解决，那么家庭的情况又会怎样恶化？个人或许想改善自己的病状，但他的家庭却需要有人来充当患者的角色。甚至积极的改变也可能威胁到围绕事情建立起的防御秩序。

比如说，一位父亲酗酒，可能会使他没办法对妻子发号施令或者管教孩子。遗憾的是，一些家庭治疗师却从症状起到某些作用中就得出家庭需要一个患者这样的假设，结果导致出现了这样的观点：父母牺牲孩子作为**替罪羊**（scapegoat）。不管使用什么样的花言巧语，但它们都属于悠久传统观念的一部分，即把孩子的失败怪罪于父母。如果一个6岁孩子在家的行为表现不当，我们就会想到他的父母。但丈夫酗酒并不必然是妻子的错；自然，把孩子的精神分裂症状怪罪于父母也绝非公平。

贝特森团队的一项伟大发现是：沟通并不是件简单的事情，每一个信息在不同层次可能会具有不同的含义。在《心理治疗的策略》（*Strategies of Psychotherapy*）一书中，杰伊·黑利讨论了隐藏信息是如何在许多关系都存在的控制权的争夺中得到应用的（Haley，1963）。他说，症状表示不同沟通水平之间存在不一致。症状表现者会做一些事情，比如在拧门把手之前先摸6次门把手，但同时又否认他的确做过这样的事。他控制不住自己，这是他的病。同时，这个人的症状——无法控制自己——还会带来其他后果。几乎不能指望这样一个有强迫症的人还能保住工作，对吧?

既然症状行为是不合理的，黑利就不会通过试图给患者讲道理的方式去帮助他们。相反，治疗成了猫和老鼠之间的博弈游戏。黑利把治疗定义为指导性治疗，而且承认他欠米尔顿 · 埃里克森（Milton Erickson）的情，他和埃里克森一起研究过催眠术（Haley，1963）。在他称之为短期治疗（brief therapy）的方法中，黑利把注意力放在患者症状发作的情境以及可能具有的功能上面。他治疗的第一步就是掌握治疗关系中的控制权。黑利使用埃里克森创设的给患者提建议的方法。这一方法是在首次会谈时，患者也许有一些愿意说的事情，也有一些不想说的事情，当然，他们可以不说这些不想说的事情。治疗师会指导患者去做他们想做的事，慢慢地取得控制权。

短期治疗中的关键技术是指导（directive）。正如黑利指出的那样，只向患者解释问题是远远不够的。关键是让患者围绕问题采取一些行动。

黑利有一个患者是一名自由摄影师，他会不自觉地犯一些低级的错误，导致拍的照片都不成功。最终，他因为太担心犯错误，以至于不能再动手拍照。黑利指导这个男性走到户外，拍三张照片，而且每个照片上必须有一个明显的错误。这里使用的反其道而行之的策略的意思是，如果你故意犯错的话，你就不会不知不觉地犯错了。

在另外一个案例中，黑利告诉一位失眠症患者，如果他再半夜醒来的话，就起床给厨房的地板打蜡。这位患者的失眠症立刻就好了！这里体现了一个控制论的原则：人们会为了逃避家务活而做其他任何事情。

帕洛阿尔托团队中还有一名成员叫弗吉尼亚 · 萨提亚，她在家庭治疗前十年的发展中扮演着领路人的角色，是颇具魅力的治疗师之一。萨提亚更为人所知的是她的临床治疗艺术而非理论贡献。萨提亚对那些有幸目睹她现场治疗的人的影响更大。和她的同行一样，萨提亚对沟通很感兴趣，还为其增添了情感维度以平衡相对来说有些冷酷和公式化的方法。

萨提亚认为，陷在困境中的家庭成员是被狭隘的角色固化了，像受害者（victim）、讨好者（placator）、挑战者（defiant one）、救赎者（rescuer）等，这些角色限制了成员的选择，也伤害了他们的自尊。萨提亚关注如何把家庭成员从这种被生活限制的角色中解脱出来，她的这种关注与她一贯把主要的关注点放在个体身上的做法是一致的。因此，萨提亚在家庭治疗的早期历史上是一股温情的力量。相比之下，其他人沉浸在系统的治疗方法中，却忽略了家庭的情感生活。

萨提亚因她总能把消极变为积极的功力而闻名。在林恩·霍夫曼（Lynn Hoffman，1981）引用的一个案例中，萨提亚会见了当地一个牧师家庭，这家正处于青春期的儿子致使两名女同学怀孕。男生的父母和兄弟姐妹坐在房间的一边，这个男生坐在另外一边，耷拉着头。萨提亚做了自我介绍，并对这个男生说："嗯，你父亲在电话里已经把大部分情况都告诉我了，在我们开始之前，我只想说，有一件事我们是确定的：我们知道你有了好的后代。"这个男生吃惊地抬起了头。这时，萨提亚转向他的母亲，轻声问道："现在，你可以告诉我们你的感受吗？"

// 默里·鲍恩

和许多家庭治疗的创始人一样，默里·鲍恩是一名精通精神分裂症的精神科医生。但与其他人不同的是，他强调理论的重要性，直到今天，鲍恩的理论仍然是家庭治疗中理念最为丰富的。鲍恩于1946年在门宁格诊所开始了他的临床工作。在那里，他对一些患有精神分裂的孩子及其母亲进行了研究。那时他的兴趣主要是母子共生现象，这一概念使他得出了**自我分化**（differentiation of self）（自主和理性）的概念。后来，鲍恩从门宁格诊所出来，到美国国家精神卫生研究院工作。在那儿，他开展了对有精神分裂成员的整个家庭都实施住院治疗的项目。这个课题扩展了母子共生现象，把父亲的角色也包含其中，衍生出了通过第三者的介入转移两个人的冲突的三角关系（triangle）的概念。

1955年，当鲍恩开始把家庭成员聚集在一起讨论问题的时候，他被这些家庭成员的**情绪反应**（emotional reactivity）震撼到了。感受吞没了理性。鲍恩感受到，家庭似乎要把他拉进这个**未分化的家庭自我团体**（undifferentiated family ego mas）的旋涡中去，他必须费很大力气才能保持客观（Bowen，1961）。在家庭讨论中保持中立、关注过程而非内容的能力，是区分治疗师和家庭戏剧参与者的关键所在。

为了控制情感的水平，鲍恩鼓励家庭成员与他而不是与其他成员交谈。他发现，当家庭成员同治疗师交谈，而不是相互交谈的时候，更容易避免产生激动的反应。

鲍恩发现，治疗师也很难不受家庭冲突的影响。这一觉察使他产生了最难得的洞察：只要两人陷于无法解决的冲突中时，都会自动地卷入第三者。事实上，正如鲍恩越来越坚信的那样，三角关系是关系中最小的稳固单元。

一个不能容忍妻子总是迟到但又不敢表达的丈夫可能会开始抱怨他的孩子。他的怨气得到了宣泄，但向第三方抱怨的过程却会使他不再追究问题的本源。我们所有人都时不时地抱怨其他人，但鲍恩意识到，当这种三角化过程成为关系的一种常规特征时，就会具有破坏性。

鲍恩还发现了与三角关系有关的另外一件事情，就是这些三角关系还会扩散。在下面这个案例中，一家人都陷入了错综复杂的三角关系当中。

案例研讨

星期日的早上，为使全家人准时赶到教堂，焦虑不已的麦克尼尔夫人大声催促着她那 9 岁的儿子。当她儿子让她“闭嘴”的时候，她扇了他一巴掌。这时，她 14 岁的女儿梅根抓住她，两人厮打起来。随后，梅根跑到邻居朋友家去。她朋友的父母看到了梅根的嘴唇受了伤，于是梅根告诉了他们事情的经过，接着她朋友的父母报了警。

事情环环相扣，到这一家人来参加治疗时，已经形成了下面的三角关系：麦克尼尔夫人，被家庭法庭的法官命令搬离她的家庭，和她的辩护律师形成了一个共同反对法官的联盟；她还有一个个体治疗师，该治疗师也和她站在一起，认为儿童保护工作者骚扰她；9岁的儿子还在生母亲的气，他得到了父亲的支持，父亲认为妻子不该发火；麦克尼尔先生正在戒酒，和他的担保人结成了联盟，他的担保人认为，如果麦克尼尔夫人不为丈夫提供更多支持的话，他就会走向崩溃；同时，梅根和邻居结成了三角联盟，邻居认为她的父母没有养育孩子的资格。简言之，每个人都有自己权益的支持者——每个人都有，但都是家人以外的人。

1966年，鲍恩的一次家庭情感危机使他开启了自我发现的大门，这使得鲍恩的理论变得非常有影响，就像弗洛伊德的自我分析在精神分析领域那样重要。

鲍恩生活在一个联结紧密的乡村家庭中，是5个孩子中最年长的。作为一个成年人，鲍恩与他的父母，以及大家庭中的其他人都保持着距离。和我们中的许多人一样，他错把逃避当成了解放。但是他后来意识到，未尽的情感事宜会一直伴随着我们，使我们很容易不断重复那些我们在家庭中没有妥善解决的冲突。

鲍恩最重要的成就是没有让自己卷进和父母的三角关系中，他的父母总是习惯性地向鲍恩数落彼此的不是。大多数人都乐于听别人的知心话，觉得是一种恭维，但鲍恩认识到这其实就是三角关系。当他母亲向他抱怨他父亲时，鲍恩告诉他的父亲：“你的妻子跟我说了一件你的事情，我想知道她为什么和我说而不是和你说。”自然，他的父亲会把这个事情告诉他的母亲；自然，他的母亲会不高兴。

尽管鲍恩破坏了家庭规则，使家庭发生了一些情感变化，但他使用的策略对于防止父母拉他站队还是很有效的。当然，这也使得父母很难再避而不谈他们彼此之间的问题。重复某人向你谈论的其他人的话是阻止三角关系发展的一种方式。

通过在自己家庭的尝试和努力，鲍恩发现，只有尽可能多地与家庭中的每一个人发展人际关系，才能最好地实现自我分化。如果面对面交流有困难的话，写信或者电话联系也可以帮助重新建立关系，尤其是当这些关系比较私密的时候。

当这些关系稳定地维系下来，没有情感上的剧烈反应，也没有三角关系的出现时，自我与家庭的分化才算真正地完成了。

// 南森·阿克曼

南森·阿克曼是一名儿童精神科医生，他在家庭领域的开创性工作与他心理分析的渊源是一脉相承的。虽然他对内心冲突的兴趣和帕洛阿尔托团队的沟通理论相比，少了一些革新性，但阿克曼对家庭的整体组织却有着极强的敏感度。他认为，家庭从表面上看是一个联合体，但背后却分成了若干个竞争的小团体，这与个体心理分析模型相似。在个体心理分析模型中，虽然表面上人格是统一的，但心理上充满了冲突，被斗争和防御驱使着。

阿克曼加入了门宁格诊所，成为其中的一名工作人员，又在 1937 年成为儿童指导诊所的主管精神医师。一开始，他遵循着儿童指导的模型，让精神医师治疗孩子，社会工作者见母亲。但是到了 20 世纪 40 年代中期，他开始尝试让一个治疗师同时见母子二人。与鲍尔比不同的是，阿克曼不只是把联合治疗作为暂时性的尝试，而是开始把家庭看作治疗的基本单元。

1955 年，阿克曼在美国矫治精神病学学会的一次会议中，组织了第一届家庭诊断论坛。出席那次会议的有杰克逊、鲍恩、温、阿克曼等人，大家互相了解各自的工作，达成了一个共识。两年后，阿克曼在纽约的犹太家庭服务中心开办了家庭心理健康诊所，并且开始在哥伦比亚大学授课。1960 年，他创立了家庭研究所，该所在他 1971 年去世后更名为阿克曼研究所。

尽管其他家庭治疗师轻视个体的心理，但是阿克曼既关注个体内在发生的事情，也关注个体间发生的事情。他从未放弃对个体感受、希望和期待的洞察。事实上，阿克曼关于家庭的模型有些像个体心理分析模型的扩展：他不关注意识层面和非意识层面的问题，而是谈论家庭怎样面对一些问题，又怎样逃避另外一些问题，尤其是性和攻击这些问题。他认为他的工作就是把家庭的秘密公之于众。

为了鼓励家庭放松对情感的克制，阿克曼自己就表现得无拘无束。他先支持家庭中的一个成员，而后又支持另外一个。他认为总是保持中立态度是不必要也是不可能的；相反，他相信平衡是可以通过长期的反复——现在支持这个人，稍后支持另一个人——来达到的。有时候，阿克曼很直接，如果他认为有人在撒谎，他就会说出来。有批评者指出这种直接可能会造成过度焦虑。阿克曼对此的回应是，人们的放松感更多来源于诚实而不是虚假的礼貌。

// 卡尔 · 惠特克

即使在那些打破旧习的家庭治疗创始人中，卡尔 · 惠特克也算得上是最离经叛道的人了。他认为心理障碍患者的感受被隔离起来，冰封进了无人关注的地方（Whitaker & Malone，1953）。惠特克点起了这把火。他的《离经叛道的心理治疗》（*Psychotherapy of the Absurd*，1975）中满是温暖的支持以及情感的激励，初衷是让人们放松下来、帮助他们与自己的体验进行更深入、更个人化的接触（Whitaker，1975）。

由于惠特克在个体治疗中使用了创新方法，他成为家庭治疗最早的实验者之一也就不足为奇了。在 1943 年，他和在田纳西州橡树岭工作的约翰 · 沃肯廷（John Warkentin）一道，先是将夫妻、最后将孩子纳入治疗中来。惠特克也是协同治疗的先行者，他相信一个支持性的工作伙伴可以帮助治疗师自由地在治疗中进行反应，而不用担心反移情作用的影响。

惠特克似乎从来没有一个明显的策略，也没有可预测的技术。据他说，他更喜欢让他的无意识带动治疗过程（Whitaker，1976）。尽管他的工作看起来完全是自发的，有时甚至离谱得很，但自始至终都会有一个连贯的主题。他所有的干预都有很强的灵活性。在激发家庭开放时，惠特克从不迫使家庭朝特定的方向做改变，而是让他们更充分地成为他们自己，彼此更充实地在一起。

1946 年，惠特克担任埃默里大学精神病学系主任一职，在那里继续着家庭治疗的实践，并且对精神分裂患者和他们的家庭有独特的兴趣。在这一时期，惠特克组织了一系列研讨会，最终推动了家庭治疗运动中第一个重大公约的产生。从 1946 年起，惠特克和他的同事们开始了一年两次的大会，会议期间，他们观察并讨论各自对家庭进行的工作。整个团队发现这些会议有非常大的帮助作用，而借助单向玻璃进行的相互观摩，则成为家庭治疗的典型特点之一。

1955 年，惠特克从埃默里大学辞职，转而从事私人治疗的实践，并和他的伙伴在亚特兰大精神病诊所发展出了心理治疗的经验（experiential）模式，对家庭、个人、团体以及夫妻治疗中采用大量具有争议的技术（Whitaker，1958）。

在 20 世纪 70 年代后期，惠特克似乎更柔和了一些，在他“鲁莽”的干预中加入了更多关于家庭动力的理解。在这个过程中，从前家庭治疗中的那个“野蛮人”逐渐成长为家庭治疗的元老之一。1995 年 4 月，惠特克去世，让这个领域失去了一块核心。

// 伊万 · 伯瑟尔梅尼 - 纳吉

伊万 · 伯瑟尔梅尼 - 纳吉是从心理分析领域转到家庭治疗领域的，是这场运动中众多创造性思想家之一。1957 年，他在费城创立了东宾夕法尼亚州精神病学研究所。在那里，他吸引了众多有天赋的同道中人。其中就有詹姆斯 · 弗拉莫（James Framo），早期家庭治疗运动中为数不多的心理学家之一；还有杰拉尔丁 · 斯帕克（Geraldine Spark），一位社会工作者，与伯瑟尔梅尼 - 纳吉合作完成了《无形忠诚》（*Invisible Loyalties*，1973）一书。

伯瑟尔梅尼 - 纳吉从一个看重保密性的精神分析师变成了一个崇尚开放性的治疗师。他最突出的贡献之一就是在以往的治疗目标和技术上增加了伦理道德责任。据他所言，快乐或者私利都不足以指导人类的行为。相反，他相信家庭必须把他们的关系建立在信任与忠诚的基础上，而且他们必须平衡权利和义务。伊万 · 伯瑟尔梅尼 - 纳吉于 2008 年去世。

// 萨尔瓦多 · 米纽庆

米纽庆首次登上家庭治疗的舞台时，他的临床访谈艺术就令人着迷。人们对这个操着一口优雅的拉丁口音的男人深信不疑，他按照情境的要求，或引诱，或刺激，或逼迫，或迷惑着家庭进行改变。但即使是米纽庆传奇的天赋，也没有他结构派家庭治疗所展现的雅致有影响。

米纽庆在20世纪60年代早期开始从事家庭治疗师这一职业。他发现困境中的家庭有两个共同的特征，一些是过分缠结（enmeshed）——乱麻般紧紧缠绕在一起；另一些则是相互疏离（disengaged）——空间上隔离、情感上疏远。两者都缺乏明确的界线。缠结的父母和孩子走得太近，无法体现领导力；疏离的父母又和孩子离得太远，无法给予积极的支持。

家庭问题之所以顽固又拒绝改变，是因为他们处于看不见但很有力的结构之中。例如，一个母亲教训她任性的孩子，但徒劳无功。她可以责骂、惩罚，或者奖励孩子，但是只要她与孩子过分缠结在一起，即过分介入孩子，她的行为就会失去效力，因为这样她在孩子面前就没有权威了。而且，因为家庭成员之间的行为是相互联系在一起的，那么，只要她丈夫始终不介入进来，她就很难从现在的关系中后退一步。

一旦一个社会系统（如家庭）结构化，想要改变其中的规则，就需要家庭治疗师所称的一阶变化（first-order change）——在一个本身没有发生变化的系统内发生变化。就刚才例子中的母亲来说，实施更严格的约束就是一阶变化。这位过分缠结的母亲陷入了抉择的幻觉当中，她可以严厉也可以仁慈，但结果是一样的，因为她早已陷入了三角关系当中。这时就需要二阶变化（second-order change）——系统自身的重组。

在纽约威尔特维克男校治疗青少年犯罪期间，米纽庆的观点逐渐明朗起来。对城市贫穷家庭进行家庭治疗是他的一个新的发展，并将一些研究发现出版发表（Minuchin，Montalvo，Guerney，Rosman，& Schumer，1967），也因此在1965年成为费城儿童指导诊所的负责人。米纽庆带领布劳略·蒙塔尔沃（Braulio Montalvo）和伯尼斯·罗斯曼（Bernice Rosman）一起工作，1967年，杰伊·黑利也加入了进来。他们合力把传统的儿童指导中心变成了家庭治疗运动中著名的中心之一。

1981年，米纽庆迁到纽约，建立了今天所称的米纽庆家庭中心，在那里训练来自世界各地的家庭治疗师。他也陆续出版了一系列在这一领域影响深远的书籍。他 1974 年出版的《家庭与家庭治疗》(*Families and Family Therapy*)当之无愧地成为家庭治疗史上最受欢迎的书，而 1993 年出版的《为家庭疗伤》(*Family Healing*)也囊括了家庭治疗中一些最生动的记载。米纽庆的一生都充满了无限的活力，他一直坚持培训与演讲工作，直到 2017 年去世。

// 其他早期的家庭治疗中心

在纽约，伊斯雷尔·兹韦林(Israel Zwerling)和玛丽莲·门德尔松(Marilyn Mendelsohn)在阿尔伯特·爱因斯坦大学医学院以及布朗克斯州立医院组织了家庭研究分部。1964 年，安德鲁·费伯(Andrew Ferber)成为负责人，后来，默里·鲍恩的门徒菲利普·格林(Philip Guerin)也加入了这个分部。南森·阿克曼担任顾问。这个团队集合了来自不同领域的家庭治疗师，成为一个令人印象深刻的团队。克丽丝·比尔斯(Chris Beels)、贝蒂·卡特(Betty Carter)、莫妮卡·麦戈德里克(Monica McGoldrick)、佩姬·帕普(Peggy Papp)和托马斯·福格蒂(Thomas Fogarty)都是其中一员。菲利普·格林在 1970 年成为培训主管，稍后在曼彻斯特创建了家庭学习中心。在那里，他和托马斯·福格蒂一道发起了美国最好的一个家庭治疗培训项目。

正如我们之前提到的，罗伯特·麦格雷戈及其同事在得克萨斯州的加尔维斯顿发展了多重影响治疗(MacGregor，1967)。这是一个很好地诠释了“需求是创造之母”的例子。罗伯特·麦格雷戈的诊所为得克萨斯州东南部的人提供服务，有些患者甚至需要长途跋涉前来问诊。因此，为了在短时间内使影响最大化，麦格雷戈组建了一个专家团队，用整整两天的时间密集地对家庭进行工作。尽管使用这种马拉松式会谈的家庭治疗师并不是很多，但这个团队的方法依然成为这一领域的特色之一。

在波士顿，对家庭治疗的两大早期重要贡献都源于这场运动的体验派分支。诺曼·保罗(Norman Paul)发展出了操作性哀伤治疗(operational mourning)，帮助解决刻骨铭心的痛苦。弗雷德·杜尔和邦尼·杜尔(Fred & Bunny Duhl)建立了波士顿家庭研究所，在那里发展出了整合性家庭治疗(integrative family therapy)。

在芝加哥，芝加哥家庭研究所和青少年研究所（Institute of Juvenile Research）是早期家庭治疗中重要的中心。在家庭研究所，查尔斯·克莱默和简·克莱默（Charles & Jan Kramer）发展了一个临床培训项目，后来纳入西北大学医学院。青少年研究所也发展了一个培训项目，欧文·博斯坦（Irv Borstein）担任领导，卡尔·惠特克担任顾问。

南森·爱泼斯坦（Nathan Epstein）及其同事在位于加拿大安大略省哈密尔顿城的麦克马斯特大学精神科工作时首先形成的是问题中心的疗法（Epstein，Bishop，& Baldarin，1981）。麦克马斯特模型是一个渐进的过程：说明问题、收集数据、思考解决办法、评估学习过程，以帮助家庭理解他们的互动，学会新的相处技巧。爱泼斯坦后来迁往罗得岛州的布朗大学任职。

在北美之外的地区，家庭治疗同样有着重要的发展。罗宾·斯金纳（Robin Skynner，1976）在伦敦的家庭治疗协会介绍精神动力取向的家庭治疗。英国心理医生约翰·豪厄尔斯（John Howeels，1971）发展出一套家庭诊断系统，该系统是规划治疗性干预的一个必要步骤。西德的黑尔姆·史铁林（Helm Stierlin，1972）在治疗困境中的青少年时，将精神动力与系统观点结合在了一起。在罗马，毛里齐奥·安多尔菲（Maurizio Andolfi）早在20世纪70年代就开始对家庭开展工作，并且建立了一个训练诊所，至今仍然接待患者、招收学生。1974年，安多尔菲成立了意大利家庭治疗学会。在米兰，玛拉·塞尔维尼·帕拉佐利（Mara Selvini Palazzoli）和她的同事在1967年一起创立了家庭研究所。

现在，你已经了解了家庭治疗在不同地方同时发生的情况，我们希望你不要忘记一件事情：对家庭治疗师来说，了解人们的行为在家庭环境中的含义有一种极大的满足感。第一次与家庭会面，就像在黑暗的房间里点燃一盏灯。

/ 家庭治疗的黄金时代

在家庭治疗发展的第一个十年，家庭治疗师们有着“新新男孩”的冒险精神。当黑利、杰克逊和鲍恩发现整个家庭是如何被卷入问题表现者的症状时，他们似乎在说:“看这儿！”当他们为家庭治疗争取合法性的时候，家庭临床医师们强调他们的共同信念，淡化他们之间的差异。他们一致认为，麻烦来自家庭。但是，如果20世纪60年代的口号是“看这儿”，强调通过观察整个家庭来实现认识的飞跃的话，那么20世纪70年代呐喊的口号就是“看我能做什么！”这些“新新男孩”摩拳擦掌、振奋不已，开始开拓自己的地盘。

1970年到1985年这一段时期，是家庭治疗传统学派的繁盛发展期，先驱们建立训练中心，将他们的理论模型应用到实践中去。20世纪60年代，家庭治疗的主要方法是在帕洛阿尔托发展出的沟通模型，这个年代知名的著作是《人类沟通语用学》(*Pragmatics of Human Communication*)，介绍了家庭治疗的系统性视角。20世纪80年代的模型是策略派家庭治疗，这一年代描述了策略派治疗三种最重要方法的书籍有：瓦兹拉威克（Watzlawick）、威克兰和菲什（Fisch）的《改变》(*Change*)①，杰伊·黑利的《问题解决治疗》(*Problem-Solving Therapy*)，以及玛拉·塞尔维尼·帕拉佐利及其同事的《反其道而行之与反反其道而行之》(*Paradox and Counterparadox*)。20世纪70年代是独属萨尔瓦多·米纽庆的。他的《家庭与家庭治疗》描述的简单却有着强大影响力的结构派家庭治疗主宰了这个年代。

结构派理论似乎刚好向家庭治疗师提供了一直在寻找的一种直白描述家庭组织的方式和一套简单易操作的治疗步骤。现在再回头看，我们也许会问：米纽庆方法的深刻影响力，究竟是来自方法还是来自他个人的魅力？也许两者都有。然而，在20世纪70年代，结构派家庭治疗这种简单易学的方法流传甚广，吸引了来自世界各地的人来到家庭治疗的中心：费城儿童指导诊所。

20世纪80年代兴盛的策略派家庭治疗，以三个独特而富有创造力的团体为中心：心理研究所（Mental Research Institute, MRI）的短期治疗小组，包括约翰·威克兰、保罗·瓦兹拉威克和理查德·菲什；华盛顿特区的杰伊·黑利和克洛·麦迪尼斯（Cloé Madanes）；以及米兰的玛拉·塞尔维尼·帕拉佐利及其同事。但是，

---

① 尽管实际出版于1974年，但这本书和它的续作《改变的策略》(*The Tactics of Change*)在20世纪80年代才被广泛阅读。

已经去世的米尔顿·埃里克森，却是策略派家庭治疗的这十年中影响力最大的人物。

埃里克森的才华不仅被很多人钦佩，还被很多人模仿。家庭治疗师逐渐把埃里克森当成偶像，就像我们小时候崇拜动画片中的超级英雄一样。我们看完电影后回到家，热血沸腾起来，取出我们的玩具宝剑，穿上我们的魔法斗篷——变身！我们成了超级英雄。但我们只是孩子，不会想着把英雄的神秘力量变成我们自己的。遗憾的是，有一些崇拜埃里克森传奇治疗经历的治疗师就是那样做的，不抓住其中的要点，而只是一味地去模仿他非同寻常的技术。其实，要成为出众的治疗师，必须同米纽庆、米尔顿·埃里克森、迈克尔·怀特（Michael White）等大师们保持一定的心理距离。否则，你最终也只是模仿他们的风格，而抓不住他们的精髓。

黑利的策略派指导如此引人注意的部分原因在于，这是一种极佳的方式，打着为对方好的旗号去控制对方，而不是像通常那样，在试图说服他们去做正确的事情时而失败受挫。（大多数人知道什么对他们是好的，难就难在一个“做”字上。）比如，在一个贪食症患者的案例中，策略派的指导可以这样进行：患者的家人摆出一大堆炸鸡、薯条、饼干、冰激凌等，在家人的注视下，患者用手把所有吃的弄乱，象征这些东西都进了他的肚子。患者在把这些吃的东西弄成乱糟糟的一团后，再把它扔进马桶冲掉。接着，当马桶堵塞时，患者必须请他最讨厌的家人疏通它。这个任务不仅象征了贪食症患者为自己做的努力，也象征着他在推动家庭做事（Madanes，1981）。

策略派治疗阵营给埃里克森创造性解决问题的方法添加了一个简单的框架，用于理解家庭是如何陷入问题之中的。根据MRI模型，问题是因为日常生活中的困难没有得到合理解决才产生的。当人们多次使用类似的错误处理方法时，原本的困难就会变成问题，这和一句老话是背道而驰的——“如果一开始你没有成功，那就多试几次。”

米兰治疗小组建立于MRI模型领先性观点的基础上，尤其是对治疗性的双重束缚或者被他们称之为“反其道而行之”的方法的应用。《反其道而行之与反反其道而行之》中，作者描述了对6岁小男孩及其家人使用反其道而行之方法进行治疗的案例（Selvini Palazzoli，Boscolo，Cecchin，& Prata，1978）。在会谈结束时，小布鲁诺因为保护父亲而假装发疯，他因此受到了表扬。这个男孩用打闹和发脾气的方式拖住母亲，给父亲腾出了工作和放松的时间。治疗师鼓励布鲁诺继续这样做，不要中断这种互利的局面。

策略派方法的吸引力在于它的实用性。策略派治疗师使用控制论的隐喻，把注意力放在负反馈对家庭系统的控制机制上面。通过打破维持症状的家庭互动，他们就达到了目的。促使这些家庭治疗师最终放弃这个方法的理由是它有时太过小儿科。他们干预的操作痕迹太过明显，就像是在观看笨拙魔术师的表演一样，可以看到他背后耍的手脚。

与此同时，随着结构派和策略派家庭治疗方法的兴盛和衰落，另外4种家庭治疗模型悄悄地流行起来。尽管从未占据过中心地位，但经验派、精神分析、行为以及鲍恩学派也在成长和兴盛。尽管这些学派没有表现出最流行的家庭治疗的那些品质，但每一个学派都创造了可取的临床操作方法，这些将在后来的章节中讲述。

/ 后现代革命

随着家庭治疗领域的流派在20世纪80年代末走向整合，一股新的思想浪潮——后现代主义，打破了现状。尽管早期流派存在分歧，但它们都有一个共同点：他们都认为存在某些关于家庭和系统的特定真理。每一个模型都包含着一些关于美好生活的假设：家庭应该是什么样子，人们应该如何感受和行动，等等。比如，米纽庆认为，一个健康家庭的等级结构应该是父母负责掌控全局、建立秩序并为家庭提供服务，而孩子负责服从家庭规则。鲍恩所认为的理想家庭由不同的个体组成，每个家庭成员都可以自由地成长与发展，同时履行对彼此的承诺。还有很多其他例子。尽管他们对于理想的家庭有不同的看法（或强调了理想的不同方面），但他们都同意存在一种理想，这些理想体现在他们的家庭治疗模型中。

假设家庭治疗模型反映了一些关于家庭生活的真理，这似乎是合理的——甚至是无法避免的。但我们知道这些真理是什么吗？如果知道，我们是否同意这些真理？假设这些真理可以适用于所有家庭，或适用于一些家庭而不适用于另一些家庭，这样假设是否稳妥？甚至，可以说家庭应该有一个规定的运作方式吗？后现代主义运动正重新审视最初的家庭治疗模型的最基本假设，看看它们是否能很好地在多元社会中人们的生活里反映。人们担心由于大多数早期家庭治疗模型的开创者都是与同类人群一起工作的中上阶层白人男性（米纽庆对费城穷人的研究和萨提亚的女性研究除外），他们的方法会反映自己文化的价值观，因此不能很好地适用于多元化的家庭。后现代主义者认为，或许家庭治疗师应停止告诉家庭他们应该怎么做了。

后现代主义者认为，家庭治疗师应允许家庭选择自己的目标，然后尽一切努力帮助家庭实现这个目标，而不是为家庭定义什么是健康的。叙事治疗和焦点解决短期治疗等后现代治疗模式一直以来都致力于帮助来访者识别和引导自己的变化，而没有告诉他们应该变化成什么样。

20 世纪五六十年代，人们认识到家庭关系与个人症状的发展与保持存在的关系，这是一个重要突破。20 世纪 90 年代，这一观点得到了发展——个人在家庭中，而家庭在社会中。正如孩子可能反映父母的不和谐，家庭也可能反映着社会的不和谐。因此，将社会不和谐归咎于家庭，就像将家庭不和谐归咎于孩子一样没有意义。在同龄的白人儿童通过考试的情况下，非裔美国儿童的智力一再遭到质疑，这可能使他们产生内在的怨恨，然而这是这些孩子的错吗？丈夫觉得他有权要求妻子儿女顺从自己，这样公平吗？按照这些规则生活的家庭要付出怎样的代价？现在人们在考虑这些问题，而在家庭治疗的早期，这些问题并不是焦点。

20 世纪 90 年代，认为真理是由社会建构的后现代主义，在家庭治疗领域获得了势头。家庭治疗领域开始意识到，治疗性对话需要扩展到一些不常讨论的问题，如种族、性别、文化、性取向等。家庭治疗师要想成功，就需要知道如何应对这些强大的社会力量。迈克尔 · 怀特等叙事家庭治疗师呼吁人们注意真实存在的文化现实对家庭成员幸福感的影响，以及包括治疗师在内的个人正继续延续着他们所处的文化。贝蒂 · 卡特、佩姬 · 帕普、奥尔加 · 西尔弗斯坦（Olga Silverstein）、玛丽安 · 沃尔特斯（Marianne Walters）和莫妮卡 · 麦戈德里克等女性主义家庭治疗师呼吁人们关注社会以多种方式塑造着家庭生活。社会使得男性享有特权，女性被剥夺权利。她们向治疗师提出了挑战，要求对不平等的现象有所行动。对于那些更接近文化规范的人来说，他们比边缘人群生活得更加容易。在 20 世纪 80 年代末到 90 年代，家庭治疗领域开始努力解决这些问题。

在任何新的革命中，都有把婴儿和洗澡水一起倒掉的趋势。虽然 20 世纪 90 年代的时代精神有时体现出古典主义和后现代主义在方法上存在本质的差异（Combs & Freedman，1998；Minuchin，1998），但很快家庭治疗领域就开始将后现代主义的批评融进传统的古典主义方法。家庭治疗在两者优点的基础上继续发展（Knudson-Martin，1994；Kurtines & Szapocznik，1996）。后现代主义者开始承认，不可能在没有治疗计划的情况下进行治疗；而古典主义治疗师也变得更加善于跟随来访者的步伐，并注意到社会对他们面对的家庭的影响。家庭治疗作为一个整体，变得更具有社会意识和包容性。这两种范式至今仍在家庭治疗中使用，并且经常被治疗师混用，这使得区别它们显得有些武断。在接下来的章节中，我们将介绍后现代主义和古典主义的方法以及两者之间的争论。

/ 小结

长期以来，治疗师为了保护治疗关系的隐私，一直拒绝患者的家庭参与治疗。弗洛伊德派将真实的家庭隔离出去，以激发患者的无意识和幻想中的家庭形象。罗杰斯流派将家庭排除在外，为患者提供无条件的积极关注。医院的精神病医生也不鼓励家人的探视，以防破坏医院亲和的氛围。

20 世纪 50 年代，几个汇聚性的发展推动了一个新观点的出现，即家庭是一个有机的整体。尽管医院和儿童指导中心的临床医生为家庭治疗铺垫了道路，但最重要的突破却是在20世纪50年代由科学家和治疗师先后取得的。在帕洛阿尔托，格雷戈里·贝特森、杰伊·黑利、唐·杰克逊发现精神分裂在家庭病态沟通的情境中是有作用的。精神分裂患者不会无缘无故发疯，他们的行为只在家庭中有意义。默里·鲍恩发现了母亲及其精神分裂子女的亲近和疏离之间的循环，这是追逐者—疏远者（pursuer-distancer）动力的前身。

这些观察促发了家庭治疗运动，但其带来的热情却使得研究者的观察和他们的推论之间的界线变得模糊不清。他们观察发现精神分裂患者的行为是与其家庭相适应；他们得出的推论却是家庭是导致精神分裂的原因，而这一点的影响力更大。家庭动力学——双重束缚、假亲密、未分化的家庭自我团体等——开始被视为一个系统的产物，而不是在一起生活的人所共有的特质。由此，一个新的名词——家庭系统（family system）就出现了。

谁是最先实践家庭治疗的人？这是一个很难回答的问题。因为在每一个领域，都有一些预见家庭发展的先见之人。如弗洛伊德早在1909年就通过对小汉斯的父亲展开工作来治疗小汉斯。但这种实验还不足以撼动个体治疗的权威，直到家庭治疗作为这一时代的潮流被广泛接受。20世纪50年代早期，家庭治疗开始在4个不同的地方独立开展，分别是：约翰·贝尔所在的克拉克大学，默里·鲍恩所在的美国国家精神卫生研究院，南森·阿克曼所在的纽约以及唐·杰克逊和杰伊·黑利所在的帕洛阿尔托。

这些先驱有着迥然不同的背景，自然，他们发展出的方法也大不相同，这些差异在今天依然存在。除了之前提到的几位，对家庭治疗的创立做出重要贡献的还有：弗吉尼亚·萨提亚，卡尔·惠特克，伊万·伯瑟尔梅尼－纳吉和萨尔瓦多·米纽庆。

20世纪七八十年代，家庭治疗这一学派全面开花、欣欣向荣，我们称之为家庭治疗的黄金时代，也是我们自信心最高涨的时期。用黑利或者米纽庆的新作武装自己的治疗师们，带着一种使命感去做家庭治疗。支撑他们成为积极行动者的是对大师的坚信不疑和魅力崇拜，而使他们感到厌烦的则是大师的狂妄自大。对一些人来说，结构派家庭治疗——至少像他们在治疗室里看到的那样——像是一种欺凌。另一些人认为策略派方法中的智慧其实是一种操控。治疗师们对把家庭形容为顽固的和不可理喻的这种思维方式感到厌倦。

在早期，家庭治疗师们充满了自信。而在管理性医疗和生物精神病学成熟的今天，我们不再像以前那样对自己深信不疑了。

尽管我们可能少了一些自信，但我们更加有效了（Sexton & Datachi，2014）。虽然早些年是创造性的观念在主导（e.g., Haley, 1962），但今天这个领域更加关注有效的干预措施（e.g.，Nichols & Tafuri，2013）。家庭以及家庭系统被更深入地学习和研究，治疗方法也在不断改善（Minuchin，Reiter，& Borda，2014）。不同的家庭类型、生活方式的融合已经越来越普遍（McGoldrick，Giordano，& Garcia-Preto，2005；Walsh，2015）。展现在大家面前的是一个“建立在有更强大证据支撑的一系列共同因素基础上的，参与性更强、人文关怀更强、性别敏感度更高、合作性更强的一套方法”（Lebow，2014，p. 368）。

在接下来的章节中，我们会看到现代的家庭治疗师是如何把早期一些最好的模型和新的创造性思路结合在一起的。但是，当我们深入探索每个著名的模型时，我们也会发现，很多好的想法被很不明智地忽略掉了。

即使家庭治疗领域再复杂，都不应模糊它的基本前提：家庭是人类问题的温床。家庭具有和所有人类团体一样的突出特征——整体大于部分之和。而且，不论对这些突出特征的解释有多少、怎样变化，都可以归为两大类：结构和过程。家庭结构包括三角关系、亚系统和界线。描述家庭互动的过程有情感反应、无效沟通等，其中最为核心的是循环关系。家庭治疗师不会考虑是谁引发了什么问题，而是把人类问题看作是一系列作用和反作用的过程。

// 推荐阅读

Ackerman, N. W. (1958). The psychodynamics of family life. New York, NY: Basic Books.

Bell, J. E. (1961). Family group therapy. Public Health Monograph No. 64. Washington, DC: U.S. Government Printing Office.

Bowen, M. (1960). A family concept of schizophrenia. In D. D. Jackson (Ed.), The etiology of schizophrenia (pp. 346–372). New York, NY: Basic Books.

Greenberg, G. S. (1977). The family interactional perspective: A study and examination of the work of Don D. Jackson. Family Process 16, 385–412.

Haley, J. (1963). Strategies of psychotherapy. New York, NY: Grune & Stratton.

Jackson, D. D. (1957). The question of family homeostasis. The Psychiatric Quarterly Supplement 31, 79–90.

Jackson, D. D. (1965). Family rules: Marital quid pro quo. Archives of General Psychiatry 12, 589–594.

Lederer, W., & Jackson, D. D. (1968). Mirages of marriage. New York, NY: Norton.

Satir, V. (1964). Conjoint family therapy. Palo Alto, CA: Science and Behavior Books.

Vogel, E. F., & Bell, N. W. (1960). The emotionally disturbed child as the family scapegoat. In W. Bell & E. F. Vogel (Eds.), The family (pp. 382–397). N. Glencoe, IL: Free Press.

Watzlawick, P., Beavin, J. H., & Jackson, D. D. (1967). Pragmatics of human communication. New York, NY: Norton.

Weakland, J. H. (1960). The "double-bind" hypothesis of schizophrenia and three-party interaction. In D. D. Jackson (Ed.), The etiology of schizophrenia (pp. 373-388). New York, NY: Basic Books.

第 2 章

家庭治疗的基本概念

——看待人类行为的全新方式

- 控制论的主要原则
- 系统论的主要原则
- 社会建构主义的主要原则
- 依恋理论的主要原则
- 当代使用较广的家庭治疗概念

在家庭治疗出现之前，人们认为个体是心理问题的症结所在，也是心理治疗需要针对的目标。如果一位母亲打电话来抱怨她 15 岁的儿子患了抑郁症，临床医生就会通过面见儿子来找到问题所在。罗杰斯流派的治疗师可能会考察儿子是否低自尊，弗洛伊德流派的治疗师会考察是否存在被压抑的愤怒，行为主义者会考察是否缺乏强化的行为。但是所有这些流派都会假设促成这个男孩情绪的力量来自他自身，因而治疗也就相应地只需要治疗师和患者二者出席即可。

家庭治疗完全改变了上述模式。今天，如果一位母亲为自己的青春期儿子寻求帮助，大部分治疗师会同时会见这名男孩和他的父母。如果这名 15 岁的男孩抑郁了，那么做“这名男孩的家庭发生了一些事情”的假设是很自然的事情。很可能是因为男孩的父母不常在一起，因此他担心父母会离婚。也有可能他有一个非常成功的姐姐，他正为了不辜负家人由此带来的对他的期待而步履维艰。

假设你是治疗师，你在面谈了这名男孩和他的家庭之后发现了他并不担心他的父母，也不嫉妒他的姐姐。事实上，他的家庭一切看起来都“很好”。但他就是抑郁了。现在该怎么办?

“现在该怎么办”是治疗师开始会见一个家庭时遇到的共同感受。就算你能看到一些显而易见的问题——男孩担心他的父母，每个人都在朝对方吼叫，没有人倾听——但你依然很难知道从哪里开始。你可能会开始帮这个家庭解决他们的问题，但你却不能帮助他们处理他们存在这些问题的原因。

要想找出让一个家庭如此困难地应对他们问题的原因，你需要知道应该从哪里开始。要做到这一点，你需要一些方法帮助你理解是什么导致一个家庭出现问题的。你需要一个理论。

当第一次开始观察家庭、讨论他们的问题的时候，治疗师们会很快看到每一个人都卷入了进来。然而，在喧闹的争吵声中，却很难透过个体的人格特质——一个愠怒的少年，一个爱控制的母亲，一个冷漠的父亲——去发现将他们联结起来的模式。与其聚焦于个体及他们的人格特质，家庭治疗师更多考虑的是这个家庭的问题是如何围绕家庭关系的产物，或者至少有哪些部分是围绕家庭成员之间关系的产物。如何理解这些关系正是本章要探讨的主题。

/ 控制论

第一个也是最具影响力的描述家庭如何运作的模型可能就是**控制论**（cybernetics），这是一门关于自我调整系统反馈机制的科学。家庭与其他控制系统的共同点是，他们都倾向于使用与自己表现有关的信息来维持系统的稳定性。

控制论的核心成分是**反馈环路**（feedback loop），即系统用以获得必要信息从而维持稳定路径的过程。这个反馈过程包括系统表现的信息和系统里各部分之间的关系。

如果你看到一种行为持续很长时间，那么这个行为背后一定有维持它的机制。这个机制是通过反馈环路来运作的。一种持续的行为模式正是现有反馈环路的第一个线索。反馈环路可以是负向的，也可以是正向的。这个差别是指它们在固有平衡上的作用，而非它们是否获利。**负反馈**（negative feedback）是指一个系统正在偏离轨道，需要通过修正来使其回归正轨。它显示了这个系统需要修复现状。因此，负反馈并不是一个负面的东西。它发出的纠错信息会让自动化机器、人的身体和大脑，以及日常生活中的人们重新获得秩序和自我控制。**正反馈**（positive feedback）则强化一个系统正在进行的方向。

一个跟负反馈类似的例子是家庭供暖系统。当温度降到一定指标下，恒温器就会驱动供暖系统给房子加热到预先设定的温度。正是这个自我修复反馈环路形成了系统控制论。也正是系统对与作为信号变化的反应使系统恢复到原有状态，这是对负反馈的阐释。

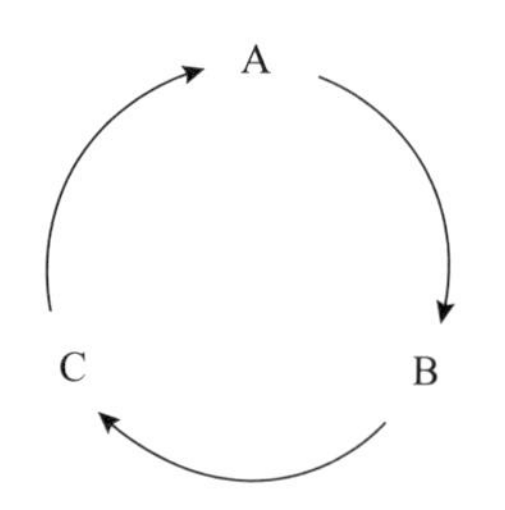

图 2-1　反馈环路的循环因果

图 2-1 展示了反馈环路中所涉及的基本循环圈。每个因素会对下一个因素产生影响，直到最后一个因素将累积的效应“反馈”给循环的第一部分。因此，A 影响 B，B 又影响 C，最后 C 反馈给 A，周而复始。

在家庭供暖系统的例子中，A 可以是房间温度，B 是恒温器，C 是供暖系统。图 2-2 展示了一个夫妻中类似的控制论反馈环路。在这个案例中，简打扫房间的努力程度（输出）影响家务活完成的量，进而影响比利需要做多少家务活，而这又反馈（输入）给简还需要做的家务活工作量，周而复始。

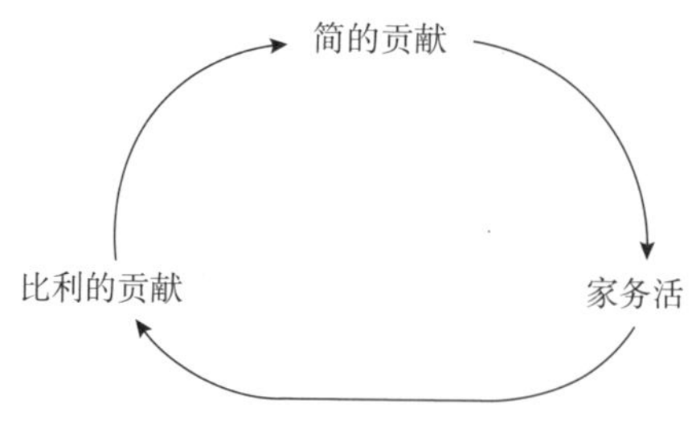

图 2-2　一对夫妻家务活的反馈环路

控制论系统变成了用来描述家庭如何维持稳定的有效隐喻（Jackson，1959）。有些时候稳定是一件好事，例如，当一个家庭持续以一个具有凝聚力的整体运转良好，而又没有受到冲突和压力的威胁的时候。然而，有时候拒绝改变也不是一件好事，例如当一个家庭不能很好地适应家庭中某个成员的成长的时候。后面还会讲与此有关的更多内容。

和负反馈类似，正反馈也会带来想要的或不想要的结果。如果不去核查的话，正反馈的强化效应有加重系统错误的趋势，从而导致系统的**失控**（runaway）。一个无助的司机在冰雪路面上意外地踩上油门，这只会给他的汽车引擎发送正强化而导致汽车失控。与此类似，像有害的担心、充满恐惧的逃避，以及其他形式的神经过敏行为可能都是以相对细微的忧虑开始，然后逐步演化成无法控制的过程。

试想一下，一次惊恐发作可能只是始于一次相对无害的无法呼吸的状况。但是对于这种喘不过气的状况的惊恐反馈却可能让人陷入恐惧的体验。或者举个稍微复杂一点的例子，如美国联邦政府的工作方式。因为总统基本上被想分享观点的智囊团所包围，而这些智囊团由于很渴望保持与总统的亲近，倾向于支持总统的所有立场。这种正反馈可能会导致糟糕政策的实施——正如林登·约翰逊（Lyndon Johnson）总统决定扩大越南战争那样。然而幸运的是，来自立法与司法机构的监督和平衡通常会提供负反馈，从而确保行政管理不会在不明智的道路上走得太远。为了生存以及更好地适应外界事物，包括家庭在内的所有沟通系统都需要负反馈和正反馈的平衡。然而正如我们可能看到的，早期的家庭治疗师倾向于过度强调负反馈，强调对改变的阻抗。

控制论的起源

控制论是麻省理工学院数学家诺伯特·维纳（Norbert Wiener, 1948）的智慧结晶。他在不太可能的情况下发展了家庭动力学的第一个模型。在第二次世界大战中，维纳被要求设计一种更好的方式控制防空火炮的瞄准器（Conway & Siegelman，2005）。德国的轰炸机以每小时 483 千米的飞行速度和 9000 多米的高度统治了欧洲的天空，防空炮弹要想飞到这样的高度需要

20秒的时间。而要想准确地击中这个沿炮弹发射方向3千米的目标并不是一件容易的任务。维纳的解决方法是嵌入一个内部反馈系统，让防空炮弹可以控制自己的操作。用来控制炮弹的信号就是可以自我调控的自动控制系统（servomechansim）——这是自动化机器的第一个技术名词。

为了体现这一通过反馈来控制的新科学技术的核心，维纳选择了“控制论”（cybernetics）这个术语，它在希腊语里有“舵手”的意思。他区分了两种信息模式，离散的或连续的——数字或模拟——以及这两者在通信、电子计算和自动控制系统中的不同应用。进一步地，他指出，在本质上，这一新的通过信息反馈进行控制的技术方法与所有生物早已选择来作为基本操作系统的普遍过程是一致的（Wiener，1948）。他甚至建议，可以用控制论来将心理疾病解释为行为的自我强化模式——也可以解释成大脑在生化过程中遭到了停滞。

格雷戈里·贝特森在被称为“梅西会议”（Macy conferences）的一系列交叉学科会议上从维纳这里学到了控制论（Heims，1991）。这两位具有创造力的思想家之间的对话对贝特森将系统论应用于家庭治疗有着深刻的影响。

由于控制论是从机械研究中衍生出来的，而在机械研究中，正反馈环路会导致破坏性的失控，致使机械设备发生故障，因此控制论更强调负反馈和维持内部平衡。一个系统的环境会变化——比如温度升高或降低，而这种变化会启动负反馈机制从而将系统维持内部平衡——暖气或开或关。负反馈环路控制从内分泌到生态系统的所有东西。动物数量过多时，靠饥饿与天敌维持平衡；在数量过少时，靠提高出生率维持平衡。在血糖过高时，靠提高分泌胰岛素量来维持平衡；而当血糖过低时，靠食欲的增加来维持平衡。

当应用于家庭中时，控制论关注的是:（1）家庭规则，它控制了一个家庭系统可以接受的行为范围（家庭自我平衡的范围）;（2）负反馈，家庭用来强化这些控制的机制（负罪感、惩罚、症状）;（3）围绕一个问题的相互作用序列，表征了系统对问题的反应（反馈环路）;（4）当系统所习惯的负反馈失效时，就会激发正反馈环路。

正反馈环路的一个例子是恶性循环，即一些只会不断让事情变得更糟的行为。自我实现预言（self-fulfilling prophecy）就是这种正反馈环路的一种。一个人的恐惧会使他做出一些促成其恐惧的情况发生的行动，而这些情况转而又验证了他的恐惧，周而复始。另一个正反馈的例子是从众效应（bandwagon effect）——一种获得支持的原因仅仅是因为追随者数量增多的趋势。你大概可以想到一些网红和许多流行音乐团体，他们受欢迎的原因完全归功于从众效应。

举一个自我实现预言的例子，想象一个年轻的治疗师，她预期男性并没有很好地融入家庭生活中。她认为爸爸在孩子的生活中应该扮演一个非常积极的角色，但是她自己的经历却告诉她不要期待太多。假设她在进行一次家庭治疗，而家庭中的母亲说她的丈夫不会来参加咨询。我们这位爱假设的治疗师将会如何回应?她很可能全盘接受这位母亲的陈述，以此与她共谋从而来确认自己本来的预期。又或者，她可能会咄咄逼人地挑战这位母亲的陈述，以此将自己对男人的态度转移到与这位母亲的关系中——或者将这位母亲推到与她丈夫对立的立场。

相互攻击的政治竞选活动也是一个正反馈升级的负面例子。一个候选人诽谤另一个，另一个又诋毁回来，然后不断持续，直到选民们不知道这些候选人到底有没有任何建设性的想法。同样类型的升级还有广告越来越烦人、聚会时说话的声音越来越大、豪华轿车越来越长、摇滚乐队越来越下流、真人秀节目越来越粗俗。

阻止升级反馈环路的一个方法是不与之发生对抗，或其中一方单纯地拒绝竞争。如果兄弟姐妹中的一个推搡另外一个，另一个完全可以不再推回去——这样就可以阻止可能升级的循环过程。（但并不是要你生闷气。）

举一个家庭的例子：在一个愤怒阈值很低的家庭中，处于青春期的儿子马库斯因为他的父母坚持不让他在外面的时间超过午夜而大发脾气。他的母亲因被他的暴怒吓到了而哭泣起来。父亲的反应是罚马库斯一个月不许出门。这样的反馈并没有降低马库斯的偏差行为——即让他的愤怒回归到原本平衡的范围内——而是导致了相反的效果：马库斯爆发了，并且挑战父母的权威。父母用更多的哭泣与惩罚回应，这又更加助长马库斯的愤怒，周而复始。由此可见，原本的负反馈（哭泣和惩罚）变成了正反馈。它增强而非减弱了马库斯的愤怒。这个家庭陷入了正反馈失控，或者可以称为恶性循环中。这种循环一直升级，直至马库斯逃离这个家。

后来，诸如沃尔特·巴克利（Walter Buckley）和罗斯·阿什比（Ross Ashby）等控制论学者发现正反馈环路也并非总是不好；如果它们不能避免，那么它们可以帮助适应变化的环境。马库斯的家庭可能需要重新校验他们的家庭规则以适应越来越自信的青少年。正反馈环路产生的风险可能引导家庭重新核查他们的规则——如果家庭能够跨出循环足够远的步伐去获得其他的观点的话。在做这些的时候，他们将会进行元沟通（metacommunicating），即对他们沟通的方式进行沟通，这是一个可以带来系统规则改变的过程（Bateson，1956）。

家庭控制论学者将关注点聚焦于家庭内部的反馈环路，或者说是沟通的模式上，认为这是家庭功能紊乱的根本来源。因此大部分受控制论影响的家庭理论家后来成为了大家所熟知的沟通学派（见第 5 章）。错误的沟通导致错误的反馈，因此系统不能自我修复（评估和改变自己的规则），最终导致对改变的反应过度或者不足。

/ 系统论

经验告诉我们，一个人身上表现出来的行为很可能是他的关系的产物。同一个个体可能在某段关系中顺从，却在另一段关系中占有支配地位。正如我们把太多特质归因于个体，顺从只是两人方程式中的一半。家庭治疗师用一系列概念来描述一段关系中的两个人是如何影响他们之间的关系，包括追逐者—疏远者，高功能者—低功能者（overfunctioning-underfunctioning），控制—反抗循环（control-

and-rebel cycle）。这些概念的好处是任何一方都可以改变他们自己的模式。然而发现两人关系中涉及的主题相对容易些，但发现像家庭这样更大组织的成员间的互动模式就困难多了。这就是家庭治疗师觉得系统论非常有用的原因。

系统论（system theory）起源于 20 世纪 40 年代，正是理论家开始建构机械与生物学科的结构与功能模型的时候。这些理论家发现，例如飞机引擎、变形虫、人类大脑等这些不同的东西都拥有系统的属性——即一个由各个部件组织集合起来的复杂的整体。

根据系统论，系统的重要性能源自于它的各部分之间的关系。而当系统分散成各个独立的部分的时候，它的重要性能也就随之消失。整体大于所有部件之和。因此，从系统论的角度来看，仅仅依靠访谈一个孩子，而不去了解家庭的其他成员，就想要理解这个孩子的行为几乎是没有意义的。

尽管一些治疗师使用系统的（systemic）或系统论等术语来将家庭看作一个单元，但事实上系统本身具有很多特殊和有趣的特性。首先，从关注个体到将家庭看成一个系统的转变意味着将关注焦点变为关系模式。

让我们举一个简单的例子。如果一个父亲责骂他的儿子，他的妻子告诉他不要这么严厉，然后这个男孩继续他不端的行为，系统论的分析将会把关注点放到这个互动序列（sequence of interaction）上面。因为正是这个互动序列揭示了系统是如何发挥功能的。为了聚焦在输入与输出上，系统论的分析会避免问“为什么”人们会做出这样的行为的问题。

系统论最彻底的表达是用“黑箱”来做比喻：“近年来，因无法看到大脑是如何工作的，人们采用了源自电信学中黑箱这一概念……此刻电子硬件已经非常复杂，那么更为权宜之计的就是忽视设备内部的结构，转而关注其特定的输入输出……”（Watzlawick，Beavin，& Jackson，1967，p.43）。将人看作黑箱似乎是机械论思维的终极表达。但是这个比喻的优点是通过去掉对大脑内部运作的猜测来简化研究的范围，以便可以集中精力在输入和输出——即沟通与行为上。

在早期家庭治疗师所掌握的系统的特点中，很少有比固有平衡，即保持系统稳定的自我调整更具影响力的概念了。唐·杰克逊对固有平衡的概念强调说，功能紊乱的家庭趋向于拒绝改变。这很好地解释了为什么尽管他们极其努力地想要改善，但是患者仍然会被困住而停滞不前（Jackson，1959）。今天我们重新回头看看这些对固有平衡的强调，会感觉其夸大了家庭的保守特性。

因此，尽管许多控制论中描述机械的概念可以拓展来用于诸如家庭、生命系统等人类系统中，但是它们终究不能只用机械系统的原则来做恰当的描述。

// 一般系统论

20世纪40年代，一位奥地利生物学家路德维希·冯·贝塔朗菲（Ludwig von Bertalanffy）尝试将系统思维和生物思维整合进一个有关生命的系统中，即从人类思想到全球生态圈的通用理论中。他从内分泌系统的调查开始，外推到更加复杂的社会系统，并且发展成后来被称为**一般系统论**（general system theory）的模型。

马克·戴维森（Mark Davidson）在他吸引人的传记《非同寻常的感觉》（*Uncommon Sense*，1893）中，将贝塔朗菲对系统的定义总结为“由其各个部分相互作用的实体，从原子到宇宙，包括电话、邮政和快速交通系统等生活中的例子。贝塔朗菲的系统可以是物质的，如电视机；可以是生物的，如可卡犬；可以是心理学的，如人格；可以是社会学的，如工会；或者是法律等象征性的表达……一个系统可以由更小的系统组成，同样也可以是一个更大系统的一部分，就像一个州或者省是由一个更小的区域构成的，也可以是一个国家的一部分。”（p.26）

最后一点很重要。每一个系统都是一个大系统的子系统。但是家庭治疗师往往忘记了这个有影响力的更大的网络。他们认为家庭是一个系统，却在大部分时候忽略了家庭所根植于的社区、文化和政治。

贝塔朗菲用有机体来比喻社会群体，但是有机体是一个开放系统（open system），它不断地与身边的环境进行互动。开放系统与封闭系统（closed system，如机器）相反，是通过与它们周围的环境进行资源交换来维系自身的——如吸入氧气、呼出二氧化碳。

活体生物是活跃并有创造力的。他们通过工作来维系自己的机体，但是他们不能单纯靠维持现状来驱动。在一个开放系统中，反馈机制从环境中加工信息，从而帮助它们调整适应。例如，环境中气温的下降使得血液冷却，从而激发大脑中枢启动产热机制来维持机体温度在一个稳定的水平。家庭治疗师关注到固有平衡这个概念，但是按贝塔朗菲所说，过度强化有机体这个较为保守的方面会把有机体降低到机械的层面："如果固有平衡这个原则被作为行为的准则，那么一个所谓调整良好的个体将会被定义成运转良好的机器人。"（Davidson，1983，p.104）

与机械这种仅仅维持固定结构的系统不同，家庭系统在有必要适应新环境时也是会发生改变的。沃尔特 · 巴克利（1968）创造了**形态形成**（morphogenesis）这个术语来描述这个适应性系统的可塑特征。

总结来看，贝塔朗菲提出了很多影响家庭治疗发展的观点：

- 系统大于部分之和；
- 强调系统内部和系统之间的互动，而不是简单化主义；
- 人类系统是生态有机体而非机械系统；
- 等价性概念；
- 固有平衡反应与自发反应。

/ 社会建构主义

系统论让我们看到人们的生活是如何受到与周围人的互动的影响的。但是当聚焦于行为的时候，系统论遗漏了某些东西——事实上遗漏了两件事情：家庭成员的信念是如何影响他们的行为的，以及文化是如何影响这些信念的。

// 建构主义

20 世纪 80 年代，有关大脑功能的研究表明，我们永远不能真正了解外界存在的事物，只能了解自己对外界事物的主观体验。这时，建构主义（constructivism）激发了家庭治疗师的想象力。有关神经网络（von Foerster，1981）和青蛙视觉（Maturana & Varela，1980）的研究表明，大脑并不是像摄像机一样逐帧加工画面，而是将体验记录在由神经系统组织的模式中。[①] 没有什么是被直接感知到的。一切都要通过观察者的大脑过滤。

当保罗 · 瓦兹拉威克（1984）把这个关于知识的新观点报告给家庭领域的时候，效果就如早上的叫醒服务一样——它使我们意识到家庭生活中认知的重要性。

建构主义是一种可追溯至 18 世纪哲学传统的现代表达。伊曼努尔 · 康德（Immanuel Kant，1724—1804）认为，知识是我们想象组织方式的产物。外界事物并不是如英国经验主义者约翰 · 洛克（John Locke，1632—1704）所认为的那样，只是简单地印刻到我们大脑的白板上。事实上，康德认为，我们的大脑可能根本就不是一块白板，它是一个积极主动的过滤器，我们通过它加工并理解这个世界。

在乔治 · 凯利（George Kelly, 1955）所提出的个人建构理论（personal construct theory）中，建构主义找到了进入心理治疗领域的方法。根据凯利的理论，我们通过创造自己环境的建构来解读这个世界。我们解释并组织事件，并基于这些建构做出引导我们行动的预测。你可以把这个跟透过一副眼镜来看世界进行类比。因为我们可能需要调整建构，因此治疗成了一个修正旧的建构、发展新的建构的方式——尝试各种不同的眼镜片，看看哪些眼镜片能让我们以一种更满意的方式来调控这个世界。

建构主义在家庭治疗中的第一个应用是**再定义**（reframing）技术——给行为重新贴上标签从而改变家庭成员对它做出的反应。来访者对一个“过度活跃的”孩子的反应和对一个“行为不端”的孩子的反应是非常不同的。类似地，如果说

① 例如，青蛙的眼睛不会记录除横向运动外的其他运动——如果你要使用舌头捕捉飞物的话，你只要知道这些就够了。

服一个为 10 岁孩子的叛逆行为感到沮丧的父母，他们只是有一个“对抗型”孩子，而不是一个“无法管教”的孩子，他们的感觉就可能会好很多。“无法管教”这一诊断暗示父母应该变得强硬些，但也未必会成功；而“对抗型孩子”这一诊断则显示，需要一些技巧来应对一个执拗的孩子。这里的重点并不是说某一个描述比另一个更有效，而是一个家庭给自己的问题贴了什么标签会导致应对无效。这时，一个新的标签就可能帮助他们转换视角，从而找到更有效的应对方式。

当建构主义在 20 世纪 80 年代的家庭治疗领域中占据主导地位的时候，它根本性地改变了我们的关注点。系统隐喻技术聚焦于行为，而建构主义将重点转移到人们对于他们的问题的假设。治疗目的从打断有问题的互动模式转换成帮助来访者找到看待自身生活的新视角。

建构主义教导我们要越过行为去看解释我们经验的方式。在一个所有真理都是相对的世界里，治疗师的视角并不一定比来访者更客观。因此，建构主义削弱了治疗师作为一个了解病因与治疗方面知识的公正的权威地位。我们最好记住，即使我们很珍惜家庭生活的隐喻——系统、缠结（enmeshment）、肮脏游戏（dirty games）、三角关系等——它们也只是隐喻而已。它们并不存在于一些客观现实中；它们都是建构出来的东西，只是有些建构比其他建构更有用而已。

在强调个体的特异观点时，有些人（e.g.，Minuchin，1991）指责建构主义者忽略了社会背景的作用。当指出这种唯我论倾向后，建构主义学派领导者解释了他们的立场：当他们说现实是建构的时候，其实他们指的是社会建构。

// 现实的社会建构

社会建构学派对建构主义学派的拓展犹如家庭治疗对个体治疗的扩展。建构主义学派认为，我们与这个世界的联系是建立在我们自己的解释的基础之上的。社会建构主义指出，这些皆受到我们所处环境的影响。

如果一个 14 岁的孩子坚持不服从他的父母，建构主义者可能会认为这个男孩不认为他的父母值得他的尊重。换句话说，这个男孩的行为并不仅仅是他父母管教效果的产物，而是这个男孩对其父母权威的建构。而社会建构主义则会额外指出，这个青少年对父母权威的态度不仅是由家庭所发生事情影响的，也是更大文化背景中传递而来的信息影响的。

无论是在学校、工作、午餐、电话聊天、电影，还是电视节目里，我们都在吸收能够带入家庭中的态度和观念。举一个对14岁的孩子来说很有影响力的例子，电视机已经让今天的孩子更加世故和愤世嫉俗。30多年前，沟通派学者约书亚·梅罗维茨（Joshua Meyrowitz）在其《消失的地域》（*No Sense of Place*，1985）一书中所讲的话在今天来看甚至更加真实：今天的孩子暴露于成人世界的“后台”中，暴露于他们在电视上看见的成人世界所有隐藏的猜忌与冲突、愚蠢与失败中。这种启蒙损害了青少年对传统权威结构的信任。当你头脑中父母的形象是霍默·辛普森（Homer Simpson）的时候，你很难去尊重成年人的智慧。

建构主义和社会建构主义都聚焦于将经验解释为行为的调节因素。但与建构主义者强调个体的主观思维不同，社会建构主义者更强调主体之间语言和文化的影响（Lock & Strong，2010）。在建构学派看来，人们的问题并非仅仅源于他们生活中的客观条件，还源于他们对这些客观条件的解释。社会建构学派对此又添加了一些内容，即要认识这些意义是如何在与他人交谈中产生的。

治疗因此变成了一种**解构**（deconstruction）的过程——帮助来访者从肆虐的根深蒂固的信念中解脱出来。可以在家庭治疗领域最有影响力的两个新流派中找到对解构在实践中所起作用的解释：**焦点解决治疗**（solution-focused therapy）和**叙事治疗**（narrative therapy）。

大部分治疗方式都蕴藏了这样的理念：在解决问题之前，你必须搞清楚是哪里出了错。这种观念看起来有些不证自明，但其实这是一种建构——一种看问题的方式。焦点解决治疗完全改变了这种假设，它使用了一种完全不同的建构，叫作：解决问题的最好方式是发现当人们没有问题的时候做了什么。

假设一个男人抱怨他的妻子从不跟他交谈。与其试着找出问题出在哪里，焦点解决治疗师可能会问这个男人，他是否还记得这些抱怨内容的例外情况。可能他和妻子确实在散步或者晚餐的时候有过一些对话。在这种情况下，治疗师可能会简单地建议他们多做这些事情。在第 11 章，我们将看到焦点解决治疗是如何在建构主义学派的基础上发展起来的。

像焦点解决治疗师那样，叙事治疗师通过帮助来访者重新审视他们看待事物的方式来改变来访者的经验。然而不同于焦点解决治疗通过将注意力从当前的失败转移到过去的成功从而促使行动来解决问题的是，叙事治疗的目标瞄准的是更多更广泛的态度。这个取向中的关键技术——外化（externalization）——是对现有问题进行根本性的重构，当然不是重构成受问题影响的那个人的属性，而是重构成外在的压迫者。举个例子来讲，当一个男孩的父母认为孩子不按时完成作业是懒惰或者拖延的时候，叙事治疗师可能会讨论男孩被“拖延”战胜和没有被它战胜的时候。

注意以前的建构——“男孩有拖延症”——是相对决定论的，而后者——“拖延有的时候会战胜他”则把男孩从负面的定位中解脱出来，并将治疗的方向转为如何将其解放出来。在第 12 章，我们会讨论更多关于叙事治疗的话题。

/ 依恋理论

随着这个领域渐渐成熟，家庭治疗师重新表现出对组成家庭的个体内心世界的兴趣。现在，除了那些关注对家庭成员行为有广泛、系统影响的理论外，依恋理论（attachment theory）成为描述亲密关系深层根源的主要工具。

依恋理论在夫妻治疗领域取得了尤为丰硕的成果（e.g., Johnson, 2002），它清楚地解释了，即使是健康的成年人也是需要彼此依赖的。在早期的家庭治疗中，夫妻治疗是一种没有理论的治疗方法。除了少数例外情况，治疗师们采用为家庭设计的模型来治疗夫妻（e.g., Bowen, 1978; Haley, 1976; Minuchin, 1974）。这些例外情况来自行为主义者，他们认为亲密是强化的产物。几乎没人谈论爱和归属感。对儿童来说，依赖是可以的，但是对于成年人来说，我们被告知，这是缠结的表现。

在情绪焦点夫妻治疗中，苏珊·约翰逊（Susan Johnson）使用依恋理论对一方指责抱怨、一方防御回避的常见动力系统进行了解构。依恋理论认为，指责和抱怨是对依恋纽带的一种抗议——换句话说，唠叨的那一方会比生气有更多的不安全感。

夫妻如何对待对方其实反映了他们的依恋史，这一观念的提出可以追溯到约翰·鲍尔比和玛丽·爱因斯沃思（Mary Ainsworth）进行的开创性研究。在鲍尔比从剑桥大学毕业时的20世纪40年代，人们认为婴儿依恋母亲是因为喂养的关系。但是康拉德·洛伦兹（Konrad Lorenz，1935）发现，幼年的鹅也会对没有喂食它们的父母产生依恋。哈里·哈洛（Harry Harlow，1958）发现，在压力情境下，年幼的猴子更喜欢可以提供舒服的接触感受的穿衣服的“妈妈”，而非可以提供食物的铁丝做的“妈妈”。人类婴儿同样会对并没有给他们提供食物的人产生依恋（Ainsworth，1967）。

在20世纪四五十年代，大量研究发现与母亲分开的幼童会经历一系列可称之为抗议、绝望、疏离的反应（e.g.，Burlingham & Freud，1944；Robertson，1953）。在试图理解这些反应的过程中，鲍尔比（1958）总结道，婴儿与父母之间的纽带建立于通过自然选择演变而来的趋近性这样一种生物性驱动力上。在受到危险的威胁时，与父母离得更近的婴儿更不容易被入侵者杀死。鲍尔比把这种纽带叫作“依恋”。

依恋意味着在有压力时寻求亲密。可以在下面这些情形中看到依恋：母婴相互依偎着睡觉；母婴相互温暖地看着对方；母婴相互抱着对方。这些体验令人非常舒服。

具有安全型依恋体验的儿童会发展出基本的安全感，并且不会对无助、被遗弃和孤独产生病态的恐惧。反之，不安全型依恋会伤害儿童的自信。当威胁出现的时候，具有安全关系的婴儿能够做出指向他们父母的依恋行为（靠近、哭泣、伸手），并能够在父母的安抚中得到安慰（Bowlby，1988）。具有安全型依恋的婴儿对于照顾者的可及性很有信心，所以也会对与这个世界的互动很有信心。

如果一个儿童的照顾者不能满足儿童的需求或者对儿童的需求没有反应，那么这个儿童就会对自己有这些需求产生一种羞愧感；这样的孩子会怀疑自己有这样的需求是否合适，并且为自己有这样的需求而产生不好的感觉。他们还会发展出一种不安全型依恋（Bowlby，1988）。不安全型依恋大体可以分为两种类型：焦虑型和回避型。

焦虑型依恋的儿童通常有过度保护和侵入式的父母。这样的儿童学到的是他们需求的适当性必须得到父母的认可。其带来的结果是，随着时间的增长，这样的儿童发现他们越来越难知道自己的真实感受。焦虑型依恋的儿童紧紧依附于自己的照顾者；照顾者的侵入式行为传递了"这个世界很危险"的信息——"你需要我去控制它"（Ainsworth，1967）。作为成年人，焦虑型依恋的个体常常会有抑郁和焦虑的困扰，因为他们会习惯性地屈从于他人的要求并且非常努力地取悦他人。当他们在浪漫关系中的情绪安全受到威胁时，焦虑型依恋的个体会忽视自己的需求，他们因害怕失去伴侣而会疯狂地拉近与伴侣的距离来使情感亲密恢复到令他们感到舒服的水平（Bowlby，1973）。害怕被遗弃，或者说恐惧被遗弃，能更好地传达它是多么强烈地占据人们的脑海。

回避型依恋的儿童通常有在情感上没有回应的父母。儿童开始会尝试寻求照顾者的安抚，但是，当照顾者不做回应成为一个很明显的事实时，儿童最终就会放弃。一个类似的模式发生在儿童的探索中——儿童开始会尝试探索外部世界，但是当面临挑战时通常就会放弃探索（Ainsworth，1967）。这些儿童学习到的是没有人会对他们的需求有反应，为了免受拒绝的伤害，他们试图隔离，或者不去感受那些未得到满足的需求。回避型依恋的成年人在面对亲密关系中的不安全感时，通常会变得疏离和冷漠，努力做到不对自己的配偶表达需要，以免受被拒绝的伤害（Bowlby，1973）。

使依恋理论区别于其他理论的特点之一是它已经得到了广泛的研究。很清楚的是，依恋是贯穿整个童年期、稳定又很有影响力的特质。婴儿在 12 个月的时候表现出来的依恋类型可以预测：（1）18 个月时的依恋类型（Main & Weston，1981；

Waters,1978）;（2）18个月时的抗挫力、毅力、合作能力，以及对任务的热情（Main，1977；Matas，Arend，& Sroufe，1978）;（3）学前儿童的社会竞争能力（Lieberman，1977；Waters，Wippman，& Sroufe，1979）;（4）自尊、共情，以及课堂表现（Sroufe，1979）。1岁内的关系质量是5岁关系质量的良好预测指标，安全型依恋的婴儿5岁关系质量更好。

一个尚未得到明确证实的观点是童年的依恋类型与成年关系中的依恋类型存在相关。然而，即使尚未得到证实，爱情关系可以被概念化为一种依恋过程，这个观点也很引人注目（Hazan & Shaver，1987）。研究已经发现，在关系中焦虑的个体会报告更多的关系冲突，这表明一些冲突是因对爱、丧失和被遗弃的不安全感而产生的。那些对关系焦虑的个体通常会采取一种高压且怀疑的态度来处理冲突，这很可能带给他们最害怕看到的结果（Feeney，1995）。

由此看来，依恋理论让我们对已经熟悉的互动问题的动力特征有了更深入的理解。例如，当一个焦虑型伴侣追求亲密，而他的回避型伴侣回避情感的时候，一个常见的追/逃模式就出现了。即使每个人的潜在动力都建立于情感上的安全感和亲密感，但他们对被拒绝的依恋恐惧还是会使他们做出把伴侣推开的行为，由此一来，就会让每一个人失去自己渴望的东西（Johnson，2002）。他们的解决方法反而变成了问题。

对于治疗师来说，最有用的领悟是，能够看到人们追和逃行为的背后其实是潜在的对联结和安全的渴望。当夫妻在治疗师的帮助下看到并表达自己是由于害怕失去伴侣而表现出焦虑的追的行为，或因为害怕失败而表现出回避时，他们的互动行为就会松动和改变。当父母在治疗师的帮助下理解到他们子女的一些捣乱行为是源自孩子对父母的可及性以及回应感到焦虑的时候，父母和孩子之间也会出现类似夫妻之间的这种改变。

在了解了家庭治疗理论的发展史之后，读者会产生一种被这个领域很多范式变化淹没的感觉。但要指出的是，在这些看似非连续的变化中，其实存在某种连续性。治疗的关注点已经拓展到环境更大的水平上去。这个过程始于治疗师把关注的焦点从个体转移到家庭的时候。这让很多无法解释的行为突然间开始有了意义。早期的家庭治疗师将重点聚焦于围绕问题的互动行为上。接着，人们认识到这些互动是家庭的基本结构的外在表现，而结构成了改变的目标。然后，家庭结构被看成是受信念系统控制的代际过程的产物，而治疗师也将他们的干预目标放在这些结构背后的信念上。最近，治疗师开始慢慢意识到这些信念系统并不是凭空出现的，因此，目前的兴趣点转移到了文化的影响上。

家庭治疗师，关注人类场景的自然主义者，发现了行为是如何被一些我们不总是能看到的交易所影响的。系统概念——反馈、循环等——让复杂的互动变得可以预测。为了与我们所强调的观念保持一致，即理论确实可以应用于临床实践，我们现在探讨一些基本的家庭治疗实用概念。

/ 家庭治疗的实用概念

// 人际环境

家庭治疗的基本前提是人们是他们所处环境的产物。因为几乎没有人与我们的亲密程度超过父母和伴侣，换种说法，这个概念的意思就是人们的行为会在很大程度上受到他们与其他家庭成员互动的影响。因此，环境的重要性可以简化为家庭的重要性。我们是可以这样讲，但其实不应该这样简化。

尽管家庭经常是理解一个人行为的最相关的环境，但也不全是这样。例如，一个抑郁的大学生可能更多是因为宿舍里的事情不开心，而不是因为家庭中发生的事情不开心。

环境的临床意义就是，个体一周一次一小时的会谈对个体进行治疗所产生的作用可能不如他们在一周中剩余 167 个小时中与他人的互动所受到的影响大。或者换种积极的方式来说，通常更有效地帮助人们解决问题的方式是同时约见他们生活中的重要他人。

// 互补性

互补性（complementarity）指的是相互性，它是任何一种关系中明确无误的特征。在任何一种关系中，一个人的行为都要配合他人的行为。还记得八卦图中的阴和阳，存在于宇宙中的阴性与阳性吗（见图2-3）？

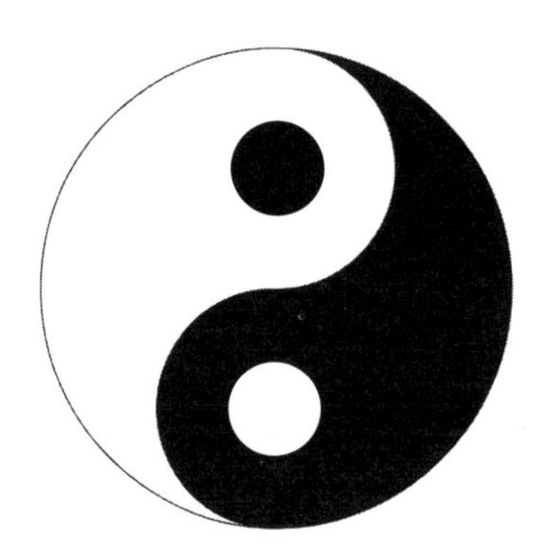

图2-3 在互补关系中，每个成员都以互补的姿态共同构成一个整体

注意这两部分是如何相互补充、共同占据一个空间的。关系就像它一样。如果一个人改变了，关系就会改变。如果托尼开始更多地去杂货店购物，安妮就会减少去的次数。

家庭治疗师应该在任何一个人抱怨另一方的时候都想到互补性。例如，一个丈夫说他的妻子喜欢唠叨（“她总是抱怨”）。从互补性的角度来看，家庭治疗师应该假设妻子的唠叨只是这个相互作用模式中的一个方面而已。当人们被认为是在唠叨的时候，很可能意味着他们并没有获得应该得到的倾听和注意。约翰没有倾听使得玛丽感到愤怒和缺乏支持，难怪她会变得不断唠叨。如果约翰不是只等着听她的抱怨，而是开始询问她的感受，玛丽就会感到他对她的关心——至少她非常有可能会有这样的感受。互补性并不意味着人们在关系中控制彼此，它意味着人们彼此相互影响。

一个治疗师可以通过指出家庭成员行为的互补性来帮助家庭成员从指责以及伴随指责的那种无力感中走出来。“你越唠叨，他就越忽视你。你越忽视她，她就越唠叨。”

// 循环因果

在家庭治疗出现之前，精神病理学对问题的解释基于线性模型，包括医学的、精神动力学的或者行为学的模型。对病因的设想是基于先前的事件——比如疾病、情感冲突或学习经历。通过循环的概念，贝特森帮助我们改变了我们思考精神病理学看待问题的方式：从“过去的什么事件导致了现在的什么事件”变成了“现在的一些事在不断地循环往复”。

线性因果概念是建立在牛顿力学模型的基础之上：宇宙像一个台球桌，台球都是单向地作用于彼此。贝特森认为，线性因果虽然很适用于解释这个世界上的物质，但对于解释这个世界上的生命却是个不太理想的模型，因为它并未考虑到沟通和相互之间的影响。

为了解释这个差别，贝特森（1979）举了一个人踢石头的例子。踢石头的结果可以通过计算踢的力度和角度，以及石头的质量来预测。然而如果一个人踢一只狗，结果可能就不那么好预测了。狗会以很多种方式做出回应——尖叫、逃跑、撕咬，或者过来跟人玩耍——这取决于狗的性情，以及它如何解读被踢这件事。而作为对狗行为的回应，人也可能会调整自己的行为……会有无穷多的可能的结果。

狗的行为（如撕咬）会循环回来影响到人接下来的行为（如徒劳地叫“神啊”），这又反过来影响了狗，如此反复。最初的行为激发了一个循环顺序，在这个过程中，每一个后续行为又会影响到其他行为。在这个相互影响的循环中就没有了线性因果的位置。

这个相互或**循环因果**的概念对治疗师来说非常有用，因为太多家庭来到咨询室是为了找寻他们问题的原因，并试图决定谁该为此负责。与用看似符合逻辑但没有成效地探讨是谁先做了什么来介入家庭不同的是，循环因果认为问题是由一系列正在发生的行为和对行为的反应维持的。

// 三角关系

大部分来访者会以线性的术语来表达他们的担心。可能是一个 4 岁的孩子“难以管教”，或者可能是前妻在探望权上面“拒绝合作”。尽管这种抱怨表现出的是问题来源于某个个体，但是大部分治疗师都会寻找关系问题。“难以管教”的 4 岁孩子其实通常会有一对不懂管教的父母，一个“不可理喻”的前妻通常也会有她自己的说辞。因此，治疗师，说的当然是家庭治疗师，有很大可能会想同时见见这个 4 岁的孩子及其父母，同时见见愤怒的父亲和他的前妻。

让我们假设见了 4 岁孩子和父母的治疗师发现真正的问题是缺乏惩戒。母亲抱怨女儿从不按她的要求做事，父亲点头表示同意，而这个孩子围着屋子跑来跑去，完全忽略母亲让她坐下的要求。这对父母或许会使用一些关于设定限制的建议。但是，经验告诉我们，一个品行不端的孩子通常都是有一个家长在为他撑腰。当孩子不遵从指令的时候，通常意味着父母之间在给他们制定规则或如何管束他们的方式上有冲突。

有可能父亲是一个严格的人。如果是这样，他的妻子可能会觉得她需要在丈夫的严苛之下保护女儿，因此她变得更像一个与孩子结盟的朋友，而不是一个作为管理者的父母。

有些父母对彼此真的非常愤怒，以至于他们之间的不一致非常明显。但是有些不一致却很难看到。冲突让人痛苦，因此，他们会把冲突隐忍下来。他们可能觉得他们之间的关系不关治疗师的事儿，或者父亲可能决定，如果妻子不喜欢他做事的方式，“那她倒是自己把事情处理好看看啊！”其中的重点是：关系的问题通常最后会变成三角化的（Bowen，1978），即使它并不总是那么明显。

有一个不那么明显的三角化混乱关系的例子，就是离婚中父母对孩子探视权的争夺。大部分的离婚已经给夫妻带来足够多的伤害和愤怒，这些伤害和愤怒最终不可避免地导致憎恨。再加上来自父母的负罪感（感知到的和被投射的），你就会看到一种争吵的模式：该谁带孩子去度假，该谁给孩子买运动鞋，上周谁接孩子晚了，谁又送孩子回来晚了。与这些严阵以待的前任们会面很可能不会推翻这样的假设，即问题出自他们两个之间。即使对彼此都非常愤怒的两个人，最终也会找到一个解决问题的方法——除非第三方卷入了进来。

想象一下，一个离婚的父亲与其女朋友抱怨他“不可理喻”的前妻会是个什么样的场景？当一个人抱怨另外一个人时也会发生相同的事情。这位父亲的女朋友会同情他，或者有些情况下会力劝他对前妻强硬一些。同时，这位母亲同样可能也会有一些朋友鼓励她变得更厉害些。如此一来，并不是两个人好好处理他们之间的问题，而是其中一个，或两个都受到别人的怂恿而使矛盾逐步升级。

那会不会所有跟关系有关的问题都涉及第三方呢？不全是，但大部分会是如此。

// 过程 / 内容

关注沟通**过程**（人们如何交谈）而非**内容**（他们谈些什么）可能是家庭治疗师能够做的最有成效的改变了。举个例子，想象一个治疗师鼓励一个郁郁寡欢的大一学生跟她的父母交谈。再进一步想象这个女生很少用语言表达她自己，而是被动地、攻击性地抗议；相反，她的父母非常擅长用言语表达自己的想法。假设女生最后开始表达她认为读大学是浪费时间这样的感受，而她的父母反击道读书非常重要。一位对女生可能真的会辍学感到焦虑，继而介入去支持家长所讲的内容的治疗师，将会错过支持互动过程的机会。在这个互动过程中，这名女生已经学习用语言而不是自我伤害的行为来表达其感受。

来咨询的家庭通常都会关注内容。丈夫想要离婚，孩子拒绝去学校，妻子感到抑郁等都是内容。家庭治疗师与家庭探讨他们问题的内容，但是需要思考他们用来解决这些问题的过程。在家庭讨论该做些什么来处理孩子拒绝上学的问题时，治疗师会注意到这对父母是否能够管控好孩子，他们之间是否能够相互支持对方管控孩子。一个告诉家长该如何解决问题（如何让孩子去上学）的治疗师只是在针对内容，而非针对过程进行工作。孩子可能会开始去上学，但是这对家长并不会改善他们做决定的过程。

当然，有时候内容也很重要。如果一个妻子通过醉酒来压抑她的苦闷，或者一个丈夫骚扰他的继女，这些都是需要得到处理的内容。但是如果治疗师仅仅聚焦于内容，他们很难帮助家庭建立功能更加完善的系统。

// 家庭结构

家庭互动——有些互动可以说非常顽固——是可以预测的，因为它们深深镶嵌于充满力量却又看不见的结构之中。诸如追逐者 / 疏远者这样的互动模式就描述了互动的过程；**结构**（structure）定义了互动所发生的组织。开始的时候，互动塑造了结构；但是一旦结构建立起来后，它便开始塑造互动。

家庭正如其他团体一样，有很多可以产生相互关系的选择。然而，最初可能会有很多变化的互动很快就变成了有规律的、可预测的模式。这些模式一旦建立起来，家庭成员便会从所有可能性中选择一部分来用了（Minuchin & Nichols，1993）。家庭通过**亚系统**（subsystem）建立起结构。亚系统由代际、性别和功能决定，后者又由人际**界线**（boundary）来进行划分，而人际界线是一个看不见的但能够调节与他人互动的屏障（Minuchin，1974）。

就像活细胞的细胞膜一样，界线保护着家庭及其亚系统的完整性。一对情侣可以通过单独相处，将朋友和家人排除在一些活动之外，用界线来保护他们的关系不受侵犯。接下来，如果他们结婚并养育了孩子，这个界线又通过夫妻不带孩子、单独相处来维持。相反，如果夫妻在所有活动中都把孩子卷入进来，代际的界线就会变得单薄，夫妻关系就为养育子女而做出了牺牲。进一步来讲，如果父母把孩子卷入他们所有的活动中，孩子的自主性或者主动性就不会得到发展。

精神分析理论同样强调人与人之间的界线。从“人类婴儿的心理诞生”（Mahler，Pine，& Bergman，1975）开始，精神分析理论就描述了逐步分离和个体化等概念。分离和个别化在解决俄狄浦斯情结并最终离开家庭中达到了顶峰。但这只是定义不清的界线的片面强调。精神分析学家对源自僵硬界线的情感隔离所引发的问题关心不足。将分离当作成熟的模型和评估标准的想法可能是男性心理过度泛化且不受争议的一个例子。人们在关系中失去自我的危险和他们在亲密关系中受到孤立的危险是差不多的。

家庭治疗师发现问题往往因界线过于僵硬或过于混乱而发生。僵硬的界线只允许与外部系统有很少的接触，导致疏离的发生。疏离会让人们感到独立但分离的状态；它能够促进独立自主，但却限制了情感和养育。缠结的亚系统具有混乱的界线：它们可以让人们获得支持，但要为此付出独立的代价。**缠结**（enmeshment）的父母对孩子充满爱意且专心于孩子；但是他们的孩子却倾向于依赖父母，并且可能在处理与家庭成员之外的人际关系方面存在问题。缠结的父母过快地对孩子做出反应；而疏离的父母对孩子的反应比较慢。

界线的另外一个要点是具有相互性。一位母亲与孩子缠结就可能与她丈夫情感疏离，这是连在一起的。她从丈夫那里获得的越少，她就需要从孩子那里获得更多；而她越多地专注于与孩子的关系，她就越没有时间与丈夫分享。

我们不应忽视这些方式中存在性别的不同。这些方式并无对错之分。但我们应该注意的是，不要因为母亲一直作为孩子主要照顾人的文化期望而责怪她（Luepnitz，1988）。如果一位治疗师意识到缠结型母亲/疏离型父亲这一模式源于文化属性，又继续要求母亲撒手的话，那他要问问自己为什么不去挑战父亲，让父亲多管一些。

// 家庭生命周期

生命周期是个体随着时间的推移，成功应对一个阶段的挑战，并步入下一个阶段的过程。人类生命的周期可能是有序的，但并不是一个稳定而持续变化的过程。我们人类的进程是阶段性的，有停滞不前的时候，也有遭遇障碍、需要克服的时候。成长与改变期之后是相对稳定的发展期，在这个时期，变化得到了巩固。

家庭生命周期（family life cycle）在我们所理解的个体发展之上又增加了两点：第一，家庭必须调整自己以适应其家庭成员的发展；第二，家庭中任何一代人的发展都可能对某个甚至全部家庭成员产生影响。当孩子要上幼儿园，或到了青春期，不仅是这个孩子需要学习如何应对新的环境，而且整个家庭都要重新适应。更重要的是，影响孩子的那些发展过渡阶段并不单单属于孩子，也属于他们的父母——在某些情况下甚至还属于他们的祖父母。一个14岁孩子与父母的关系紧张，可能是因为孩子正在经历某些事情，也同样可能是因为父亲正在经历中年危机，或母亲在为外公的退休事宜担心。

一代人发生的变化会使另一代的适应变得复杂。中年父亲可能会因为孩子们逐渐长大并试图脱离家庭而对自己的职业失去兴趣，决定更多地参与到自己的家庭中来。而他想要多亲近孩子的愿望却可能让想要独立的孩子们感到困扰。或者举另外一个现在越来越常见的例子，在孩子离家生活后，老两口开始为他们自己做更多的事情，但他们可能发现孩子们又回到了家中（辍学、付不起房租、早早离婚需要恢复等），自己不得已要再次承担起父母的角色。

家庭与其他复杂系统共有的一个特性是，它们并不是平稳地、循序渐进地改变的，这种改变是一个非连续地、跳跃变化的过程。陷入爱情和政治革命是这种跳跃变化最好的例子。有孩子就像陷入了爱情又同时经历着革命。

社会学家伊芙琳·杜瓦尔（Evelyn Duvall）和鲁本·希尔（Reuben Hill）在20世纪40年代就提出了一个家庭发展框架，他们将家庭生命划分成了几个离散阶段，每个阶段都有自己需要完成的任务（Duvall，1957；Hill & Rodgers，1964）。家庭治疗师贝蒂·卡特和莫妮卡·麦戈德里克（1980，1999）又对这个框架进行了丰富和补充，增加了多代际（multigenerational）的观点，以及文化差异性对发展模式的影响，并将离婚与再婚纳入发展阶段（见表2-1）。

表 2-1 家庭生命周期阶段

家庭生命周期阶段	阶段转换的情感过程：关键变化	家庭发展所需的二阶变化
离开家庭：单身青壮年	为自我承担情感和经济责任	a. 将自己从原生家庭的关系中分化出来 b. 发展同辈亲密关系 c. 建立职业自我和经济自我
通过婚姻建立家庭：新婚夫妻	对新系统产生承诺	a. 形成婚姻系统 b. 调整与扩展家庭和朋友的关系，纳入配偶
有年幼子女的家庭	接纳进入系统的新成员	a. 调整婚姻系统，从而为孩子留有空间 b. 共同承担养育孩子、经济和家务的任务 c. 调整与扩展家庭的关系以纳入父母和祖父母的角色
有青少年子女的家庭	提升家庭界线的弹性，从而允许孩子的独立和祖父母身心功能的下降	a. 转换亲子关系，从而允许青少年进入或离开系统 b. 重新重视人到中年的婚姻和职业议题 c. 开始转向照顾上一代
孩子离开家庭	接纳进入和离开家庭系统的人和事	a. 协调作为二人世界的婚姻系统 b. 发展与孩子成为成人之间的关系 c. 调整关系从而接纳姻亲关系和孙辈 d. 处理父母（祖父母）生活无法自理和死亡问题
晚年家庭	接纳代际角色的转换	a. 处理自己或配偶在身体状态变差时的功能和兴趣：探索新的家庭和社会角色的可能性 b. 更多地支持中生代的核心角色 c. 为发挥老年人的智慧和经验留出空间，支持老年人，但又不对他们包办代替 d. 处理丧偶、失去兄弟姐妹及其他同辈的问题，为死亡做好准备

没有一成不变的家庭生命周期，认识到这一点非常重要。不仅仅有多种多样的家庭模式——单亲家庭、同性伴侣、再婚家庭——而且不同信仰、文化以及种族群体在不同阶段也会有不同的样子。生命周期这一概念的真正价值并不是在特定阶段确定什么是正常的或可预期发生的，而是认识到家庭在生命周期的转变中常常会出现问题。

当家庭面临挑战而又不能适应这一变化的状况——无论是外在环境的变化状况，还是发展的变化状况——的时候，问题就会表现出来。因此，问题往往不是表示家庭机能失调的信号，而是家庭处在生命转折点上但没有调整好的信号。

// 家庭叙事

第一代家庭治疗师不再关注个体，而是关注个体间的关系，以此来解释为什么问题会得到长久的维持。显而易见，行为是嵌套于互动之中的——并且理所当然地，最明显的互动就是行为。双重束缚、问题维持的行为序列、令人反感的控制、三角关系——这些概念的聚焦点都是行为。但家庭成员除了是家庭生活中的行为者，也是家庭生活的讲述者。

通过用连贯的叙述重建生活中的事件，家庭成员能够赋予他们的经验以意义（White & Epston，1990）。因此，并不仅仅是行为和互动塑造家庭生活，他们建构的故事同样影响家庭生活。当一个两岁孩子的父母说自己的孩子是“叛逆对抗的”的时候，与他们说自己的孩子是“充满勇气的”的时候，他们对孩子行为做出的反应会非常不同。

家庭叙事学者对经验进行重构，并赋予这些经验以意义。在构建的时候，家庭成员会强调一些可以强化情节线索的具体事件，同时过滤掉一些不适用的事件。认为自己两岁的孩子“叛逆对抗”的父母，会更容易记得她说不的次数而不是她服从的次数。

对家庭叙事的兴趣已经发展成了特定的学派，即迈克尔·怀特的叙事治疗。该疗法强调有问题的家庭来治疗的时候带着某种阻碍他们有效行动的叙事方式。

但是对个体叙事重要性的敏感对于任何一个治疗师的工作来说都会很有用。不管治疗师对互动过程或家庭关系的结构如何感兴趣，治疗师都必须学会尊重家庭成员对事情的体验——包括对治疗师的灌输的体验——所产生的影响力。

// 性别

当家庭治疗师第一次应用系统隐喻（部分组成的组织，加上部分组成的组织发挥的功能）的时候，他们对组织的关注远大于对各个部分的关注。家庭是根据一些抽象的概念来理解的，诸如界线、三角关系，以及父母亚系统，而家庭成员有时候被视为机械中的齿轮。家庭系统中的各个部分一直都是人类个体，但是家庭组建的方式却总是模糊了组成家庭的个体所具有的个人特质，包括他们的心理动力、精神病理，个体责任——还有性别。

常识告诉我们，性别是生命的一个客观存在（尽管没人低估社会科学家超越常识的能力）。只要社会还期待由母亲承担主要的照顾责任，女孩就会将她们的自我认同塑造成她们期待成为的形象，与此同时，男孩则会把他们与母亲的不同作为与母亲分离的动机来反应。这造成的结果就是南希·乔德罗（Nancy Chodorow，1978）所说的“母职的再生产”。

传统上来讲，女性一直是按要有渗透性的心理界线来抚养的，依据相互联结的关系来发展她们的身份认同，培养她们共情的能力，这让她们有很大风险在关系中迷失自己。而另一方面，男性倾向于显现出更僵硬的心理界线，并且否认他们有依赖的需求，害怕被关系吞没，并且更难对他人有同理心。我们都认识一些会照顾人的男性和不太会照顾人的女性，但这些是特例。

长久以来，不仅家庭治疗，而且我们的整个文化都意识到了性别和性别不平等。然而，将这种意识转换成具体的临床实践却是件复杂的事情。

在治疗中努力保持中立的治疗师和没有提及诸如金钱、权力、照料儿童、公平等与性别有关话题的治疗师是有所不同，但都存在强化传统角色和社会处置的风险（Walters，Carter，Papp，& Silverstein，1988）。然而，如果不能敏锐地注意到性别问题广泛存在于家庭生活之中的话，就不可能成为一名公平且有效果的治疗师。一个忽略性别问题的治疗师会不自觉地较少表现出对女性职业的兴趣，会假定孩子的问题都是母亲的责任，会对婚外情采取双重标准，并预期（至少能够容忍）父亲不参与家庭治疗。

如果父权制在家庭中开始出现，对性别敏锐的治疗师一定会意识到早期生活经验和无意识的幻想所带来的持久影响。孩子如何对父母做出反应不仅对他们如何与他人相处具有意义，同时对他们长大后会成为什么样的男人或女人具有意义。当一个女孩嘲弄般谈及自己“婊里婊气”的母亲时，她可能无意间贬低了自己内在的女性角色。除了对于同性家长的认同，孩子与异性家长的关系也是运转其未来与异性相处模式的一部分。

对性别敏感的治疗师还必须注意避免家庭治疗某些基本假设中潜在的不公平性。例如循环因果指的是相互强化的行为模式，当将它应用于类似于殴打、乱伦、酗酒等问题的时候，人们往往会忽略责任的问题，并且很难考虑外部因素（比如对于恰当的性别行为的文化信念）对互动的影响。中立（neutrality）这个概念展现的是一个系统的所有部分对所发生的问题具有相同的作用，因此，它模糊了权力和影响力所带来的差异。互补性这个概念也是一样的，它暗示在传统的男女关系中，尽管角色不同，但是角色起到的作用是一样的。要调和这些矛盾并不那么简单，但是忽略它们并不是该有的答案。

// 文化

对于美国而言，在所有塑造家庭行为的影响因素中，很少有影响力超越文化背景的。例如，与来自美国明尼苏达州的白人中产家庭相比，来自波多黎各的家庭对已成年孩子的忠诚和责任的期待会非常不同。治疗师需要对文化差异保持敏感性的一个理由是，避免将多数派的价值观和假设强加于少数群体中。有许多优秀的书籍和文章旨在让治疗师熟悉不同背景的家庭，包括非裔美国人（Boyd-Franklin，1989）、拉丁美洲人（Falicov，1998）、海地人（Bibb & Casimir，1996）、亚裔美国人（Lee，1996），以及都市贫困人士（Minuchin，Colapinto，& Minuchin，2007），这里只列举了很少的一部分。这些资料可以为马上要涉猎一个相对未知领域的治疗师提供指引。但是了解另一种文化的人们的最佳方法就是花时间与他们相处。

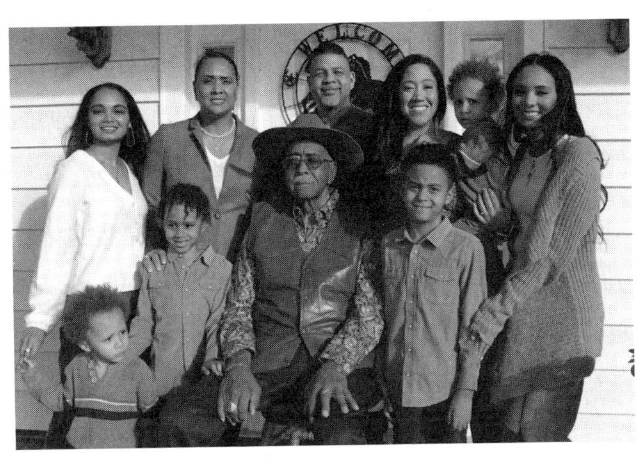

在拉丁美洲家庭中，家庭忠诚一直是非常重要的美德。

尽管有时候文化和种族会被相互替换着使用，但这二者还是有区别的。**文化**（culture）是指源自人们生活环境之中的行为和经验的普遍模式。**种族特性**（ethnicity）指的是个体拥有共同的祖先，经进化而形成的共同的价值观和习俗——那些非白人盎格鲁-撒克逊新教徒（White Anglo-Saxon Protestants）的群体尤其如此。文化是更具普遍性的词汇，我们在这里选择用它，以此强调文化背景与问题总是有关系，甚至在见一个与治疗师来自相似文化背景的家庭的时候也要考虑文化对问题的影响。

尽管文化的影响作用在美国以外背景的家庭中显得最为明显，但如果因为这样就认为同一文化背景下的成员一定具有相同的价值观和假设就错了。例如，一对中年的犹太夫妇对自己的孩子冷漠无情，却领养一个美国婴儿，这可能会让一个年轻的犹太治疗师感到非常震惊。

因大部分家庭受多重背景所影响，识别家庭的文化背景就成为一件复杂的事情，且难以推广。例如，正如南希·博伊德-富兰克林（Nancy Boyd-Franklin，1989）指出的那样，中产阶级非裔美国人家庭就分属三种文化。一部分可以追溯到源于非洲的文化因素，一部分为美国主流文化，一部分是有色人种需要适应主流文化中人种偏见的文化。进一步讲，不同家庭成员中也可能存在文化背景的差异。例如，在移民家庭中，父母具有很强的种族认同，而孩子更渴望同化所在国家的方式。这样的矛盾冲突在移民家庭中并不少见。作为第一代移民的父母可能指责他们的孩子背弃了过去的传统方式而使家庭蒙羞，而孩子则可能责怪他们的父母因固着于过去而停滞不前。到了孙辈，又可能恢复对他们文化传统的欣赏。

与不同背景的来访者工作的时候，治疗师可能犯的第一个错误就是将文化差异归于病态。尽管对于中产阶层的白人治疗师来说，一个家庭与邻居和亲戚缺乏界线感是有问题的，但这种包含性的家庭网络在非裔美国家庭中却并非异类。

第二个错误是认为治疗师的工作是变成不同文化的专家。虽然治疗师对于他们所涉及的文化和价值有所了解是有用的，但是对他人的文化充满尊重和好奇可能比你抱有种族刻板印象或假装自己很了解他们的文化更加有用。承认你有所不知非常重要。

第三个错误是，接受所有事情都被假定是文化规范发挥作用的结果。一个有效的治疗师必须尊重其他人的做事方式，但又不放弃质疑那些看起来会让事情适得其反的方式的权利。尽管无明确的界线可能是都市贫困家庭的典型模式，但这并不意味着对那些依赖各种社会服务或机构工作人员的贫穷家庭来说，他们家庭的需要就可以使得社工有权在未通知和不请自来的情况下就进入家庭的空间，无论是身体上还是心理上的空间。（Minuchin，Lee，& Simon，1996）

/ 小结

在本章中，我们已经涉猎了很多内容——从控制论到社会建构，从互补性到文化。你可能会对其中一些内容比较熟悉，而对另一些内容相对陌生。下面做一个简短的小结。

控制论是一门探讨反馈如何应用于调节机械系统的学问。控制论告诉我们，当它应用于家庭时，如果一个家庭的功能像一个封闭的系统，对问题的反应可能会使问题得以保持。把这个概念应用于临床中，治疗师仅需要简单地识别家庭成员是如何对他们的问题进行反应的，并且让他们尝试一些新的方式。

根据系统论，不考虑家庭是如何作为一个整体运作的就去了解每个家庭成员的行为是不可能的。要做到这一点可能需要关注过程（家庭成员是如何互动的）和结构（家庭是如何组织的）。

建构主义重新向家庭治疗师引进了认知。家庭系统可能受个体之间互动的调节，但是这些互动受到家庭成员对彼此行为的解释的影响。社会建构主义提醒我们，家庭是开放的系统——我们对事情的解释源于我们从文化中吸取的假设。

这些概念发展的轨迹将我们的关注点从个体拓宽到了关系，再到作为一个整体的家庭，最后到更广泛的社会环境。依恋理论可以被看作是恢复我们心理学基础做出的努力的一部分。依恋理论强调亲密的关系中对安全感的基本需求，不管是在照顾儿童方面，还是在亲密伴侣关系之间都是如此。

在“家庭治疗的实用概念”这一部分中，我们试图展示治疗师可以怎样将对不同理论的理解应用于临床实践。要超越这些具体的部分，我们希望让大家看到的是家庭并不仅仅是个体的集合，它们有一些并不总是一眼就能看到的更高级的特性。它也可能是明显的，例如一段关系总是有两个部分：问题及其解决方法，这都是双方共同作用的结果。但即使是这个客观事实也有可能迷失于强烈的情绪中。对于治疗师和来访者来说都是如此。这些实用概念各有其独特的见解，可以用来理解家庭的喜怒哀乐。

在接下来的章节中，我们将看到不同家庭治疗流派是如何理解和治疗家庭问题的。尽管模型变得具体化，记住本章所介绍的家庭功能的一般原理还是十分必要的。

// 推荐阅读

Bateson, G.（1971）. Steps to an ecology of mind. New York, NY: Ballantine.

Bateson, G.（1979）. Mind and nature. New York, NY: Dutton.

Bertalanffy, L. von.（1950）. An outline of general system theory. British Journal of the Philosophy of Science 1, 134-165.

Bertalanffy, L. von.（1967）. Robots, men and minds. New York, NY: Braziller.

Bowlby, J.（1988）. A secure base, Clinical application of attachment theory. London, UK: Routledge.

Carter, E., & McGoldrick, M.（Eds.）.（1999）. The expanded family life cycle: A framework for family therapy（3rd ed.）. Boston, MA: Allyn & Bacon.

Davidson, M.（1983）. Uncommon sense: The life and thought of Ludwig von Bertalanffy. Los Angeles, CA: Tarcher.

Dell, P. F.（1985）. Understanding Bateson and Maturana: Toward a biological foundation for the social sciences. Journal of Marital and Family Therapy 11, 1-20.

Haley, J.（1985）. Conversations with Erickson. Family Therapy Networker 9（2）, 30-43.

Hoffman, L.（1981）. Foundations of family therapy. New York, NY: Basic Books.

Meadows, D. H.（2008）. Thinking in systems: A primer. White River Junction, VT: Chelsea Green.

Wiener, N.（1948）. Cybernetics or control and communication in the animal and the machine. Cambridge, MA: Technology Press.

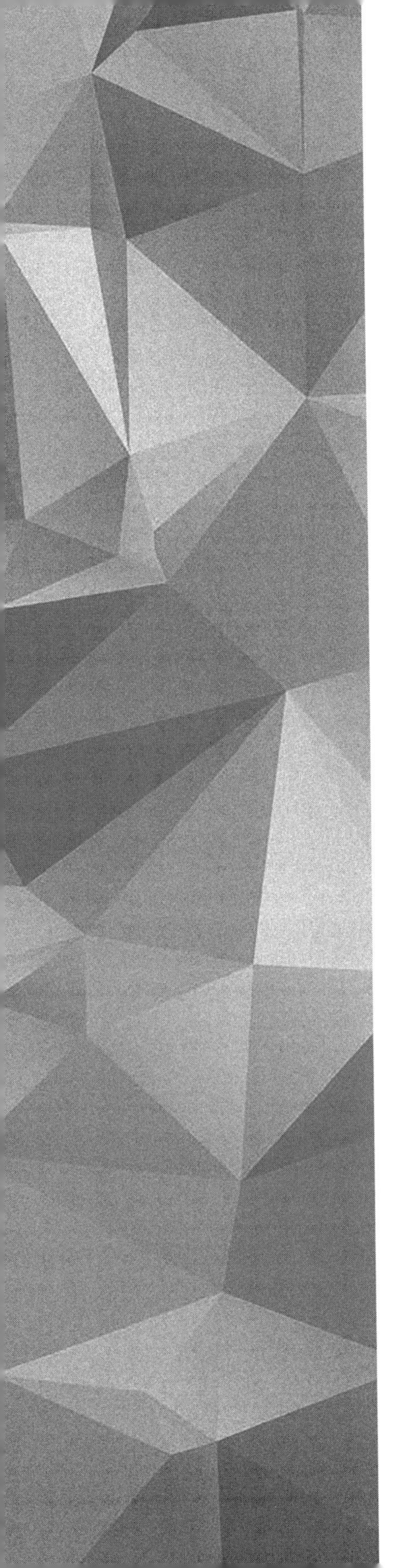

第 3 章

家庭治疗的基本技术

——从症状到系统

- 咨访双方初次会谈，以及治疗的早期、中期和结束阶段的基本技巧
- 与家庭一起工作时要评估的基本方面和评估技术
- 家庭治疗应遵守的基本伦理规范
- 开展婚姻暴力和儿童性虐待工作时应遵守的原则
- 在管理性治疗制度下工作和建立私人诊所的基本要素

/ 治疗开始

// 初次电话联系

初次联系的目的是对当下的问题有一个概览，进而为家庭安排咨询。倾听来电者对问题的描述，并确定可能参与治疗的所有家庭成员以及其他人员（包括转介者和相关机构人员）。首次电话联系虽然应该简短，但是作为介入治疗的基础，同来电者建立联系非常重要。接着就是安排第一次会谈，确定到场人员（通常家庭中的所有人都要到场）、时间和地点。

虽然你可以说很多话来鼓励所有家庭成员都到场，但他们的个人态度至关重要。首先，要理解并尊重那些希望你能单独对孩子进行个体治疗的焦虑的母亲，或者希望能同你单独交谈的心情不快的丈夫。即使他们这些想法与你不同，这些要求也是合情合理的。但是，如果你希望能够同全体家庭成员会面，至少要在初次评估时见到他们所有人，这需要你实事求是地告诉他们你是如何工作的，这样大多数家庭才会同意进行咨询。

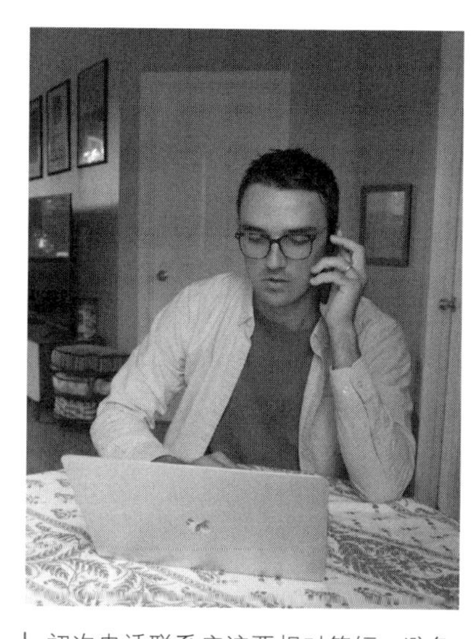

初次电话联系应该要相对简短，避免只和一位家庭成员建立联盟关系。

当来电者把问题归于家中的某个人时，惯用的扩展关注焦点的方式是，你可以询问他，问题是怎样影响家庭其他成员的。如果来电者回避家庭中的问题，或者说某个成员不愿参加，你就可以说你需要听取每个人的想法，来获得尽可能多的信息，或者至少初次会谈时要这样。大多数人都会承认自己有表达观点的需要，他们之所以拒绝，是因为怕承担责任。①

最后要注意的是，大多数家庭是不愿意坐下来面对冲突的，所以在第一次会谈前打一个提醒电话，可以减少失约率。

// 初次会谈

初次会谈的目的是要同家庭建立联盟关系，并要对是什么维持了家庭当前问题形成一个假设。好的做法是在初次电话联系之后就提出一个暂时性的假设（预设），然后在初次会谈中加以验证。（随时准备推翻最初的假设，不要始终坚持。）重点不是很快下结论，而是要积极地思考。

咨询的基本目标是建立友好关系，收集信息。先向电话联系的那个人介绍自己，随后依次向其他成人介绍自己。请父母介绍自己的孩子。和每个人握手、打招呼。向来访家庭介绍咨询室（单向观察玻璃、录像设备，以及儿童玩具），并介绍会谈的形式（时长和目的）。简短地重复来电者在电话中告诉你的事情（以防其他人猜测），然后再请家庭成员详尽地叙述。一旦你了解了一个人的观点（“所以，你的意思是……对吗？”）之后，再询问其他成员的观点。

新手治疗师担心的事情之一是全体家庭成员参与治疗会引发一场唇枪舌剑的争论，从而使场面脱离控制。可以解决争吵的方法是要坚持一次只让一个家庭成员说话。对所有的咨询案例来说，让每个人都有说话和被倾听的权利是一个很好的方法；对情感反应强烈的家庭来说，就更需要这样做。

大多数家庭对治疗都抱着焦虑和不确定的心态。他们不确定他们想要什么，

① 并非所有治疗师都例行地面见整个家庭。一些治疗师发现，首次只面见个人或者某些人，再逐渐将其他人包括进来，这样会有更多操作的空间。有些治疗师试图对问题决定系统（problem-determined system）进行工作，只将那些与问题直接相关的成员纳入进来。而其他治疗师依然试图确定对咨询最关心的“消费者”是谁。要记住，家庭治疗只是一种看待事情的方式，而不是必须把所有家庭成员都包括进来的一门技术。

也可能会对在全家面前谈论自己的担忧感到不舒服。总之，大多数人都害怕别人责备自己，或者期待自己变成他们希望的那样。因此，对家庭每个成员进行共情和理解就很重要。

有一个很有用的问题，就是问每一个人“你对参与治疗有何感受”。这可以帮助治疗师建立一个乐于倾听的良好形象。比如一个孩子说“我不想参加”或者“我认为这很蠢”，你可以说：“谢谢你说实话。”

虽然大多数初次会谈都要讨论家庭当前存在的问题，但总这样关注问题也会让人失望。花些时间了解家庭成员的兴趣和成就，不仅不会浪费时间，有时还会戏剧性地改变会谈中的情感能量。要看到一个人问题（冷漠的父亲，反叛的青少年）以外的更多方面；应当把他们看作是立体的人。

全家参与意味着儿童也要包括其中。儿童在场可以使你看到父母是如何与他们进行互动的。如果你要求父母让孩子在一边安静地玩耍，他们能不能做到？他们是不是过度介入孩子间的小吵小闹中去？父母双方都与孩子发生互动，还是只有母亲参与？要给5岁及以下的孩子提供玩具。因为害怕父母不同意而感到压抑的孩子，只会安静地坐在那里，而不敢玩玩具。攻击性强的孩子会攻击玩具，做一些暴力的游戏。焦虑的孩子会在房间走来走去，不能安静地坐下来做任何事情。缠结的孩子会不断地打断父母和治疗师之间的对话。

在收集信息时，一些治疗师发现了解家庭发展历史很有用处，有很多治疗师会运用**家庭发展图**（genogram）来描绘扩展家庭网络（见第4章）。而另外一些治疗师相信，任何重要的家庭发展历史都会在咨询过程中自然地流露出来，因此，他们更倾向于关注家庭当前的问题和这些问题产生的情境。

通过询问家庭尝试解决当前问题的方法，以及观察他们互动的方式，家庭治疗师就能够提出有关家庭成员是如何陷入当前问题的假设。想法和行为同等重要，因此，留意家庭对问题的无效解释和留意他们的无效互动同样有用。

有两类尤其重要的信息：无效的解决方法和家庭生命周期的转换过程。如果一个家庭一直在试着去解决他们的问题，但却一直不奏效的话，那很可能他们做的尝试就是问题的一部分。举一个典型的例子，过度卷入孩子生活的父母试图帮助害羞的孩子去交朋友，但他们用的方法却是哄骗和批评这个孩子。有时家庭成员会说他们已经“尽力了”。他们错在没有坚持下去，轻易地就放弃了努力。

虽然我们很自然地就会关注问题及其原因，但在成功的治疗中，家庭的力量（而不是它的弱点）才是最重要的。因此，治疗师应该寻找家庭的韧性（Walsh，1998）。他们做得好的是什么地方？他们在过去是怎样成功处理问题的？即使是最没有信心的家庭有时也会成功，但这些积极因素可能会因为家庭由当前所遇困境带来的沮丧淹没掉。

虽然并非全是这样（尤其是对很多家庭而言），但大多数家庭往往是因为无法适应环境改变而来寻求治疗的。如果一对夫妻在孩子出生以后的几个月内出现问题，可能是因为他们还没有从两人世界有效地转变到三人世界。年轻的母亲可能会抑郁，因为她没有得到足够的支持。而年轻的父亲可能会嫉妒宝宝获得了妻子过多的关注。

虽然新生儿的出现会明显地造成夫妻关系紧张，但令人惊讶的是，抑郁的年轻母亲常会被指责为她们没有处理好自己的一些事情——“未解决的依赖需求”“无力应对”，又或者是她们没有服用百忧解——才会这样的。同样地，家庭在孩子入学前后、进入青春期，或者处于其他发展阶段的时候都会产生一些问题。可见，家庭生命周期的转化非常重要。

年轻的治疗师或许对个案所面临的某些问题并无经验。因此，要强调需要对家庭的困境保持好奇心和尊重，而不是妄下结论。比如，一位年轻的治疗师不能理解有孩子的来访者为什么很少撇下孩子单独出门。他假定他们是尽力避免单独相处。只有在他有了小孩后，他才知道这些有孩子的夫妻是多么想单独出门一趟啊！

家庭治疗师会通过以下方式来探究家庭的互动方式：询问家庭成员们彼此是如何相互交往的，并邀请他们在会谈中讨论他们的问题。使用互动过程询问或循环提问最多的是鲍恩学派治疗师，其次是结构派治疗师。在任何一个案例中，他们都会问这样的问题："是什么让家庭一直陷在问题的沼泽中的？"

一旦治疗师与家庭见了面，了解了使家庭寻求治疗的问题所在，努力理解家庭背景，对所要采取的解决办法有一定假设之后，治疗师就要给家庭提供一些建议。这可能包括咨询其他专业人士（如学习障碍专家、内科医生、律师等），甚至可以告诉家庭不必治疗或者他们还没做好治疗的准备。但最常见的，还是建议他们参加进一步的会谈。一些治疗师在第一次会谈结束的时候就试图给家庭提建议，这样做可能会有些草率。如果需要花两三次会谈来和家庭建立关系、理解他们的处境、评估与他们工作的可能性，那就花上两三次会谈的时间。

如果你认为你可以帮助家庭解决他们的问题，就给家庭提供一份治疗协议（treatment contract）。确认他们来的理由，告诉他们来寻求治疗是一件很棒的事情，并且你能够帮助他们。接着，确定会谈时间、会谈的频次和时长、到场者、有无观察者或者录像设备的使用、治疗费用，以及如何处理保险事宜。要记住的是，家庭对治疗的抗拒不会在第1次（或第14次）会谈之后就奇迹般地消失了。要向家庭强调履约的重要性、每个人到场的必要性，以及你乐意听到他们对你或者治疗的一些顾虑。最后，不要忘记强调家庭的治疗目标和他们要达到这些目标所拥有的资源。

初次会谈核查清单

1. 与每个家庭成员接触，确认他们对问题的观点，以及他们对参与治疗的感受。

2. 通过控制会谈的结构和节奏确立在治疗中的领导地位。

3. 在热情和专业性之间找到平衡点，据此与家庭建立工作联盟。

4. 肯定来访者的积极行动和家庭的资源。

5. 保持对个体的共情，尊重家庭的做事方式。

6. 关注具体的问题和尝试过的解决方法。

7. 对围绕当前问题的无效互动做出假设。对这些无效互动持续存在的原因保持好奇心。同时，关注那些有利于家庭产生改变的有效互动。

8. 不要忽视那些没有来参加咨询但有可能卷入家庭问题的家庭成员、朋友或者帮助者。

9. 出示一份治疗协议，确认家庭的目标，详述治疗师的治疗安排和框架。

10. 鼓励家庭提问题。

// 治疗早期阶段

治疗早期阶段要专注于那些与问题有关的维持因素，以及该如何着手解决的初步设想转化为正式的假设。相应地，治疗策略也要从与家庭建立联盟关系转变为挑战家庭的行为和想法。大多数治疗师都能找出家庭需要改变的地方，而优秀治疗师与之的区别，是他们还愿意敦促家庭去改变。

“敦促改变”也许代表了一种对抗性的治疗风格。但带来改变的并不是某种特定的方式；相反，帮助事情向好的方向发展的是治疗师对自己治疗义务的不懈承诺。这种承诺淋漓尽致地表现在了以下几个人的身上：迈克尔 · 怀特对问题坚持刨根问底、菲尔 · 格林（Phil Guerin）一直冷静地坚持让家庭成员停止相互责备、审视他们自己的责任，弗吉尼亚 · 戈德纳（Virginia Goldner）坚持施暴者要为自己的行为负责。

不管治疗师采用什么技术敦促家庭改变，保持一个治疗联盟依然很重要。虽然“治疗联盟”这个说法听着像行话，但其实一点也不抽象。这意味着倾听和肯定来访者的观点。正是这种共情式的理解使家庭成员感到他们得到了尊重，也使他们能敞开心扉接受治疗师的挑战。

不论采用哪种治疗模式，有效的治疗师都执着于追求改变。这不单单是坚持不懈的问题，更彰显了治疗师充满能量随时进行干预的意愿。有些治疗师更喜欢避免面质，觉得温和的提问或者持续的鼓励效果更好。不管他们是直接工作（使用面质），还是间接工作（避免面质），好的治疗师都会赢得最后的胜利。治疗策略千变万化，但最好的治疗师之所以被称为“最好”，是因为他们为了帮助家庭解决他们的问题，愿意付出任何努力。

有效的家庭治疗会着重于家庭成员间的冲突，第一步是先把它带入咨询室中，并呈现在家庭成员面前。通常这不是个问题。冲突的夫妻或者与孩子争吵的父母往往会把他们的不一致意见直接说出来。如果一个家庭是被其他部门（法庭、学校、保护性服务部门等）转介来参加治疗的，那么首先要处理的是这个家庭与这些机构之间的问题：家庭必须做怎样的改变才能解决与这些部门的冲突呢？

当某个家庭成员被当作问题所在时，治疗师就可以通过问其他家庭成员是如何卷入其中（或者受到了哪些影响）来挑战这样简单的看法。其他人在促成问题的产生（或者维持）方面起到了什么作用？他们对问题有何反应？

比如，一个家长可能会说：“马利克是问题所在，他不听话、不顺从。”治疗师或许会问：“他是怎样不顺从的？”或者问：“当他不顺从的时候，你是怎么回应的？”而少些挑战性的治疗师或许会这样问：“他不顺从对你有何影响？”

如果一个家庭成员说：“我是问题所在，我很抑郁。”治疗师对此的反应可能是问：“有哪些家庭成员让你感到了抑郁？”如果得到了“没有人”的回答，那就继续问：“那是谁在帮助你对抗抑郁呢？”

挑战可以是直率的，也可以是温和的，这取决于治疗师的风格和对家庭的评估。顺便提醒一下，重点不是从责备一个人（如一个不顺从的孩子）转向责备另外一个人（如一个没有有效约束孩子的家长），而是要把问题扩展到人际互动层面——将问题看成是双方的责任和双方共同拥有的。或许因为母亲觉得父亲太严格，所以才会对马利克过于宽厚。又或许她是因为婚姻中的情感距离才在儿子身上投入了过多的精力。

挑战无效互动的最好方式就是要指出使人们困在问题当中的一些模式。这里有一个很有用的公式：“你做的X越多，他做的Y就会越多；你做的Y越多，她做的X就越会更多。”（对X和Y，可以用唠叨和寡言少语，或者控制和反抗来代替。）

顺便说一下，当你指出人们做的事情没有效果的时候，如果你马上告诉他们应该做些什么，那就犯了个错误。一旦你从指出问题变成提出建议，来访者的注意力就会从他们自身的行为转移到你和你的建议上来。[①] 看看下面这段对话——

治疗师："当你忽视妻子的抱怨时，她会感到受伤和愤怒。也许你难以接受她的怒气，但她也就不会感受到来自你的支持。"

来访者："那我应该怎么做？"

治疗师："我也不知道，问问你的妻子吧。"

即使家庭治疗师有时挑战的是家庭成员的一些想法或行为，但也要坚持倾听来访者的感受。倾听是一个无声的活动，在我们的生活中，甚至对于治疗师来说都很少见这种情况。很少会有家庭成员会长时间倾听其他成员讲话而不变得防御的。遗憾的是，治疗师也并不总是倾听，尤其是当他们急于提出建议的时候。但是要记住，在人们未被倾听和理解之前，是不大可能重新审视他们对于行为或问题的看法的。

家庭作业可以用来检测家庭的可塑性（简简单单就可以了解家庭是否有改变的意愿），还可以使家庭成员更加了解他们在问题中扮演的角色（告知他们要关注某些事情，而不要试图改变它，这种做法通常带有指导性），还可以向他们提供一些相互交往的新方法。典型的家庭作业任务有：让过分卷入孩子生活的父母雇一个临时保姆来照顾孩子，然后夫妻单独一起外出；让一对争吵的夫妻轮流讲述他们的感受，然后倾听对方而不说任何话（但要警惕做出过于激烈的反应）；让依赖性的家庭成员练习单独待着（或者和家庭外成员一起待着），为自己多做点事。要尽量避免那些可能会引发冲突的家庭作业，比如同青少年协商家庭规则。有难度的讨论最好在治疗师在场的时候进行。

---

① 急于改变人是治疗师面临的两个最大障碍之一（另一个障碍是讨人喜欢）。执着于"你应该怎样怎样"会让治疗师忽略问题本身，同样也会给来访者带来压力。

治疗早期阶段核查清单

1. 确定主要冲突，并在咨询室中讨论这些冲突。

2. 对使家庭问题固化或者未能有效解决的行为做一些初步的预设，然后把它转化成正式的治疗假设。

3. 持续关注主要问题，以及导致这些问题产生的人际互动，但不要忘记支持家庭进行建设性的互动。

4. 布置家庭作业，这些家庭作业要关注问题本身，以及问题背后使问题得以维持的结构和动力。

5. 挑战家庭成员，让他们看到自己在困扰他们的问题中所扮演的角色。

6. 督促家庭成员在治疗室和家中发生改变。

7. 使用督导，检验正式的治疗假设的效度，以及干预的效果。

// 治疗中期阶段

在短期焦点治疗中，中期阶段的大部分时间会用来帮助家庭成员在治疗中建设性地处理相互关系。如果治疗师在这一过程中过分活跃，家庭成员就没有机会、也学不会自己处理彼此的相互关系。

因此，在治疗中期阶段，治疗师应当表现得不那么主动，而是鼓励家庭成员间进行更多的互动。当成员之间互动的时候，治疗师可以不介入，静静地旁观就可以了。当对话陷入困境时，治疗师既可以指出出错的地方，也可以只是简单地鼓励成员继续谈话，但是要减少打断他们的次数，以及对他们的指责。

当家庭成员直接面对他们之间的冲突时，可能会做出激烈的反应。焦虑是倾听的敌人。一些治疗师（比如，鲍恩学派的治疗师）试图通过只让某个家庭成员和自己一人说话的方式来控制焦虑。另一些治疗师更倾向于让成员自己处理自己的焦虑，帮助他们学会降低和其他成员谈话时的防御性（通过分享他们的感受，以及认可别人的说法来实现这一目标）。但是，当焦虑加大、对话变得具有破坏性时，哪怕治疗师的主要工作就是要促进家庭成员之间的直接对话，这个时候也需要打断他们的直接互动。

因此，在治疗中期阶段，治疗师的角色中指导性的内容会减少，转而鼓励家庭成员开始依靠他们自身的资源。通过让家庭成员间相互交谈，或者让家庭成员与治疗师交谈，焦虑水平可以得到很好的调节。在任何情况下，治疗师都要鼓励成员从相互指责转而讲述他们的感受和愿望，学会看到他们在无效互动中自己的那一部分责任。

能让治疗师不受抗拒地推动家庭改变的要素是治疗师与家庭之间形成的共情性关系。我们在讨论初次会谈的时候提到过治疗联盟，它是如此的重要以至于我们在这里还要再对之进行强调。虽然与来访者建立良好的关系时并没有固定的公式可循，但在维持治疗联盟时，四种态度尤其重要：冷静、好奇、共情和尊重。

家庭成员的焦虑会妨碍家庭从更广泛的视角看待他们的两难问题，而治疗师的冷静是一剂处理焦虑的良方。两件事情可以使治疗师保持冷静：第一，不承揽解决家庭问题的责任；第二，知道从哪下手可以找到家庭无法解决问题的限制。只有抛下“除了这个来访者，任务人都可以解决问题”的这种错觉，治疗师才能集中注意力于手上的工作，这也会帮助来访者在会谈中发现一些新的有用的东西。冷静代表着一种自信，是一种不管问题有多难、最终都能得到解决的自信。

好奇意味着治疗师并不知道所有的答案。实际上，拥有好奇心的治疗师会说：“我并不十分了解你们的情况，但是我愿意去了解。”

共情和尊重已经是尽人皆知的了，但既然我们说它们很重要，还是要弄清楚它们指的是什么。如果人们觉得治疗师不理解他们，就会抗拒治疗师为了改变他们而做的努力。因此，如果治疗师不能够站在来访者的立场上去感受来访者眼里的世界，他们的治疗就会变得寸步难行。有些治疗师会在还没有充分理解的情况下，就对来访者说“我已经知道是怎么一回事了”。但共情是无法假装出来的。

不要对一个过度保护孩子的母亲说你理解她的担心，而要十分真诚地问她："你是如何变成一个担心孩子的人的？"或者可以说："我从来没有过做单亲妈妈的经验，你能告诉我是什么令你感到恐惧的吗？"

最后一点是尊重。治疗师的尊重不总是表现在对来访者的诚恳上。尊重并不意味着委婉而温和地对待他们，也不意味着把他们对事件的看法当作看待问题的唯一可能的方式。相反，尊重意味着要平等地对待来访者，不像强者一样保护他们，也不因害怕他们生气而屈从他们的意见。尊重来访者意味着相信他们有改变的能力。

治疗中期阶段核查清单

1. 以坚持挑战家庭成员，以智慧应对阻抗，以共情降低防御。

2. 避免太多的指导而使家庭无法学会改进彼此互动的方式。

3. 培养家庭成员的个人责任和相互理解的能力。

4. 确定改进关系的尝试对当前问题有积极作用。

5. 与家庭亚系统会面时，不要忘记整个家庭系统，也不要忽视其他任何一个家庭成员或者关系——尤其那些因爱争吵而容易受忽略的人。

6. 治疗师是否在选择谈话内容时表现得过于主动？是否和家庭发展出了一种比解决冲突还重要的社会关系？是否在家庭中扮演了一个日常的角色（如夫妻的共情式倾听者，或者孩子的家长）以此替代家庭中缺失的一个功能？当治疗师发现需要对家庭成员做出积极的回应时，他们应该问自己，哪个家庭成员本应该来担当这样的角色，然后鼓励那个家庭成员去承担这个角色。

// 治疗结束阶段

对短期治疗师而言，问题一旦解决就意味着治疗到了结束阶段。对精神分析学派来说，治疗要历经数年的时间。但对大多数治疗师而言，结束治疗介于这两端之间的某个位置，并且结束治疗的时候，一是要让家庭觉得到他们已经达到了来访的目的，二是治疗师感到治疗已经到了即使继续做下去也不会再有改变的程度。

在个体治疗中，对治疗师而言，关系是常用来促进改变的主要工具，因此，治疗结束时要聚焦检视关系，并跟个体道别。在家庭治疗中，要更多聚焦于家庭正在采取的行动上面。因此，结束阶段要检视他们已取得的进展。

请来访者预想未来可能遇到的挑战将对他们很有帮助："你能够通过什么知道问题又复发了？问题复发时你又会做些什么事情？"提醒家庭他们现在的和谐状态不会一直保持下去，人们很可能会在问题一有复发迹象时就做出过度的反应，从而导致恶性循环。就像《希腊人左巴》(*Zorba the Greek*)所唱的那样，生活本就是一种麻烦，活着就要面对很多困难。对人的考验就是看你如何解决这些困难。

最后，尽管在治疗行业中，没有消息通常就是好消息，但治疗师最好还是在治疗结束几周后与个案联系一下，看看他们的近况如何。可以通过书信、电子邮件、电话，或者简短的随访会谈来完成。治疗关系有时带有某种人为性，或者至少不完全属于自然关系。但是不能让关系失去人性，抑或一旦结束治疗就忘记来访家庭。

治疗结束阶段核查清单

1. 当前问题是否得到改善？

2. 家庭对他们取得的治疗效果是否满意？他们是否有兴趣继续了解自己，并改善他们之间的关系？

3. 家庭是否理解他们做过的无效行为，并且知道在未来怎样避免类似问题的出现？

4. 问题的小幅复发是否意味着家庭缺乏解决某些根本性问题的方法，还是仅仅意味着家庭要在没有治疗师的情况下重新适应以更好地发挥功能？

5. 家庭成员是否已经发展并改善了家庭内外的关系？

/ 家庭评估

我们之所以把家庭评估放在治疗的后面来讲，是因为评估是一件复杂的事情，应该有更多的考量。

// 当前问题

初次会谈时，治疗师总是要面对一些基本的挑战：一群不幸的陌生人走进来，把他们最头疼的问题交到你手上，希望你能解决它。

"我15岁的孩子在十年级时表现越来越差，我该怎么办？"

"我们再没有说过话，我们的婚姻出了什么问题？"

"问题在我身上，我很抑郁，你能帮帮我吗？"

这些开放性表达埋有很多"地雷"："我该怎么办？""约翰尼怎么了？"这些人已经反反复复问他们自己这些问题已有一段时间，甚至好几年的时间。他们对这些问题也有固定的答案，即使他们并不总是认同这些答案。而且，他们对问题也有了成型的处理策略；即使这些策略并不奏效，他们也依然坚持重复使用这些方法。他们就像是一辆陷入泥沼中的车子，车轮不断打滑，使车子在泥潭中越陷越深。

生活困难带来的压力造成了焦虑，而焦虑又造成了僵化的思维。因此，来寻求治疗的家庭对他们的观点坚信不疑："他（或她）多动、抑郁、躁郁、冷漠、自私、叛逆……"也许还会说一些其他消极特质，这些特质已经刻入他们内心的每一处。即使以"我们没有沟通"这种方式来表达自己的抱怨，他们通常都会有把责任归于谁谁谁的想法——当然，他们的这种归因通常都会出现问题。

帮助家庭从无助感变成意识到可以通过共同努力解决问题的第一步，就是要探究现在的问题。很明显，首先应该考虑的是当前所抱怨的东西。不过，要强调的是，对当前问题的探究应当具体并伴随共情。有些治疗师一听到家庭的问题，比如说行为不当，或者缺乏沟通时，就准备立即采取行动。他们知道怎样对付行为不当的儿童，处理沟通问题。但是在采取行动之前，治疗师应该意识到他们不是在对付行为不当的儿童，或者处理沟通问题——而是在处理很多难题中的一个特例而已。

在探究当前的抱怨时，家庭一般都会对谁有问题及其原因有明确的看法，系统家庭治疗师的目标就是要挑战这些看法。因此，家庭治疗师面临的第一个挑战，是把家庭从线性（linear）思维（“就是约翰尼”）和医疗模式（medical model）思维（“他有多动症”）转移到人际互动（interactional）的视角上来。为了促使这些变化，治疗师一般都先从当前问题开始问起。但这些探究不只是为了获得问题的细节，也是为了拓展家庭关于问题及问题表现者的根深蒂固的信念。

有益的问题会传达对家庭成员感受的尊重，但也要表达对把问题表现者当作家庭唯一问题的怀疑。有益的问题可以对事情进行继续探究和拓展。有益的问题还要引入看待问题或家庭的新方式。无益的问题是接受人们对事物已有的描述，并把注意力集中于问题表现者。在第一阶段要想更有效果，治疗师应持有这样的态度：“我不是十分理解，但我对此很感兴趣。我对你们安排自己生活的特定方式感到好奇。”而一个急于显摆自己的治疗师就会说，“噢，是的，我已经知道了你们的问题”，这样就关上了进一步探索的大门。

接下来要探讨的事情是家庭就解决问题所做的努力：他们都做过哪些尝试？哪些尝试有帮助？哪些尝试没有奏效？是否有未到场的人曾试图帮助解决（或者阻挠）这些难题？这些探讨为我们创造了更多的空间，可以有助于治疗师发现家庭成员在维持当前问题方面都做了哪些事情。这并不是转移问题的责任方——比如把责任从一个行为不当的儿童身上转移到纵容他的父母身上[①]。也不是说，家庭问题就是由家庭成员对待问题表现者的方式所造成的。

事实上，治疗师所称的“循环因果”这个词并不恰当。从线性思维到循环式思维的转变，不仅是要把焦点从个人拓展到互动模式上，而且还要摆脱因果解释。循环式思维认为按逻辑地寻找家庭问题的引发者往往不会有什么效果，循环式思维要表达的是，家庭问题是由一系列行为和行为引发的反应所维持的。是谁引发这些问题的这点并不重要。

// 了解转介途径

对治疗师而言，了解个案的转介人和转介原因非常重要。他们有什么期待？他们和来访者讲过哪些期待？同样重要的是，要了解家庭参与治疗是自愿的还是被迫的，是所有家庭成员还是其中一些家庭成员需要治疗，以及其他机构的人员是否也会参与到治疗中来。

当治疗师转介家庭时，通常他们心中会有特定要解决的一些问题。

案例研讨

一位大学生的辅导员转介了他和他的家庭来做家庭治疗。这位年轻人讲述了一段压抑已久的关于性虐待的记忆，并认定施虐者就是他的父亲。家庭治疗师理所当然地被认定应该要调节这位年轻人和父母之间的关系，年轻人并未将这段模糊记忆事件的肇事者归为其他人，而他的父母又极力否认曾经发生过这件事情。

在上面的案例中，辅导员是否会期待家庭成员面质、忏悔，或是赎罪？是否期待达成某些协议？大学生自己呢？最好找到这些问题的答案。

① 要记住的是，即使是维持问题的行为，通常也有美好的意图。大多数人都在尽己所能。

了解个案是否在别处做过治疗也很重要。如果做过治疗，都发生过什么事情？治疗让他们对自己或者家庭有了哪些进一步的了解？治疗让他们产生了哪些期盼和担忧？更重要的是，要发现某个家庭成员是否正在接受治疗。没有什么比两个治疗师在不同方向上使劲更让治疗停滞不前的事情了。

// 识别系统情境

不管治疗师选择与谁一起进行工作，都必须对问题产生的人际关系情境有一个清晰的理解。家庭成员都有谁？有没有不在场但与问题关系很大的人？这个人也许是同居的男友？也许是住在隔壁的祖母？其他机构有没有介入？他们都有哪些介入？来访家庭认为他们的介入有帮助吗？

记着，家庭治疗是一种关注情境中的人的疗法。最有关系的情境就是直系家属，但家庭并非只有这个情境。对于一个在学校遇到麻烦的孩子来说，面见他的老师和学校治疗师也许会很重要。家庭有时甚至不是产生问题的最重要情境。比如，有时候一个大学生产生抑郁可能更多会与教室和宿舍里，而不是回到家中发生的事情有关。

// 生命周期阶段

大多数家庭来访的原因，不是因为他们自身存在问题，而是他们难以适应生命周期阶段的转换（参见第 2 章）。有的时候这表现得很明显。比如，父母可能会抱怨，他们不知道珍妮究竟怎么了。她以前是一个很乖的孩子，但到了 14 岁，却变成了一位易怒、爱争辩的孩子。（总是不知道如何成为合格父母的一个原因就是，当你刚刚觉得掌握了做父母的技巧时，孩子又长大了一点，你又要面临一个全新的孩子。）青春期就是家庭生命周期中要紧的一个阶段，到了这个阶段，年轻父母必须成长，减少对孩子的控制。

有时，家庭可能并不会明显地觉察到在适应一个新阶段时的问题。即使同居多年后才结婚的夫妻也不一定会意料到婚姻生活会激发他们对潜在的家庭生活是什么样子的期盼。不止一对夫妻都惊奇地发现，在他们喜结连理后，性生活次数却急剧减少了。重要生命周期的改变也会发生在祖父母一代的身上，但如果你不问，你永远也不会知道这些事情对祖父母的影响。

在制定一个个案的方案时，一定先考虑生命周期的问题。治疗师可以问的一个绝佳的问题是："为什么是现在出现问题呢？"

// 家庭结构

就一个问题而言，其最简单的系统情境就是两个人之间的互动。她唠叨，他回避。父母控制，孩子反叛；反之亦然。但有时候，二元视角并不能理解整体。

家庭问题之所以根深蒂固，是因为它们处于强大而无形的结构之中。不管治疗师采用哪种方法，最好都要了解一下一个家庭的结构。家庭有哪些亚系统，这些亚系统之间的界线的性质又是什么？夫妻周围或家庭周围的界线是什么状况？存在什么样的三角关系？家庭成员和亚系统是否得到界线的保护，使他们可以在界线内不受打扰——而在需要的时候又可以得到支持？

在缠结的家庭中，父母可能会经常介入子女的冲突，造成孩子们永远都学不会自己处理他们之间的差异。在疏离的家庭中，父亲不仅不会干涉孩子们间的争吵，还可能不会为受欺负而感到伤心的孩子给予同情和支持。

还要考虑正常家庭生命周期以外的一些变化。如果一个妻子在家照顾孩子多年后重新出去工作，父母亚系统就要面临从互补型到对称型转变的挑战。无论家庭成员是否会直接抱怨这些变化，他们都有可能是相关的。

// 沟通

虽然只有一些来咨询的夫妻声称他们有"沟通问题"（通常是指一方不按照另一方的意愿做事），但在家庭治疗中对沟通进行工作已经是屡见不鲜的事情了。沟通是维系关系的工具，所以，治疗师都会对此进行工作。

即使家庭成员开始倾听彼此，冲突也不会神奇地消失。因此，在人们倾听彼此之前就要解决问题是不可能的事情（Nichols，2009）。在经过一到两次会谈（加上治疗师的鼓励）之后，如果家庭间成员仍然不愿意倾听彼此，那么谈话治疗就会变成一场“攻坚战”。

那些学会带着理解去倾听彼此的家庭成员往往会发现，他们并不需要改变彼此（Jacobson & Christensen，1996），很多问题就能得到解决了。但是与那些住在一起但又不能站在你的角度看事情的人所产生的问题，不属于此列。

// 药物和酒精滥用

在药物滥用上，新手治疗师最常犯的错误就是忽视它。药物滥用在那些抑郁或者焦虑的人身上尤其常见。它与暴力、虐待和意外事故等也有关联。虽然没必要询问每个来访者的药物和酒精的使用情况，但如果你怀疑有这方面的问题，那就要仔细地进行询问。不要太委婉，问题要直接和具体。

对了解问题性饮酒行为可能有帮助的问题包括以下几项（Kitchens，1994）：

1. 你觉得你的饮酒情况属于正常范围吗？

2. 你一天喝多少酒？

3. 你经常每天喝 6 杯以上的酒吗？

4. 你是否在酒醒之后记不起来当天或之前的一些事儿了？

5. 你的家庭中有人担忧或抱怨你的饮酒行为吗？

6. 你能在喝完一两杯酒后轻易地停下吗？你能做到这样吗？

7. 饮酒是否曾在你和你的伴侣之间引发过问题？

8. 你是否曾经因为饮酒在工作中遇到过麻烦？

9. 你是否曾经在中午之前喝过酒？

除了酒精以外，这些问题同样可以用在其他滥用情况上面。如果来寻求夫妻治疗或者家庭治疗的某个成员有药物或酒精滥用的迹象，那么要再三考虑谈话治疗是否还能够为家庭问题提供解决办法。

// 家庭暴力和性虐待

只要有任何家庭暴力或者性虐待的迹象，治疗师都要仔细核查。提问可以先从在场的家庭成员开始，但是当有虐待的信号出现时，最好是分别与成员会面，让他们能更坦率地表达。

在美国，大多数州都要求专业人员上报所有可能的儿童虐待事件。上报可能的儿童虐待会破坏治疗联盟，但有时治疗不得不让位于安全。治疗师如果不考虑上报可能的儿童虐待事件，就要承担由此带来的后果。

儿童性虐待的施虐者和受害者通常不会主动透露这些信息。这时就需要治疗师更多地依靠间接线索进行探查。如果一个儿童表现出以下任何症状，就需要做进一步的探查：睡眠障碍、大便失禁、夜尿症、异常痛感、夸张的惊跳反射、进食障碍、突发且难以解释的行为改变、过度的性行为、退行性的行为、自杀的想法，以及离家出走等（Campbell，Cook，LaFleur，& Keenan，2010；Edwards & Gil，1986）。

// 婚外情

外遇曝光对婚姻来说是一个危机，有时会给很多夫妻关系带来很大的冲击。不忠虽然很常见，但它的性质仍然是一个危机，会毁掉一段婚姻。在过去，如果你未经配偶的允许就与其他人发生了性关系，那么你就是出轨了，这是显而易见的。而现在，随着数字通信技术的普及与发展，婚外情可以有多种形式。与旧情人通过社交媒体调情算不算婚外情？与出差时遇到的某人发露骨的短信算不算婚外情？在例会上与同事喝着咖啡表达对配偶的不满算不算是一种对配偶的背叛？与配偶以外的人缔结深厚的情感联结，这样的事情越来越被认为是有问题的。无论是对夫妻，还是对他们的治疗师来说，确定一段友情何时越界成为恋情都是件很难的事情。下面有一条有用的建议：询问来访者，当他们想分享令人激动的事情时，第一反应是找谁？当他们想寻求安慰时，会先找谁？如果他们的答案不是他们的伴侣，那么就可能存在问题。

最好让这对夫妻自己来定义何为出轨。然而，治疗师需要意识到人们对于仅有苗头的婚外情会选择轻描淡写，甚至认为这是很常见的事。一方面，当他们问起这段关系是否合适时，他们的内心或许已经有答案了。然而，有时人们对配偶的忠诚缺乏必要的安全感。不管怎样，当治疗师引导一对夫妇去认清一段关系是否合适时，有些问题必须要问。我们需要展开对话。如果不直面这些问题，任何类型的外遇都有可能使治疗陷入停滞。

那些没有性关系的婚外关系，尽管不太明显，但如果一方或双方都把第三方牵涉进本来应该双方一起解决的问题中来的话，同样会对治疗具有破坏作用。（发现外部关系是三角关系组成部分的一个线索是，当事人不会去谈这个关系。）而可能有帮助作用的第三方有家庭成员、朋友和治疗师。

案例研讨

曾经有一对来咨询的夫妻抱怨他们的关系已经不再亲密了。他们并不是有很多的冲突，只是似乎从来没有感到待在一起过。在缓慢进展几周后，这位妻子提到她一直在做个体治疗。当这对夫妻的治疗师问起原因的时候，她的回答是她需要找个人倾诉。当治疗师问妻子为什么之前没有提及做个体治疗的时候，她的回答是："你也没问啊。"

// 性别

性别不平等对家庭问题的影响方式有很多种。妻子的不满或许比她所抱怨的问题有更深层次的原因。丈夫不愿意更多地进入家庭生活，或许是他性格中的缺陷，或许是文化的产物。

治疗师必须自己解决如何避免忽视性别不平等的极端看法，如何避免把自己的个人观点强加给别人。平等对待的一个方式就是提问题，但容许来访者寻找自己的答案。可以多提一些道德问题，但不要试图说教。我们不能理所当然地假定，在步入婚姻时双方的权力就是平等的，也不能假定互补性是婚姻关系唯一的动力。

在近几十年文化期望发生巨大转变的背景下，有关性别期待的冲突，不管是否得到过公开讨论，早已变得非常平常。难道如今还要认为一位女性的责任就是追随丈夫的事业、随丈夫的升迁而到处搬迁吗？仍然还有人认为女性应该又坚强、又自食其力，而且是婴幼儿的主要照料者（这经常是唯一照料者的委婉表达而已）吗？

无论治疗师持何种价值观，夫妻形成的性别角色对他们来说是有效的吗？无法调和的差异、冲突或者困惑是压力之源吗？或许唯一的也是最有效的关于性别平等的问题是："每个伴侣如何感受他们关系中给予和得到的公平性？"

性别社会化的差异对夫妻冲突的影响屡见不鲜，正像下面的案例所呈现出来的那样（Patterson，Williams，Grauf-Grounds，& Chamow，1998）。

案例研讨

凯文抱怨说，凯特妮总是查他的岗，他觉得凯特妮不信任自己。而凯特妮坚持说，她只是问凯文在做什么，想融入他的生活而已。她希望和凯文兴趣相投。她不是在查岗，只是想双方之间能够彼此分享。

当凯特妮问凯文太多问题的时候，他就会生气，然后退缩、不理她，这让凯特妮觉得自己被拒之门外。摆脱了凯特妮盘问的凯文，正处在喜悦当中，没有注意到凯特妮有多么伤心和愤怒，直到她边哭边爆炸一样指责他。凯文对凯特妮的哭没有还击之力，只能尽力地安抚她。当他安慰说爱她，以后会跟她"汇报"他的生活时，凯特妮才冷静下来，两人又重新恢复了和平的状态。直到下次"战争"爆发。

像凯特妮和凯文这样的夫妻，性别社会化对追逐者—逃避者这种动力关系有一些影响。男性典型地被社会化为是应该独立的，拒绝一切他们认为试图控制他们的事情。因此，凯文认为凯特妮询问他的活动情况，就是想限制他的自由。另一方面，凯特妮被社会化为重视关怀和联结，所以她很自然地想了解凯文的生活。她不明白，为什么当她想双方彼此分享生活的时候，凯文会有那么强的防御心理。

忽视性别社会化对家庭动力的影响是不对的，但是认为性别社会化不受家庭动力的影响也是不对的。在上面这个案例中，凯特妮缠结的原生家庭强化了“家庭成员之间就是应该分享一切，任何单独的活动都是对家庭的不忠诚”的看法。而凯文不愿把他做的一切都告诉妻子，部分原因源自他的原生家庭有两位专横和控制型的父母。

// 文化

在为治疗而对家庭进行评估时，治疗师应当考虑家庭中独特的亚文化（McGoldrick，Pearce，& Giordano，2015），以及更大文化圈对家庭问题产生的毋庸置疑的影响（Doherty，1991）。

在对少数族裔家庭进行工作时，相比和个案具有相同的文化背景，更重要的是治疗师要发展自己的文化敏感性。家庭对愿意花时间学习他们独特文化的治疗师的信任程度，也许和与他们属于同宗同族的治疗师的信任程度是一样的。

发展文化敏感性的一个途径是在工作时间之外做一些联结。比如，一个白人治疗师可以参加他的非裔美国人来访者所在社区的教会活动，参加拉丁风的舞会，或者上门拜访亚裔社区服务中心。做这些事情不会把你变成那些文化方面的专家，但会向你的个案家庭显示你尊重他们的诚意。对文化和种族多样性保持谦卑的态度也很重要。也就是说，向你的个案请教他们的经验和传统，而不是把自己假装成专家。

这对实践者具有双重的挑战：既要学会尊重差异，又要发展对来自其他文化和种族群体的成员所面对问题的敏感性。有很多描写不同种族群体的特征和价值观的书籍，第 10 章的多元文化部分列出了一部分。除了这些学术书籍，还有一些虚构作品，比如《追风筝的人》（*The Kite Runner*）、《宠儿》（*Beloved*）、《所罗门之歌》（*Song of Solomon*）、《加西亚家的女孩不再带口音》（*How the Garcia Girls Lost Their Accent*）、《漫波之王的情歌》（*The Mambo Kings Play Songs of Love*）、《青木瓜之味》（*The Scent of Green Papaya*）、《奥斯卡·瓦奥短暂而奇妙的一生》（*The Brief Wondrous Life of Oscar Wao*）、《喜福会》（*The Joy Luck Club*）等，这些作品把不同的文化栩栩如生地描绘了出来。

在与来自其他文化的个案进行工作时，尊重差异、对不同的做事方式保持好奇，比试图成为种族问题专家要重要得多。尊重差异纵然重要，也绝不能毫无批判地接受"我们这样做（指的是无效行为）是由于文化的原因"这种托词。遗憾的是，来自不同文化背景的治疗师很难评估这些陈述的真实性。也许，最好的建议就是保持好奇心。保持开放的心态，但还是要提出问题。

/ 伦理考量

大多数治疗师都意识到了要承担如下的职业伦理责任。

1. 治疗是为了解决来访者的问题，而不是为了解决治疗师的未尽事宜。

2. 来访者有保密的权利。因此，要在一开始就说明向缓刑犯的监视官、父母、管理性医疗公司等报告来访者隐私时有怎样的限制。

3. 治疗师应当避免利用来访者的信任，因此，必须尽力避免双重关系。

4. 治疗师有义务提供最好的治疗；如果感到自己接受的培训或经验无法满足特定来访者的需求，应当把来访者转介给其他有能力的治疗师。

无论什么时候遇到伦理方面的问题或疑惑，最好的办法就是向同事或督导请教。

大多数治疗师都意识到他们自己的伦理责任，但是有些治疗师对其来访者行为中的伦理考量却没有到位。这个领域中没有必须遵守不可的规矩，然而，对一个家庭完整认真的评估应该包括对家庭成员的权利和义务的考量。家庭成员有哪些忠诚方面的义务？无形的忠诚会限制他们的行为吗？（Boszormenyi-Nagy & Spark，1973）如果是这样，那这些忠诚是公平的吗？伴侣之间相互承诺的本质是什么，这些承诺是清晰均衡的吗？家庭成员在忠诚和信任上有哪些义务，这些义务得到履行了吗？

对于理解临床实践中的伦理责任来说，一个很好的起点就是你从事职业的伦理手册。比如，美国心理学会的伦理道德规范就列出了如下所示的一些原则。

1. 心理工作者提供的服务仅限于他们所受教育、培训、督导和专业经验能够达到的能力范围内。

2. 当对年龄、性别、种族、民族、文化、国籍、宗教信仰、性取向、残疾、语言或者社会经济地位等的理解对提供有效的治疗服务来说必不可少时，心理工作者应具有这些方面的知识，或者寻求这些方面的培训和督导，或者做适当的转介。

3. 当心理工作者意识到个人问题可能会影响专业责任的时候，要做出适当的评估，比如获取专业帮助，决定他们是否要缩小、暂停，或者终止自己的工作。

美国社工学会的伦理道德规范列出了如下的要求。

1. 社会工作者不应与来访者或以前的来访者保持双重关系。

2. 除了服务需要以外，社会工作者不应询问来访者的个人信息。

3. 未经授权，社会工作者不能把来访者的私人信息告知第三方。

4. 当来访者要求终止服务时，社会工作者应当遵照执行。

美国咨询协会（2014）的许多条款既包含了美国心理学会和美国社工学会的一些内容，也提出了一些社交媒体方面的要求，比如：

1. 治疗师不能通过社交媒体与当前来访者保持关系。

2. 治疗师如果要与以前的来访者或者其某个家庭成员发生性关系或者恋爱关系，必须要等到最后一次治疗见面五年以后。本条兼适于线下或者线上互动与关系。

上述有些原则或许很明确，他们为临床实践者在可以做的事情方面划出了非常严格的范围。然而，当对夫妻或家庭进行治疗时，问题的复杂性会加大，带来一些伦理道德两难问题。比如，一个家庭治疗师应该在什么时候才能和家长分享他在会谈中得到的孩子的信息？如果一个12岁的女孩开始出现饮酒的问题，治疗师要不要告诉她的家长？

最近，专业行为准则增加了有关夫妻和家庭治疗问题的内容。比如，美国心理学会明确规定，当一个心理工作者为有关系（如夫妻、亲子）的几个人提供治疗服务时，他必须一开始就弄明白，谁才是真正的来访者，以及这个来访者和每个人有怎样的关系。此外，如果一位心理工作者受到明显的邀请扮演潜在的冲突角色（比如家庭治疗师会作为离婚过程的见证人），那他必须试着去弄清楚究竟，然后改变其中的规则，或者以适当的方式从他们当中抽离出来。

美国社工学会也做了类似的声明，当社会工作者为夫妻或者家庭成员提供服务时，应当向各方澄清他们对每个接受服务的个体所负有的专业责任。当社会工作者为家庭提供咨询服务时，他们应当就个人的保密权在各方中达成一致的意见。

美国婚姻家庭治疗学会（2001）也发布了自己的伦理道德规范，其中与美国心理学会和美国社工学会的规范有很多一致之处。但是，美国婚姻家庭治疗学会直截了当地指出，当治疗师治疗家庭中的两个或两个以上成员时，保密工作会变得很复杂。如果没有书面声明，家庭治疗师不能透露任何家庭成员传达给他的信息，尤其是不能透露给其他成员。

不过，与很多事情一样，在教室中解释伦理道德规范，比把它们应用到临床实践的严峻考验中要简单得多。看看下面的问题。

案例研讨

很明显，治疗师必须保护来访者的隐私权。但是如果一位女性自己透露，她有一段婚外情，纠结于是否要结束它的时候，该怎么办？当她继续说自己的婚姻已历经多年了无热情时，治疗师建议她参加夫妻治疗，看能不能改善她的婚姻状况。这位女性同意了。但当治疗师建议她要么结束婚外情，要么向丈夫坦白的时候，她又坚决地拒绝了。这时，治疗师应该怎么做？

当参与夫妻治疗中的一方正在经历一场婚外情时，治疗师能够提供有效的治疗吗？治疗师应该对来访者施加多少压力，才能使来访者去做他不想做的事情？应该对家庭中的一个成员施加多少压力，才能使他披露一个可能会产生危险后果的秘密？当来访者想继续治疗，却又拒绝接受治疗师的建议时，治疗师什么时候才有权终止治疗？

解决伦理道德两难困境的一个方式，就是运用你自己的最佳判断力。在这个案例中，这位女性既想拯救自己的婚姻，但又不愿意结束婚外情或者告知丈夫，治疗师可能会拒绝在不可能有效果的情况下提供治疗。对这个案例，治疗师有义务把她转介给其他治疗师。

美国婚姻家庭治疗学会道德伦理规范中的 1.10 分条款规定：“如果不能或不愿提供专业帮助，婚姻与家庭治疗师应当带有尊重地帮助个案获得更合适的治疗服务。” 1.11 分条款规定：“在没有对后续的治疗做出合理安排的时候，婚姻与家庭治疗师不能放弃或忽略正在治疗中的案主。”

同样的案例，另一个治疗师可能做出这样的决定，即使这位女性现在拒绝结束她的婚外情，但继续进行夫妻治疗可能会让她在将来结束婚外情或者告知她的丈夫。在这种情况下，治疗师会遵守保密原则，不披露这位女性私人谈话的内容。

治疗师的职业伦理道德大纲尽管已经清晰明了，给实践者造成的压力还是非常强大和微妙的。在对有婚外情、考虑离婚或结婚的来访者进行治疗时，治疗师可能会受到自身的无意识态度或者个案投射的影响。比如，你会怎么看待这样一位治疗师：原本沮丧的已婚来访者在接受他的治疗后离了婚？你觉得这位治疗师对自己婚姻满意度的水平会怎样？

在两难的伦理情境下相信自己的判断是有风险的，而风险就在于在专业决策中加入了自己的价值观。伦理实践的原则要比你自己认可的私德和善意广得多、严得多。当有疑惑时，我们推荐临床工作者问自己两个问题：第一，当来访者或者重要他人发现你的行为时，会产生什么样的后果？例如，分别单独告知两个兄弟姐妹他们是唯一能够成熟地结束争吵的那个人，这种策略违背了"如果怎么样，就会怎么样"的原则，因为他们完全有可能在向对方吹嘘时把治疗师告诉他们的内容说出来（相信我！）。

第二个问题是在进行伦理决策时要问自己的：你可以告诉其他人，你尊重自己正在做或者考虑的事情吗？如果你害怕告诉同事，你正在治疗两对已婚夫妻，其中一对夫妻的妻子正在与另一对夫妻的丈夫有婚外情；或者害怕告诉同事你准备提高治疗费用，那么你也许会因为越过了职业规范而感到惭愧。如果觉得必须强迫自己保守一些秘密，就说明这些秘密可能是不对的。通往地狱的毁灭之路就是建立在"这个情境是个特例，这个来访者是个特例，我自己是个特例"这些假设基础之上。以下是出现潜在的不道德实践的危险信号。

- **特殊性**（specialness）——这个情境是个特例，一般的规则不适用。
- **吸引力**（attraction）——任何形式的强烈吸引力，不仅是和来访者发生浪漫的关系的吸引力，还有来自来访者地位的吸引力。
- **治疗框架的改变**（altertions in the therapeutic frame）——更长或更频繁的会面，过多的自我暴露，无法拒绝来访者，以及其他一些潜在的违背专业界线的事情。
- **违反临床规范**（violating clinical norms）——未转介有婚姻问题的夫妻

去参加夫妻治疗、没有接受个人督导等。

- **专业隔离**（professional isolation）——不愿和专业同事讨论自己的决定。

// 婚姻家庭治疗证书

在美国，1964 年，加利福尼亚州率先创建婚姻家庭治疗证书的做法。2009 年，蒙大拿州成为美国境内第十五个提供这一证书的州。这一里程碑式的事件，增加了这一专业的合法性，也为引入药物滥用与心理卫生服务，以及退伍军人管理等联邦项目打开了大门。今天，婚姻家庭治疗已经成为发展最快的心理卫生领域之一，未来将会引进更多的联邦项目，也会越来越得到管理性医疗部门的认可。

那么，怎么才能取得婚姻家庭治疗证书呢？虽然不同州有不同的要求，但总体来说要达到以下要求：获得一个婚姻家庭治疗相关专业的硕士学位，在学期间要进行大约 500 小时的临床实践；取得硕士学位后，在督导下进行一两年的临床实践；最后，参加并通过各州设立的证书考试。州与州之间对教育经历和实践经验的要求不一样，而且几乎互不相认；因此，你将来想在哪个州进行工作，就要在哪里参加证书考试。

婚姻家庭治疗证书与专业治疗师证书，以及临床社会工作者证书在以下方面很相似：最高学位都是硕士学位，在大多数州的工作机会和责任是类似的。系统地对夫妻和家庭进行工作是区别婚姻家庭治疗证书与其他硕士水平证书的主要地方。和婚姻家庭治疗证书区别最大的是心理学证书。心理学证书要求博士学位，在研究和诊断性测验方面有更多的训练。历史上，有博士学位的心理学工作者获得的酬劳更多，工作机会也更多。最近，低迷的经济已经在某些程度上改变了这种现象，一些机构正在用薪水较低的硕士水平的临床人员来取代心理学工作者的位置。虽然不确定这种趋势是否会持续下去，但就目前来看，拥有证书的婚姻家庭治疗师工作市场的前景还是很好的。

/ 特殊问题的家庭治疗

以前，大多数家庭治疗师认为他们的方法可以用来解决几乎所有问题。但今天越来越普遍的看法是，对具体的人群和问题要采取有针对性的技术。

以下列出了针对婚姻暴力和儿童性虐待这两种经常出现的临床问题的特殊治疗方法。虽然我们希望这些建议能够为解决这些困难情境提供一些启示，但是要记着，负责任的治疗师要能够意识到自身能力的不足，把自己不能解决的案例转介给更有经验的治疗师。

// 婚姻暴力

如何治疗婚姻暴力这一问题呈现两极分化的情况，这一情况远胜其他领域。目前普遍的做法是把夫妻双方分开进行治疗，把施暴方安排到愤怒管理项目中，而把受害方安排到受虐伴侣群体中接受治疗（Edleson & Tolman，1992；Gondolf，1995）。传统的夫妻治疗被看作是危险的，因为让施暴者和受虐的伴侣近距离地待在一起，然后邀请他们解决争议问题的做法，会把伴侣置于危险之中，也为施暴者提供了自我辩护的机会（Avis，1992；Bograd，1984，1992；Hansen，1993）。把夫妻放在一起治疗，意味着他们对暴力的发生都负有责任，也为一种可能恶性的关系赋予了一种合法性。

支持把暴力夫妻放在一起治疗的观点认为，暴力是相互挑衅的产物。虽然很难接受，但相互挑衅其实是一些关系中情绪破坏性行为的升级（Goldner，1992；Minuchin & Nichols，1993）。当夫妻被安排在一起接受治疗时，施暴的一方可以学会意识到使他们爆炸的情绪触发点，并承担控制自身行为的责任。他们的伴侣可以学会意识到同样的危险信号，承担保护自身安全的责任。

当暴力已经超越推推搡搡的程度时，很少有系统性治疗师会提倡把夫妻放在一起接受治疗。因此，关于争论是该进行系统治疗，还是施暴者—受害者分开治疗更好，就像争论苹果和橘子哪个更好一样。迈克尔·约翰逊（Michael Johnson，1995）指出，家庭夫妻暴力有两种类型。第一种是父权恐怖主义（patriarchal terrorism），这种类型的暴力行为是控制伴侣的一种形式。父权恐怖主义常见且严重，随着时间的推移还有恶化的趋势。第二种是普通夫妻暴力（common couple violence），不牵涉权力和控制的问题。这种暴力只是对特定冲突的一个回应，很有可能是相互的，不经常发生，也没有恶化的趋势。不过，一些女性主义者仍然反对在发生任何形式的暴力行为时进行夫妻治疗（Avis，1992；Bograd，1984；Hansen，1993）。

在没有实证数据表明特定性别团体治疗比夫妻治疗更安全或更有效的情况下（Brown & O'Leary，1995；Feldman & Ridley，1995；Smith，Rosen，McColum，& Thomsen，2004），临床工作者对婚姻暴力的治疗意见仍然划分成两个阵营。至于选择是试图解决导致暴力的关系问题为好，还是选择集中注意为暴力的受害者提供安全和保护为好，可能的做法是综合这两种方法，而并不是采取传统夫妻治疗的形式。①

在对暴力夫妻进行工作时，对安全问题没有任何妥协的余地。治疗师不必在维持治疗的中立性（关注关系问题），或作为受害者的代言人（关注安全问题）之间做出选择。这两方面都要做到。关系问题是相互之间的问题，但施暴者是一定要为他的暴力犯罪负责的。就像帕米拉·安德森（Pamela Anderson）在前夫汤米·李（Tommy Lee）因家庭暴力罪被捕时说的那样："争论由两个人引发，但是最后一个人打破了另外一个人的鼻子。"

在对可能存在暴力的夫妻进行初次会谈时，有效的做法是先一起会面，然后再单独会面。同时见夫妻俩可以让你看到他们的行为，单独谈话可以让你进一步询问他们中的一方是否遗漏了一些关于暴力程度或者她所承受的其他形式的威吓等信息。②

施暴方和受害方都会对任何试图帮助他们的人产生强烈的反应。当这些夫妻来访时，他们的心中常常交织着爱与恨，一边责备、一边羞愧，一边想逃离、一

① 以下原则大量地采纳了弗吉尼亚·戈德纳和吉莉恩·沃克（Gillian Walker）的成果，他们共同负责阿克曼研究所的性别与暴力项目。

② 女人也会像男人那样制造家庭暴力。但是为了避免总是写"他或她"，我们将施暴者统称为"他"，而受害者为"她"。

边又缠结。因此，专业帮助者也会采用极端的方式来回应他们是不足为奇的：他们要么支持一方而反对另一方、要么谁也不支持，要么夸大危险、要么减少危险，要么把来访夫妻当作小孩子、要么把他们当作恶魔。换句话说，就是分成好与坏两个方面，就像来访夫妻自身的动力系统一样。为了和夫妻双方都建立联盟，非常重要的是，你要表达对他们双方的尊重，即使你并不能纵容他们所有的行为。

在评估家庭暴力水平时，重要的是要直截了当地问："你们俩之间的冲突有多少次以某种暴力形式而结束？""最近出现这种情况是在什么时候？""曾经发生过的最糟糕的事情是什么？"重要的是，要查明是否有事件造成了伤害，是否使用凶器，她是否至今还在恐惧当中。

除了评估暴力水平，治疗师还必须评估伴侣在治疗中建设性工作的能力。他是否愿意为自己的行为承担责任？他对伴侣采用的是强词夺理的方式，还是防御的方式？对治疗师呢？她是否愿意承担起保护自己的责任，把身体安全放在首位？这对夫妻能坐在一起说话、轮流发言吗？或者说，他们是否在情感上反应过度，以至于治疗师必须不停地打断他们来控制节奏？

如果治疗师决定把夫妻放在一起做治疗，最基本的就是要对暴力实施零容忍。一种方式是把禁止进一步的身体攻击作为治疗的前提。弗吉尼亚·戈德纳与吉莉恩·沃克把前两次会谈定义为是否有可能创造一个"安全的治疗空间"的咨询。在这个安全空间中，夫妻的问题既可以得以正视，又不会对女方造成伤害。他们进行的初次会谈会聚焦于暴力风险和安全问题方面，同时，如果他们觉察到夫妻治疗时个案太过不稳定，他们有权终止咨询，并提议其他替代性治疗方法（Goldner，1998）。

对大多数夫妻来说，鼓励对话是探究他们如何进行沟通的有效方式。但是暴力夫妻通常会有情绪化反应，所以，在对暴力夫妻进行治疗时，更好的办法是让他们轮流与治疗师谈话。治疗师应当尽一切可能地努力让他们的节奏慢下来，让他们去思考。

对抗情绪化的最好方法是问一些具体细节。可以从最近发生的暴力事件问起。

让每个人对发生的事做一个细节性的、还原当时场景的描述。要警惕语言上对责任的逃避行为（Scott & Straus，2007）。暴力的男性也许会把他的行为归因到妻子的挑衅或者累积的压力上。攻击妻子的不是他，而是那些压力作祟。语言上更微妙的逃避行为，就是暴力的一方把问题描述为冲动。当两人的争辩升级的时候，他就开始“失控”了。在这样的表述中，这位男性的冲动行为不是他的选择，而是他内心情感迸发后不可避免的结果。

对于这种逃避，治疗师可以这样回应：“我们来谈一谈你说的‘失控’代表了什么意思。你当时内心的状态是怎样的，让你觉得可以理所当然地打破不再伤害她的承诺？”治疗的任务是要让他为自己的暴力行为承担责任，同时也要以复杂和共情的形式理解他。这种双重目标既不是为了让他感到羞愧，那样只会激化他的愤怒；也不是为了理解夫妻之间的动力关系而不让他为自己的行为负责。

一旦夫妻双方开始为自己的行为负责——他选择控制自己的暴力行为、她采取措施保护自身的安全，就有可能对造成逐步升级的情绪化反应的夫妻关系问题进行探讨了（Holtzworth-Munroe，Meehan，Rehman，& Marshall，2002）。然而，这并不意味着就可以把暴力夫妻当作普通夫妻一样地对待。探索夫妻双方都参与的互动过程，永远也不会得出“双方对暴力行为负有同等责任”这样的论断。

当暴力夫妻已经准备好探讨关系问题时，就可以鼓励他们对话了，这样治疗师和夫妻就可以理解他们试图同对方谈话时所发生的事情。这样，就把关系问题带进了咨询当中。要做的一件事情是告诉他在暴怒之前离开，然后，实地观察他情绪升级的最初阶段，询问他是否意识到自己开始感到沮丧，并打断伴侣的话。接着说：“是你该离开咨询室的时候了。”同时，询问他的伴侣是否感到了这些紧张和恐惧的最初信号。

所有婚姻暴力项目几乎都会用到隔离策略。识别愤怒升级的信号（心跳加速、不断增长的焦躁不安、起立、踱步等），在暴力发生之前让自己从这种情景中脱离出来，是值得提倡的，这也是阻止发生将来会后悔的暴力行为的一种方式。说“我感到愤怒（或恐惧），我需要暂时停一下”这样的话，可以设置安全阀，它有别于简单地拒绝谈话。每个人只有责任为自己申请隔离，但不能要求其他人隔离，也不能阻止其他人离开。

尽管首要任务是消除不断升级的攻击性互动，但夫妻也要多学些表达差异的建设性方法。这里存在一个矛盾：他们必须学会控制自己的行为，但是扼杀他们的愤恨和抱怨又会起到反作用。事实上，正是这种压抑导致了情绪的累积，进而导致了暴力的爆发。而且，一个对自己伴侣有暴力行为的人通常也是软弱的——他的软弱之处在于不知道怎样以伴侣能够听到的方式表达自己的感受。因此，在帮助夫妻就双方差异进行协商时，最基本的是要确保双方都能够学会表达和倾听对方。

// 儿童性虐待

在治疗一个儿童遭受性虐待的家庭时，基本目标首先是确保虐待事件不再发生，进而减少创伤的长期影响（Trepper & Barrett，1989）。和婚姻暴力一样，性虐待的治疗也分为两大类型:（1）儿童保护取向（child-protective approach），这种方法会降低家庭的完整性;（2）家庭系统取向（family systems approach），这种方法无法保护儿童。我们建议支持家庭的同时注重对儿童的保护。当这些目标不可兼得的时候，比如一个父亲强奸了他的女儿，应当把保护儿童放在首位。

性虐待的评估很复杂，因为各方经常对发生的事情各执一词（Campbell，Cook，LaFleur，& Keenan，2010；Herman，1992）。一位父亲可能会说他不是故意摸女儿的下体的，但女儿可能报告说已经多次发生了这样的事情，她确实遭受了父亲的性虐待。一位祖父可能会声称他对孙子的照顾完全是清白的，但地方检察官却有可能对他提出猥亵行为的指控。一位儿童保护工作者也许相信一位母亲默许丈夫对孩子的性虐待行为，而治疗师却可能认为这位母亲是在尽她所能拯救她的婚姻。这些差异最好通过社会和法律机构来解决。

第一步是要限制犯罪人在没有监督的情况下接近儿童。接着要做一个细致的评估，以揭露其他可能的性虐待事件或者性的不合理表达（Furniss，1991）。犯罪者必须为他的行为负责，并就这些行为接受相应的治疗（其中可能包括法律上的惩罚）。通常在一个家庭被转介来进行治疗之前，儿童保护机构就已经采取过这种措施了。

治疗的一个目标是要建立一个支持系统，以此打破促使性虐待发生，以及抑制将其披露的孤立状态。因此，一些干预项目喜欢采用包括个人、团体和家庭会谈等在内的多模式综合方法（Bentovim，Elton，Hildebrand，Tranter，& Vizard，1988；Ramchandani & Jones，2003；Trepper & Barrett，1989）。家庭治疗应该以增加对受害儿童的支持为方针，这也许会强化父母亲的联合。

当儿童成为性虐待的受害者时，社会控制机构必须介入以保护儿童，可能会涉及接管父母责任的问题。但是，从长期来看，对儿童负责的应当是家庭。因此，通常对孩子最有利的，不是接管父母的责任，而是支持他们找到履行职责的恰当方法。

在父亲或继父因为对孩子的性犯罪而入狱的案例中，治疗师有一部分工作是要帮助家庭划清同罪犯的界线。同样地，如果儿童被送出家外，和亲戚或养父母一起生活时，也要如此。然而，如果有重逢的计划，治疗就要通过面谈和电话的方式逐步打破这个界线，这会让家庭和治疗师有机会一起工作来改善家庭功能。

帮助解决性虐待带来的创伤的关键点之一，是给儿童提供一个安全的倾诉场所，使其可以探讨因性虐待事件产生的复杂又常常矛盾的感受。除了感到被伤害和愤怒以外，儿童也许会因为给大人带来麻烦而感到内疚。儿童经常会偷偷地责怪另外一个家长（通常都是责怪母亲）没有阻止性虐待事件的发生。最后，儿童可能会害怕母亲对虐待者的依赖让虐待者的行为反复出现，导致自己再次陷入性虐待的痛苦之中。

同时使用个体和联合会谈确保了谈论感受时的安全性。首先和家长中没有实施侵犯行为的一方（或多方）会面，让父母能够描述发生的事情，表达对性虐待的感受，不用因为孩子的在场而修饰自己说的话。① 在母亲复杂的感受中，一定会有愤怒和被背叛。但她还对他有某种程度的爱，如果施虐者被判了刑，她还会思

① 为了简便，以下的讨论将使用假设的例子——继父是虐待者，母亲和受虐的女儿是来访者。

念他。她也可能会为没有保护好孩子而感到内疚。重要的是要保证她在分享所有这些感受时是安全的。

当与母亲和她受虐待的女儿进行初次会面时，先要向她们保证，尽管她们最终要谈的是虐待事件，但她们可以自己选择从何说起。让父母和孩子决定讲多少关于虐待的内容，以及是在单独会面的时候讲，还是在共同会面的时候讲，这些安排同样会有帮助。如果孩子选择和治疗师谈论他们的感受，那就要向孩子保证，他们可以自己决定稍后是否要和父母分享这些内容。

与受虐待的孩子会面时，有效的方法是要向他们解释，他们越多地讨论所发生的事情，烦恼就会越少。但是，基本的原则是要让他们自己决定何时讲、讲多少。受虐待的孩子需要恢复对生活的控制感（Sheinberg，True，& Fraenkel，1994）。

当家庭成员谈论感受时，要记住感受没有好坏之分。有一种方法可以用来帮助她们讨论复杂而矛盾的情绪，就是使用自我不同部分的隐喻（Schwartz，1995）。因此，一个受虐待的孩子也许听到这样的问题："你自我中是否有一部分认为母亲应该了解所发生的事情？"与此相似，一位母亲也可能听到这样的问题："你自我中是否有一部分会想念他？"

与孩子单独会面遇到的一个问题就是会制造秘密。在个人会谈的最后，可以问孩子有什么想和家人分享的，以及想怎么分享。一些孩子会让治疗师带头谈论那些他们想让母亲理解、又难以开口的内容。最后，虽然帮助孩子说出他们关于对所发生事情的内疚感的任何想法非常重要，但在探索这些感受之后，一定要不断地对受虐待的孩子说，发生的事情不是他们的错。

// 医疗管理模式

随着**医疗管理模式**（managed care）的出现，没有任何一个职业像心理健康服务从业者一样经历这么大的改变。从业者以前都是基于自己的临床判断做决策，现在却要由医疗管理行业来告知他们应该诊治哪些来访者、采用哪种疗法、怎么收取费用、提供几次会谈。被教导要保守来访者隐私的从业者却发现，他们要和电话另一端的陌生人协商来访者的情况。

迄今为止，医疗管理行业已经存在了数十年，但正在两个重要事情上做出妥协。首先，尽管它们的命令是为了控制成本，但它们的最终责任是要让来访者能接受有效的治疗。其次，虽然与临床实践者存在固有的敌对关系，案例主管却发现，临床工作者也会在一些事情上做出妥协：合作会使双方都受益。

在医疗管理模式下工作成功的关键，就是不要把案例主管当作敌人。实际上，对那些学会与医疗管理模式进行有效合作的临床工作者来说，案例主管其实是最好的转介资源。

学会在医疗管理模式下工作，就应尽可能早地规划个人教育。虽然有些医疗管理公司只接受它们青睐的特定专业的从业人员，但大多数公司还是会接受所有获得心理健康专业资格证的从业人员的。因此，就像在规划研究生教育时要谨慎考虑不同州对证书的要求那样，也要明智地考虑主要的医疗管理公司的要求。而且，由于大多数公司要求至少要有取得学位后三年的工作经历，所以最好在一家有督导的机构开始你的职业生涯。在公共机构工作，无一例外都会有定期的内外部监督，而且还有机会有效地改进临床实践，并用有效的方式记录它们。

在高度关注心理健康服务从业者的领域，有必要对你的咨询技巧进行市场营销，以便能够被选为心理健康服务提供者。案例主管总是在寻找那些能够使他们的工作变得更加容易的临床实践人员。表示你乐意接受转介来的危机个案，愿意处理困难案例（如边缘型人格障碍者，慢性、多问题的案主等），方便联系到你，具备某些特殊的专业技能等，这些都是让治疗师能够吸引医疗管理公司的地方。

一旦有机会成为心理健康服务的提供者，要记着与案例主管合作，而不是与他们对抗。医疗管理公司记录保存有一些数据库，其中包括从业人员为每个个案提供会谈的平均会谈次数等信息。那些对每个个案进行过多会谈的人将会受到警告，而且接到的转介也会相应减少。具有清晰可测量目标的治疗计划也许最有帮助，但这往往也是临床记录中执行得最差的部分。文案工作可能会让人挫败，但是要记着，案例主管不仅有感受，还有记忆。

案例主管喜欢内容简洁且翔实的报告。当受到质疑时，一些治疗师就会转向通过说“那是我的临床观点”来证明他们处理的合理性。当被要求证明其总结的合理性时，一些临床实践者会变得愤怒。他们觉得自己为来访者尽了一切努力，不习惯再被人监督指挥。学着适应吧。如果你的临床判断是对的，就要为你的建议找到支撑的理由。

即使不能和案例主管达成一致意见，也不要发脾气。即使不能做到友好相处，也不要敌对。按照申诉程序走。完成规定的文案工作，并及时上交。撰写简洁明确的治疗计划。及时回复电话。

要想在目前心理健康服务氛围下取得成功，意味着要形成以结果为导向的观念。如果你接受的是焦点疗法的训练，一定要说出来，但是不要把自己伪装成你并不是的样子。把自己称作“折中主义者”，听起来不是灵活变通，更像是模糊不清。你的目标是树立自己的声誉，既能在规定的时间内工作又能取得好的结果。

2010年3月23日，美国时任总统奥巴马签署了《平价医疗法案》，也称为奥巴马医改计划。其目的是通过降低花费、增加提供者的责任，以及美国全民参加健康保险的方式来提高美国卫生保健的质量。这些目标的灵活性及其实现机制一直都是备受争议的政治问题，因此，自从签署生效以来，《平价医疗法案》已经做出了很大的调整。这一新的法律将会给心理健康服务带来什么样的影响尚不明确，但很有可能会把心理健康服务的对象拓展到一个更大的群体范围中。这项法案的主要影响是，人们不会再被健康保险拒之门外，也不会在以前就有的精神疾病上被要求支付更多的费用。这意味着，会有更多的人将会寻求心理健康服务。如果你在为低收入群体服务的医院或者机构中工作的话，你很可能比过去要接收更多问题严重的人，因为他们享受卫生保健服务的权限增加了（Rasmussen, 2013）。《平价医疗法案》会怎样影响私人诊所至今仍不清楚。

// 社区心理健康服务

对于许多寻求帮助的家庭来说，每周去治疗师办公室进行一次 50 分钟的会谈并不是最优的解决方案。也许他们自己的工作使得治疗无法顺利开展，也许他们没有缴纳足够的保险或儿童保育费用，也许他们的需求仅仅依靠治疗师难以得到满足，比如药物管理或住房需求。在认识到家庭会有不同的需求后，许多社区制订了旨在提供全面帮助的社区心理健康服务计划。这类计划通常涉及很多专业人员，包括精神科医生（负责药物管理）、治疗师（负责处理家庭关系以及个人心理状况）、社会工作者（负责帮助满足家庭基本需求，如食物和住房）以及协调大家分工的工作人员。

服务的全面性使得家庭能够做出有意义、持久的改变。他们不仅可以凸显自己的人格或形成更健康的家庭结构，还可以获得找工作、支付房租、心理健康相关的生理关怀等帮助。仅仅依靠治疗师是无法做到这些的。也就是说，社区心理健康服务并非没有挑战。让所有家庭成员朝着同一目标而努力已经很难了，更不用说让整个治疗团队协调一致了。如果缺乏良性的沟通、明确的分工以及受人尊重的地位，团队成员可能会陷入以牺牲他人利益为代价来推动治疗进程的误区。如果治疗团队被家庭成员纳入三角化的阵营，则很容易陷入那样的误区。高效的社区心理健康服务团队的特点体现在定期的团队会议、公开且尊重彼此的讨论以及明确的分工。

// 收费私人诊所

医疗管理模式从根本上改变了私人诊所的面貌。虽然在医疗管理模式出现之前，大多数治疗师愿意签署那些允许支付治疗费用的保险文件，但之后，很多治疗师就不愿意填写越来越多支付治疗费用的文件，而且支付的比例也越来越低。这些约束迫使一些治疗师离开私人诊所进入机构工作。然而，还是有一部分临床实践者继续经营着自己的私人诊所，只不过现在他们坚持来访者要用现金支付全款费用。

虽然有些资深的治疗师在收费私人诊所中发展得很好，但是重新创办一个私人诊所、吸引现金支付的来访者已经变得很困难（在有些市场中已经几乎是不可能的）。《平价医疗法案》有可能会进一步地减少收费私人诊所的来访者，因为有些以前没有投保的人现在参加了保险，因此也能够得到接受医疗管理模式的治疗师的服务。而且《平价医疗法案》规定，拥有灵活支出账户（这个账户让注册者可以留出税前资金用以缴纳不在医疗保险报销范围内的医疗支出，比如心理治疗）的人每年只有 2500 美元的支出额，这会影响人们坚持治疗的时长。不过，因为《平价医疗法案》自从实施以来就变数不断，现在还很难预测它究竟会对那些希望创办私人诊所的人带来怎样的影响。

尽管有这么多的不确定性，但每个社区中总会有一部分人愿意支付现金寻求高质量的、真正能做到保密的心理健康服务。那些想创立私人诊所的人面临的挑战是：要学会在市场中定位自己去吸引这部分客户。虽然做到这一点需要在学校中学不到的商业头脑，但是在大多数大城市中，创办和维持一个收费私人诊所的可能性还是很大的，也会带来很大的回报。

信誉是创办私人诊所时最有价值的资产。要尽己所能建立并维持一个稳固的信誉，因为信誉一旦建立，你的诊所基本上就能自我延续。好的信誉来源于你接受的培训和你拥有的技能。对事业最好的投资就是在取得学位以后继续参加各种形式的高级培训。参加一个培训机构或者进行时长一年的校外实习有助于你精进你的技能。系列工作坊可以激发并提高经验丰富的临床实践者的技能，但是它不能取代你长期以来形成的具有自身特色的办法。发展一种你的专长，并提供这一专长的培训，这也可以帮助你巩固你的信誉。

与其他治疗师一起参加同行会议也有帮助。同行会议是一个很好的平台，能让你遇见私人诊所的过来人，教你一些当地市场的窍门。大多数社区都会有一个成功个人从业者的核心群体，其中很多人都愿意帮忙指点那些也能给他人提供某些帮助的人。要带着“我能为你做些什么”而不是“你能为我做什么”的态度去接近这些能够提供指导的人。主动为他们提供一些营销、实务管理等方面的帮助，用来作为建议和咨询的交换，而不是简单地请他们帮助你。一些州准许尚未取得证书的治疗师可以在私人诊所的治疗师督导下进行工作。这是一种理想状态，如此一来，一旦取得证书，你就已经累积了一些你自己可以处理的案例了。

对于扩散你的信誉和建立成功的私人诊所来说，市场营销也是十分重要的一部分。如果你有一项专长，你就要和有相关专长的专业人员打交道。如果你在治疗那些因不孕症而苦恼的夫妻，那你要请当地的不孕症医生吃午饭，给他办公室的工作人员送咖啡。如果你的治疗工作和离婚事件有关，也要对离婚律师做同样的事情。如果你的治疗针对的是特定的宗教传统，也要对宗教人员做同样的事情，以此类推。主动为当地学校或者其他服务机构提供有关抚养或沟通技巧的讲座或工作坊，也是吸引客户的有效方式。

创建并维护一个有吸引力的网站在今天的市场中格外重要。一旦创建了自己的网站，就要确保在搜索相关的关键词（比如夫妻治疗、焦虑，或者其他与你的治疗工作有关的词）后，自己的网站能够出现在搜索结果的第一个页面上。创建一个自己的网站并不贵且相对简单，或者你可以聘请一家专门为治疗师设计、创建推广网站的公司。

许多治疗师花费大量精力在社交媒体上宣传他们的治疗案例，但很少有治疗师会直接在社交媒体上进行治疗。大多数潜在的来访者会在网站而非社交媒体上寻找治疗师，所以请不要犯这样的错误：将所有的时间和金钱都花在社交媒体上而忽略了专业网站的建立。

一个成功的私人诊所需要对收入和支出进行管理。理想的办公地点是在保持低开销时的同时，依然能够施展能力。先核实当地治疗师的收费标准，再决定自己的服务应该收取多少费用。定价过高，尤其当你还是市场中的新生力量时，会花费更长的时间来累积业务。一些临床人员开始时会先采用中间价，随着时间的推移再慢慢涨价。

在大多数市场中，如果治疗师在临床上与时俱进，建立一个良好的信誉，有效地进行市场营销，保持低的开销，合理收费，而且还能保持耐心，那么他就可以建立一个成功的私人诊所。

/ 小结

让整个家庭都参与进来，形成系统的假设，敦促家庭做出改变，知道何时结束个案，对伦理道德、性别和社会阶层保持敏感性，在医疗管理模式的机制下工作……有很多要学习的地方，是吧？是的，而且还需要时间。但还有一些事情是学不会的，至少在书本中是学不到的。

个人品质，比如对他人真诚的关心，以及促成改变的决心等，也是很重要的部分。技术也许可以作为工具，但个人品质却是区分治疗师是否优秀的关键。如果学不会如何进行干预，你只是不能称作一个有效的治疗师而已；但是如果没有对人及其行事方式的共情和尊重，治疗仅仅是停留于技术上的操作，称不上是有创造性的人性上的努力。

// 推荐阅读

Anderson, C., & Stewart, S. (1983). Mastering resistance: A practical guide to family therapy. New York, NY: Guilford Press.

Madsen, W. C. (2007). Collaborative therapy with multistressed families (2nd ed.) .New York, NY: Guilford Press.

Minuchin, S., & Fishman, H. C. (1981). Family therapy techniques. Cambridge, MA: Harvard University Press.

Minuchin, S., Nichols, M. P., & Lee, W. Y. (2007). Assessing families and couples: From symptom to system. Boston, MA: Allyn & Bacon.

Patterson, J. E., Williams, L., Grauf-Grounds, C., & Chamow, L. (1998). Essential skills in family therapy. New York, NY: Guilford Press.

Sheinberg, M., True, F., & Fraenkel, P. (1994). Treating the sexually abused child: A recursive, multimodel program. Family Process 33, 263-276.

Taibbi, R. (1996). Doing family therapy: Craft and creativity in clinical practice. New York, NY: Guilford Press.

Trepper, T. S., & Barrett, M. J. (1989). Systemic treatment of incest: A therapeutic handbook. New York, NY: Brunner/Mazel.

Walsh, F. (1998). Strengthening family resilience. New York, NY: Guilford Press.

P A R T

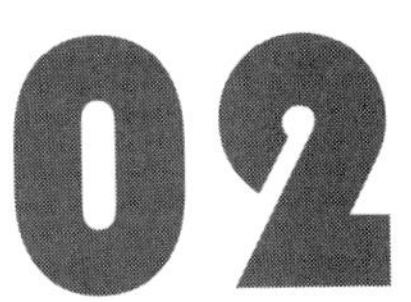

家庭治疗的经典流派

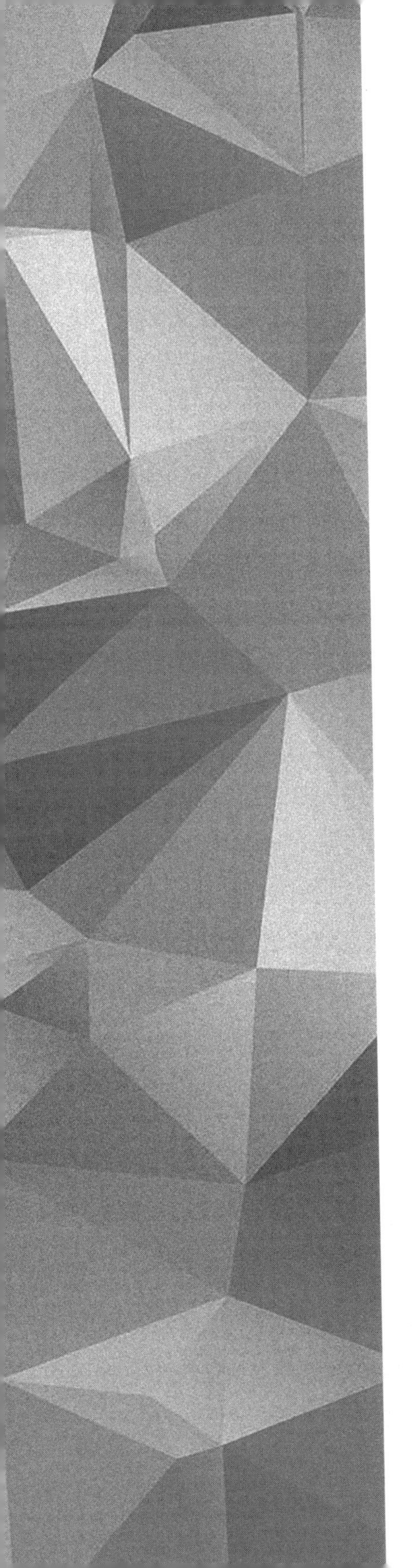

第 4 章

鲍恩的家庭系统治疗

——跨代家庭治疗

- 鲍恩家庭系统治疗的发展历程
- 鲍恩家庭系统论的主要原则
- 鲍恩家庭系统论中关于健康和不健康家庭的发展过程
- 鲍恩家庭系统论的治疗目标以及达到这些目标的必要条件
- 鲍恩家庭系统论的评估和干预技术
- 评估鲍恩家庭系统论的方法

家庭治疗的先驱们发现人是环境的产物，但是他们把焦点局限在了核心家庭中。是的，我们的行为受家庭中所发生事件的影响。但是不论是过去还是现在，塑造这些影响的力量又是什么呢？是什么让一个丈夫疏离自己的家庭？是什么让一个妻子忽视自己的发展而去掌控子女的生活呢？默里·鲍恩试图从扩展家庭关系这个更大的网络中寻找这些问题的答案。

根据鲍恩的理论，人们的关系是被两种互相平衡的生命力量所驱动的：个体化（individuality）与归属（togetherness）。我们需要陪伴，也需要独立。让生命变得有趣（和挫败）的东西，正是这些使我们两极化的倾向。当一个人迫切寻求与人联结的时候，另一个人可能因为感到压力而逃开。随着时间的推移，一方的追求和另一方的逃避推动着这一对伴侣在亲密与疏远之间循环。

如何能够成功地协调人性的这两极属性取决于人们管理情绪的能力，或者用鲍恩的术语，取决于人们的自我分化（differentiation of self）。我们会在后面更多地探讨这一部分。

虽然没有人怀疑家庭塑造人的力量，但是很多人会想象一旦他们离开了家庭，他们就终于摆脱了父母的控制，成为长大的、独立的成人。有些人认为离开父母是成熟的标志。还有一些人希望能跟父母亲近一些，但却发现每一次去看望父母都很痛苦。所以他们选择保持距离，避免失望。一旦避免了眼前的冲突，他们就会忘记并否认这种不和谐的存在。但是，不论我们走到哪里，家庭始终是跟我们在一起的。正如我们所知道的，对父母未解决的情感反应是我们生命中最重要的未尽事宜。

/ 代表人物

默里·鲍恩对家庭的兴趣开始于20世纪40年代晚期他还在门宁格诊所做精神科医生的时候。鲍恩把他的注意力转向精神分裂症之谜，他受到了患者与母亲之间细腻的情绪敏感性的冲击。有的人把这个叫作共生，就好像它是某种变异。而鲍恩认为这如同自然过程的膨胀一样简单，是一种更强烈的情绪反应倾向，而这种情绪存在于所有的关系中。

1954年，鲍恩进入美国国家精神卫生研究院工作（NIMH），在那里他开展了一个项目，邀请精神分裂患者及其全部家庭成员一起前来就医。他发现母亲与她受情绪困扰的子女之间不稳定的联结不可避免地会把整个家庭卷进来。这个问题的核心是焦虑型依恋，是一种被焦虑感所驱使的病态性的亲密。在有这样问题的家庭中，人们就都成为其他人行为的情绪囚犯。这种在情绪上粘在一起，或情绪缠结关系的标志是缺乏个体的自主性。

1959年，NIMH的项目结束后，鲍恩去了乔治城大学，开始对那些问题相对不是很严重的家庭进行工作。然而，他也发现了许多与他之前在精神病患家庭中观察到的一样的机制。这让他确信所有家庭都是沿着情绪缠结和分化这个连续统一体变化发展的。

在乔治顿大学的第31个年头，鲍恩发展出了一套全面的家庭治疗理论，启发了整个一代的学生，成为国际上著名的家庭治疗运动领导者。他在长期病痛之后于1990年的10月去世。

在鲍恩所有学生中，最出色的是菲利普·格林和托马斯·福格蒂，他们于1973年参与建立了位于纽约新罗谢尔的家庭学习中心。在格林的带领下，家庭学习中心变成了家庭治疗训练领域主要的研究中心之一。格林是一个无忧无虑的、爱好艺术的治疗师和教师。他的两本书《婚姻冲突的评估和治疗》(*The Evaluation and Treatment of Marital Conflict*)以及《处理三角关系》(*Working with Relationship Triangles*)都是在家庭治疗领域中最有用的书籍。

贝蒂·卡特和莫妮卡·麦戈德里克最著名的成就是她们对家庭生命周期的阐述(Carter & McGoldrick,1999)，以及对家庭治疗领域女性主义的倡导。迈克尔·科尔做了鲍恩很长一段时间的学生和同事，他对鲍恩学派理论出色的理解在《家庭评估》(*Family Evaluation*，Kerr & Bowen，1988)一书得到了充分体现。现在，科尔担任位于缅因州艾尔伯勒岛的鲍恩理论学院院长。

/理论要素

家庭治疗的先驱都是实用主义者，对行动的关心超过了领悟，对技术比理论更感兴趣。鲍恩是一个例外。他总是更坚定地认为系统论是一种思考方式，而非一套干预方法。

根据鲍恩的理论，我们在情感生活中的自主性比我们以为的要少。我们中的大部分人对他人的情绪反应比我们自己意识到的要多。鲍恩的理论用五个有关联的概念描述了家庭作为一种跨代关系网络，是如何塑造了个体化与归属之间交互作用的过程(Bowen，1966，1976)，这些概念是：自我分化、三角关系、核心家庭情绪过程(nuclear family emotional process)、家庭投射过程(family projection process)、跨代情绪过程(multigenerational emotional process)、情感阻断(emotional cutoff)、兄弟姐妹的排行(sibling position)和社会情感过程(societal emotional process)。

案例研讨：罗伯特和贝姬（第一部分）

罗伯特和贝姬是一对三十多岁的夫妇，都在工作，他们来治疗是为了解决罗伯特的酗酒问题。罗伯特每晚下班后都会喝一瓶葡萄酒，而且这对夫妻每个月去参加聚会的时候，他都会喝过量。在经济衰退期间，罗伯特丢掉了计算机技术方面的工作，一直挣扎想在自己熟悉的领域找到另一份工作。他虽然讨厌失业，但某种程度上已经习惯了这种一直空闲的状态。然而，他的自信心在失业的几个月里遭受了巨大的打击。他试图通过喝酒来掩盖自己的不适感，可这只会让他对自己感觉更糟糕。

贝姬曾试图通过增加工作时间和减少自己的开销来维持家庭现状。但没过多久，她就对罗伯特如此“轻易放弃”转向酒精寻求安慰的样子失去了耐心。他们一直重复着一种循环：贝姬注意到罗伯特一直在喝酒，她会告诉他振作起来，然后罗伯特会感到羞愧（尤其是贝姬说他是个酒鬼和失败者的时候）。之后罗伯特答应戒酒，他做了，直到下一次循环出现。随着罗伯特对自己饮酒的事情越来越遮遮掩掩，欺骗成了新的常态。他甚至在冰箱里放了一瓶蔓越莓汁（贝姬不喜欢这种果汁），在里面掺了很多伏特加。

贝姬变得非常沮丧，当罗伯特找到新工作时，她在他的车上安装了一个酒精检测仪。这个检测仪能保证除非罗伯特清醒，否则无法启动汽车。她不再信任他了。事实上，他不太值得信任。当他们最终来寻求咨询帮助时，他们的婚姻几乎要走到尽头了。

思考

- 鲍恩家庭系统论的哪些原则可能适用于这对夫妇，是如何适用的？
- 当你绘制这对夫妇的家庭发展图时，你会问他们什么问题？
- 你期待在他们的原生家庭中看到什么样的模式？罗伯特和贝姬之间的这些问题是如何产生的？
- 根据鲍恩的理论，罗伯特的饮酒有什么作用？
- 您如何描述罗伯特和贝姬的自我分化水平？

// 自我分化

鲍恩理论的基石既包含个体内的概念，也包含个体间的概念。跟自我力量（ego strength）类似，**自我分化**反映的是一种思考和反省，而不是自动地对情绪压力做出反应的能力（Kerr & Bowen，1988）。它是一种即使是在面对焦虑的时候，也能够灵活、明智地做出行为的能力。

未分化的人很容易变得情绪化。他们的生活受控于周围人的反应。一个分化的人可以平衡自己的想法和感受：他们能够具有强烈的情绪和自发性，但同时又具有抵制情绪影响的自我约束的能力。

相反地，未分化的人倾向于对他人采取激烈的反应——不论是顺从，还是反抗的反应都很激烈。在他们看来，保持自己的自主性非常困难，尤其是在应对焦虑事件的时候。当问他们的想法的时候，他们会说自己的感受；当问他们自己的观点的时候，他们会重复自己听到的话。他们或者同意所有你说的话，或者争论每一件事情。反之，分化的人能够在遇到问题的时候选择自己的立场。因为他们可以全面地思考问题，决定什么是他们自己的信念，并且之后根据这些信念做出行动。

// 情绪三角关系

花一分钟时间想想在你生命中最麻烦的关系。这种关系大部分一定会涉及一个或更多第三方。事实上，所有的关系都会受到第三方的影响——这个第三方可能是亲属、朋友，甚至可能是记忆。

驱动**三角关系**的是焦虑（Guerin，Fogarty，Fay，& Kautto，1996）。当焦虑增强的时候，人们会感到对情绪亲密性有更大的需求——或者在避免压力的时候，人们会对距离感有更大的需求。人们越受到焦虑的驱使，就越会对彼此没有耐心，也就越容易因为彼此的差异而变得两极化。

当两个人发生问题而又无法解决的时候，他们会变得很难讨论具体的事情。人们为什么要经历所有这些矛盾激化的过程呢？最终，一方或双方都会寻求其他人的同情与安慰。又或者，第三方会被冲突拉进来帮忙。如果第三方的卷入仅仅是暂时的，或可以推动当事人双方解决彼此的差异的话，那么三角关系并不会巩固下来。但是，如果这种情况经常发生，第三方持续卷入，三角关系就会变成关系的一部分。

第三方的卷入会通过把焦虑分散到三个人的关系中而降低两个人之间的焦虑感。所以，一个妻子如果对她的丈夫的疏远感到失望的话，她会更多地把孩子卷入进来。这样就将本该在婚姻关系中的能量转移而构成了三角关系。妻子花时间跟女儿在一起可能会把压力从丈夫身上转移走；然而这就会降低夫妻之间分享兴趣的可能性——这同时也损害了女儿的独立性。

三个人的团体并不一定是三角关系。在一个健康的三人组合中，每一对都可以独立地互动，每一个人都有他自己的行为主张，每个人都可以在不去改变其他两个人的情况下坚持自己的立场。相反地，在三角关系中，每一对的互动都是与第三个人的行为捆绑在一起的，每一个人都被情绪反应驱动，没有一个人可以在不改变另外两人的情况下坚持自己的立场，每一个人都会卷入另外两个人的关系中。想象一条围绕三个人的橡皮筋，三个人都不能让这个橡皮筋掉落。这就涉及了三个人的行动，如果两个人靠得近了些，第三个人就必须离得远一些。

有一些三角关系看起来是无恶意的，以至于很难注意到它们。大部分父母很难忍住不向孩子抱怨。“你妈妈总是迟到！”“你爸爸从来不让别人开车！”这些交流看似无害，但正是因为它有一种变成习惯的倾向而使三角关系出现了问题。

三角化使人有了发泄的出口，但问题并没有得到解决。并不是说抱怨或寻求安慰错了，而是三角关系变成了一种转移注意的方式，最后损害了关系。

// 核心家庭情绪过程

鲍恩认为，当一个家庭出现问题时，即当其成员面临严重的长期压力时，这种压力就会以四种功能失调模式中的某种模式表现出来。第一种是婚姻冲突（marital conflict）。当夫妻中的任何一方非常焦虑，开始指责并试图控制对方，而不是控制这种焦虑并基于此解决当前的问题时，就会发生这种冲突。

第二种，夫妻一方刻意将自己的焦虑集中在另一方身上，将迫使对方以某种方式行事或者感受。如果被强加压力的配偶顺应了这些压力，就会导致对方失功能（dysfunction in one spouse）。一旦权力小的一方缴械投降，并顺应了高权力一方的焦虑，权力小的一方的焦虑就会增加，这就为产生各种不同的症状提供了空间。

第三种，在一些家庭中，婚姻受到的伤害并不会和孩子受到的伤害一样多。父母往往会通过过分强调孩子的问题，或者给孩子制造问题来缓解他们自己的焦虑。鲍恩指出，虽然所有孩子都受到家庭焦虑的影响，但通常只有一个孩子首当其冲，承受着父母或他们所投射的焦虑。这个孩子最终对父母的焦虑会更加敏感。虽然每个孩子的焦虑可能表现为不同的症状，如抑郁、进食障碍，但它们的功能是相同的：承受家庭的焦虑，直到家庭分化到更高的水平。

常见的让家庭感到痛苦的第四种功能失调模式是情感疏远（emotional distancing）。一些家庭没有像前三个例子那样通过相互纠缠和争斗来拉近彼此，而是选择通过尽可能躲避彼此来管控焦虑。

// 家庭投射过程

核心家庭情感过程描述的是焦虑在家庭中的表现模式，而**家庭投射过程**描述的则是这些模式形成的具体过程。它是指父母如何将焦虑传递给孩子。父母如何教育他们的孩子使得他们格外需要获得赞同和表扬？或者让他们认为其他人都应该为自己的幸福负责？鲍恩认为，父母通过下面这三个步骤将焦虑投射到孩子身上（Kerr，2000）。

1. 父母过分关注孩子，认为孩子出了问题，不管情况是否属实。

2. 孩子的行为方式印证了家长有关孩子确实有问题的担忧（许多焦虑的家长喜欢发挥他们的想象力，从而不断发现证据，印证他们持续关注问题是正确的）。

3. 父母对待孩子的态度就像孩子真的有问题一样。

这三点的最终结果往往是孩子最终也认为自己有问题，并且表现出能够与父母保持良好关系所需的症状。这个孩子最终会更容易受到他人的压力和看法的影响。作者（西恩·戴维斯）想起一次家庭治疗，一位母亲被问及最近一次惊恐发作的症状。在评估结束时，与她关系深度缠结的十几岁的儿子就真的出现了惊恐症状。这种分化的缺乏和症状表现是处于三角关系中的孩子要承担的可悲的义务。

// 跨代情绪过程

家庭中的情绪能量会以相互关联的方式在不同代之间运作。鲍恩起初使用“未分化的家庭自我团体”来描述过度的情绪反应，或使用“家庭中的融合（fusion）”来进行描述。如果你认识一些对你的话反应过度的人的话，你就会知道应对这种情绪化的人有多么让人郁闷。

一个缺乏分化的家庭会出现情绪反应过度的孩子，这可能会表现为与父母的情绪过度卷入或情绪阻断，然后又融入到新的关系中——因为情绪资源有限的人倾向于把他们所有的需求都投射到对方身上。由于这种新的融合是不稳定的，它很可能会产生下述一种或几种情况：（1）情感疏离；（2）身体或情绪上的功能障碍；（3）明显的冲突；（4）将问题投射到孩子身上。这些问题的强度跟未分化的程度、在原生家庭中情感阻断的程度，以及系统中的压力相关。

一个常见的案例是，当一个丈夫对他自己的家庭有情绪性反应的时候，他会选择疏离他的妻子。这会使妻子更关注她的孩子。被丈夫敬而远之使妻子变得焦虑性依恋自己的孩子，而且通常是对某一个孩子有非常高强度的依恋。可能是对最年长的儿子或女儿，也可能是最年幼的那个，又或者是最像父母某一方的那个孩子。这不是关心，而是焦虑，是纠缠式的关注。因为丈夫释放了他自己的焦虑，所以他能够接受妻子跟孩子的过度卷入，而这又进一步强化了妻子和孩子之间的缠结和丈夫的疏离。

一个母亲越把自己的焦虑聚焦在自己的孩子身上，这个孩子的功能发展就越会受到阻碍。孩子的这种不成熟又鼓励了母亲继续围绕在孩子身边，也分散了母亲的焦虑，但却从情绪上伤害了这个孩子。

在任何一代中，卷入家庭融合最多的孩子都会发展出更低的分化水平（以及慢性焦虑），而卷入家庭融合最少的孩子会发展出更高的分化水平（以及更低的焦虑水平）。

父母焦虑地把自己的关心强加在孩子身上，留给孩子的选择就是要么服从要么反抗，除此之外，几乎没有其他空间。这样的孩子并不会学习到如何为自己着想，而只会通过对他人做出反应来实现自己的功能。当这些孩子离开家的时候，他们希望能成为自己生活的主宰。他们不想变得跟自己的父母一样！然而不幸的是，我们从父母那里继承到的东西总是紧紧缠绕着我们。

// 情绪阻断

情绪阻断描述了一些人在关系里处理焦虑的方式。父母与孩子之间的融合程度越高，发生阻断的可能就越大。一些人通过离开来寻求距离感；而另一些人则通过避免亲密关系或在第三方在场的情况下隔离自己的情绪来寻求距离感。

迈克尔·尼克尔斯描述了一些人是如何错把情绪阻断当成成熟的（Michael Nichols，1986）。

> 我们把从父母身边分离当作成长的标志，我们通过是否独立于家庭纽带来评估自己的成熟度。然而我们中的许多人仍然对我们的家庭做出反应，好像它们是有辐射性的。只有一样东西能剥夺超人的超能力：氪星石，一片来自他母星的石头。非常多的成年男女都会在一次短暂的探望父母后变得无助。

// 兄弟姐妹的排行

鲍恩注意到，孩子的出生顺序对他们的人格发展有着重要的预测作用。具体而言，兄弟姐妹中，最年长的往往更适合担任领导角色，而年幼的则更适合担任追随者。处于中间位置的孩子通常会同时具备这两种特质，部分取决于家庭动力和先天气质。这些特质中没有哪个比另一个更好，但它们确实对关系间的匹配有影响。具体而言，由出生顺序带来的互补性所决定的成人关系比由相似性决定的成人关系更稳定。例如，两个在兄弟姐妹中年龄较大的人组成的婚姻可能以权力和控制权的斗争为标志，而他们的孩子被置于中间，从而导致孩子的个人分化受到影响。如果两个在兄弟姐妹中年龄较小的结婚，这个家庭可能会在没有明确领导人的情况下随波逐流。这两个极端都会大大增加家庭中的焦虑水平，从而可能导致家庭成员分化程度较低。鲍恩认为，理想的婚姻是在最小的和最大的两个孩子之间形成的，这两个孩子都能很好地适应他们典型的出生顺序带来的习惯性模式。

你很可能也知道一些不同于鲍恩所描述的出生顺序人格特征的情况。鲍恩指出，个体分化可以解释这些例外情况（Kerr，2000）。例如，如果一位父亲将他对成功的焦虑投射到他最大的孩子身上，不断地向他施压，要求他在没有足够支持的情况下成功，那么这个孩子很可能会因焦虑和犹豫不决而无法正常活动。他可能会在他人期望的压力下做出退缩或屈服的反应。又如，如果一位母亲过于溺爱年幼的孩子，不愿意让孩子长大，那么这个孩子很可能会期望其他人为他的幸福负责。

当然，对于一个人的出生顺序，我们无法选择。不过，认识到你的出生顺序对人格发展的影响是有帮助的。这样可以让人们从被动扮演一个角色中解脱出来，而更多的灵活性可能会有所帮助。

// 社会情绪过程

鲍恩期待现代人能更多地关注社会对家庭功能的影响。科尔和鲍恩（1988）引用了这样一个例子：在高压力的社会中犯罪率高。鲍恩同意性别歧视、阶级歧视和种族歧视是有害的社会情绪过程，但是他认为具有高分化水平的家庭能更好地抵御这些有害的社会影响。

莫妮卡·麦戈德里克和贝蒂·卡特在鲍恩学派治疗师关心的理论问题上又多加了性别和种族两项。女性主义的鲍恩学派学者认为，忽视男女不平等会维持使男性和女性陷于刻板性别角色的巨大影响。此外，她们还指出，以往的那些暗示男性和女性都是性别偏见的受害者的言论是不对的。女性生活在有限制的社会条件里，与从她们身上获益的男性一起生活——男性可能不会觉得自己强于妻子和母亲，但他们理所当然地认为男人就应该更容易获得使他们成功的社会有利条件。

麦戈德里克还倡导大家要注意家庭之间的种族差异。她的书《种族与家庭治疗》(*Ethnicity and Family Therapy*, McGoldrick, Pearce, & Giordano, 1982）是家庭治疗发展过程中对这个议题进行关注的里程碑。如果对不同种族文化价值的差异不够敏感，治疗师就很有可能出现这样的危险，即将自己看问题的方式强加于那些其实并没有功能障碍，只是有不同文化的家庭之上。

/ 家庭动力

在解释家庭如何运作，以及如何偏离方向方面，鲍恩的理论可能是家庭治疗理论里面最丰富的了。细心的读者会发现接下来讲述的原则也可以用于我们自己的生活。当然，将自己生活的困难归罪于他人也是毫无用处的。

// 正常的家庭功能

在家庭成员有好的分化、低焦虑，并且夫妻双方都能跟各自的家庭有良好的情感联系时，这是最理想的了。大部分人是在跟父母的关系从青少年转换成成年早期的过程中离开家的。因此转换通常并没有完成。而我们大部分人，甚至作为成年人，仍会对父母，或者扮演同样角色的人采取青少年时期那些过度敏感的反应。

普遍但并非最佳的做法是，人们会减少跟父母和兄弟姐妹的联系，从而避免跟他们相处带来的焦虑。一旦离开家自己一个人生活，人们就会倾向于认为已经把以前的困难放诸脑后了。然而，不论我们走到哪里，我们都带着这些未完成情结，它会以一种未解决的敏感的形式在任何一段紧张的关系中突然发作。就算人们学会了忽视自己在家庭矛盾中的角色，大部分人还是不能阻止这种情况在新的关系中再次发生。

另外一个我们从过去中传承的是亲密伴侣之间的情感依恋会发展出与各自在原生家庭里比较类似的模式。从未分化家庭走出来的人在建立新家庭后也会继续着未分化的状态。那些通过回避来处理焦虑的人会在他的婚姻中用同样的方式去应对。因此，鲍恩坚持认为，主要在原生家庭中完成的自主人格的分化既是对正常发展的诠释，也是治疗取得进展的药方。

卡特和麦戈德里克（1999）将家庭生命周期描述为关系系统进行扩展、收缩并且重组的过程，以此支持家庭成员的进入、离开和发展。

在离开家庭的阶段，年轻人的主要任务是在不发生情绪阻断或逃向情绪替代物的情况下从家庭中分离出来。这是在形成一个新的家庭之前发展自主自我的时机。

在通过婚姻建立家庭的阶段，主要的任务是建立伴侣之间的承诺。但是这不仅仅是两个个体的结合，还是两个完整系统的转化。尽管这一阶段的问题都主要出自两个伴侣之间，但它们通常反映的却是两人并没有很好地与原生家庭分离，或没有办法阻断施加于伴侣的很多压力。亲密关系的建立需要将主要的情感依恋从父母和朋友身上转移到配偶身上。制订婚礼计划、选择生活的地方、买车、生孩子，以及选择学校都可能引起冲突。

有年幼子女的家庭必须给新增的成员留有空间，他们在照顾孩子上合作，避免让婚姻关系被父母的角色淹没，重构并扩展家庭的关系。年轻的母亲和父亲必须满足孩子对养育和控制的需求。他们也必须学习如何作为一个团队去工作。这是一个充满压力的时刻，尤其是对于新手妈妈来说。这也是离婚率最高的阶段。

对于成功度过了前面几个阶段的父母来说，他们获得的奖励就是孩子变成了青少年。青春期是孩子不再想变成像妈妈或爸爸那样，而是想要成为他们自己的阶段。他们努力变成自主的个体，去打开家庭的界线——而且不论多困难他们都会为之争取。这个时候，生活惬意的父母会欢迎（至少能够容忍）这些新鲜的空气吹进家庭。那些坚持掌控自己的青少年子女会让看他们仿佛还是小孩子的父母激发和升级这个阶段最常见的叛逆行为。

在孩子离家生活的阶段，父母必须让他们的孩子离开，并掌控自己的生活。这可能是获得自由的阶段，也可能是出现中年危机的阶段（Nichols，1986）。父母不仅要处理他们孩子和自己生活中的变化，还要处理与他们渐渐年长的父母之间的关系。他们的父母可能会需要更多的支持，或至少不想再继续扮演家长的角色了。

晚年家庭必须适应退休，这不仅仅意味着失去工作，而且还意味着亲密性的增加。伴侣双方天天都待在家，房子似乎会显得小了些。晚年家庭生活必须应对的是逐渐变差的身体状况、疾病，还有就是死亡这个世间伟大的平衡器。

生命周期中一个不再被视为异类的变化是离婚。随着离婚率达到50%、二次离婚率达到61%（U.S. Bureau of the Census，2017），离婚目前已经影响到了大部分美国家庭。离婚夫妻的主要任务是结束婚姻但要仍然保持作为父母的合作。一些离婚家庭变成了单亲家庭——主要是母亲和孩子的组合——在大部分案例中，他们在经济紧张的重压下蹒跚前行。另一种可能是再婚、组建重组家庭，而在这样的家庭中，矛盾取代了孤独。

// 行为障碍的发展

当压力超过了人的能力可以控制的范围时，就会产生症状。能够处理压力是分化的一个功能：分化得越好的人越有心理弹性、越灵活，也越能够维持他们的人际关系。而分化得不那么好的人更容易出现症状。

当分化达到成熟，上面的说法就不太适用于应激模式了。应激模式认为，一个人过度脆弱的时候，他的病情就会加重。这两者的区别在于分化并不仅仅是个体的一个特质，也是关系的一种特质。一个人分化的基本水平大部分是由他在家庭中所获得的自主性所决定的，但分化的功能水平却是由当前关系的质量所决定的。因此，相比于一个同样未成熟而单身或有着一段不健康关系的人而言，一个相对未成熟但正在发展一段比较健康关系的人具有更低的风险。当焦虑超过了系统所能控制的范围时，症状就会继续发展。

最脆弱的个体（用术语来说就是孤独和分化不够的人）最容易吸收系统中的焦虑，并发展出症状。例如，一个 10 岁有行为障碍的孩子可能最容易在家庭中被卷入三角关系，因此，也最容易在父母的矛盾中受到情绪缠结，或者最容易被父母一方的焦虑情绪所影响。

根据鲍恩的理论，心理问题起源的根本影响因素是情绪融合，代代相传下去。融合越严重，人们受这种情绪压力的干扰就越严重，也就更易受到他人情绪的伤害。

情绪融合建立在焦虑依恋的基础之上，它可能以依赖或疏离两种形式体现。过度依赖或疏离的人都会对压力有情绪化的反应。下面的治疗片段就展示了情绪融合是如何在**原生家庭**（family of origin）中传播的。

案例研讨

当珍妮特·兰登在儿子马丁的内衣抽屉的底部发现装有大麻的塑料袋后，她和丈夫沃伦·兰登前来寻求帮助。当治疗师提出要同时见一家三口时，兰登先生和太太并没有拒绝。结果发现，发现大麻仅是兰登太太和她的儿子长期斗争中最新发生的一个事件。有很多 15 岁青少年吸食大麻的案例，但是并不是所有人都会把证据留在那里等着妈妈发现的。

在会见了整个家庭，又分别会见了这个男孩和他的父母后，治疗师总结道，马丁并没有严重的药物滥用问题。相反，更应该关注的是他与母亲的大声争论以及他在学校很差的社会适应。治疗师告诉这个家庭，她不仅仅关心大麻使用情况，同时关心其他这些令人不愉快的、与适应问题有关的表现。

同时，她希望能够通过几次与夫妻和马丁的单独会谈来拓展这个评估。兰登夫妇勉强同意了。

兰登先生的父亲过世后，他和姐姐由母亲抚养长大。他们是妈妈所拥有的一切。她把她所有的精力都放在他们的生活上。她要求很高并且严格，会抱怨他们想在家外做的所有事情。直到青春晚期，沃伦再也不能忍受这个强势的妈妈。他的姐姐从来没有打破这个束缚；她到现在还单身，跟妈妈一起住在家里。但是沃伦决定要独立。最后在二十五六岁时，他离开了家并且不再理他的母亲。

珍妮特·兰登来自一个关系紧密的家庭。她和她的四个姐妹都为彼此付出，并保持着最好朋友的关系。从高中毕业后，珍妮特宣布她要去上大学。这跟她的家庭中女孩要待在家里，并准备做妻子和妈妈的规范是相违背的。因此，珍妮特和她的父母之间发生了很多的争吵；他们努力坚持家庭规范，而珍妮特则努力寻求自由。最后，她离开了家去上了大学。但是从此以后她跟父母的关系就疏远了。

珍妮特和沃伦遇见后立即互相吸引。他们两个都孤身一人并与家庭情绪阻断。在经过一个简短又充满激情的求爱过程后，他们结了婚。蜜月期并没有很长。沃伦从未真正从他独裁的母亲那里分化出来，他对批评和控制都极度敏感。即使是珍妮特很轻微地尝试改变他的习惯都会令他震怒。而另一方面，珍妮特试图尝试重新建立家庭的亲密关系。为了变得亲密，她和沃伦不得不共享一些兴趣和活动。但是当她朝他靠近的时候，比如努力去一起做些什么事情的时候，沃伦总是很生气和厌恶。他感觉她在侵犯自己的独立性。在经过几个月的矛盾之后，这两个人达到了一个相对平衡的阶段。沃伦把大部分精力放在了他的工作上，让珍妮特独自适应两个人之间的距离。一年后，马丁出生了。

他们两个人都因为有了这个孩子而开心。对沃伦来说，这只是一个令人愉快的家庭多了一个人而已；而对珍妮特来说，这却是一种满足亲密关系的迫切需要。这个孩子是珍妮特的全部。当他还是个婴儿的时候，她是个完美的妈妈，温柔地爱他，并照顾他的所有需求。当沃伦试图参与到儿子的生活中时，珍妮特却总是盘旋在周围以确保他没有“做错什么”。这让沃伦非常愤怒。在几次争端爆发后，他把马丁留给了妻子独自照顾。

随着马丁学会了走路和说话，他就像其他孩子一样开始恶作剧。他抢东西，拒绝待在自己的游戏围栏里，每次不能得到想要的东西时，就开始吵闹。他的哭喊声让珍妮特难以忍受，她发现她已经无法给她这个宝贝孩子设定界线了。

马丁就是伴随着这个溺爱自己的妈妈长大的，他认为自己就是全宇宙的中心。任何时候如果得不到自己想要的，他就会发脾气。尽管事情在变坏，但这个家庭至少还存在某种平衡的状态。沃伦已经跟妻子和儿子之间情绪阻断了，但是他还有他的工作。珍妮特被她的丈夫疏远，但她还有她的宝贝。

马丁的困难始于他去上学。习惯了什么都按照自己的喜好行事的马丁发现自己很难跟其他孩子相处。他发脾气并不能从他的同学和老师那里得到任何好感。其他孩子躲着他，他在没有朋友的情况下长大。对待老师，他表现出对父亲一样的反应，对控制尽最大努力地反抗。当珍妮特听到针对马丁行为的抱怨之后，她站在儿子这一边。“那些人不知道怎么对待一个有创造性的孩子！”

马丁的学校适应和朋友关系都很差，却跟妈妈很亲。他是在这样的模式下成长起来的。风险在青春期发生了。就像他的父亲之前一样，马丁开始尝试发展独立于家庭的兴趣。然而他比他的父亲更难从家庭中分离出来，他的母亲也不会放他离开。这样一来，马丁和他的妈妈就开始了长期的矛盾冲突。但不管他们如何彼此争执和吵架，他们还是把注意力放在彼此的身上。跟生活中其他的事情相比，马丁花了更多的时间来跟他的妈妈吵架。

马丁的成长经历诠释了鲍恩有关行为障碍的理论。当焦虑和有害家庭议题形成的纵向问题遇到生命周期转折期的横向压力时，症状就爆发了。因此，当未解决的、从母亲那里继承而来的融合遇到青春期面临的急迫地追求独立的压力时，马丁最大的脆弱就出现了。

根据鲍恩的理论，人们倾向于选择与自己分化水平相似的人作为伴侣。当冲突发展的时候，每个伴侣都会意识到情感上的不成熟——当然都会觉得是对方的不成熟。每个人都会准备好改变——当然是要对方改变。他会发现她对待他像对待她的父亲，不仅充满情感的依赖，还会长篇大论和发脾气。她会发现一旦她开始提出任何要求，他便逃避那些在她看来特别有吸引力的、求爱期时表现出的那种亲密。令人悲伤的是，那些开启他们关系的开关也会关闭他们的关系。

接下来发生的就会是婚姻冲突、伴侣中一方的功能障碍、对某一个孩子的过度关注，或者这三样全都会发生。无论呈现出来的问题是什么，动力都是相似的：原生家庭中的未分化问题正在转换成婚姻中的问题，它投射出一个有问题的夫妻或孩子。因此，过去的问题都转移给了未来。

/ 改变的机制

当人们问治疗是怎样工作的时候，人们通常感兴趣的都是治疗师是如何带来改变的。问什么都没有问题，除了一件事：治疗师并不带来改变，他们只是帮助来访者给自己的生活带来改变。很少有治疗流派比鲍恩的家庭系统治疗更偏好这点了。

// 治疗的目的

鲍恩学派并不试图改变人，也对解决问题没那么感兴趣。他们把治疗看成一个人们了解自己和自己的关系，并最终对自己的问题承担起责任的机会。然而这并不是说治疗师就坐在那里让家庭自己去解决他们的矛盾。恰恰相反，鲍恩学派治疗是一个积极探索的过程。在这个过程中，在家庭治疗领域中最完整的理论的指引下，治疗师帮助家庭成员摆脱指责他人，探索自己在家庭问题中所扮演的角色。

追溯家庭问题的模式意味着要关注过程和结构。过程是指情绪反应的模式，结构是指三角关系相互交织的网络。

要改变一个系统就一定要对家庭中最重要的三角关系（包含婚姻配偶的三角关系）进行修正。如果治疗师要在与伴侣互动的过程中保持情感中立，他们可以从两个能够对整个家庭系统带来根本影响的方面开始展开工作：**去三角化**（detriangulation）和分化。

跟这个做法相关的临床方法包括:（1）加强父母控制自己焦虑的能力，并以此变得能够更好地控制孩子的行为;（2）通过提升他们的行动力，减少来自原生家庭中的焦虑，来加强伴侣的情感功能。

// 行为改变的条件

提高区分想法和感受的能力，并且学习用这种能力去解决关系问题是鲍恩流派治疗的指导性原则。降低焦虑和增加自我聚焦（看到自己在关系过程中的角色的能力）是改变的主要机制。

领悟是治愈的载体，而非行动。因此，鲍恩学派治疗的两个最重要因素可能在一些侧重技术的人看来并不那么明白易懂。治疗师将每一次会谈的氛围都设计成减小情绪化的过程。治疗师通过问问题来促进来访者自我反省。而且，治疗师每一次都是针对个体去引导他们，而非鼓励家庭成员间的对话——因为家庭成员对话有让氛围过度激化的倾向。来访者并不是唯一会对家庭剧情产生情绪反应的人，鲍恩学派治疗师也要努力控制他们自己的反应，避免三角化。这个说起来容易做起来难。保持去三角化的核心是避免选边站，以及推动双方去承担更多责任以让事情变得更好。

自我分化过程的一部分是发展与**扩展家庭**（extended family）中每一个成员的私人关系。这些联结的力量可能看起来有些神秘——尤其是对于那些不认为他们的幸福是依赖于家庭联结的人而言。简单想想就知道，关系数量的增加会分散一个人的情绪能量。不是把情绪能量集中于家庭中的某一两个成员，而是要分成好几份给不同的人。

弗洛伊德关于内在心理水平有一个类似的概念。在《科学心理学研究》（“The Project for a Scientific Psychology”）一文中，弗洛伊德描述了他的心理神经病学模型。未成熟的心智几乎没有能够用来引导精神能量的出口（媒介），因此，几乎没有应对延迟的灵活性或者能力。而成熟的心智有很多做出反应的渠道，这使人具备更大的灵活性。显然，鲍恩对于增加家庭情绪网络的理论跟弗洛伊德的模型很像。

/ 治疗

鲍恩学派的主要治疗技术包括家庭发展图、过程提问、关系实验、去三角化、教练技术、使用“主语我”，以及置换故事。在鲍恩治疗中，看到一个人在家庭问题中所扮演的角色和了解这些问题如何根植于扩展家庭的历史中特别重要，所以，与大多数取向的治疗相比，评估在这个治疗取向中更重要。

// 评估

评估始于问题开始出现的那一个时刻。把确切日期记录下来，然后再检查它们与扩展家庭所发生事件的关系。接下来是核心家庭的历史，包括父母什么时候相遇，他们的求爱过程，他们的婚姻情况，以及他们养育孩子的情况。特别需要注意的是家庭原来在哪里生活，什么时候搬过家，尤其是关注与扩展家庭住址的关系。评估的下一步是考察夫妻双方出生的历史，兄弟姐妹的排行，他们童年的重要事件，以及他们父母的功能。所有这些信息都会被记录在**家庭发展图**上，至少包括三代的情况。

家庭发展图是一个概要性的图示，展示了家庭成员以及他们彼此之间的关系，包括年龄、结婚时间、死亡时间以及地理位置。男性用方框标示，女性用圆圈标示，并且把年龄标注在图示内。水平线代表婚姻情况，将结婚时间写在线上；垂直线联结父母和孩子（图 4-1）。[①]

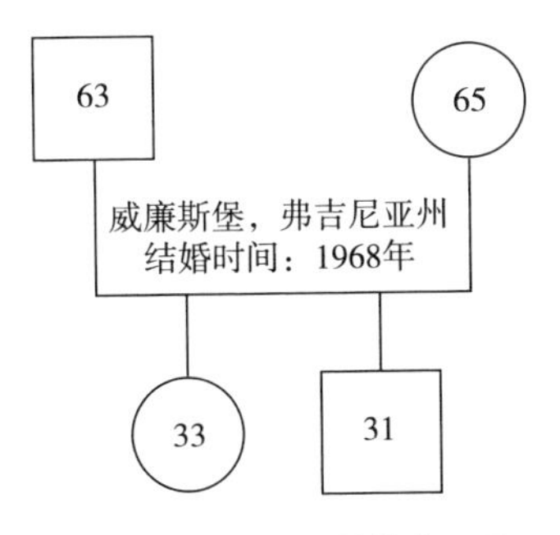

图 4-1　家庭发展图的基本图示

家庭发展图不仅仅是对家庭历史静态描绘，还纳入了关系冲突、阻断以及三角关系的呈现。如果缺乏对代际的情绪过程模式的理解的话，叔叔弗雷德是个酒鬼或曾祖母索菲从俄罗斯移民而来这样的事实就会失去意义。

一些重要事件的日期，例如死亡、结婚、离婚日期值得仔细研究。这些事件和情绪的冲击会波及整个家庭，它们可能会开启沟通，抑或被藏起来没人谈论，从而使家庭成员渐渐变得更加情绪阻断。家庭发展图上的另一个重要的信息是家庭各个部分的位置。日期、关系及地点，为探索情绪界线、融合、阻断、重要冲突、开放性的程度，以及目前和未来潜在的家庭关系提供了框架。

图 4-2 展示了描述家庭成员关系动力的图示。三条平行实线用来表现过度亲密（或融合）的关系；一条锯齿线代表冲突；点状虚线代表情感疏远；隔断的直线代表隔离（或阻断）。当使用这些标识的时候，三个代际间的三角关系模式就会变得生动清晰——正如西格蒙德·弗洛伊德家庭的简图（图 4-3）。

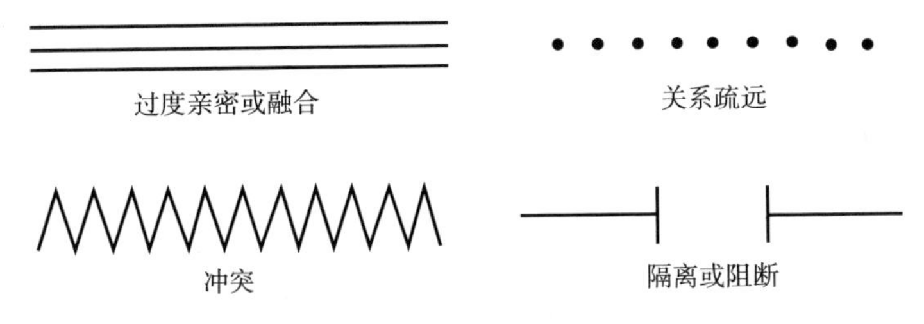

图 4-2　关系动力的家庭发展图示

① 想知道更详细的建议，参见文献 McGoldrick & Gerson, 1985。

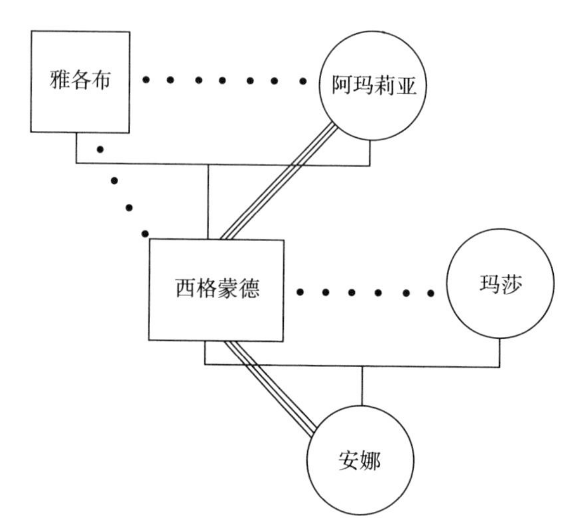

图 4-3 西格蒙德 · 弗洛伊德的家庭发展图

核心家庭的历史开始于父母的求爱阶段：是什么让他们彼此吸引的？他们最初阶段的关系是怎么样的？在那个阶段的问题是什么？孩子是什么时候出生的，父母是如何适应这个新成员的？

让人特别感兴趣的是，家庭曾经历过怎样的压力以及他们是如何适应的。这些信息可以帮助评估家庭中慢性焦虑的强度，以及它是与繁重的生活困难事件更有关系，还是和家庭较低的适应能力更有关系。

如图 4-4 所示，该核心家庭发展图仅仅提供了兰登家庭的简要信息。

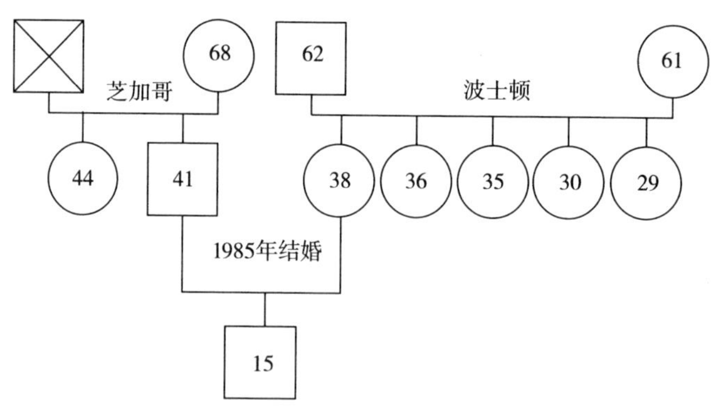

图 4-4 兰登的家庭发展图

构建家庭发展图所需内容

● 确定三代人中每位家庭成员的姓名和身份。如果方便，也将重要的非家庭成员包括在内。

● 年龄、死亡（以“☒”表示）日期、婚姻关系、严重疾病、分居和离婚。

● 居住地，包括目前与谁住在一起。

● 家庭成员之间沟通的频率和类型。

● 标记出最亲密和最疏远的关系，包括这种关系是如何发展的。

● 最多矛盾冲突的关系。

● 三角关系。谁在三角关系里面，谁在外面。

● 堕胎和流产。

● 家庭中的秘密。

● 严重的问题，如身体虐待、性虐待、药物滥用、自杀等。

● 精神疾病。

● 风流事件。

● 宗教信仰和投入的程度。

● 家庭的主导文化背景。

● 社会经济水平。

提问样例

● 他们是如何表达情绪的？是否有无法表达出来的情绪？

● 是什么让这对夫妇彼此吸引？

- 他们早期阶段的关系是什么样的？
- 在此期间出现了什么问题？
- 孩子是什么时候出生的，作为父母，他们是如何适应这个新变化的？
- 家庭承受了什么重大压力？他们是如何适应的？
- 在收集扩展家庭信息时，治疗师应确定哪些家族成员与被评估家庭的关系最密切；与大家族现存关系的性质对父母双方及其在核心家庭中的作用产生了什么重大影响。
- 你现在多大了？在哪里出生？你们保持联系吗？你们多久联系一次？
- 同样重要的是找出谁没有参与其中，因为与之断绝联系的人可能比与之保持联系的人更容易让人们产生焦虑。

在收集扩展家庭信息的时候，治疗师应该明确哪一个分支的成员最多地卷入被评估的家庭中。因为与扩展家庭的联结纽带对夫妻双方和他们在核心家庭中的角色有着重大的影响。同样重要的是找到谁没有卷入。因为与谁情绪阻断会比与谁维持联系更容易成为焦虑的来源。

菲利普·格林在下面的治疗片段中演示了绘制家庭发展图可能会问的问题。

案例研讨："声名狼藉的泽西海岸"

治疗师："那么，你准备好了吗？你的律师告诉我你正在进行离婚诉讼，并且情况变得糟糕起来。这是你今天早上来找我的原因吗？"

患者："是的，我感到很沮丧，我希望我可以让这一切都过去。"

治疗师："你结婚多久了？"

患者："我们是 1992 年结婚的。"

治疗师："你现在多大年纪？"

患者："过了今年 6 月我 45 岁。我的生日是 6 月 6 日。"

治疗师："你在哪里出生？"

患者："在新泽西的曼托洛金，是一个海岸边上的小镇——就是声名狼藉的泽西海岸。"

治疗师："你是否曾希望能回到那里？"

患者："只有在夏天的时候。"

治疗师："你通常多长时间回去一次？"

患者："每年，至少在那里待几天。"

治疗师："家族里有没有其他成员现在还住在那里？"

患者："我爸爸还在那儿。他 75 岁，已经退休 5 年了。"

治疗师："你的妈妈呢？"

患者："她因为子宫癌六年前就去世了。我的爸爸试着工作——他是个律师——但是他的心思并不在这上面。"

治疗师："你的妈妈多大年纪去世的？她生了多久的病？"

患者："我的妈妈享年 67 岁。她在过世前两年半被确诊患了癌症。"

治疗师："跟我讲讲那段时间你的生活。"

患者："我记得那天她接到子宫内膜活检结果的通知电话……那就像发生在昨天一样。"

治疗师："是什么让你对那天的记忆如此清晰？"

患者："我不是很确定，但是我想那天就好像是我悠闲生活的终结。"

治疗师："你有多少兄弟姐妹？"

患者："三个。两个姐妹一个兄弟。"

治疗师："你在当中排行第几？"

患者："你可能猜到了——我是最大的那个。"

// 治疗技术

鲍恩学派治疗师相信，了解家庭系统的运作方式比发明一个技术去改变它更加重要。鲍恩自己在谈起技术的时候也是充满蔑视的，他看到治疗师依赖于公式化的干预方式时感到很忧虑。

如果说鲍恩学派治疗里有一颗神奇的子弹——一个重要的技术——那它应该就是过程提问（process question）。过程提问是用来探索人的内部，以及人与人之间发生了什么的问题："你的男朋友从什么时候开始忽视你，你又是怎么反应的？""你妻子什么样的指责会让你最为沮丧？""当你的女儿出去约会的时候，你担心什么？"过程提问是用来让人们放松下来，开始思考——并不仅仅是思考别人是怎么让他们沮丧的，而是思考他们是如何卷入到人际问题中的。

案例研讨

在与一对丈夫正从过去酗酒经历中恢复的夫妻进行会谈的时候，治疗师向丈夫问道："你对于你的酗酒问题带给妻子和孩子的伤害有什么想法？"

当这位男士承认自己成瘾行为的责任，并真诚地忏悔的时候，治疗师通过过程提问询问他恢复的进程，并聚焦在理性的计划和个人责任感上。例如：

"是什么让那一步如此困难的？"

"自尊。"

“它是怎么展现出来的？”

“我觉得自己变得很令人讨厌。”

注意这一系列的提问。它不仅仅探索了这位男士个人的发展变化，同时也探索了他的问题对其他家庭成员的影响。关系发生于一个有系统性联结的网络，但是个体要对自己的行为负责。

接下来，治疗师转而公开讨论妻子在夫妻关系困扰中扮演的角色。“所以，你越来越好地承担起饮酒以及相关的行为的责任？你觉得你的妻子欣赏你的行为以及你的进步吗？”几分钟之后问道：“你的妻子有没有跟你谈过她对关系变糟要负哪些责任？”

当治疗师问到妻子是何想法的时候，她重述了所有她丈夫做的令人讨厌的事情——逼她原谅他，要求她重新跟他在一起。尽管治疗师最终的希望是她可以考虑自己在这个过程中的角色，但还是先尝试共情她的失望。“所以他只是努力让你改变主意来烦你？”在几分钟之后，治疗师尝试让妻子转而进行更多的思考，更少表达感受。“你能不能总结一下你的想法——你是怎么得出这个结论的？”当这位妻子再次变得愤怒，开始指责她的丈夫的时候，治疗师只是倾听，过了一会儿后问道：“你在他酗酒的时候是怎么做的？”

“我感到伤心。”

“你知道可能你自己身上的哪一点引发他这样吗？”

“不知道。”

“他曾告诉过你吗？”

注意治疗师是如何尝试探索夫妻间关系的过程的。他要求伴侣双方都思考他们之间正在发生的事情，提高他们对自己所贡献部分的觉察，并引导他们思考接下来如何担负起自己的责任，从而让事情变得更好。

自我聚焦

- 作为成人，其中的一个部分就是要对自己的情绪和那些被情绪驱动的行为负担起责任。
- 自我聚焦并不会让别人免于承担责任，它只是让人们能够更好地控制自己的生活。
- 自我聚焦给人们更多采取行动的选择，而不仅仅像一个无助的受害者。
- “你认为他/她的贡献占多大比例，你自己的又占多大比例？”
- “你大概在扮演什么样的角色？”
- “你的目标是什么？”“你是怎么争取达到它的？”“还有什么其他的吗？”

鲍恩流派治疗师中没有谁比菲利普·格林更致力于发展针对具体问题具体解决的临床模型了。例如，他把婚姻矛盾按照严重程度分成四个阶段，并给予每个阶段具体的治疗建议（Guerin，Fay，Burden，& Kautto，1987）。在《处理三角关系》一书中，格林及其同事用这一套系统方法帮助理解和解决三角关系问题（Guerin，et al.，1996）。在婚姻的早期阶段，“姻亲三角关系”是最常见的问题。依恋的首要对象及其影响是引发这些问题的潜在机制。

在“结婚礼物三角关系”中，年轻的丈夫把他与母亲的关系交给了他的妻子。（“谢谢，亲爱的。”）妻子和她的婆婆建立起联结而丈夫则保持距离。刚开始的时候，他可能很喜欢这种状态，但后来他就开始变得嫉妒了。格林建议让他的妻子与婆婆分开，避免过度卷入，并且探索她作为一个妻子的角色，而不是一个母亲或是一个儿媳妇的角色。治疗师可能会让她考虑在她自己的父母三角关系中的卷入是如何影响她在姻亲三角关系中的角色的。如果妻子和她婆婆之间就对丈夫的影响力问题发生了冲突，那么就可以帮助她们二人理解到什么是儿子与母亲的关系，什么是丈夫与妻子的关系。

“忠诚联盟三角关系”是指配偶与自己的父母过于亲密，将伴侣排除在外的一种关系。在这种类型的案例中，伴侣的一方或双方从没有真正从他们的原生家庭中分离出来。这种情况下，大部分工作应该旨在帮助这个成年儿童处理自己与其父母之间的关系。这并不代表让他们与父母情绪阻断，而是将这种青少年期的关系转换成成人对成人的关系。在“控制的岳父三角关系”中，妻子和她理想化的父亲通过隐形的对丈夫的批评建立起联盟。这种情况甚至或者尤其会发生在妻子的父亲过世了的情况下。人很难辜负一个神化了的人。

在这些个案中，就像所有三角关系一样，重点不应该是放在争吵的内容上面，而应该放在背后的三角化过程上。治疗的目的是在避免破坏伴侣与他们父母之间关系的情况下，不断提升婚姻关系的地位。

关系实验（relationship experiments）是鲍恩学派治疗仅次于过程提问的第二个主要技术。过程提问的作用是帮助家庭成员意识到是他们自己的反应，而非其他成员的行为让他们之间出现了问题。关系实验的作用是帮助来访者尝试一些与他们通常采取的情绪驱动反应不同的事情。这些实验也可能会帮助解决问题，但它们的主要目的是帮助来访者发展能够抗拒受情绪驱动做出反应的能力。

案例研讨

16 岁的戴维在学校表现很糟糕，肯尼迪一家希望来做一次家庭治疗。戴维在一家私立学校濒临退学，一方面，作为学生，他成绩很差；另一方面，他还会在晚上跟朋友酗酒、吸食大麻。一天放学后的晚上，他喝得大醉才回家，父亲敦促他好好学习，并收回了他的驾照。然而，这些努力并没有多大成效，因为戴维并不尊重同样也是酒鬼且经常醉倒在家门口的父亲。戴维的继母与他们共同生活刚刚两年时间，也没办法控制他，并且她非常清楚这一点，也不再做任何尝试。

我告诉戴维的父母，这次会谈不会见他们俩，因为戴维对每晚宿醉且没有任何想改变意味的父亲并没有尊重之意。但我同意见戴维，并努力帮助他把学业提高到及格水平。

戴维最终以及格的成绩度过了11年级。接下来的几年里，尽管我对父亲替身的角色不是十分舒服，但还是继续与戴维见面。尽管我一直坚持不为有酗酒成员的家庭做咨询，但还是在几个风险时刻约见了这个家庭。前三次风险时刻出现在肯尼迪先生喝酒失控（最后变成了可卡因成瘾），而他的父亲和妻子坚持让他重新接受治疗的时候。

这个个案中最突出的三角关系是肯尼迪先生的妻子和父亲站在一起给他施加压力让他戒酒。他已经去了酗酒康复治疗中心好几次了，即使他几次都完成了全部的治疗过程，但还是很快就恢复饮酒了。唯一让他寻求帮助的理由是他妻子和父亲给他下的最后通牒。他的妻子威胁离开他，他的父亲威胁不分给他任何家庭财产。如果三角关系得不到修正，那么这个个案就不会有任何改善。

我鼓励肯尼迪先生的妻子和父亲在解决肯尼迪先生酗酒问题时做适当的分离，在分离时要减少可能引发的反应。肯尼迪先生需要有自己的立场，而非遵从他妻子和父亲的愿望。事实上，我大声地对他说出我的好奇，即如果他对家人说实话，是否意味着要告诉他们他其实并不打算戒酒。他决定告诉他们，他在努力想要控制饮酒和吸食可卡因的时候，他并不打算要把它们完全戒掉。

我鼓励肯尼迪先生的父亲退后一步，让剩下的两个人去解决问题。他非常不情愿地同意了。然后，我让肯尼迪太太清楚地表明她对丈夫酗酒的感受，以及她不再会徒劳无功地让丈夫戒酒了。我鼓励她保持与公公的联系，但是不要每次都谈论她的丈夫了。两个月后，肯尼迪先生决定停止饮酒和吸食可卡因。

这一次他成功完成了 28 天的康复治疗疗程，并且开始参加匿名戒酒会和匿名戒毒会。6 周后他再次复发。在接下来的 8 个月中，肯尼迪先生的饮酒和吸食可卡因行为变得更加严重了。最后，在与牙买加毒贩的严重争执后，肯尼迪先生作了一个严肃的决定：要让自己清醒起来。这一次，不再去他父亲推荐的当地康复中心，他自己做了一番研究，并决定去加州一个有名的吸毒治疗中心。在写这篇文章的时候，肯尼迪先生已经戒毒 10 年了。

//鲍恩学派对夫妻的治疗

夫妻治疗的秘诀是与配偶双方都有所联结，而又不让他们把你拉进三角关系中。鲍恩会同时与每一个人谈话，通常是从动机更强的那个伴侣开始。他会问问题，确认事实，并倾听他们的故事。但是他会设计每一个问题去促进来访者思考，而不是鼓励他们表达感受。他的目的是在避免在情感上跟任何一方站在一边的前提下，探索每一方的感受和想法。选边站阻碍了人们学习如何与对方相处。

当冷静下来后，人们就可以更客观地处理感受，也可以更理性地与对方对话了。但是当感受超越了理性，最好的方法就是通过问问题来让夫妻进行更多的思考、更少的感受——同时更多地与治疗师谈话而非彼此对话。（当你没那么忙于随时准备好回应别人的时候，你才更容易去倾听。）如果所有这些都不能让事情冷静下来，福格蒂（1976b）建议就单独与夫妻会面。

在伴侣们谈话的时候，治疗师可以把干预聚焦于过程，而非聚焦在讨论的细节上面。把干预聚焦在内容上是治疗师情绪上被三角化的表现。要避免陷入谈论关于金钱、性和管教孩子的问题可能很难。但是治疗师的工作并不是替夫妻解决争论——而是帮助夫妻自己去解决争论。这样做的目的是让来访者在伴侣在场的情况下，向治疗师表达他们的想法和意见。如果有一方哭了，治疗师需要保持冷静，并且询问触动流泪的原因是什么。如果伴侣开始争论，治疗师应该变得更积极一些，针对他们的想法冷静地询问一方后再询问另一方。通过让他们对事件进行具体的描述可以帮助他们把过于激烈的情绪冷静下来，为理性留下空间。

互补性的隐喻技术有助于突出相互作用的过程。例如，托马斯·福格蒂（1976b）描述了追逐者—疏远者动力系统。一方越想沟通、越想绑在一起，另一方就越想逃离——看电视、工作到很晚，或者跟孩子在一起。通常情况下，伴侣二人会在不同的领域追逐与逃避。男性通常在情感上逃离而对性追求。如福格蒂所言，一个技巧就是“永远不要追逐一个逃避者”。反之，要帮助追逐者探索他们内在的空虚感。“除了其他人，你生命中还有什么？”

为了强调客观性的重要，鲍恩把治疗师称作“教练”或“顾问”。他的意思并不是漠不关心，而是强调需要中立的立场去避免三角化。用传统的术语来讲，这就是“**反移情**”（countertransference）。正如分析师在分析自己的时候可以识别出反移情作用一样，鲍恩认为治疗师在自己的家庭中分化出自我，是避免在情绪上被来访者带入三角关系的最佳途径。

为了帮助配偶定义分化的身份，治疗师使用“主语我”的立场是非常有效的（Guerin，1971）——也就是说采取一种不作反应的观察和表达观点的方式。治疗师越是在家庭中采用一种自主的角度，家庭成员就会越容易明确彼此的定位。慢慢地，家庭成员会学习到冷静地表达他们的想法，并且学会不攻击他人，不因别人的反馈过度烦躁。

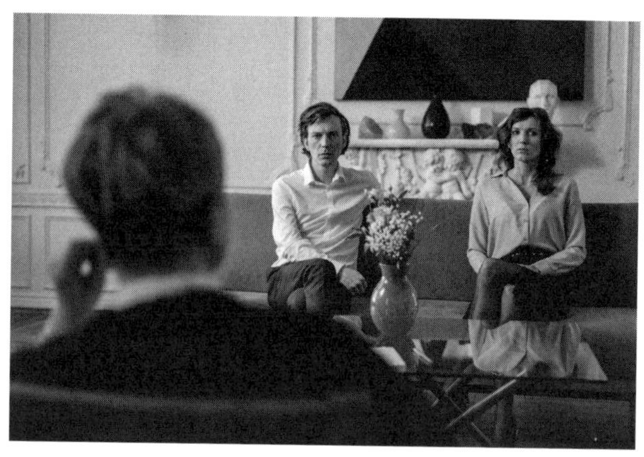

鲍恩学派夫妻治疗旨在降低焦虑、促进自我聚焦。

在自我分化方面取得了一定的进展并形成足够的和谐关系后，鲍恩会教夫妻情绪系统的运作方式，并且鼓励他们探索他们各自的家庭关系网络（Bowen，1971）。

例如，对于一个把自己陷于情绪追逐者角色的女人，治疗师可能会要求她描述她与父亲的关系，并与她目前的关系作比较。如果减少她对丈夫和孩子过度关注的方法可行，治疗师可能会鼓励她与家庭中情绪最疏远的成员去沟通。通常这个人是她的父亲。这样做的意思不是让她把依恋从一种关系转移到另一种关系上，而是帮助她理解到她高强度的需求有一部分是源自一些未完成的情结。

迈克尔·科尔（1971）建议，当讨论一个核心家庭的关系问题时，治疗师应该偶尔询问一些关于他们的原生家庭是否存在相似模式的问题。如果家庭成员能够看到他们在重复早期的模式，便更可能意识到自己的情绪反应。最近，科尔见了一对夫妻，他们无法确定该如何对待自己患精神障碍的女儿。尽管可以说这个女儿是完全无法自控的，但她的母亲还是很难考虑让她入院治疗。当她被问到自己的母亲遇到类似情况会怎么做的时候，她毫不犹豫地回答道，她母亲甚至连考虑一下这样的处置方法都会有很强烈的负罪感——“不管她自己和其他的家庭成员会遭受多少痛苦。”不需要再多解释了，结果显而易见。

// 鲍恩学派对个体的治疗

鲍恩自己成功从家庭中分化让他确信，一个动机很强的单身汉可以作为支点改变整个家庭系统（Anonymous，1972）。与个体工作的目标跟与更大的团体工作的目标是一致的：发展人与人之间的关系；把家庭成员看成人，而非被情绪控制的对象，学习了解三角关系；以及最后，将自己去三角化（Bowen，1974）。

可以通过多了解大家庭开始改变的过程——谁组成了家庭，他们住在哪里，他们做了什么，以及他们都是什么样的人。有时候“好的关系”看起来会是这样的关系，因为大家疏离了而使紧张受到控制：很少进行联系，只有浮在表面的对话，还有谈论其他家庭成员的八卦。因此，要求来访者进行描述比直接下结论更有用——不要询问“你与你父母的关系好吗”这样的问题，而是问：“你的父母住在哪里？”“你多长时间去看望他们一次？”“你跟妈妈单独在一起的时候谈论什么？”“你有没有单独跟父亲一起去吃午餐？”

收集家庭的信息是通往下一步分化的很好的手段。尽可能与更多的家庭成员建立起一对一的关系。这意味着要与他们单独接触和说话，而不是谈论一些他人的或者非个人的话题。如果你觉得这个听起来很简单的话，可以尝试做一下。我们很少有人能不带焦虑地持续与某个家庭成员谈论私人的话题超过几分钟的时间。当出现这种情况的时候，我们会试图回避，或者与另一个人建立三角关系。逐渐延长个人谈话时间可以改善关系，有助于自我分化。

最后，自我分化需要让自己不再卷入人际三角关系中。这样做的目的是在不谈论别人的八卦、不选边站、不反击或为自己辩护的情况下与他人建立联系。

可以通过询问“当被某些亲密的人疏远的时候，你会去找谁来寻求安慰”来确定三角关系。三角化的一个标志是重复的模式。三角关系的动力是可以预测的，因为它是回应性的、自动化的。

想象一下，假如你每一次跟母亲谈话的时候，她都从抱怨你的父亲开始。被信任的感觉可能很好。你可能也幻想过拯救你的父母——至少是拯救你的母亲。但事实上，三角化的过程是对全部三个人关系的破坏：你和父亲的关系，父亲和母亲的关系，以及你和母亲的关系。在三角关系中，其中一对关系很紧密而另外两对关系疏离（见图 4-5）。你支持母亲而疏远父亲，这也会让你的母亲更不可能去解决她对你父亲的抱怨。

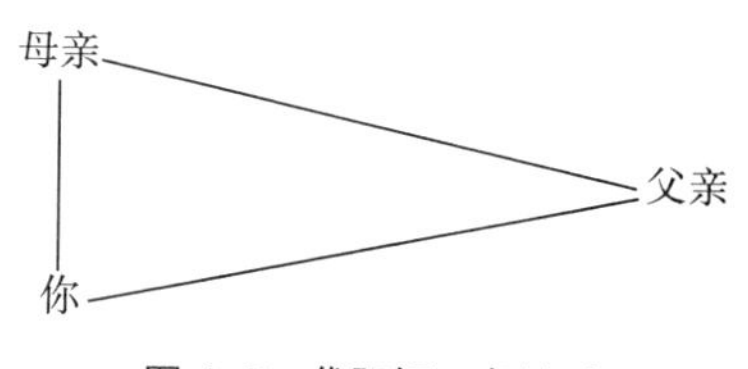

图 4-5　代际间三角关系

当你意识到这个三角关系的时候，你可以停止参与其中。这样做的目的是让另外两个人能够处理他们自己的关系。最直接的方法就是简单地建议他们这么做。在刚才提到的案例中，你可以建议母亲去和父亲讨论她关心的事情，并且拒绝听更多的抱怨。相对不太直接但更有力的方式是，告诉你的父亲他的妻子正在抱怨他，而你不知道为什么她不跟他讨论这些。她会觉得你这样做很烦，但长远来看她不会这样认为。一个更狡猾的方式是过分赞同你母亲的抱怨。当她说他邋遢的时候，你就说他就是个懒汉；当她说他不很体贴的时候，你就说他就是个恶魔。很快，她就会开始为他辩解。她有可能会决定跟他一起解决她抱怨的事情，也有可能不会。但不管是哪种情况，你都已经将自己从三角关系中移除了。

如果你留意，你会发现三角关系无处不在。常见的例子包括与同事谈论老板的八卦，告诉某人你的配偶不理解你，跟孩子诋毁你的配偶，以及通过看电视来避免跟家人说话。要打破三角关系并不容易，但是回报是巨大的。这样做的回报并不仅仅是丰富了这些关系，还在于它提高了你跟他人维护关系的能力——朋友、同事、来访者，以及伴侣和孩子。更进一步，如果你能够在家庭中保持情感联结的同时又改变你在家庭中扮演的角色——并且顶住压力保持改变不退缩——家庭也会去适应你的改变。

为了避免陷入毫无结果的熟悉模式，有研究者提供了一些可以有效帮助家庭的指南（Carter & Orfanidis，1976；Guerin & Fogarty，1972；Herz，1991）。还可以阅读哈丽雅特·勒纳（Harriet Lerner）写的两本了不起的书《愤怒之舞》（*The Dance of Anger*，1985）和《关系之舞》（*The Dance of Intimacy*，1989）来了解如何通过解决自己的情绪敏感性来处理家庭关系紧张的相关内容。

案例研讨：罗伯特和贝姬（第二部分）

在与罗伯特和贝姬的第一次会谈中，治疗师注意到贝姬回答了本来是问罗伯特的每一个问题。她回答问题的时候带着一种威风凛凛的姿态，罗伯特对此的反应是没精打采地避免目光接触，低着头安静地说话。治疗师打断说："我想听听罗伯特自己会说些什么。"贝姬同意了，不再替他回答，罗伯特的反应是明显变得更不舒服了。看来他已经习惯了贝姬替他说话，这避免了他为自己说话。起初，罗伯特继续低着头垂着眼睛，犹豫不决地说话。但在接下来的几次治疗中，贝姬退后了一些（这需要治疗师的提醒），他开始进行眼神交流，说话更加自信。最后，他开始谈论自己的感受，特别是他多么怀念拥有贝姬的爱和尊重。

对贝姬来说，为自己说话从来都不是个难题，让她的伴侣表达自己的需求对她来说才很难，这会让她自己变得脆弱。她总是默认人们会让她失望，所以如果有什么事情要做，就必须由她自己来做。这使得她甚至在罗伯特开始酗酒之前就对他表现得傲慢。

在治疗师绘制家庭发展图时，他了解到贝姬和罗伯特的父母的婚姻反映了他俩自己的婚姻：一个专横的妻子嫁给了一个软弱无能的丈夫。贝姬和罗伯特都被教导要用情感融合来获得真正的联结和个人自主性。罗伯特失去工作后，很容易就扮演了一个无能的丈夫，这个角色让他越来越沮丧。

越发明显的是贝姬和罗伯特还没有准备好接受夫妻治疗。罗伯特的欺骗和与酗酒形成的三角关系使他不太可能进行夫妻治疗中有难度的部分。罗伯特带着极大的阻力，最终同意参加酒精治疗项目。罗伯特慢慢冷静下来戒酒的同时，贝姬则从一位参与罗伯特项目的个体治疗师那里了解到了自己在他们动力关系中所扮演的角色。罗伯特完成治疗计划后，他们继续完成夫妻治疗，贝姬逐渐学会了支持丈夫，罗伯特也学会了更直接地处理自己的问题。

思考

- 治疗师使用了哪些鲍恩理论的技术？这些技术是如何有效提高自我分化的？
- 如果你是治疗师，你会如何处理他们家庭发展图中包含的信息？
- 你成人后的婚恋关系在多大程度上反映了你父母的婚恋关系？你会如何保持你喜欢的部分，改变你不喜欢的部分？
- 贝姬和罗伯特的婚姻中是如何体现融合的？

/ 治疗理论和效果评估

让鲍恩理论如此有用的是，它解释了控制我们与他人联结的情绪力量。理解彼此的最大障碍是我们变得情绪化。正如所有与关系有关的事物一样，情绪化就是一个双向车道：有些人表达自己的方式过于情绪化，以至于他人只会对这种压力做出反应而不会去听这个人真正想说的内容。鲍恩理论认为这种反应的根本原因是缺乏自我分化。该理论还解释了如何降低情绪化，并实现自我控制的方法——广泛地与家庭成员建立关系，并学习在不辩解或不违背自己真实想法的情况下倾听。

在鲍恩流派的治疗中，焦虑是最基本的解释（即为什么人们会依赖或回避，以及为什么他们会变得情绪化）。这让人回忆起弗洛伊德流派的冲突理论（该理论认为所有症状都是跟性与攻击产生冲突的结果）。鲍恩流派系统中第二个核心的概念是分化。由于分化与成熟大概意思相同，读者可能会问，“分化程度越好的人功能就越好”这个命题在多大程度上是一个循环论证？根据鲍恩流派提问而非强加观点的传统，我们把这当作一个供读者自己考虑的开放性问题。

鲍恩流派在方法上的一个可能缺点是，关注个体和他们的扩展家庭关系会忽略直接与核心家庭工作的力量。在很多案例中，最应急的解决家庭问题的方法是把家庭中的每个成员都一起纳入治疗，并鼓励他们面对彼此处理矛盾。这些讨论可能会变得很热烈，并充满争论，但是一个有技术的治疗师能够帮助家庭成员意识到他们正在做什么，并且引导他们互相理解。

有些时候，家庭成员们太好争论了，以至于需要打断他们的对话来帮助个体透过防御领悟隐藏在下面所受到的伤害感受。这个时候，阻止家庭成员继续与对方争论是有效的，而且可以说是非常有必要的。但像鲍恩流派这样的方法，鼓励治疗师每一次只与一个家庭成员对话，这没有充分利用与家庭合作的力量。

家庭研究者检验过一些鲍恩理论中的命题有效性，其中大部分都跟自我分化概念有关。自我分化的研究者已经开发了三个良好的心理测量学方法。自我分化水平量表（Level of Differentiation of Self Scale，Haber，1993）包括24个与情感成熟有关的项目，例如“我根据自己的价值观和信念做决定”“当我遇到让我沮丧的问题的时候，我还是能够考虑不同的解决问题的选择”。这些量表与慢性焦虑和心理痛苦呈显著负相关，这与鲍恩的理论相一致。自我分化清单（Differentiation of Self Inventory，DSI，Skowron & Friedlander，1998）包含四个分量表：情绪阻断（“当别人跟我太靠近时，我需要保持距离”“我从不会考虑向任何一个家庭成员寻求情感支持”）、使用“主语我”的立场（“我不会单纯为了取悦他人而改变自己的行为”）、情绪反应（“有好几次我的情绪都占了上风，让我无法清晰地思考”），以及与他人的融合（“有人说我还是很依恋自己的父母”）。正如鲍恩理论所预测的，DSI与慢性焦虑、心理痛苦和婚姻满意度都有显著相关。沙博情绪分化量表（Chabot Emotional Differentiation Scale，CED）是用来测量分化的心理内部层面的——在情绪控制的情况下保持理性思考的能力（Licht & Chabot，2006）。CED要被试回答17个问题，对他们在无压力时期和压力持续很久的时期、关系顺利时期和关系困难时期的理性与感性综合情况做出评估。

研究已经支持了鲍恩的分化与特质性焦虑呈负相关（Griffin & Apostal，1993；Haber，1993；Skowron & Friedlander，1998；Peleg-Popko，2002；Peleg & Yitzhak，2011），与心理和生理健康问题呈负相关（Davis & Jones，1992；Haber，1993；Bohlander，1995；Skowron & Friedlander，1998；Elieson & Rubin，2001；Bartle-Harlin & Probst，2004），与婚姻满意度呈正相关（Haber，1984；Richards，1989；Skowron & Friedlander，1998；Skowron，2000）。一些研究已经显示，三角化和婚姻痛苦存在显著相关（Vunchinich，Emery，& Cassidy，1988；Wood，Watkins，Boyle，Nogueira，Zimand，& Carroll，1989；Gehring & Marti，1993；Peleg，2008），同时与亲密关系中的问题存在相关（West，Zarski，& Harvill，1986；Protinsky & Gilkey，1996）。最后，与鲍恩对情感过程的跨代传递理念相一致，研究者已经发现父母与孩子的信念呈高相关（e.g.，Troll & Bengston，1979）。同时，暴力倾向（e.g.，Amato，1996）、婚姻质量（e.g.，Feng，Giarrusso，Bengston，& Fry，1999）、饮食障碍（e.g.，Whitehouse & Harris，1998）、抑郁（Whitbeck et al.，1992）和酗酒（e.g.，

Sher，Gershuny，Peperson，& Raskin，1997）也会代代相传。

此外，有人提出了一种治疗模型，即利用鲍恩学派理论框架来解决一系列来访者现有的困扰。例如，科尔伯特及其同事提出，鲍恩家庭治疗可以整合到对那些家庭无法参与（或在一些情况下不应该参与）的青少年个体治疗中去（Kolbert，Crothers，& Field，2013）。其他类似的模型也是在鲍恩家庭治疗的启发下提出的，可以用来治疗在童年期受虐待的成人（MacKay，2012）、离家出走的青少年（Coco & Courtney，2003），以及无家可归者（Hertleing & Killmer，2004）。这些作者提供了很多成功的个案研究，但迄今为止尚无得到有对照结果的研究来检验鲍恩流派治疗的有效性（Johnson & Lebow，2000；Miller，Johnson，Sandberg，Stringer-Seibold，& Gfeller-Strouts，2000）。当然，并不令人意外的是，由于这些研究通常是学院派做的，他们大部分人对行为模型比诸如精神分析和鲍恩系统治疗的传统方法更感兴趣。

最后，提升家庭系统疗法的地位依靠的不是实证研究，而是默里 · 鲍恩理论的精致性，通过这种方法实践的临床经验，以及那些从原生家庭中分化出自我的人的宝贵经验。鲍恩自己对于实证研究是绝对没有兴趣的（Bowen，1976），他更偏爱精炼和整合理论及实践。正如精神分析一样，鲍恩的系统治疗最好不要以对或错来判断，而是以有效和无效来评判。总的来说，它非常有效。

// 模型现状

无论鲍恩理论的生命力是源自它的全面性、实用性，还是鲍恩的魅力，他的理论一直都在发展。纽约州莱伊布鲁克家庭学习中心主任菲尔 · 格林和缅因州艾尔伯勒岛鲍恩理论学院院长迈克尔 · 科尔是当代鲍恩理论最积极的支持者之一。他们不仅在传播鲍恩理论方面，而且在完善治疗技术方面都做出了重要的贡献。他们都是大师级的治疗师。

新泽西州高地公园多文化家庭研究所所长莫妮卡 · 麦戈德里克（Monica McGoldrick）在研究家庭如何运作方面做出了很多贡献，包括家庭生命周期、种族多样性以及性别不平等的普遍作用。由于麦戈德里克既是家庭的学习者、研究者，同时也是一名治疗师，因此她的一些干预措施具有明确的教育意义。麦戈德里克已故的同事贝蒂·卡特也是如此，她是纽约州怀特普莱恩斯市韦斯特切斯特家庭研究所的创始人。例如，贝蒂·卡特在与重组家庭工作的过程中，采用了专家的立场，并教导继父母不要试图与亲生父母处于平等的地位。继父母必须去努力获得道义；与此同时，最有效的方法是支持亲生父母的角色。正如鲍恩的方法受到个人经验的影响一样，卡特和麦戈德里克作为家庭治疗师的工作似乎都是由她们作为职业女性的经验以及她们对不平等代价的信念决定的。

科尔的著作《鲍恩理论的秘密：揭示家庭的隐秘生活》（*Bowen Theory's Secrets: Revealing the Hidden Life of Families*，2019）概述了鲍恩理论的最新发展。在本书中，克尔提议在鲍恩理论中增加第九个概念：共生疾病（unidisease）。这一概念强调了焦虑在身体健康中的作用。意识影响身体的观点并不新鲜，但科尔进一步表明，焦虑尤其会使人更容易出现身体健康问题。焦虑本身不会导致健康问题，但它确实在健康问题的发展和维持中发挥着重要作用。如果这一理念得到更广泛的接受，以提高家庭调节焦虑能力为重点的家庭治疗将成为医疗保健中更为核心的组成部分。

/ 小结

鲍恩理论涉及的面比大部分家庭治疗师的都要宽，但是实际上他的治疗范围要更小一些。他总是关心跨代家庭系统，尽管他经常会见个体或夫妻。自从他第一次介绍了精神分裂症的三代假设（three-generational hypothesis of schizophrenia）观点，他就意识到互相交织的三角关系是如何将一代人和下一代联系在一起的——就像相互编织串联的家庭挂毯一样。尽管鲍恩流派的治疗师将患者送回家庭来修复与父母的关系这个方法很特别，不过代际间联系这个概念在领域内还是非常有影响力的。

根据鲍恩的理论，家庭中核心的问题是情绪融合；主要的目标是分化。情绪融合从对他人本能的需要发展出来，但是是对这种需求不健康的夸大。一些人将融合直接表现为对于亲密归属的过度需求；另一些人则用一种独立的外表来诠释它。不管是哪种情况，弥漫的焦虑都会导致亲密关系中的自动化反应，并且限制自主性的功能。

除了将他对家庭问题的分析拓展深化到个体的焦虑中，鲍恩还拓宽了关注点，使三角关系成为分析中的通用概念——在理论和实践中都是如此。当人们不能解决他们的差异的时候，将第三方自动卷入会稳定关系，但也会将冲突冻结在原处。鲍恩提出大部分家庭都有三角关系这一复杂问题，这在整个家庭治疗领域都是非常重要的概念。

鲍恩不提倡治疗师努力去修复关系，而是鼓励他们保持中立，在有冲突的关系中通过过程提问来探索情绪过程。鲍恩流派治疗师很少给建议。他们只是不断地问问题。这样做的目的不是解决人们的问题，而是帮助他们学习看到自己在家庭系统运作中扮演着怎样的角色。这种自我觉察并不仅仅是一个关乎自省的问题，因为领悟是修复关系和提升自我自主功能的工具。

鲍恩家庭系统治疗的实践中有 6 个重要的技术。

1. **家庭发展图**。除了记录一些基本信息数据，家庭发展图还用来追溯关系的冲突、阻断和三角关系。这个收集信息的过程有时候本身就是一种治疗——家庭成员经常说："我从来没想过这些事件是怎么拼凑在一起的。"《家庭评估中的家庭发展图》（*Genograms in Family Assessment*，McGoldrick & Gerson，1985）是使用家庭发展图开展工作的最综合的入门指南。

2. **中立化三角关系**（neutralizing triangle）。如果一个治疗师可以对家庭带进治疗中的情绪反应保持独立，来访者就会更好地减少情绪化，并开始更清晰地思考他们的问题。但是危险的地方在于，家庭使用情绪三角化来稳定冲突的过程也会吞噬治疗师。如果是这样，治疗就会陷入僵局。另一方面，如果治疗师能够在情绪纠缠中保持独立——换句话说，保持去三角化——的话，家庭系统和家庭成员就会冷静下来，开始处理家庭困境。

3. **过程提问**（process question）。每一位家庭成员都会被问到一系列问题，这旨在缓和他们的情绪并促使他们进行客观的反应。过程提问也被用来帮助管理和中立三角关系，包括那些可能在治疗师和不同家庭成员之间建立起的潜在的三角关系。过程提问的目的在于使焦虑平复下来。也可以通过过程提问获得家庭感知问题的方式，以及导致问题的背后机制等类似信息。如果过程提问能够降低焦虑，人们就能够更清晰地思考。这种清晰让他们能够发现更多处理他们问题的潜在选择。

4. **关系实验**（relationship experiment）。关系实验是围绕主要的三角化结构变化所进行的。目的是帮助家庭成员意识到系统的过程，并且学习去意识到自己在这过程中所扮演的角色。对这种实验最好的说明可能来自福格蒂发展出的情绪追逐者和逃离者模型。治疗师鼓励追逐者控制他们的追求，不要再继续提要求，减少对于情感联系的压力，并且看看他们自己和关系发生了什么。这个练习并不如一些人期待的那样是一个神奇的治愈方法，而是能够帮助澄清被卷入的情绪过程。治疗师鼓励逃避者朝他们的伴侣迈进一步，并且与之沟通自己个人的想法和感受——换句话说，找到一个替代的方法来避免对方的要求或对对方的要求做出让步。

5. **教练技术**（coaching）。教练技术是鲍恩流派用来替代更加情绪化卷入的角色，这在其他治疗模式中很常见。通过扮演教练的角色，鲍恩流派的治疗师希望能够避免承担接管来访者的角色，或避免卷入家庭三角关系中。教练的过程不意味着告诉人们怎么去做。它是通过设计问题来帮助人们描绘出自己家庭的情绪过程，以及自己在其中扮演的角色。

6. **使用“主语我”**（the “I” -position）。“主语我”是对个人主张的冷静清晰的陈述。在紧张程度增长的情况下，它通常具有使一个人稳定下来的效果，使人能够从情绪化中分离出来，并采取“主语我”来表达。从个人角度——说你自己的感受而非其他人在做什么——是最直接打破情绪化循环的方法之一。说“你很懒”和说“我希望你可以更多地帮助我”是不同的，说“你总是太惯孩子”和说“我想我们应该对孩子更严格”是不同的。它们之间有着巨大的差别。

鲍恩流派治疗师不仅仅鼓励来访者使用“主语我”的立场，他们自己也是这样做的。例如，在一次家庭会谈之后，妈妈把治疗师拉到一边跟治疗师透露自己的丈夫已经癌症晚期，而她不想让孩子们知道。该怎么做？使用“主语我”的立场：跟这位母亲说“我认为你的孩子有权利知道这些”。至于她怎么做，当然是取决于她自己了。

最后，尽管家庭治疗的门徒很可能会根据治疗方法有多大意义，有多有用来评判不同的治疗方法，但鲍恩自己认为他最重要的贡献是向人们展示了一种能够让人类行为成为一门科学的方法。比发展一种家庭治疗方法或技术更重要的地方在于，默里·鲍恩为我们理解自己作为个体如何发挥功能、我们与家人如何相处，以及这些方面又是如何相互关联的做出了巨大的贡献。

// 推荐阅读

Anonymous.（1972）. Differentiation of self in one's family. In J. Framo（Ed.）, Family interaction（pp. 111–173）. New York，NY：Springer.

Bowen，M.（1978）. Family therapy in clinical practice. New York，NY：Jason Aronson.

Butler，J. F.（Ed.）（2015）. The origins of family psycho-therapy by Murray Bowen. Lanham，MD：Rowman and Littlefield.

Carter，E.，& Orfanidis，M. M.（1976）. Family therapy with one person and the family therapist's own family. In P. J. Guerin（Ed.）, Family therapy：Theory and practice（pp. 193–219）. New York，NY：Gardner Press.

Fogarty，T. F.（1976a）. Systems concepts and dimensions of self. In P. J. Guerin（Ed.）, Family therapy：Theory and practice（pp. 144–153）. New York，NY：Gardner Press.

Fogarty, T. F. (1976b). Marital crisis. In P. J. Guerin (Ed.), Family therapy: Theory and practice (pp. 325–334). New York, NY: Gardner Press.

Guerin, P. J., Fay, L., Burden, S., & Kautto, J. (1987). The evaluation and treatment of marital conflict: A four-stage approach. New York, NY: Basic Books.

Guerin, P. J., Fogarty, T. F., Fay, L. F., & Kautto, J. G. (1996). Working with relationship triangles: The one-two-three of psychotherapy. New York, NY: Guilford Press.

Guerin, P. J., & Pendagast, E. G. (1976). Evaluation of family system and genogram. In P. J. Guerin (Ed.), Family therapy: Theory and practice (pp. 450–464). New York, NY: Gardner Press.

Kerr, M. E. (2019). Bowen theory's secrets: Revealing the hidden life of families. New York, NY: W. W. Norton & Co.

Kerr, M. E., & Bowen, M. (1988). Family evaluation. New York, NY: Norton.

Noone, R. J., & Papero, D. V. (Eds.). (2017). The family emotional system: An integrative concept for theory, science and practice. Lanham, MD: Lexington Books.

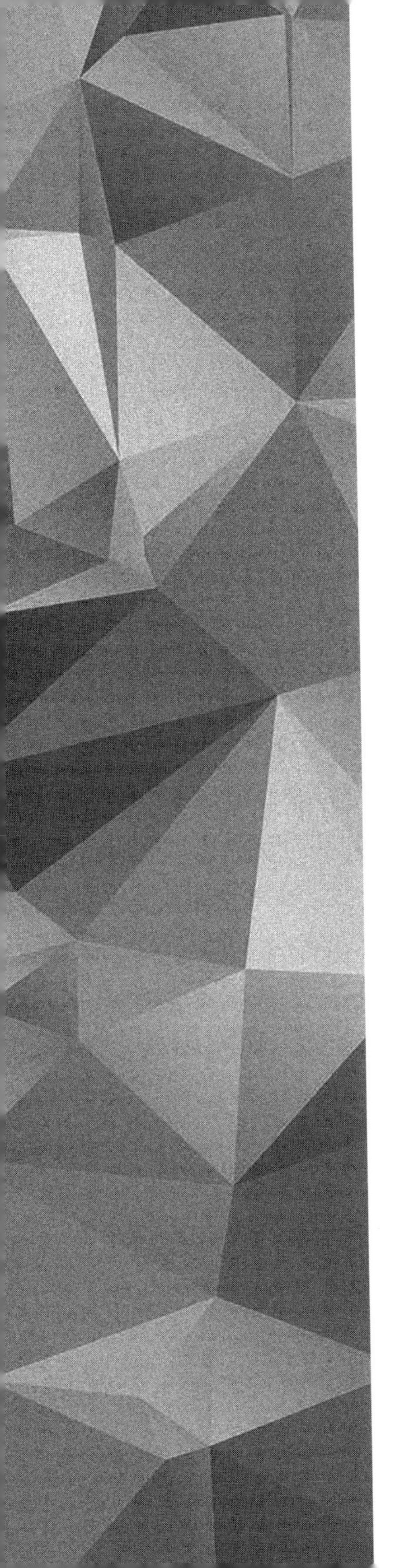

第 5 章

策略派家庭治疗

——问题解决

- 策略派家庭治疗的发展历程
- 策略派家庭治疗三个模型的主要原则
- 策略派家庭治疗三个主要模型视角下健康和不健康家庭发展过程
- 策略派家庭治疗三个主要模型的治疗目标和达到这些目标的必要条件
- 策略派家庭治疗三个主要模型的评估和干预技术
- 策略派家庭治疗三个主要模型的研究

策略派方法在应用控制论和系统论方面非常引人注目，使得它一度成为家庭治疗学派中的热门学派。具有吸引力的部分原因在于它比较实用，且以问题解决为中心，它还非常执着于那些不管家庭是否配合都可以智取或激发家庭改变的策略。不过正是这样的操控性最终使人们反对策略派治疗。

21 世纪居主导地位的治疗方法是认知，其地位超越了行为，并且鼓励治疗师与来访者合作，而不是操控来访者。与总试图解决问题和驱使改变不同，治疗师开始强化人们对问题的解决，并激励人们做出改变。结果，曾经著名的策略派治疗学派的代表人物——杰伊·黑利，约翰·威克兰，玛拉·塞尔维尼·帕拉佐利——被人们完全遗忘了。这令人非常遗憾，因为他们的策略派方法给家庭治疗领域带来了两个最具影响力的观点：一个是家庭的问题是因为自己的行为而得到维持的，另一个是对特定家庭的需要做针对性的指导有时会带来突然的、决定性的变化。

/ 代表人物

策略派治疗源于贝特森基于精神分裂症项目提出的沟通理论（communications theory），这个理论后来发展出了三个截然不同的模型：心理研究所（MRI）的短期治疗，黑利和麦迪尼斯的策略派治疗，以及米兰的系统模型。这三个模型都诞生于心理研究所，作为人类学家和精神病学家的格雷戈里·贝特森和米尔顿·埃里克森在这里使策略派家庭治疗得到了很大的发展。

1952年，受洛克菲勒基金会的资助，贝特森邀请杰伊·黑利、约翰·威克兰和唐·杰克逊到帕洛阿尔托市一起研究沟通中的悖论问题。他们这个开创性的、可以被视为家庭治疗知识起源的研究发现，人们的关系是由他们之间多层次信息的交换来确定的。

虽然贝特森并不喜欢对人进行操控，但具有讽刺意味的是，正是他将项目成员介绍给了米尔顿·埃里克森。在那个时代，治疗被认为是一项费时费力的工作，埃里克森作为催眠师的经历使贝特森相信：人们可以发生快速的改变，使治疗尽可能变得简短。

反其道而行之干预（paradoxical intervention）中的很多东西都源于埃里克森应用催眠技术将阻抗变为可以利用的优势（Haley，1981）。例如，为了引发一个人进入催眠状态，催眠师要学到的不是告诉个体要想办法进入催眠状态，相反，告诉他要一直睁着眼睛，“直到眼皮变得非常沉重为止”。

唐·杰克逊在1959年建立了心理研究所，并组建了一支具有创造力的团队，包括理查德·菲什、杰伊·黑利、约翰·威克兰和保罗·瓦兹拉威克。他们的合作产生了一个绝妙的短期方法，这个方法可以打破家庭成员越试图解决问题却使问题越糟糕这样的恶性循环。这个方法就是众所周知的“MRI模型”，在瓦兹拉威克、威克兰、菲什所著的《改变：问题形成和问题解决原理》（*Change: Principles of Problem Formation and Problem Resolution,* Watzlawick，Weakland，& Fisch，1974）和续篇《改变的策略：实施短期治疗》（*The Tactics of Change: Doing Therapy Briefly,* Fisch，Weakland, & Segal，1982）对此都有描述，可以算得上是对MRI模型最全面的介绍了。

杰伊·黑利是一个标新立异的人。他在没有临床资格证书的情况下进入了这个领域，并且因令人反感和总是批判他人而闻名。他最初的影响源自他的著作，作品在精辟的分析中加入了讽刺。在《精神分析的艺术》（*The Art of Psychoanalysis*）一书中，杰伊·黑利将精神分析重新定义为高人一等的游戏（Haley，1963）：

> 精神分析师让患者躺在沙发上，这让患者有一种自己双脚悬空而分析师的双脚还在地面的感觉。患者不仅因为要躺着说话而感到不安，同时，还会发现自己处于低于分析师的位置，因此，他低人一等的位置因为空间的缘故而进一步得到了强化。另外，分析师坐在沙发的后面，可以看到患者，但是患者却看不到分析师，这样的位置关系给了患者一种蒙眼与对手进行拳击时会有的那种不安全感。由于患者无法看到自己使用策略引发的反应，他不能确定自己何时占了上风，何时又处于下风。有的患者试图通过某些方式来解决这个问题，他们可能会说“我昨晚是和姐姐一起睡的”，然后迅速地回头看分析师的反应。这种“耸人听闻”的策略常常不会产生效果。分析师可能会怔住一下，但是他们可以在患者转过头来之前就恢复原来的状态。许多分析师已经想出了应对这种“扭头患者”的办法。当患者转头的时候，分析师会凝视空间的某一处，或者用铅笔随便写写画画，或者编织东西，或者看着热带鱼。基本上，即使有部分患者有机会看到分析师，他们看到的也只是一种冷漠的神态。（pp. 193–194）

1967年，黑利加入了萨尔瓦多·米纽庆在费城的儿童指导诊所。他在那里开始对训练和督导感兴趣，那里也是他做出最伟大贡献的地方（Haley，1996）。1976年，黑利搬去了华盛顿特区，并和克洛·麦迪尼斯一起，创立了家庭治疗研究所。麦迪尼斯目前与励志演说家和人生导师安东尼·罗宾斯（Anthony Robbins）一起工作。1995年，黑利搬回了加利福尼亚，并于2007年去世。

黑利和麦迪尼斯都是灯塔式的人物，他们的名字经常使那些追寻他们脚步的人黯然失色。加利福尼亚的詹姆斯·凯姆（James Keim）创新性地提出了和对立儿童打交道的方法，巧妙地传承和拓展了黑利和麦迪尼斯的传统方法。另外一些重要的实践者还包括：华盛顿特区的尼尔·希夫（Neil Schiff），萨万娜家庭研究所的斯科特·赛尔斯（Scott Sells）和密歇根州的杰罗姆·普莱斯（Jerome Price）。

MRI模型对米兰团队有非常大的影响，米兰团队包括玛拉·塞尔维尼·帕拉佐利、路易吉·博斯科洛（Luigi Boscolo）、吉安弗兰科·赛钦（Gianfranco Cecchin）和圭莲娜·普拉塔（Guiliana Prata）等人。塞尔维尼·帕拉佐利是意大利著名的精神分析师，专攻饮食障碍，在她对精神分析模型感到有些失望的时候，开始探索处理家庭问题的方法（Selvini Palazzoli，1981）。1967 年，她带领一个由八名精神科医生组成的团队转向了贝特森、黑利和瓦兹拉威克的观点，在米兰组建了家庭研究中心，他们在此发展出了米兰系统模型。后来米兰团队解散了，解散的原因是帕拉佐利和普拉塔专注于研究恒定处方（invariant prescription），并越来越多地将精神分析概念纳入其工作，而博斯科洛和赛钦更多关注循环提问方法。这两个团队目前在意大利都有培训中心。

乔治·纳尔顿是另一位在 MRI 接受过培训的著名意大利家庭治疗师。他与同事瓦兹拉威克的关系很好，曾一起撰写过好几本书籍。纳尔多内目前在意大利的阿雷佐经营着一家大型诊所，同时进行策略派治疗的项目培训。

/ 理论要素

在《人类沟通语用学》（*Pragmatics of Human Communication*, Watzlawick, Beavin, & Jackson, 1967）一书中，作者们试图提出一套有关人类沟通的观点，并用一系列的公理来表达这些观点。第一个公理是：人类无时无刻不在沟通。因为所有的行为都是沟通，且一个人不可能没有行为，所以一个人不可能没有沟通。

案例研讨

罗德里格斯夫人开始诉说："我不知道该拿雷蒙怎么办。他在学校表现不好，在家中也不会帮着做家务。他只想和他那群糟糕的朋友们待在一起。但最糟糕的事情是，他拒绝和我们交流。"

治疗师转而问雷蒙："对于这些事情，你有什么想说的吗？"雷蒙什么也不说，只是懒散地坐在角落，面露不悦。

雷蒙并不是“没有交流”，他在交流，他非常愤怒，而且拒绝说话。在并非刻意、无意识或者不顺利，也就是并非双方都理解对方的情况下也在发生交流。

第二个公理是：所有信息都有报告（report）和指令（command）两种功能（Ruesch & Bateson，1951）。报告（或者内容）是在传达信息，而指令是关于关系的陈述。举个例子，“妈妈，桑迪打我！”传达的不只是这个信息，还暗含着一个指令——你需要做点什么。然而，值得注意的是，这种暗示性的指令有些模棱两可。其原因在于书面文字没有提供背景线索。一个小孩哭喊着说出这些话，和一个小孩笑着说出这些话，所暗含的意思大为不同。

在家庭中，指令常常以规则的形式出现（Jackson，1965），可以从重复的相互交往模式中推导出这些规则。杰克逊用**家庭规则**这一术语来表述家庭存在的这种规律性，而非正式形成的规章。没有人制订这些规则。事实上，家庭成员通常意识不到这些规则的存在。

这些规则，或者说规律，维持着家庭的稳定性（Jackson，1965，1967）。平衡机制让家庭在面对分裂时回到平衡状态，从而起到抵抗变化的作用。杰克逊的**家庭固有平衡**描述了家庭系统保守的一面，类似于负反馈这个控制论概念。按照沟通分析来讲，家庭是一个目标导向和规则管理的系统。

案例研讨

萨姆不能理解他第一次到玛丽家时所经历的令人发疯的一幕。萨姆和玛丽要去远足，玛丽的爸爸弗兰克借给他们一台相机，并告诉他们需要给这台相机买什么类型的电池。萨姆告诉他未来的岳父，他知道比这个还要好的电池。萨姆一开始解释，弗兰克就眯起他的眼睛，开口打断了萨姆，坚持要用他推荐的电池。其他的家庭成员则纷纷保持沉默，焦虑地看着两人之间的这种互动。萨姆没有注意到这些非语言线索，并坚持说他知道有一种更好的电池。弗兰克站了起来，把相机扔在地板上，并站在房间中心，大喊说："这个家里根本没有人听我的！"萨姆对此感到非常震惊。

这讲的是萨姆是如何发现玛丽家的一个规则的：永远不要挑战爸爸的权威。

沟通理论学家并不探讨潜在的动机；相反他们假定存在循环因果关系，并对沟通模式进行分析，沟通模式是由反馈环路中的刺激和反应构成的行为链。当对家庭成员问题行为的反应激化了问题时，这就是一个正反馈环路。这种构想的优点是，它把重点放在使问题持续发生的交互作用上，这种交互是可以改变的，而不是去推断通常不能被改变的潜在原因。

策略派治疗师将正反馈环路概念作为他们模型的核心。MRI 团队将其作为解释问题形成的一个简单而强大的原则：家庭会在他们的生活过程中遇到许多困难，而困难是否成为一个问题取决于家庭成员如何回应（Watzlawick，Weakland，& Fisch，1974）。也就是说，家庭经常做错误的尝试来解决他们的困难，在发现问题仍然存在时，会不断用相同的解决方案进行尝试。这只会是一个恶性循环，导致问题的升级，引发更多相同的问题。举个例子，如果贾马尔因为妹妹的出生而感受到了威胁，就可能会变得容易生气。如果发生这样的事情，他的爸爸就会觉得他在对立违抗，会试图通过惩罚让他知道自己该做与年龄相符的事情。但爸爸的粗暴只会让贾马尔更加确信，他的父母更爱他的妹妹，所以他的行为就会变得更加幼稚。然后爸爸变得更加严厉，并和贾马尔变得更加疏远。这是一个逐步升级的正反馈环路：家庭系统对某个家庭成员的偏差行为做出反应，这些反应本来是要用来减少偏差行为的（负反馈），但却进一步增加了偏差行为（正反馈）。

爸爸需要转变的是他的解决方案。如果他安慰而非批评贾马尔，那么贾马尔可能就会冷静下来。然而，这个家庭受到很多隐形的家庭规则的支配，这些规则只会将贾马尔的行为解释为不尊重父母。如果爸爸要改变他的解决方案，那这个家庭规则就必须进行改变。

在大多数家庭中，隐形的规则支配所有行为。如果是规则促进了上述那种僵硬的问题解决方法，那要改变的就不仅是行为，更重要的是要改变规则。当系统中只发生了某些行为的改变时，这只是一**阶变化**，而不是二**阶变化**，只有家庭规则发生改变时才会发生二阶变化（Watzlawick，Weakland，& Fisch，1974）。如何改变规则？一种方法是**再定义**——即改变爸爸对贾马尔行为的解释：由不尊重变为害怕被抛弃，从坏的行为变为悲伤的行为（见表 5-1）。

表 5-1　一阶变化和二阶变化

一阶变化	二阶变化
妈妈开始使用金钱奖励儿子做家务的行为	妈妈和爸爸相互合作来解决儿子的行为
父母尝试了几种方法让女儿在晚上按时回家	父母因认识到女儿在不断长大而开始与女儿协商规则
爸爸需要做第二份工作来支付不断增长的家庭开支	妈妈做全职工作，爸爸承担更多的家务

如此一来，MRI 的方法就变得非常的简单：（1）识别维持问题的反馈环路；（2）确定支配这些行为的规则；（3）找到一种方法来改变规则以中断维持问题的行为。

由于杰伊 · 黑利对行为的人际回报非常感兴趣，因此就在控制论的解释中增加了功能主义者强调的这些内容。后来，他又整合了结构派的概念，这些概念是他和米纽庆一起工作数年时间后提出来的。例如，杰伊 · 黑利注意到，每当贾马尔和爸爸吵架，妈妈都会为了保护他而批评他的爸爸对贾马尔太严格了。杰伊 · 黑利也注意到，当妈妈批评爸爸时，贾马尔会变得更加激动，以此来将父母的注意力从父母的矛盾中转移到自己身上。

杰伊 · 黑利认为，有关家庭等级结构（hierarchical structure）的规则至关重要，并且发现大多数问题背后都隐藏着不恰当的父母等级问题。的确，杰伊 · 黑利（1976）认为“个体的心理问题很多都与其所处环境的失功能等级数量是成正比的”（p.117）。

为了平衡问题的收益，杰伊 · 黑利借用了埃里克森的**意志考验**（ordeal），这个技术讲的是维持症状要比放弃症状会付出更大的代价（Haley，1984）。为了说明这一点，让我们想一想埃里克森曾经使用过的一个非常有名的方法：他要求一个失眠症患者每天晚上都定好闹钟将自己闹醒，然后起来给厨房的地板打蜡。

像黑利一样，玛拉 · 塞尔维尼 · 帕拉佐利和她的同事（Selvini Palazzoli, Boscolo, Cecchin, & Prata, 1978b）都比较关注家庭中的权力斗争和症状对家庭起到的保护作用。他们探索了家庭的几代发展历史，以寻找证据来证实他们的假设，即孩子的症状对家庭而言是必须存在的。这些假设往往涉及家庭形成的复杂联盟和结合体。他们常常发现，患者出现症状就是为了保护一个或多个家庭成员以维持大家庭脆弱的联盟关系。

/ 家庭动力

那些寻求全面解释家庭发展的人应该从别的理论去寻找答案。策略派治疗师只会说：只要起作用的就是正常的，使家庭失功能的是那些无效的问题解决方案。如果你的目标仅限于解决家庭问题，那这就正是你需要的理论。

// 家庭的正常功能

根据**一般系统论**，像所有的生命系统一样，正常的家庭依赖于两个重要的过程（Maruyama，1968）。首先，家庭在面对环境挑战时通过负反馈来保持完整性。如果没有紧密相连的结构，那任何生命系统都不可能存活下来。另一方面，太过僵硬的结构也会使系统不具备适应持续变化的环境的能力。这就是为什么正常的家庭也有正反馈机制的原因。负反馈阻止破坏，正反馈不断创新以适应改变的环境。认识到反馈渠道就是沟通会使更清楚地陈述情况成为可能：健康家庭有良好适应是因为他们能够清楚和灵活地沟通。

MRI 团队坚决反对有关正常家庭的标准："作为治疗师，如果来访者没有对他们的某种特定的运作方式、关联方式和生存方式表达不满，那我们就不能把它们看作是有问题的。"（Fisch，1978）因此，MRI 团队把自己的任务限定为消除表现出来的问题，而不是将家庭引向所谓应该怎样行为的方向。

米兰团队努力保持一种"中立"的态度（Selvini Palazzoli，Boscolo，Cecchin，& Prata，1980）。他们不使用预设观点和标准模型，而是通过提出问题来帮助家庭成员审视他们自己，从而暴露出隐藏的权力斗争，他们相信家庭能自己进行重新组织。

不同于这两种方法的相对主义，黑利对家庭的评估是基于家庭功能良好的假设。他的治疗旨在帮助家庭重组成更加具有功能性的结构，有明确的界线和代际等级（Haley，1976）。

// 行为障碍的发展

根据沟通理论，症状的基本功能是维持家庭系统的平衡状态[①]。家庭出现问题是因为其沟通模式处于失功能且自我平衡状态（Jackson & Weakland，1961）。这些家庭坚持他们僵化的模式，并用负反馈来对那些改变的信号进行反应。也就是说，他们不把改变看作是一种成长的机会，而看作是一种威胁，就如下面的例子所示的那样。

案例研讨

拉班是一个安静的男孩，其父母是信奉正统犹太教的犹太人，来自东欧，拉班是独生子。他的父母离开他们的小农场来到美国，并都在一个大城市的工厂里找到了工作。虽然他们现在免受宗教迫害，但感到与邻居疏远，格格

① 功能性症状的概念，即症状是具有一定功能的——暗示家庭需要他们的问题——开始变得有争议。

不入。他们独自生活，从抚养拉班中获得快乐。

拉班是一个有许多怪癖且脆弱的孩子，但在他的父母眼里他是完美的。上学后，拉班开始和其他孩子交朋友，渴望被人接受，养成了一些美国人的习惯。他嚼口香糖，看动画，骑着他的自行车在社区里到处跑。他的父母对于拉班嚼口香糖、喜欢看电视感到生气，但真正让他们感到苦恼的是拉班想和非犹太孩子一起玩。他们来到美国可能是为了逃避迫害，并不是为了拥抱多元化，更不是被同化。他们担心拉班正在远离他们的价值观——“他一定是出了什么问题。”等到他们打电话给儿童指导诊所时，他们深信拉班心理失常了，他们请求帮助，“让拉班恢复正常”。

在策略派模型中，对于问题的发展过程有三种解释。第一种是控制论：困难被错误的解决方案误导而变成了长期问题，形成正反馈的升级。第二种是结构上的：问题是等级结构不协调的结果。第三种是功能上的：当人们试图相互保护或相互控制时，问题就会产生，从而使他们的症状为系统服务。MRI 团队仅使用第一种解释，而黑利和米兰团队会接受这三种解释。

为了说明三者的区别，请思考下面的例子：16 岁的朱万最近开始拒绝走出家门。一个 MRI 治疗师可能会问他的父母他们曾经做过哪些事情来让他外出。他们的重点将放在父母的尝试解决方案上，放在这可能是造成朱万拒绝出门的原因的假设上，放在他们对朱万行为的解释或定义上，MRI 治疗师相信父母对朱万问题的定义可能导致了他们使用错误的解决方案。

黑利派的治疗师可能会对父母尝试的解决方案感兴趣，还会询问他们的婚姻状况、朱万卷入父母或其他家庭成员之间的争吵的方式，以及朱万的问题的潜在保护作用。治疗师假设朱万的行为可能属于一个不正常的三角关系的组成部分，由父母之间未解决的冲突引发。麦迪尼斯也对这个三角关系感兴趣，但除此之外，也会好奇朱万的行为是如何在暗地里保护他的父母避免面对一些威胁性的问题的。

米兰系统性治疗师不会把注意力集中在尝试解决方案上，而是会通过了解家庭中过去和现在的关系，尝试揭开构成家庭的权力斗争的跨代联盟关系。一些权力斗争可能使得朱万必须用他的症状来保护其他家庭成员。例如，家庭可能会发现，如果朱万长大后离开家，朱万的妈妈就将会再次被拉回到她父母之间的权力斗争中去，但由于她的孩子出了问题而避免卷入这种斗争。而且，朱万可能还通过自己的不成功保护了他的爸爸，使他爸爸不必因为自己不如孩子而感到羞愧。

案例研讨：医生都会想什么？（第一部分）

哈普雷特和穆罕默德是一对四十出头的新婚夫妇，他们寻求婚姻咨询以帮助解决日益加剧的冲突。穆罕默德的家人希望他成为一名医生，但他却成了一名医疗器械推销员。他在二十出头的时候曾尝试成为一名医生，但他并不喜欢医学课程。他没有去医学院的计划，表面上是因为他已经结婚了，四十多岁了，他负担不起上学的费用，但实际上是因为他内心深处根本就不想——尽管他坚信他应该这样做。几乎每次他们的生活出现问题时，穆罕默德都会将其归咎于他没有成为医生。他们缺钱吗？如果他成为一名医生就不会发生这种事情了。被服务员无礼对待了？如果他成为一名医生，他就会得到更多的尊重。感觉生活毫无意义和单调了？可能是因为他没有成为医生。他意识到这种信念是不合逻辑的，但他无法动摇它。他老想自己没能成为医生，这常常会使他整整一周或更长时间都陷入低落情绪之中，其间，他的工作会受影响，他也会忽视家庭责任，让哈普雷特为他收拾残局。最近他已经持续近两个月出现抑郁，并因此接受了治疗。

起初哈普雷特还是支持和同情穆罕默德的，但最终她对穆罕默德对那些错误信念做出的极端反应感到失望。她不在乎他是不是医生。她指责他把他自己的沮丧作为不在家里帮忙的借口，并害怕他的抑郁影响家人。随着时间的推移，她开始用愤怒来回应穆罕默德的抑郁情绪，假如这些不起作用，她就会疏远并冷淡他。她对那些额外要她做的事情感到不满——她也有一份全职的工作，而且她在慢慢失去对穆罕默德的尊重。“不要再抱怨了，你是个男人”正在成为一种口头禅，但这无助于穆罕默德解决他的自卑感。

他们把穆罕默德的这种行为称为“医生的执念”，除这个之外，他们的婚姻状况良好。他们喜欢共度时光，沟通良好，性生活和谐，并关注彼此的需求。因此，他们的治疗师假设，如果她能帮助穆罕默德阻止这个医生的执念，他们就会没事了。起初，她尝试了认知行为疗法（CBT）的方法：由于穆罕默德整天和医生一起工作（他把这比作在酒吧工作的酒鬼），她让他问他的医生同事，如果他们可以重来一次，他们是否会选择成为一名医生。尽管他们超过 90% 会说不，穆罕默德也承认他们多数时候看起来很痛苦，但他仍然痴迷于成为一名医生。她没有气馁，接下来让他问他的父母，他们是否真的因为他不是医生而对他感到失望。穆罕默德问了，尽管他们并不失望，但他认为那只是他们在安慰他。显然，直接的 CBT 方法行不通。

思考

● 为什么哈普雷特和穆罕默德适合策略派家庭治疗？

● 如果你是一名策略派治疗师，你可能会尝试什么类型的问题干预方式？为什么？

● 穆罕默德陷入了三种问题维持解决循环模型（稍后在“治疗技术”中列出）中的哪一种？对此的治疗目标应该是什么？

● 在这种情况下，策略派治疗师会将 CBT 的失败归咎于什么？

/ 改变的机制

策略派治疗师把视角放置于改变什么以及如何改变。这种视角（把它称为是聚焦的，还是有局限的，主要取决于你关注什么）将他们的注意力集中在识别和改变维持问题的解决方案上。

// 治疗目标

MRI 团队崇尚简略。一旦当下的问题得到解决，治疗就结束了。如果一个家庭没有在其他问题上寻求帮助，这些问题就不会成为治疗的目标。因为他们认为有问题的人只是被困住了而不是生病了，所以 MRI 治疗师认为他们的工作只是让这些有问题的人重新向前进。

MRI 治疗师帮助家庭定义明确的、可达成的目标，以便每个家庭成员都知道治疗何时取得了成功。他们经常发现大部分治疗在促使当事人设定具体目标的过程中就发生了，因为做这些的时候会迫使当事人澄清那些含糊的不满。治疗的主要目标就是行为改变。

黑利的方法也是行为主义的，甚至比 MRI 团队还要淡化洞察问题的重要性。他会鄙视那些帮助来访者理解为什么他们会犯错但没能让他们改变的治疗师。黑利的最终目标通常是对家庭的结构进行重组，尤其是其等级制度和代际界线。然而，与结构派家庭治疗不同的是，这些结构性目标总是与当前的问题直接关联在一起的。例如，为了改善一个叛逆少年截然对立的父母，结构派治疗师可能会让父母谈论他们的婚姻问题，而黑利只会让他们谈论他们在共同努力应对孩子问题时遇到的困难。

米兰团队最初使用的方法（Selvini Palazzoli et al., 1978b）直接源自 MRI 模型。尽管他们扩大了对参与维持问题的家庭成员的关注，但仍然专注于打破那些破坏性的家庭行为。他们不像其他策略派那样关注问题，而更关心改变家庭成员有关奇怪行为形成的共谋和动机的看法。

// 行为改变的条件

在早期，家庭治疗的目标只是改善沟通。后来，这个目标被细化为改变维持问题的特定沟通模式。治疗师可以要么指出有问题的行为序列，要么就是简单阻断它们以促使改变的发生。第一种策略依赖于洞察力，并取决于改变的意愿。第二种则不是，而是试图利用这个家庭发生的事情打败这个家庭。

对于 MRI 学派来说，解决问题的方法就是废除那些本是用来解决问题但却一直维持问题的错误方案。他们认为，只要看到改变僵化行为反应所引发的后果，来访者就能更加灵活地使用问题解决策略。当这一切发生的时候，来访者就实现了二阶变化——改变他们应对问题的规则。

例如，玛丽亚因为宵禁问题与爸爸吵了一架，然后被爸爸禁止外出。但她出走了，跑去和一个朋友待在一起。初级干预可能是帮助爸爸找到一个更有效的惩罚来驯服这个叛逆的孩子。次级策略性干预可能是指导爸爸出现在女儿身边的时候表现出失望和悲伤，暗示他已经放弃控制她的企图。这把玛丽亚的感受从受爸爸控制转变成关心爸爸，让她变得更加理智。她的爸爸明白了当尝试过的解决方案不起作用时，他需要尝试一些不同的方法。这种改变就是次级干预，它改变的是爸爸和女儿互动的规则。

黑利（1976）认为，告诉人们他做错了只会导致阻抗。他确信行为改变会导致人们观念的改变，而不是相反。米兰团队完全改变了这种行为主义的观点。相比于让家庭成员改变行为，他们对改变家庭看待事物的方式更感兴趣（通过一种叫作“积极再定义”的技术，会在后面讨论）。这种从行为到认知的转变为建构主义和叙事运动奠定了基础（见第 3 章和第 12 章）。

/ 治疗

// 评估

MRI 评估有几大目的：（1）明确一个可以解决的问题；（2）找出本来用来解决但却一直维持这个问题的方法；（3）理解来访者描述这个问题的独特语言。前两个目标表明了要干预的问题是什么，第三个目标则说明了如何进行干预。

第一步是要得到一个非常具体的、从行为层面对问题进行的描述：谁认为这是个问题，它现在为什么是个问题。当治疗师问“是什么问题导致了你今天这种状况”时，来访者常会含糊其辞地回答“我们没有沟通”，或者自己总结原因：“我们认为我们十四岁的孩子抑郁了。”“克拉伦斯好像太多动了。”MRI治疗师详细地了解这些抱怨到底意味着什么。“我们没有沟通”也许意味着“我儿子会反驳我说的所有东西”，或者是“我的丈夫从不跟我讲话”。“抑郁”也许意味着悲伤、退缩，或者不高兴、不愉快；“多动”也许意味着不听话，或者是无法集中注意力。一个有效的方法就是问：“如果我们有这个行为的录像，那么看起来会是怎么样的呢？”。

一旦明确了问题，治疗师就要尝试了解谁曾试图解决问题和他是怎么做的。有时候，尝试解决问题的方法反而会使事情变得更糟。例如，总是抱怨让丈夫多花点时间陪陪自己的妻子很可能反而把他推得更远。同样，因为父母惩罚与姐妹打架的男孩，反而会让这个男孩认为父母偏爱他的姐妹。或者为了保持家庭和睦而对妻子言听计从的丈夫，也许会变得非常愤怒以至于开始憎恨他的妻子。

问题出在解决方法

“我唠叨是因为你退缩。”

“我退缩是因为你唠叨。”

策略派通常的目标会对来访者正在做的行为来个180度的反转。尽管干预通常会使用一些替代性行为，但干预的关键就是停止使问题继续的解决方案（Weakland & Fisch，1992）。

掌握来访者看待自己困境的独特想法和方式对于提出他们所能接受的建议非常重要。例如，一位虔诚的宗教徒妻子可能更容易接受这样的建议：祷告她丈夫能更多照顾家庭，而不是继续批评他的失败。再举一个案例（Shoham & Rohrbaugh, 2002），一名年轻女子尝试安抚因为自己而醋意大发的男友。不幸的是，她所有用来说服男友的努力最后都以争吵告终，他们之间的关系岌岌可危。这个女孩是正念冥想的追随者，所以，治疗师建议她当下一次男友出现嫉妒行为让她想要自我防御的时候，就试着告诉男友自己感到很大压力，想要做一会儿冥想。

黑利是从仔细定义问题开始评估的，每个家庭成员都可以表达自己对问题的看法。但不同于 MRI 团队，黑利还会探讨家庭结构——尤其病态三角关系和跨代联盟——影响问题的可能性。

除了结构问题之外，黑利和麦迪尼斯还会考虑问题行为给人带来的收益。在黑利看来，患者表现的无力状态经常成为其掌控与之相关的人的源泉，患者的要求和恐惧占据了这些相关的人的生活。例如，一位被诊断患有精神分裂症且拒绝服药的人，可能是不想在病好了之后去上班。当不必非得要确认是不是真的有问题时，黑利倾向于假设所有症状行为都是自发的。有时候这是个重要的区别——例如，在药物成瘾或者脾气失控的情况就是这样。

在米兰模型中，评估是从一些初步的假设开始的，这些假设可能在初始会谈中得到证实或证伪。这些假设通常建立在如下的假定基础之上：问题表现者的问题对家庭起到了保护作用。因此，对所表现的问题及家庭对该问题的反应的评估基于一系列用来探讨具有很多关联关系的家庭的问题。例如，对“你和你妻子谁更担心这个问题”的回答就含有家庭成员亲疏远近的假设。评估的终极目的是要对问题形成一个系统的看法。

// 治疗技术

虽然策略派治疗师都认为有使用间接方法来引导家庭发生改变的必要，但是他们在这样做的时候却形成了各不相同的技术。

///MRI 的方法

MRI 模型遵循一个 6 步治疗程序。

1. 介绍治疗设置；

2. 询问问题的情况，并对问题进行界定；

3. 评估维持问题存在的行为；

4. 设定治疗目标；

5. 选择和制定行为干预的方法；

6. 结束治疗。

一旦准备工作结束，治疗师就要寻求对主要问题给出一个清楚的定义。如果家庭成员是用含糊的术语来陈述一个问题，如“我们似乎相处得不好”，或用假定的理由来陈述，如“爸爸的工作使他情绪低落”，那治疗师就通过问一些像“事情变好的第一个小迹象是什么”这样的问题，来把它转化成一个清楚且具体的目标。

在定义问题和目标之后，MRI 治疗师会询问家庭已尝试过的解决方法。那些使问题得以维持的解决方法往往分为 3 类。

1. 否认问题的存在。当有必要采取行动的时候什么也不做。例如，有越来越多的证据表明他们十几岁的儿子吸毒时，父母却什么都不做。

2. 努力解决那些不是真正问题的“问题”。在不该行动的时候却采取了行动。例如，父母因为孩子手淫而惩罚他。

3. 在框架内努力去解决问题，在这个框架里该解决方案根本行不通。虽然采取了行动，却是在错误的方向上进行的。例如，当妻子想要爱情的时候，丈夫却买礼物给她。

一旦治疗师想到一种能够使问题得以维持的行为顺序发生改变的策略，就必须说服来访家庭按照这一策略去做。为了使家庭接受所给的指导，MRI 治疗师采用对问题进行再定义的方法来提高当事人依从的可能性。因此，治疗师可能会告诉一个愤怒的少年，当爸爸惩罚你的时候，你要知道这是他所知道的唯一能表达爱的方法。

为了打破使问题得以维持的行为顺序，策略治疗师会试图让家庭成员做一些违背常理的事。这种违反直觉的技术被称为反其道而行之干预（Haley，1973；

Watzlawick et al., 1974）。瓦兹拉威克及其同事们描述了一对年轻夫妇的困扰：他们的父母仍然把他们当成孩子，为他们处理好一切事情。尽管丈夫有足够的薪水，父母仍然给他们寄钱和奢侈的礼物，甚至连饭店支票都不让他们付一分，等等。策略治疗团队帮助这对夫妻解决他们的困难——父母的溺爱使他们变得无能，而不是更能干。他们要求这对夫妇表现得无能，而且依赖他们的父母，而不是告诉父母他们不需要帮助。结果这样做反而使他们的父母生了气，终于不再管他们了。

反其道而行之方法最常见的一个技术就是症状处方（symptom prescription），即让家庭继续或美化这个他们所抱怨的行为。在某些情况下，完成这个任务建立在希望家庭会努力顺从去做的基础上，从而可以迫使他们改变已尝试过的解决方案。如果要求情绪低落的乔治在一天中要使自己陷入情绪低落状态好几次，同时要求他的家人要鼓励他一直保持难过状态，那么家人就不会徒劳无功地使他高兴起来，他也不再会为不开心而感到内疚了。

治疗师在使用这个方法的时候，有时可能会暗地里希望来访者违抗这些指导。治疗师可能会鼓励乔治继续让自己情绪低落，因为乔治这样做的话就会让他的兄弟（与乔治竞争的人）有胜过他的感觉。

在遇到通过自我毁坏行为来应对自己的焦虑或抑郁的一个人时，MRI 最喜欢使用这样的技术：当个体开始感到要被压垮时，就要求这个人列出所有自己可能实施的毁坏自己生活的事情。这样做就把那些对抗行为从自我毁坏行为中剥离出来，使其变得不再那么有吸引力，也减少了冲动下使用对抗方式的可能性。

有时，治疗师用症状处方的方式是希望通过这种方法暴露出使问题得以维持的家庭关系网络。治疗师说，乔治应该保持情绪低落，这样他就可以继续获得他妈妈的关注，他妈妈也就不会向他爸爸寻求情感的满足了，因为他的爸爸与他自己的妈妈（即乔治的祖母）过分亲密，等等。

再举一个反其道而行之的例子。治疗师要求一对夫妇在这周故意吵一架，以帮助治疗师理解他们是怎么卷入这种谁都赢不了的事件中的，以及他们又是如何让对方发疯的。这项任务会让治疗师获得可以用于诊断的信息，它会诱使配偶为了让自己看起来不那么“不理性”而避免被激怒。

为了防止权力斗争，MRI治疗师避免采取专制姿态。他们采用的低调姿态中包含有谦卑，这有助于减少阻抗。尽管有些策略派治疗师是装出采用这种屈尊的姿态，但这种屈尊的姿态与已故的约翰·威克兰的谦逊性格是一致的。当他坐在烟斗里升起的烟雾之中时，威克兰劝诫一些家庭不要改变得太快，提醒他们要放慢改变的速度，会担心刚有起色就又旧病复发。这种**阻止**（restraining）技术再一次强化了治疗师屈尊的姿态。

聪明还是虚伪?

像许多策略派干预方法那样，阻止技术可以是诚心诚意的，也可以是故意做出来的。事实是，大多数人不会发生改变，事情极可能保持原样。一个告诉人们放慢节奏，或说事情可能不会改变的治疗师既可能是真心实意说这个话的，也可能同时想通过这种方法推动人们改变来证明治疗师是错的。同样，当反其道而行之指令想表达这样的相反心理——“噢，不！不要让我自己去面对”（边说边眨眼睛）——的时候，可以更加巧妙地以这种方式来表达：“也许你应该继续把瑞齐叫醒去上学，毕竟，你不想让他这么小就太快地承担太多的责任吧。”因为反其道而行之指令看起来很有智慧的，因此，得到了很多的关注，在工作坊中尤其如此。但是MRI方法的实质并不是要骗人，或耍小聪明，或引发争议，其主要的任务是发现家庭都在做些什么来维持他们的问题，然后让他们尝试一些不同的事情。通常只有当直接的方法遇到阻抗的时候，才会使用间接的方法。

/// 黑利和麦迪尼斯的方法

黑利的方法很难描述，因为他的治疗方案是针对每个个案量身定做的。如果“策略”这个术语有系统的含义，那就像MRI的方式那样，它也意味着需要一些技巧，这才是黑利的治疗方法最本质的部分。正如其他策略派方法一样，最好的技巧就是指导。但是黑利的指导并非简单地欺骗家庭成员，或者颠倒黑白。相反地，他们会根据每个个案的具体要求提出经过深思熟虑的建议。

黑利（1976）相信，如果治疗想有一个完美的结果，那它必须有一个好的开始。因此，他把大量精力花在治疗的开始阶段。无论患者是谁，黑利在一开始都要和整个家庭会面。他的初始会面分为四个阶段：社交阶段、询问阶段、互动阶段、目标设置阶段。

黑利会用第一次会谈的前几分钟来帮助每一个家庭成员放松。他特别重视和每一个家庭成员打招呼，以及确保他们感到舒适。像一个好的主人一样，他想让客人有宾至如归的感觉。在社交阶段之后，黑利就会进入询问阶段，询问每一个人的观点。因为妈妈通常比爸爸在家中具有更为中心的地位，所以黑利建议要先和爸爸谈，以增加他的参与感。这个建议是黑利策略的一个典型特点。

黑利会仔细倾听每一个家庭成员描述问题的方法，确保没有人打断他们，直到每一个人都发表完意见。在这个阶段，黑利会寻找关于家庭关系和等级的线索，但是他避免对这些观察到的现象进行评论，因为这可能会引发家庭对他的防御。

每一个人发言的时候，黑利都会鼓励他们去讨论彼此的看法。在互动阶段，治疗师不仅仅要倾听，更要观察围绕问题所发生的信息交换。当他们交谈时，黑利寻找对抗其他成员的家庭成员联盟。等级是怎么起作用的？父母是在作为一个团队合作，还是在互相拆台？

有时，黑利通过给家庭布置一个任务来结束第一次会面。在随后的会面中，指导成为核心。有影响力的指导通常不是以简单建议的形式提出来的，简单的建议很少会起作用，因为问题通常是因为某种原因而得到维持的。

指导的使用

指导不仅仅是为了带来改变，也是为了建立某种关系：当肯德拉的父母并没有遵照治疗师的简单建议，坐下来讨论肯德拉晚上未在规定时间回家怎么办时，治疗师把这看作是一种消极的反馈——他们不欢迎这种他一直想推动的改变。随后，治疗师就会避免直接给出建议，而会更多地去倾听父母的抱怨。

有些指导会非常直接："在哈维尔抱怨的时候不要与他争论，而是仔细倾听他的抱怨，将他从那种境遇中拉出来，避免反驳他。就像打乒乓球，争吵是要两个人才能发生的。"

有些指导采用间接的方式："这周不要做任何不一样的事情了，但要记录你对妻子做出支持或反对的频率。"

间接建议通常会在直接建议不奏效的时候使用：当蒙塔尔沃先生和他的夫人说他们不能很好地实施轮流的你讲我听时，治疗师就建议他们再试一次，但这次听的人要记一下是什么使自己不打断别人讲话变得非常困难。

以下的两个方法选自黑利的《问题解决治疗》一书。治疗师要求一对不再有表达爱意习惯的夫妻要富有感情地"来教他们的孩子如何表达感情"。在另一个案例中，一个妈妈无法管控她12岁的儿子，于是决定把他送到军校。黑利建议，因为她的儿子不知道军校生活的艰苦程度，对他的妈妈来说最好能够帮助他做些准备。母子俩都同意了这个建议。黑利让妈妈去教她的儿子怎么站军姿，变得有礼貌，以及每天早早起床整理床铺。他们两个都像玩游戏一样地执行了这个建议，妈妈扮演军官，儿子扮演士兵。两个星期以后，儿子的表现非常好，他妈妈认为已经没有必要把他送去军校了。

黑利方法的一个独特之处就是他非常注重精神症状带来的人际关系获益。但很多家庭治疗学派反对人们会从症状中获益的观点，他们认为这种观点有责备受害者之嫌。黑利的观点不是说人们为了影响别人而变得焦虑和压抑，而是一旦出现这些问题，它就可能在家庭成员的相互斗争中扮演重要作用。症状的这些隐藏功能才是黑利要探讨的。

尽管MRI治疗师也在推测造成症状维持的原因，但他们强调症状维持的原因是那些错误的问题解决方法，并不认为是症状可能带来的人际获益。在黑利的方法中，其假设的主要目的是要理解使症状发生的家庭闹剧的核心。黑利重点关注人们问题背后的含义，相信这些问题应该有适当的解决方法。答案就是要帮助家庭找到解决他们问题的新方法。

案例研讨

在杰罗姆·普莱斯做过的一个案例中，一名 13 岁的女孩因为长期逃学被送上了青少年法庭。她经常不去学校，她的父母和学校的行政人员采取过一系列威胁、恐吓和惩罚措施，但都没有奏效。法官让女孩接受治疗。普莱斯开始通过询问已经设计好的问题去查明这个女孩为什么一直不去学校。最明显的问题是："当你不去学校的时候，你去哪儿？"让治疗师惊讶的是，这个女孩说她去了她已 92 岁的祖母家，她的父母认为她在利用她的祖母。然而，普莱斯询问："为什么会去那儿呢？"了解到女孩的祖母独自生活而且长期陷入恐惧中。她的孩子几乎不去看她，而且也不直接解决她关心的问题。所以，这个女孩就自己去做这些事，要看到她的祖母是安全的。

普莱斯的指导突出了这个女孩逃学的目的和失衡的家庭等级。他鼓励这对父母多去看望一下孩子的祖母，请个保姆全天看护，同时在当地的老年中心安排一些活动。女孩知道她的祖母是安全的，而且她的父母正在负责这件事后，便返回了学校。

不同于许多现代的家庭治疗师，遵循黑利和麦迪尼斯传统观点的从业者会公开地处理家庭中的人际权力问题。在从业早期，黑利（1963）认识到，沟通通过或增加或减少家庭成员影响力的方式来影响家庭成员之间的相互交往。这并不是一种判断，而仅仅是在描述事物起作用的方式而已。由于黑利认为治疗师要么会忽视家庭中的权力斗争，要么认识到并帮助家庭解决权力斗争，因此他在早期的时候做了大量努力去观察家庭是如何使用或者滥用权力的。

案例研讨

如果一个男人打了一个女人，人们会毫不费力地把它看作是权力及其滥用的问题。但当16岁的布拉德为了能够开她妈妈的车而不停地骚扰他妈妈时，他的治疗师并没有发现这是布拉德在滥用权力。当布拉德把他妈妈推到地上，而且夺过他妈妈手中的钥匙时，这个治疗师仍然在继续探讨布拉德生他妈妈气的原因。

布拉德的妈妈受够了这种治疗方法，开始寻求一个策略派治疗师的治疗。这个新的治疗师重点关注布拉德是怎样变得如此有权力的，同时关注要恢复他妈妈的领导地位需要做些什么。大多数会谈都有他的妈妈和舅舅参加，这位舅舅非常关心布拉德，很愿意一起讨论并执行决定。当布拉德面对两个团结一致的成人，这两个成人和他一起见治疗师，也去他的学校进行会谈。权力的重构开始使他冷静下来，使他的生活简化到一个16岁孩子应该有的，而非一名暴虐丈夫的样子。（Price，1996）

通常都会是这样：直到当前的问题得到改善，家庭潜在的动力才会浮现出来。一旦布拉德开始在学校举止端庄、表现良好，他妈妈的忧郁就会显现出来。在某种程度上，布拉德借由再现妈妈与爸爸的冲突来完全占有妈妈的情感，这让妈妈没有必要去结交新朋友、约会，或让她的生活继续向前。随着布拉德的改善以及没有其他危机需要处理，他妈妈开始意识到她的生活中失去了什么，而且这个治疗师能帮助她解决她的未来。黑利认为布拉德是试图借由给妈妈制造一个可以使她转移注意的问题来帮助她。在一些案例中，症状所带来的“好处”是有意而为之的，在另一些案例中却是无意中产生的。

隐喻（metaphor）是黑利使用得比较多的另外一个方法。在之前的案例中，布拉德的不端行为——这一行为再现了他父母之间过去的虐待关系——可以被看作是他妈妈未能解决过去虐待所引发的情绪困扰的一个隐喻。这个方法通常把症状看作是对潜在问题的隐喻。因此，孩子在学校的问题可能反映的是父母工作中的问题。一个行为不良的孩子或许反映的是一对未尽职责的父母。一个成瘾的孩子或许是其他家庭成员暗中自我毁坏行为的线索。

37 岁的玛格丽和她 3 岁的女儿寻求帮助的案例就是这个样子。不管什么时候，只要这两个人走进商店，这个小女孩都会偷一些东西，如一包口香糖或糖果。通过深入的了解，治疗师发现玛格丽和她最好朋友的丈夫有了出轨行为。这个偷窃所含有的隐喻得到了充分的证明。

麦迪尼斯（1981）描述了一段关系是如何隐喻了另一段关系的。正如布拉德和他妈妈的例子，父母与孩子争执那些本该在父母之间解决的事情。两个孩子争斗的方式就如同他们父母在不被孩子分心时的争斗方式。一个孩子会通过与父母的冲突来转移他有可能与兄弟姐妹发生的冲突。这种情况通常发生在家里有一个既不工作又不上学、无所事事的年轻人的时候。某个弟弟或者妹妹或许会出现症状，开始在学业上出现问题，通过这种隐喻的方式去迫使父母有效地解决问题。

麦迪尼斯（1984）也提出了夫妻之间的权力失衡问题，以及它在各种各样的症状中是如何发挥作用的。她观察了夫妻生活中的权力分配，包括财务、教育、孩子的管教、姻亲关系、宗教和性。结果发现常常是权力更小的一方会出现更多的情绪问题。诸如抑郁、头痛、物质滥用、进食障碍、恐惧等症状无疑会增加出现这些问题的人的负担，但常常也会加重其他家庭成员的负担。其他家庭成员经常会努力尝试一些事情去解决这些症状，但有症状的人可能会拒绝接受帮助，从而在维持不正常的症状的同时保有一种不正常的权力。同样，整个过程往往不是有意识的，这种思考方式并没有客观事实依据，而只是作为一种可能有用的临床假设。

看到权力平衡中的种种冲突，治疗师可以用更加灵活的眼光去看待夫妻卷入的这场争斗戏。权力滥用者是否正是那个需要在其孩子生活中发挥更多作用的人？配偶是否需要一种能让其感觉更加成功的爱好？

案例研讨

这种动力关系可以在马克和布里安娜的案例中看到。马克在丢了工作后变得越来越沮丧，并且拒绝再找工作。六个月过去了，他几乎什么事情都没有做。他仍旧像有正常收入那样花钱，尽管布里安娜作为一个注册护士很受欢迎，但她还是和孩子们待在家里。布里安娜时不时地会责备马克缺少行动，冲他吼几声，这些进一步加重了他的失败感。她很会管教孩子。她带他们去教堂。她拥有硕士学位，而他只上过两年的专科。

随着马克抑郁的加重，做的事情越来越少，布里安娜不得不回去上班，并且放弃和孩子们待在家里。通过不做事情——“因为他抑郁了”——马克在自己曾经被支配的家庭中取得了支配的地位。他现在照顾孩子（虽然不能让布里安娜满意），并且在布里安娜上班的时候待在家里。没有人再去教堂，因为布里安娜需要在周六晚上值夜班。在马克失去工作有失败感的时候，马克的抑郁使他因失去工作、感觉很失败而失衡的权力重新获得了平衡。布里安娜对家庭生活的情绪化控制曾经因为马克是挣钱养家的人得到抵消。当他失去这个角色的时候，这对夫妇之间的权力就失去了平衡，马克不得不找到另外一种权力形式去替代他的收入。具有讽刺意味的是，抑郁的无助感使马克重新拥有了这种权力。

黑利策略治疗的魅力可以通过离婚后还有很多冲突的案例得到更好的理解。黑利并不认为离婚后还有很多冲突的夫妇是有病的，而会用发展的眼光，以及家庭生命周期的角度来看待他们（Haley，1973；Haley & Richeport-Haley，2007）。这种方式试图提出一个更为人性的假设：来访者身上都有闪光点。黑利派的治疗师更愿意认为离婚的夫妇仍需要进行情感上的分离，而不是把他们看作有人格障碍（Gaulier，Margerum，Price，& Windell，2007）。正是这样的概念化给治疗师提供了可以做些什么来解决问题的灵感。

案例研讨

离婚之后，罗布和梅丽莎还在因他们 17 岁的女儿玛尔塔的各个方面发生争吵。当治疗师问玛尔塔这些争吵是否和她父母没离婚时一样时，她叹气说完全相同。治疗师询问这对夫妇是否愿意彻底放过彼此，他们都拒绝承认他们还在感情上爱着对方。但治疗师向他们发出了挑战，要他们证明他们并没有爱着对方。

治疗师让他们搜集那些美好回忆，把那些他们想要忘记的东西写下来。治疗师在随后的一个月内带领他们完成一个仪式化的任务：把他们写的东西带来，向对方描述这些东西，然后说为什么他们不想再让这些东西影响自己的生活了，然后当着治疗师的面把它们烧掉。治疗师要求罗布和梅丽莎把灰烬装到一个罐子里，然后来一个周末旅行，前往密歇根北部，到一个原始松树林的时候停下来，进行某种仪式把罐子埋起来。根据治疗师的建议，他们在特定的日期，以特定的方式开始了坐船旅行，把他们的结婚戒指（他们仍戴着）扔到了苏必利尔湖的湖底。

詹姆斯 · 凯姆和杰伊 · 拉平（2002）在他们的书中讲了一个策略治疗的方法，他们用该方法治疗了一个唠叨的妻子和一个退缩的丈夫。首先，他们将夫妻问题再定义为“谈判破裂”。治疗师告诉这对夫妇，所谓谈判就是对话，其中一方提出一个请求，而另一方还价。这个再定义允许妻子提出自己的请求，而不会感到自己是一个爱唠叨的怨妇，也让丈夫明白自己在谈判中要获得一些东西，而不是一个被妻子支配的战战兢兢的丈夫。

詹姆斯 · 凯姆和杰伊 · 拉平建议这对夫妇把谈判过程当作一个“有趣的练习”，这会帮助他们重新达成共识。他们给了这对夫妇一份关于谈判的手册，手册详尽地列出了以建设性方式进行谈判的指导，并且要求他们把从会谈过程中学到的谈判简单问题的能力应用到现实生活中去，然后解决一些更难的问题。首先是在治疗会谈中进行，然后再在家中进行。最后，治疗师提醒这对夫妇，即使成功进行了一些谈判，他们以后还可能会选择不接受某些交换条件。有时候，人们宁愿忍受问题，也不愿付出代价去尝试改变问题。

麦迪尼斯发现，如果采用某些假装技术的话，人们可能会愿意做一些他们通常不会去做的事情。这种策略就是让一个有症状的小孩假装有症状，让父母假装帮助孩子。既然假装有症状为家庭提供了同样的作用，孩子就可能放弃实际的症状。下列的两种情况都来自麦迪尼斯（1981）的总结，用以举例说明假装技术。

案例研讨：夜惊

一位妈妈为她10岁的孩子寻找治疗夜惊的方法。麦迪尼斯怀疑这个孩子担心他的妈妈，他的妈妈很贫穷，只会说一点点英语，已离过两次婚。因为这个孩子有夜惊症状，治疗师就要求所有家庭成员描述他们做过的梦。只有孩子和妈妈做过噩梦。在妈妈的梦里，有人闯入房子。在孩子的梦里，他受到一个巫婆的攻击。当麦迪尼斯问妈妈，在儿子做噩梦以后，她都会做些什么，她说她会让儿子睡到她的床上来，然后让他向上帝祈祷，妈妈觉得他是有恶魔缠身才会做可怕的梦。

麦迪尼斯猜想这个男孩夜惊的原因可能是妈妈恐惧的一种隐喻，也是想要保护妈妈的一种尝试。只要孩子感到害怕，妈妈就不得不变得更勇敢些。但是不幸的是，当妈妈尝试去保护他的时候，她谈论的上帝和恶魔使孩子感到更加害怕。因此，母子徒劳无功地相互帮助着。

治疗师告诉家庭成员，假装他们在家时突然有人闯进来，要求孩子保护假装害怕的妈妈。刚开始扮演这个场景有些困难。因为妈妈总是在寻求孩子帮助之前就已经攻击了假装的小偷。她总是说不需要孩子的帮助，因为她能自己照顾好自己。当他们能正确扮演场景的时候，孩子打败了小偷，然后他们一起讨论这个表演。妈妈说扮演这样的角色很难，因为她很独立，可以自己保护自己。

麦迪尼斯布置的家庭作业是要他们在一个星期内的每天晚上都重复表演这样的剧本。如果孩子在睡梦中尖叫，妈妈就把孩子叫醒，然后重复这样的表演。治疗师告诉他们无论多晚或者多累都要这样做，这很重要。孩子夜惊的现象很快就消失了。

案例研讨：绿巨人

一位妈妈因她 5 岁的孩子总是无缘无故发脾气来寻求治疗。在和这个家庭谈了几分钟后，麦迪尼斯让这个孩子向她展示每次都是怎么发脾气的。“好呀，”这个孩子说，“我是绿巨人！”并做出鬼脸的样子，开始尖叫，踢家具。麦迪尼斯让妈妈假装做平时她在这种情境下所做的事情。妈妈用一种微弱无效的方式让他冷静。她假装送他去另外一个房间，就像她平时在家做的那样。然后麦迪尼斯问妈妈，孩子表现是否和平时一样。她说是的。

麦迪尼斯让这个孩子再表演脾气失控的场景。这次他用机械的动作和鬼脸扮演了一个弗兰克斯坦的怪物。麦迪尼斯和孩子探讨了这个绿巨人和弗兰克斯坦的怪物，并祝贺妈妈抚育了这样一个有奇特想象的孩子。

接下来，治疗师告诉妈妈和孩子，假装在孩子发脾气时，妈妈要把孩子带回他自己的房间。孩子被要求表现得像一个绿巨人，并制造许多的噪声。然后让他们假装关上门，拥抱和亲吻。接下来，麦迪尼斯指导母亲假装她在发脾气，男孩要拥抱和亲吻她。接下来，麦迪尼斯指导这对母子每天早上上学前和孩子中午放学回家时重复相同的场景。孩子如果表现好，妈妈会给孩子牛奶和饼干作为奖励。这样一来，妈妈就从无助的位置转向了一个权威者的角色，在这个位置中她控制了对儿子假想表现的奖赏。一个星期之后，这个妈妈说他们已经不需要治疗了，因为孩子现在已经表现得很好了，脾气也好了很多。

黑利在《意志考验治疗》（*Ordeal Therapy*）一书中回溯了他的埃里克森主义之根源。这是一本案例集，书中把意志考验描述为使表现症状比实际发生会有更多的麻烦。“如果让一个人维持症状比放弃症状更加困难，那么他将会放弃症状”。一个标准化的意志考验任务就是，如果来访者在白天表现出症状，那么他或者她就要在半夜起床并努力地练习症状。另一个例子就是来访者在每次症状发生的时候，都要给予他关系不好的人例如岳母或者前妻 / 前夫一个礼物。

黑利也使用意志考验任务来重构家庭。例如，一个 16 岁男孩先是把很多东西放到背上，然后又把它们全撒落在地上，留给他的继母来收拾残局。黑利（1984）做了这样的安排：每次发生这样的事情后，爸爸要将他带到后院，让他挖一个 1 米见方的洞，并将他放在后背上的所有东西都埋在里面。黑利报告说，连续几周做这样的事情后，他的症状消失了，爸爸陪伴他的时间越来越多，继母与爸爸的关系也变得更亲密了。

黑利和麦迪尼斯目前使用的疗法，被称为策略派人文主义（strategic humanism），虽然仍然包括给予指导，但这些指导现在更倾向于增加家庭成员的交往能力和爱的能力，而不是获取对他人的控制。这是一个非常重要的转变，表明关注点从改变等级的权力分配转向增加家庭的和谐。

一个最能体现策略派人文主义把同情和智慧融为一体的典型案例是詹姆斯·凯姆对对立违抗儿童做的咨询（Keim，1998）。一开始，凯姆安慰焦虑的父母，让他们不要去责备孩子的对立违抗行为。接下来，他解释说，父母的权威具有两个方面——惩戒和养育。为了增强父母的权威，同时避免权力斗争，凯姆鼓励他们在一段时间内将注意力集中在共情和支持孩子上。父母用理解的口吻来安慰孩子，其产生的效果与告诉孩子该做什么是一样的。让孩子冷静下来，尤其是打破对立违抗儿童凡事必通过与父母发生争论来控制家庭的情绪这种模式取得进展后，凯姆就开始训练父母，训练他们执行规则，并强化遵守的行为。这个策略使父母重新获得了控制权，而且是在没有使用那些通常用来针对难以控制的孩子的高压手段时就获得了。

/// 米兰模型

最初的米兰模型呈现高度模式化的特点。一般都由一男一女两名治疗师共同接待一个家庭，并且还有团队的其他成员观察治疗过程。其标准模式包括五个部分：会谈前阶段、会谈阶段、会谈中阶段、干预阶段和会谈后阶段。

> 会谈前阶段，治疗团队会就家庭所呈现的问题提出一个初步假设……会谈阶段，治疗小组成员将会检验、修正或者改变假设。约 40 分钟后，整个团队将单独讨论这个假设，并形成一个干预方案。然后，治疗师会重新回到治疗室，对来访家庭实施干预，干预或者通过对问题情境进行积极再定义，或者通过让家庭完成一个用来评估和引发家庭改变的仪式化任务来进行……最后，治疗小组进行会谈后讨论，主要是分析家庭的反应和计划下一次的会谈。（p. 4）

如以上描述的那样，干预的重要方法要么是仪式化任务（ritual），要么是积极再定义（positive connotation）。

积极再定义是米兰模型最明显的一个创新。它源自 MRI 再定义症状的技术，它认为症状具有保护功能——例如，卡洛需要继续抑郁下去，从而转移他父母对他们婚姻问题的关注——积极再定义避免了家庭成员受益于患者症状的暗示，这种暗示意味着阻抗。米兰团队发现，如果患者的行为不被解释为保护某个人，而是解释为维持家庭的总体和谐，那么阻抗就会消除。的确，常常可以将每个家庭成员的行为定义为是在维护家庭。

治疗团队要假设患者的症状是如何适配家庭系统的，并在会谈中途休息后把这个假设告诉家庭，同时也会告诉他们不要试图去改变他们的问题。卡洛应该继续牺牲自己，通过继续抑郁下去的方式来使整个家庭安心，这样他也就不会像他祖父那样成为一个施暴者了。而妈妈应该维持她与孩子的过度卷入状态，这是在孩子牺牲自己的情况下，让他感到自己有价值的方式。爸爸应该继续批评妈妈和卡洛的关系，因为遭受了批评，妈妈就不大会离开儿子回到爸爸的身边，去扮演妻子的角色。

积极再定义

如果一个家庭的成员有好坏之分的话，就难把家庭看作是一个统一的系统。因此，积极再定义必须包括整个家庭系统，并且确认所有家庭成员的行为都在维护家庭的稳定性和凝聚力：

“你们两个非常好心。里昂，你保守秘密，这样一来玛尔塔就不用为这些事情担心了。玛尔塔，你会询问里昂的日常生活，这样一来他就知道你在关心他了。”

“亨利，你一直忙于工作，以免干扰坎迪丝照顾孩子。坎迪丝，你控制孩子的活动使他们不会浪费时间，亨利也不会被打扰到。赛斯和葆拉，你们不去做自己的事情，这样你们的妈妈会继续觉得你们是需要她的。”

仪式化任务让整个家庭实施一系列行动，这些行动与家庭僵硬的规则和神化相反，或者夸大了这些规则和神化。例如，一个与庞大家族有缠结关系的家庭，治疗师要求他们每天晚饭后要把门锁上然后举行家庭会议，每个家庭成员都花 15 分钟时间讲有关家庭的事情。与此同时，每个人都要加倍地尊重家族中的其他成员。通过夸大对家族的忠诚，同时又背着家族开会来打破忠诚的方法，核心家庭被定义为了一个不同于家族的独立系统。虽没有明确地这样说，但这样可以容许每个家庭成员在不受反驳和阻止的情况下公开地表达自己的想法和感受，要禁止在家庭外讨论这些仪式化任务，要保守家庭秘密联盟的存在。

仪式化也可以用来表演积极再定义。例如，每个家庭成员每天晚上都要对患者表达自己的感激之情（Boscolo et al.，1987）。米兰团队还基于“奇偶日”模式设计了一套仪式化任务（Selvini Palazzoli，Boscolo, Cecchin, & Prata，1978a）。例如，在一个家庭中，当父母因控制而陷于僵持时，那么他们可能会得到这样的安排：在一周的偶数天里，爸爸应该负责患者的行为，而妈妈即使在场也不要管。在奇数天里，妈妈应该对这些行为负责，而爸爸则不要管这些事情。这种安排再次打破了家庭僵化的规则，而家庭成员会做出不同于之前的反应。

积极再定义和仪式化任务是非常有影响而且容易引起争议的干预。要维持家庭参与的同时又要使用这些方法，治疗师和家庭的关系就变得非常关键。不幸的是，米兰团队最初却把治疗看作是治疗师和家庭成员进行权力斗争的地方，他们的主要建议是治疗师要保持中立的态度，防止选边站。这种**中立**经常让治疗师表现出距离感，这样一来，会使他们在宣布有点戏剧性的治疗方案的同时又显得很冷酷；你不会对由此产生的结果感到奇怪，那就是家庭成员常常会因此变得愤怒，然后一去不复返。

在 20 世纪 80 年代早期，米兰团队的最初成员间围绕治疗的本质产生了分歧。尽管塞尔维尼 · 帕拉佐利不再使用反其道而行之技术，但仍然保持了该模型中的策略和对抗性的倾向。而且，她和圭莲娜 · 普拉塔还试验了一个称作**恒定处方**的仪式化任务，他们将它布置给每个家庭成员来完成。

塞尔维尼 · 帕拉佐利（1986）认为精神病患者和厌食症患者陷入了一场"肮脏游戏"中，其最初只是父母间的权力斗争，后把患者卷入其中，最终为了保护父母中的一方，他们利用自己的症状来击败另一方以结束这场权力斗争。使用恒定处方时，要求父母一起外出，不要告诉其他任何家庭成员他们会去哪里，要使其成为一个秘密。这样做的目的就是强化父母的同盟，强化代际的界线。

在 20 世纪 90 年代，塞尔维尼 · 帕拉佐利再一次开始治疗工作。这次她不再采用短期的、策略派的治疗方法（包括恒定处方），转而使用对患者及其家庭进行长程治疗的方式（Selvini Palazzoli，1993）。她又回归原点，从心理动力方法开始，然后聚焦家庭模式，最后回到了强调领悟力和聚焦个体的长程治疗。这种新的治疗方法就是要理解家庭对家庭秘密的否认，以及为什么几代人都会遭受同样的痛苦。这种方法和她之前的模型在理念上一脉相承，但在技术上并非如此。

博斯科洛和赛钦也从策略派干预中脱离出来，转向合作治疗的模式。这种治疗模式源自他们的一个结论，即米兰模型的价值并不是"指导"（积极再定义或仪式化任务）这个米兰模型曾经的核心概念，而在于会谈过程本身。他们的治疗围绕循环提问（circular questioning）展开，循环提问是贝特森提出的双重描述概念在临床上的应用。循环提问旨在避免来访者思维的自我中心和线性因果关系，引导他们在相关联的情景中看待自己的问题。例如，一个治疗师可能会问："她开始减肥是在姐姐去上大学之前还是之后？""如果你爸爸在没有压力的情况下，他会怎样描述你妈妈和你妹妹的关系？""如果她没有出生，你今天的婚姻会有什么不同吗？""假如你离婚，孩子将会和父母的哪一方生活？"这样的问题是结构化的，来访者在回答时必须作出对关系的描述。

佩恩（Penn, 1982，1985）和托姆（Tomm，1987a，1987b）进一步对循环提问进行了精炼和分类，博斯科洛和贝特兰多（Boscolo & Bertrando，1992）对循环提问的潜力非常感兴趣。举个例子，让我们重新回到卡洛家庭这个案例，想象一下下面的对话（改编自 Hoffman，1983）。

案例研讨

问："谁最可能会对卡洛的抑郁症感到烦躁不安？"

答："妈妈。"

问："妈妈做了哪些事情来帮助卡洛？"

答："她会一连好几个小时和他谈心，并试图为他做一些事情。"

问："谁最赞同妈妈帮助卡洛的方式？"

答："开处方的精神医生。"

问："谁又不赞同呢？"

答："爸爸。他认为不应该允许卡洛做他想做的事。"

问："谁会同意爸爸的说法呢？"

答："我们都认为卡洛得到了太多的溺爱，还有奶奶。爷爷可能会赞同妈妈的做法，但他已经去世了。"

问："卡洛是在他的祖父去世前还是去世后患上抑郁的？"

答:“我猜在去世后不久。”

问:“假如祖父没有去世，这个家庭现在是否会有不同？”

答:“嗯，妈妈和奶奶可能不会有这么多的冲突，因为奶奶不会和我们住在一起。妈妈就不会一直这么伤心了。”

问:“如果妈妈和奶奶没有这么多激烈的冲突，妈妈也不那么伤心，你觉得卡洛会怎么样？”

答:“我想他也可能更幸福。但是接下来他可能又要和爸爸发生冲突了。”

通过循环提问，对卡洛问题的关注就逐渐从精神分析取向转向因家庭结构变化造成的症状了。

博斯科洛和赛钦意识到这些问题提得好坏决定其效果。如果一个治疗师保持策略模式——通过提问来得到某些特定结果，那家庭成员的反应就会受制于治疗师正在追求某些东西的想法。相反，如果治疗师的循环提问是出于真诚的好奇心（Cecchin，1987），好像他们是和家庭一起来研究这些问题，就能够创造出一种使家庭成员重新理解他们困境的氛围。

/// 其他贡献

策略派治疗师开创了团队治疗方法的先河。最初，MRI 团队躲在单向玻璃后面来一起头脑风暴，米兰团队也一样。帕普（Papp，1980）及其在阿克曼研究所的同事通过这样的方式直接把观察者带进咨询过程中：将观察者变为“希腊合唱团”成员，对治疗过程中所发生事情做出反应。例如，小组成员可能出于某种策略的目的，不同意治疗师的观点。当观察小组成员和治疗师之间就家庭应该做什么而展开阶段性讨论时，家庭成员可能会感觉这个讨论恰好展现了自己矛盾心理的两个方面。在治疗过程中，小组成员和治疗师，甚至是与家庭进行的公开互动，为后来小组成员进入治疗室讨论家庭同时让家庭观察讨论的过程铺平了道路（Andersen，1987）。

吉姆·亚历山大（Jim Alexander）是一个行为主义者，但对行为主义取向的局限感到沮丧，后来整合了策略派观点。整合的成果就是功能性家庭治疗（functional family therapy，Alexander & Parsons，1982），正如其名称所示的那样，它关注家庭行为想要达到的功能（详见第10章）。功能性家庭治疗者假定，大多数家庭行为是为了让家庭成员变得亲密度增加或者减少，并且通过“重贴标签”（relabeling，或者称为再定义）帮助家庭成员以积极的眼光看待彼此的行为。他们还帮助家庭成员建立应急管理计划去帮助他们获得想要的亲密。功能性家庭治疗代表的是一种有趣的混合体，它整合了策略与行为疗法，与其他的策略派模型不同，坚持行为主义者“干预必须基于实证研究”这一最基本的准则。

案例研讨：医生会怎么想？（第二部分）

哈普雷特和穆罕默德的治疗师意识到，穆罕默德拒绝放弃他只有成为医生才能成功的信念。虽然他知道这没什么道理，但他不会放弃这个想法。治疗师决定尝试通过反其道而行之干预来利用他的阻抗。意识到穆罕默德试图解决一个并非真正的问题后，治疗师的目标是让他停止行为，不再纠结于他不是医生的事实。但治疗师并没有直接试图说服他停止沉迷于这个想法（已经用CBT尝试过，但没有成功），而是决定放大他的不合逻辑的信念以突出其荒谬性。治疗师假设，这样做会重新定义对于穆罕默德而言成为一个医生的意义和吸引力，让他放弃这种信念，帮助他们的婚姻重回正轨。当他要花整天的时间来做决定时，要问自己：“医生会怎么想？”为了帮助他记住，他要把这个问题放在他的镜子、厨房冰箱、汽车仪表盘，以及手机和电脑的背景屏幕上。无论是决定去哪里吃午饭，还是决定走哪条路，他都要大声问自己：“医生会怎么想？”无论他想什么事情，无论事情是大是小，哈普雷特都要问自己这个问题。“这件衬衫配吗？”“嗯，医生会怎么想？”你知道的，尽管他很不情愿，但同意照这个去做。

让治疗师松了一口气的是，哈普雷特和穆罕默德笑着出现在他们的下一次会谈中。每天问几十次“医生会怎么想”，确实凸显了他坚持这个执念的荒谬，使整个过程都充斥着笑声。他们整天来回发短信：“晚饭吃什么？”“哦，宝贝，我们最好看看医生是怎么想的！”他们玩得很开心。当治疗师问他们从这周学到了什么时，他们做了如下回答。

穆罕默德：“我意识到整件事有多么的愚蠢。说真的，谁在乎医生的想法？他们只是普通人，医生只是一份工作。”

治疗师（带着一丝假装的怀疑）：“好吧，你知道的！他们想什么和他们是谁非常的重要，不是吗？甚至可以说最重要的事情。”

穆罕默德（笑）：“不，这不是真的。你已经表明了你的观点。相信这一点对我来说很愚蠢，而且一直大声说出来很尴尬。”

治疗师（再次假装不相信）：“你是说医生只是和其他人一样吗？怎么会这样？人人都爱医生！医生什么都知道！”

穆罕默德（讽刺地）：“是的，是的。他们非常聪明。”

这时，治疗师转移了焦点，强调一种信念的荒谬性和嘲笑某人持有它之间有一条微妙的界线。他们对此进行了讨论，即穆罕默德可以使用这个新方法来把他和他认为的一名医生无所不知的信念区分开。仅仅因为他认为他需要成为一名医生才有价值并不意味就真是这样，他现在有办法让这种信念真正消失。哈普雷特也很高兴有一种新的、滑稽的方式来使他摆脱困境——而且这个方式没有让她成为坏人。一旦她看到穆罕默德取得进步，她就很容易放弃已经在她心中积聚的怨恨。

治疗师要求他们在下周继续做这个家庭作业。在接下来的一周中，新鲜感逐渐消退，完成任务变成了负担，穆罕默德对成为医生的想法越来越恼火，于是治疗师让他们只在需要时再使用该技术。

在接下来的一个月里，穆罕默德有关成为医生的重要性的信念逐渐消失了。“医生会怎么想”还变成了他的玩笑话。当穆罕默德无法摆脱这个循环的情况罕见地出现时，哈普雷特也可以很快通过一个精心安排的问题让他摆脱困境。穆罕默德发现他还有一些生活满意方面的问题需要解决，但他和哈普雷特从治疗中学会了谈论他想成为什么，而不是对他没成为什么感到后悔。在6个月内，他将职业从医学领域转向了自己热爱的领域，他们的婚姻也很顺利。他们甚至烧了他所有的白大褂以表示他新的开始！

思考

- 在这个例子中你看到了什么策略派原则？
- 为什么这种反其道而行之的干预成功了，而CBT却失败了？
- 在哪些情况下反其道而行之的干预可能是合适的？哪些情况不合适？

/ 治疗理论和效果评估

沟通家庭治疗不仅仅是将心理治疗应用于家庭而已；它是一个全新的概念体系，改变了你能想到的事情的本质。其创新之处是对沟通过程，而不是对沟通内容的关注。沟通被看作是对人际权力斗争的反馈和策略。

当沟通发生于一个封闭系统——个体的幻想或家庭私密会谈——中时，那几乎没有机会进行客观分析。只有当系统外的某个人输入信息时，系统才会出现变化。由于家庭在很大程度上并不了解家庭发挥功能的规则，所以最好的检验方法是咨询沟通领域的专家。如今，沟通理论的概念已经吸收进家庭治疗的主流之中，而且，它症状聚焦的干预方法已经成为策略派和焦点问题模型的基础。

策略派治疗在20世纪80年代达到顶峰。那些对家庭在治疗中出现情绪化反应感到不知所措的治疗师大加赞赏该方法的灵活性、指导性和系统性。但随后出现了相反的势头，人们开始批评策略派治疗操控性的一面。不幸的是，当策略派治疗师面对家庭焦虑性的顽固感到不知所措时，就会夸大家庭系统不合理的力量。

20 世纪 90 年代，本章所描述的策略派方法被更加合作取向的模式所取代，后者占据了家庭治疗的中心地位。但即使该领域正远离对技术和操控的过度依赖，我们也不应该忽视策略派治疗有用的方面，包括拥有清晰的治疗目标，预测家庭如何对干预措施做出反应，探询互动顺序，以及对指导的创造性使用。

在过去，大多数关于策略派治疗效果的研究都不够严谨。策略派治疗的信息是通过个案报告的形式进行交流的，它对个案报告的使用远远超过本书介绍的任何一种模型。几乎所有策略派治疗的文章和书籍都至少会描述一种成功治疗的结果。因此，策略派治疗似乎有大量的案例支持它的功效（尽管人们不愿描写他们失败的案例）。近年来，研究者重新审视这些策略流派的观点，并尝试寻求更严谨的实证支持。

早期对基于策略治疗的家庭治疗效果开展的一些研究增加了家庭治疗的受欢迎度。朗斯利（Langsley）、马霍特卡（Machotka）和弗洛蒙哈夫特（Flomenhaft）在他们所开展的经典研究（1971）中发现，与 MRI 和黑利模型有相似之处的家庭危机治疗会大大降低住院治疗的必要。功能性家庭治疗对不良行为的治疗效果要好于以来访者为中心的家庭治疗、动力学折中方法以及空白对照方法（Parsons & Alexander，1973）。斯坦顿（Stanton）、托德（Todd）及其同事（1982）证实了综合使用结构派和策略派家庭治疗在治疗海洛因成瘾时的效果。其结果给人留下深刻印象，因为家庭治疗戒除海洛因的维持时间是选用美沙酮维持治疗方案的两倍。

在 20 世纪 80 年代早期，米兰团队报告了很多取得惊人效果的治疗案例，问题包括神经性厌食、精神分裂症和不良行为（Selvini Palazzoli et al.，1978b，1980）。但是后来，团队创始成员表达了对这个模型效果的保留态度，而且指出其效果并不如他们最初所说的那么好（Boscolo，1983；Selvini Palazzoli，1986；Selvini Palazzoli & Viaro，1988）。

虽然最早的米兰模型看起来过时了，但现在仍然有三个蓬勃发展的地方：西海岸的 MRI 团队、黑利和麦迪尼斯在东海岸建立的华盛顿学派，以及意大利纳尔多内的策略疗法中心。

MRI模型的一些追随者聚焦于积累社会控制观念的实证支持。几个关于个人问题（Shoham, Bootzin, Rohrbaugh, & Ury, 1996; Shoham-Salomon, Avner, & Neeman, 1989; Shoham-Salomon & Jancourt, 1985）和夫妻问题（Goldman & Greenberg, 1992）的研究证明，当来访者拒绝改变时，策略派的干预方法比直接情感或者技能指向的干预会更加有效。举例来说，肖汉姆（Shoham）和罗尔博（Rohrbaugh）对策略派的MRI模型做了一些修改，发展出了专门针对抵制改变吸烟、酗酒等不健康行为的夫妻干预方法（e.g., Shoham, Rohrbaugh, Stickle, & Jacob, 1998; Shoham, Rohrbaugh, Trost & Muramoto, 2006）。到目前为止，他们开展的戒烟研究显示，这种方法最起码跟现在已有的戒烟干预一样成功，并且在高风险的亚群体（例如女性吸烟者、夫妻双方都吸烟）中具有更好的效果（Shoham et al., 2006）。此外，对有男性酗酒者的夫妻开展的研究发现，具有高水平"要求—退缩"互动方式（一个正反馈环路）的夫妻更可能退出认知行为治疗，但"要求—退缩"的水平不会影响夫妻退出策略派干预的情况（Shoham et al., 1998）。这些结果似乎在暗示，夫妻动力学特征在决定什么样的疗法最有效时会非常重要。策略派治疗倾向于更少的对抗，以及更少的指导，它更适合受"要求—退缩"的互动方式困扰的夫妻。

在迈阿密，有一群研究者花了几十年的时间来发展针对青少年物质滥用和行为问题的短期策略家庭治疗（Brief Strategic Family Therapy, BSFT）。这个模型的几个核心原则借鉴于黑利和麦迪尼斯的理论模型。他们认为，BSFT一是实用主义（使用一切必要的手段来鼓励来访者发生改变），二能聚焦问题（仅指向与表现出来的问题有关的互动模式），三有计划性。另外，与麦迪尼斯对症状功能的思考一样，BSFT的发展者假设，症状的作用就是为了维持家庭的交往模式，如果症状消除了，家庭的互动方式就会受到威胁。这些年来，BSFT的发展者开展了大量的临床实验，并且发现他们的模型在吸引并维持家庭治疗方面很有效（Robbins, Turner, Alexander, & Perez, 2003; Robbins et al., 2008; Szapocznik et al., 1988），在减少青少年物质滥用及其相关问题行为，以及改善家庭功能方面也很成功（Robbins et al., 2000, 2012; Santiseban et al., 2003）。有趣的是，一项研究发现，青少年药物滥用的减少与治疗过程中表现出来的治疗师要求—青少年退缩这种模式的数量有关。尤其是对那些来自高水平父母要求—青少年退缩的家庭，又持续在治疗过程中体验高水平的治疗师要求—来访者回避的青少年，相较于“要求—退缩”水平较低的青少年，在追踪测查阶段，更可能增加滥用物质的行为（Rynes Rohrbaugh, Lebensohn-Chialvo, & Shoham，2014）。这些发现强调了关注来访者和治疗师之间互动方式的重要性，这种互动方式可能反映了那些有问题的、可以维持症状行为的家庭互动方式。

人们反对的是程式化技术中那些骗人的花招。但策略派模型中没有这些花招。举个例子，MRI 模型强调颠覆无效的问题解决方法就是一个很好的主张。只要继续使用这些无效的策略，人们就会停滞不前。如果在某些人那里，阻止使用过去的方法会导致逆反心理的话，那并不是控制论隐喻的问题，而是它应用的方式导致的。

// 模型发展现状

策略派治疗师目前整合了很多新的理念，并紧跟 21 世纪后现代主义的精髓。黑利出版了一本著作，该书展现了他的思想发生明显演变的过程（Haley，1996），还有一本新书也讲述了 MRI 模型在该领域的影响（Weakland & Ray, 1995）。此外，一些作者还将 MRI 模型的策略派观点和叙事治疗相结合（Eron & Lund，1993，1996）。我们很高兴看到策略派观点发生的这些变化，因为即使在这个没有权威策略家庭治疗师的时代，有思想的问题解决策略和治疗倾向仍然有发展的空间。

尽管存在的时间不长，但 MRI 模型仍然屹立于帕洛阿尔托。委员会近来决定改变最初的体系，并扩大他们的使命，使之成为解决更大系统问题的智囊团。这意味着什么还有待观察，但似乎有可能使策略治疗出现新的转向。这使得位于意大利阿雷佐的策略治疗中心成为美国以外主要的策略治疗中心之一。该中心由保罗 · 瓦兹拉威克之前的学生乔治 · 纳尔多内经营，多年来培训了数百名治疗师，其中许多人去到世界各地建立策略治疗培训中心。纳尔多内和他的同事还进行了几项基于实践的研究，展示了他们方法的效果（Jackson，Pietrabissa，Rossi，Manzoni，& Castelnuovo，2018；Nardone & Balbi，2015；Pietrabissa et al.，2019）。

/ 小结

沟通治疗是家庭治疗领域发展最早而且最有影响力的流派之一。其理论的发展建立在一般系统论基础之上，其治疗是系统方法在实践领域中的出色运用。沟通是那些可以检测到的输入与输出行为，治疗师使用这些输入和输出行为来分析人际系统背后隐藏的东西。

沟通治疗的另一个重要理念就是家庭是一个由规则支配的系统，并且由反馈机制来维持。负反馈负责正常家庭的稳定性——还有失功能家庭的固着。因为这些家庭没有适当的正反馈机制，他们很难适应环境的变化。

尽管黑利、杰克逊、萨提亚和瓦兹拉威克之间在治疗策略方面有明显的不同，但他们都致力于改变沟通中的破坏性模式。他们通过直接或间接的手段来达成这一目标。被萨提亚青睐的直接方法通过指导家庭成员清晰地沟通来寻求改变。直接方法包括建立基本规则，或是元沟通规则，还包括告诉人们要替自己讲话，指出非言语沟通信息和多水平沟通渠道。

正如黑利所指出的那样，在告诉患者该做什么时会遇到的众多麻烦之一是，“大家都知道患者会对被要求做的事情犹豫不决”。出于这个原因，沟通治疗师开始使用更间接的策略去引发改变，而非形成某种认识。例如，告诉家庭成员要为自己讲话，这样做就可能向家庭规则发起挑战，从而引发阻抗。基于这一认识，沟通治疗逐渐演变成了对阻抗的治疗。

对阻抗和症状的治疗常会用到多种反其道而行之的指令，这被统称为“治疗性双重束缚”。米尔顿 · 埃里克森处理阻抗的技术被用来作为获得控制的手段，例如在第一次见面时治疗师告诉家庭成员不要披露所有事情。同样的策略也被用来对症治疗，这是将隐藏的规则公开化的做法，意味着做这种行为是自愿的，由此使治疗师获得控制。

策略派治疗源自埃里克森学派的催眠疗法和贝特森学派的控制论，后来发展了一套强大的流程来处理心理问题。策略派方法尽管在理论和技术的上具有多样性，但都是以问题为中心，较为务实地关注改变行为序列，治疗师要对治疗结果负责。策略派治疗避开了洞察和理解，更喜欢使用改变家庭成员互动关系的指导方法。

MRI 模型聚焦互动性——观察和干预围绕问题的互动序列，而不是推测互动者的意图。此外，黑利和麦迪尼斯对动机感兴趣：黑利希望控制别人，而麦迪尼斯希望爱与被爱。与 MRI 团队不同，黑利和麦迪尼斯相信成功的治疗通常需要改变家庭结构，特别强调改变家庭的等级结构。

像黑利一样，米兰团队最初看到了家庭成员动机的力量。他们尝试着理解那些围绕症状的、复杂的跨代际游戏。他们设计了强有力的干预——积极再定义和仪式化任务——来披露这些游戏，并改变问题所富有的意义。后来，最初的团队成员产生了分歧，塞尔维尼 · 帕拉佐利经历了数次变化，她现在发展了基于家庭秘密的长期疗法。赛钦和博斯科洛抛弃了程式化的干预措施，对提问过程更感兴趣，以此帮助家庭形成新的认识，这样做其实为家庭治疗目前对沟通和叙事的兴趣铺平了道路。

// 推荐阅读

Cecchin, G.（1987）. Hypothesizing, circularity and neutrality revisited: An invitation to curiosity. Family Process 26, 405-413.

Fisch, R., Weakland, J. H., & Segal, L.（1982）. The tactics of change: Doing therapy briefly. San Francisco, CA: Jossey-Bass.

Haley, J.（1976）. Problem-solving therapy. San Francisco, CA: Jossey-Bass.

Haley, J.（1980）. Leaving home. New York, NY: McGraw-Hill.

Haley, J., & Richeport-Haley, M.（2007）. Directive family therapy. New York, NY: Haworth Press.

Jackson, D. D.（1961）. Interactional psychotherapy. In M. T. Stein（Ed.）, Contemporary psychotherapies（pp. 256-271）. New York, NY: Free Press of Glencoe.

Jackson, D. D.（1967）. Therapy, communication and change. Palo Alto, CA: Science and Behavior Books.

Jackson, J., Pietrabissa, G., Rossi, A., Manzoni, G. M., & Castelnuovo, G.（2018）. Brief strategic therapy and cognitive behavioral therapy for women with binge eating disorder and comorbid obesity: A randomized clinical trial one-year follow-up. The Journal of Consulting and Clinical Psychology 86, 688-701.

Keim, J.（1998）. Strategic therapy. In F. Dattilio（Ed.）, Case studies in couple and family therapy（pp. 132-157）. New York, NY: Guilford Press.

Lederer, W., & Jackson, D. D.（1968）. Mirages of marriage. New York, NY: Norton.

Madanes, C.（1981）. Strategic family therapy. San Francisco, CA: Jossey-Bass.

Madanes, C.（1984）. Behind the one-way mirror. San Francisco, CA: Jossey-Bass.

Nardone, G., & Balbi, E.（2015）. The logic of therapeutic change: Fitting strategies to pathologies. London, UK: Karnac.

Nardone, G., & Portelli, C.（2005）. Knowing through changing: The evolution of brief strategic therapy. Carmarthen, UK: Crown House Publishing.

Nardone, G., & Salvini, A.（2007）. The strategic dialogue: Rendering the diagnostic interview a real therapeutic intervention. London, UK: Karnac.

Nardone, G., & Watzlawick, P.（2005）. Brief strategic therapy: Philosophy, techniques, and research. Lanham, MD: Jason Aronson.

Papantuono, M., Portelli, C., & Gibson, P.（2014）. Winning without fighting: A teacher's handbook of effective solutions for social, emotional and behavioural difficulties in students. Malta: University Press.

Pietrabissa, G., Castelnuovo, G., Jackson, J., Rossi, A., Manzoni, G. M., & Gibson, P. (2019). Brief strategic therapy for bulimia nervosa and binge eating disorder: A clinical and research protocol. Frontiers in Psychology 10, 373.

Price, J. (1996). Power and compassion: Working with difficult adolescents and abused parents. New York, NY: Guilford Press.

Rabkin, R. (1972). Strategic psychotherapy. New York, NY: Basic Books.

Selvini Palazzoli, M., Boscolo, L., Cecchin, G., & Prata, G. (1978). Paradox and counterparadox. New York, NY: Jason Aronson.

Tomm, K. (1987). Interventive interviewing: Part I. Strategizing as a fourth guideline for the therapists. Family Process 26, 3-14.

Watzlawick, P., Beavin, J. H., & Jackson, D. D. (1967). Pragmatics of human communication. New York, NY: Norton.

Watzlawick, P., Weakland, J., & Fisch, R. (1974). Change: Principles of problem formation and problem resolution. New York, NY: Norton.

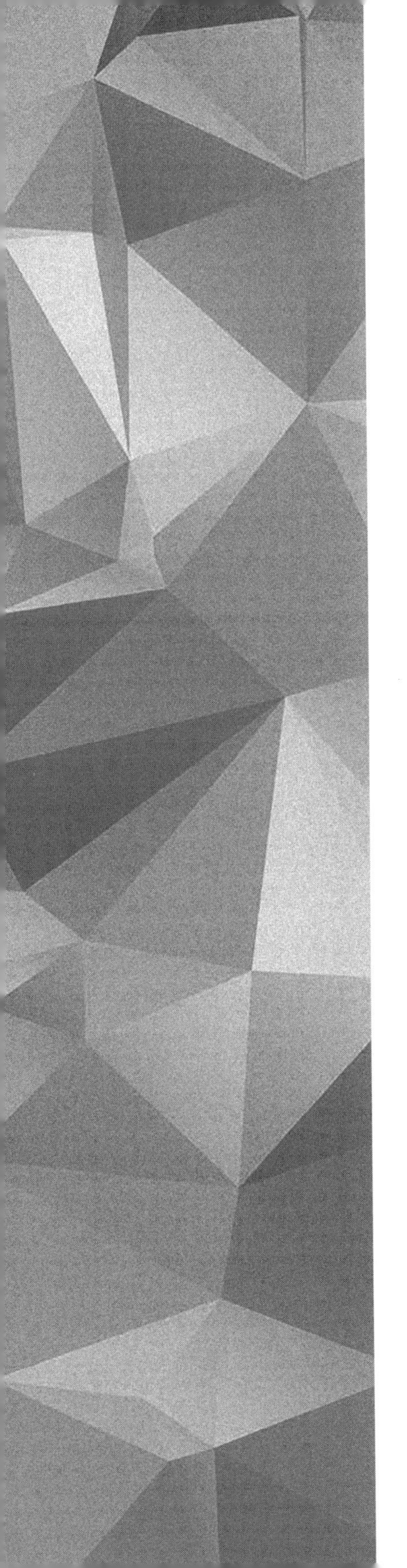

第  章

结构派家庭治疗
——家庭生活的组织形态

- 结构派家庭治疗的发展历程
- 结构派家庭治疗的主要原则
- 结构派家庭治疗视角下健康和不健康家庭的发展过程
- 结构派家庭治疗的临床目标和达到目标的必要条件
- 结构派家庭治疗的评估和干预技术
- 结构派家庭治疗的研究证据

家庭治疗比较困难的原因之一是，家庭是一个由很多人组成的集合体，这些人相互影响、但又不知道具体会产生何种影响。结构派家庭治疗为分析这些互动提供了一个既有秩序又有意义的框架。家庭行为表现出来的一致模式让我们认为家庭行为具有一定的结构，当然这是从功能的意义上来讲的。构成家庭结构的情感界线和结盟关系比较抽象；尽管如此，家庭结构这一概念让治疗师们能够以系统和组织的方式进行干预。

家庭总是因为一些特定原因来寻求帮助，可能是有不良行为的儿童，也可能是夫妻无法和谐相处。家庭治疗师总是超越这些问题的特定范畴来观察家庭成员尝试解决这些问题的方法。这些方法形成了家庭成员之间互动的动力。行为不良儿童的父母可能总是责备他，从不对他进行奖励。夫妻可能卷入了一场追逐者—逃避者的动力模式之中，或者他们无法在不吵架的情况下进行沟通。

结构派家庭治疗在模式中新增加的内容是对调节这些相互作用的整体结构的认识。“总是责备孩子的父母”可能是他们想要削弱对方的地位，因为他们中的一个总是专注于孩子，而另一个却像一个愤怒的局外人。如果是这样，建立有效惩罚的尝试就不会发挥作用，除非家庭结构上的问题得到解决，父母形成真正的配偶关系。同理，对于不能和谐相处的夫妻来说，除非他们能与其原生家庭之间形成清楚的界线，否则他们的关系就很难改善。

家庭被组织成有**界线**（boundary）的**亚系统**（subsystem），而这些界线控制家人之间的互动，这个发现是家庭治疗最根本的观点。与此同样重要的是**表演技术**（enactment）的引入，它鼓励家庭成员要在会谈中直接互动，这允许治疗师有机会观察和改变他们之间的互动模式。

/ 代表人物

萨尔瓦多·米纽庆首先是作为技术大师而为人熟知的。然而，他令人振奋的贡献是提出了家庭结构理论和一套组织应用治疗技术的原则。

米纽庆出生并成长于阿根廷。他曾在以色列军队担任过医生，后来到了美国，接受南森·阿克曼关于儿童精神病治疗的培训。1952 年，米纽庆在完成了他的学业后回到了以色列帮助流离失所的孩子。1954 年，他又回到美国，在威廉·阿兰森·怀特（William Alanson White）研究所接受精神分析的训练，并在这里研究哈里·斯塔克·沙利文（Harry Stack Sullivan）提出的人际精神病学。在离开怀特研究所之后，米纽庆在一所收容少年罪犯的威尔特维克学校找到了工作，在这里，他建议他的同事们要开始与家庭会面。

在威尔特维克，米纽庆及其同事，包括迪克·奥尔斯瓦尔德（Dick Auerswald）、查理·金（Charlie King）、布劳略·蒙塔尔沃，以及克拉拉·拉比诺维茨（Clara Rabinowitz），通过边自学边实践的方式创立了家庭治疗。其间，他们建了单向玻璃观察室，轮流观察彼此的工作。1962 年，米纽庆到堪称家庭治疗领域圣地的帕洛阿尔托做了一次“朝圣”。在这里他遇见了黑利，开始了他与黑利的一段友谊，后来发展出一段特别有价值的合作。

米纽庆在威尔特维克对家庭开展治疗所取得的成功使他出版了一本开创性的书，书名为《贫民窟中的家庭》（*Families of the Slums*，Minuchin，Montalvo，Guerney，Rosman，& Schumer，1967），在书中，他第一次总结了结构派治疗。随着米纽庆声名鹊起，1965 年，他成为费城儿童指导诊所的负责人。这个诊所由不到 12 名工作人员组成。米纽庆在这里创建了世界上最大、最著名的儿童指导诊所之一。

米纽庆在费城的同事有布劳略 · 蒙塔尔沃、杰伊 · 黑利、伯尼斯 · 罗斯曼、哈里 · 阿庞特（Harry Aponte）、卡特 · 安巴杰（Carter Umbarger）、玛丽安 · 沃尔特斯（Marianne Walters）、查尔斯 · 菲什曼（Charles Fishman）、克洛 · 麦迪尼斯和斯蒂芬 · 格林斯坦（Stephen Greenstein），他们都对结构派家庭治疗的发展贡献了自己的力量。到20世纪70年代，结构派家庭治疗成为家庭治疗系统中应用最为广泛的治疗方法。

1981年，米纽庆离开费城，在纽约建立了自己的治疗中心，在那里继续他的实践和教学，直到1996年他退休搬到了波士顿。米纽庆于2005年又一次退休并搬到了佛罗里达州的博卡拉顿住，在诺瓦东南大学进行专业培训并授课，直到2017年去世。

米纽庆退休后，纽约的那个中心更名为米纽庆家庭中心，火种传给了新的一代。米纽庆中心现在的领衔老师有艾米 · 比格尔（Amy Begel）、卡拉 · 布伦德勒（Cara Brendler）、豪尔赫 · 科拉平托、帕特里夏 · 道兹（Patricia Dowds）、埃玛 · 基尼乔维奇（Ema Genijovich）、戴维 · 格林南（David Greenan）、理查德 · 霍尔姆（Richard Holm）、丹尼尔 · 米纽庆（Daniel Minuchin）、罗尼 · 施纳多（Roni Schnadow）、乔治 · 西蒙（George Simon）和李维榕。在米纽庆其他杰出的学生中还有查尔斯 · 菲什曼，他在费城从事私人治疗工作；杰伊 · 拉平，他在宾夕法尼亚大学和德雷克塞尔大学任教；迈克尔 · 尼克尔斯，他在威廉和玛丽学院任教。

/ 理论要素

新手经常在分析家庭问题时会遇到困难，因为他们没有一个蓝图去帮助他们发现家庭动力的模式。结构派家庭治疗提供了这样的一个蓝图。有三个要素可以定义结构派家庭治疗：结构、亚系统和界线。

一个房子的结构是什么意思很容易理解：这个房子的不同部分得以组织在一

起的方式，有多少个房间，每个房间位于什么地方，它们又是怎样被连接在一起的，等等。住在这个房子里的家庭也是有组织的，但要把其结构特征描述清楚有点难。

家庭结构（family structure）指的是一个家庭由一些亚系统组成，而亚系统间的互动通过家庭成员间的界线来调控。家庭的互动过程就像他们在晚餐桌上的沟通模式。家庭结构就是家庭成员坐的位置，一个人与相邻而坐的人交流更容易，而与其他人的交流就会更少些。

要想了解家庭结构，你的目光必须超越互动行为，要看到这些互动发生的组织框架。你必须记住家庭的某部分是受整个家庭系统组织影响的。现在我们来看看这个组织结构是怎样产生的。

随着家庭互动的反复出现，家庭就产生了建立持久模式的期望。一旦模式得以形成，家庭成员就会习惯使用这个模式。第一次出现宝宝哭或者孩子错过了校车时，谁都不清楚该做什么。都由哪些人来承担这个责任？会有争吵吗？有人要承担大部分责任吗？很快，模式建立起来了，角色分配了，再发生这样的事情时就会出现与模式同样的反应。“谁去做……？”变成“他可能会……”，然后再变成“他总是……”。

家庭结构会受到建立家庭规则的期待的强化。例如，像“家庭成员应该总是为彼此着想”这样的规则会通过各种各样的方式呈现出来。如果一个男孩和邻居家的男孩打架了，他的妈妈会去和邻居抱怨。如果一个孩子要早起去上学，他的妈妈将会喊醒她。如果一个丈夫因为宿醉而不能在早上去工作，他的妻子将会打电话说他感冒了。如果父母有争吵，孩子们就会阻止。父母全身心地关注孩子们做的事情，以至于他们没有时间独处。这些行为顺序都会以同样的方式呈现：它们是有结构的。改变它们中的任何一个部分都不会改变最基本的结构，但是改变这个底层结构将会对家庭互动产生连锁反应。

家庭结构既有普遍性，也有特殊性。例如，所有的家庭都有一些等级结构，大人和孩子有不同的权力。家庭成员倾向于互惠互补。通常这些都会变得根深蒂固，以至于家庭忘记了它们的来源，并且认为必须这样，而不会考虑其他的选择。如果一个疲于应付婴儿的年轻妈妈变得沮丧，并向她的丈夫抱怨的话，丈夫可能会有许多种方式对此做出反应。或许他将靠近妻子并为妻子分担抚养孩子的压力，这样就会使父母联合起来形成一个养育团队。相反，如果他认为是妻子抑郁了，她可能就会需要心理治疗以得到情感上的支持。这样会造成丈夫疏离妻子、妻子向外界寻求同情的结构。

无论哪一种模式，似乎都能够自我维持下去。尽管有其他可选择的余地，但家庭成员可能不会考虑到它们，直到环境的改变对这个系统产生了压力。

家庭成员不会走进来向你展示他们的结构模式，就像把一个苹果交给老师那样一目了然。他们带来的是混乱和困惑。你要自己发现他们的潜台词，你必须小心谨慎你发现的结构是否准确——不是通过先入为主的方式，而是要通过潜台词发现他们的结构。在发现家庭的潜台词时，有两件事情很必要：解释结构的理论系统，看到互动中的家庭。了解你面对的是一个单亲家庭，或者父母和第二个孩子间有问题，这并不会告诉你他们的结构是什么样的。只有当你观察家庭成员间实际发生的互动时，家庭结构才会显现出来。

想想下面的例子。妈妈打电话来说她 15 岁的儿子有不端行为。治疗师要求她带着丈夫、儿子和其他 3 个孩子来参加第一次会谈。当他们到达的时候，妈妈开始一件一件地描述儿子一些微小的不服从行为。儿子打断妈妈，说她总是管得太多，自己从来得不到休息。妈妈和儿子之间的这种自发的争论显示了他们对彼此全身心的关注，这种关注并不因为存在冲突而变得不强烈。然而，这并不是事实的全部，因为这里面没有爸爸和其他孩子。他们必须加入家庭结构中，治疗师才能去观察他们在家庭结构中的角色。如果爸爸支持妻子但又似乎并不关心这件事情，那妈妈对儿子的全身心关注有可能与丈夫缺乏参与相关。如果年幼的孩子们倾向于赞同妈妈的做法，并把这个哥哥描述得很坏，那么非常明显的是，所有孩子都与妈妈亲近——在一定程度上亲近并顺从，然后发展到亲近并反抗。

家庭根据代际、性别和功能分为不同的亚系统，亚系统是由人际间的界线来区分的，这些界线看不见，但调控着人与人之间的互动。在晚餐时禁止打电话的规则就建立起使家庭免遭打扰的界线。如果容许孩子随便打断父母的谈话，代际间的界线就遭到了侵蚀，夫妻关系就会受到抚养关系的损坏。如果父母总是介入解决孩子间的争论，孩子们就不会学会如何为自己辩护。

人际界线从僵硬到疏离不等（见图 6-1）。僵硬的界线是限制性的，只允许与外部亚系统有很少的接触，导致与外界疏离。疏离的亚系统是独立的、分离的。从好的方面说，这会促进家庭成员的自主性。但另一方面，疏离限制了情感和支持。疏离的家庭必须在极端的压力下才寻求帮助。缠结的亚系统提供了亲密但损失了独立。过分的亲密削弱了主动性。

————————	— — — —	• • • • • • • •
界线僵硬	界线清楚	界线混乱
疏离	正常范围	缠结

图 6-1　界线

虽然“结构”意味着一个静止状态，但像所有人类事物一样，家庭结构也经历了一个发展过程（Minuchin，1974）。当两个相爱的人决定一起生活时，家庭就形成了。但在他们完成从求偶到伴侣关系的转变之前，往往会有一段艰难的适应期。他们必须学会适应彼此互动的需要和风格。他学会了接受她相见和别离时要吻她的愿望。她学会了让他独自阅读早报和享用咖啡。这些成千上万次的小小妥协，可能很容易就完成，也可能要经过激烈的斗争之后才能完成。

夫妻还必须建立互补的支持模式。有些模式是暂时的，比如一个在工作而另一个在上学。而其他的模式会保持更长时间。过分的互补会削弱个人的成长；适度的互补使夫妻能够分担责任以相互支持和丰富彼此。当一个人得了流感时，另一个人就会接管家庭。一个人的放任可能会被另一个人的严格所平衡。互补模式存在于所有的夫妻。当夫妻太僵硬以至于形成了功能失调的亚系统时，就会出现问题。

夫妻亚系统也必须建立一条界线，它可以使夫妻亚系统独立于父母身份、孩子和其他人。很多时候，当孩子出生时，夫妻放弃了他们所需的相互支持的空间。

一条清晰的界线可以使儿童与他们的父母互动，但又把孩子从夫妻亚系统中排除开来。父母和孩子一起吃饭、玩耍，分享彼此的生活；但也有一些夫妻功能是不需要与孩子分享的。如果夫妻能够有时间单独在一起——比如谈心、偶尔出去吃晚饭、争吵、做爱的话，那不仅会使他们维持恩爱，也会增强他们作为父母的功能。不幸的是，孩子们吵吵闹闹的要求常常使父母忽视维持他们的关系界线的必要性。

除了保持夫妻的私人空间外，一条清晰的界线还会形成一种等级结构：在这个结构中，父母处于领导地位。在一些以孩子为中心的文化中，等级常常会遭到破坏，这不仅会影响到帮助他们的专业人士，同样也会影响到父母。与孩子关系缠结的父母会与孩子争吵“谁要做什么”这类的事情，会错误地与孩子分担或者逃避父母做决定的责任。

在《制度化的疯狂》（*Institutionalizing Madness*，Elizur & Minuchin，1989）一书中，米纽庆举了一个具有说服力的例子来阐述从系统的角度看待情绪问题的观点：情绪问题不仅仅与家庭系统有关，与其所生活的社区也有关系。正如米纽庆指出的，除非治疗师超越他们所工作的具体环境，看到他们工作所植根于的更大的社会结构，否则他们的努力取得的效果将会极其有限。

/ 家庭动力

通过对家庭底层结构的思考，结构派治疗师能够解释调控家庭的东西是什么，以及进行调控的原因——它们是如何形成和蓬勃发展的，有时又是如何受阻的。

// 正常的家庭功能

当两个人结合组成一对夫妻时，这个新单元结构性的要求是**适应**（accommodation）和**界线设置**（boundary making）。首要的事情是夫妻两人相互适应，以便成功应对每天发生的众多琐碎的问题。双方都试图按照自己熟悉的规则去经营这段感情，并会强迫另一方也要遵从这些规则。他们必须要在主要的问题上达成一致，例如在哪里生活、是否要孩子。有些问题不如这些明显，但同样重要的问题是，他们必须协调日常的习惯问题，例如电视看哪个频道，晚饭吃什么，什么时候去睡觉和在卧室做什么。

在适应对方的过程中，夫妻不仅要在他们之间建立一个界线，同时也要建立一个将他们与外界分隔开的界线。如果他们经常给工作的另一半打电话、没有自己的朋友和单独的活动，或者他们认为两个人是一体的而不是两个具有独立人格的人，那么他们之间的界线就是混乱的。另一方面，如果他们很少在一起，住在不同的房间，分开度假，有着不同的银行账户，甚至于将时间更多地投入事业或者与社交活动上而不是他们自己的关系上，这个时候他们之间就建立了非常僵硬的界线。

双方都习惯自己原生家庭那种让人舒服的亲近水平。因为夫妻具有不同的期望，冲突就会接踵而至，这是这个新联合体最困难的地方。他想和儿子们玩扑克，而她觉得自己被排斥在外。她想聊天，他却想看体育节目。他的生活重心是职业生涯，而她以家庭关系为重。每个人都认为对方不讲道理。

夫妻双方必须确定他们和原生家庭的界线。突然之间，他们成长的家庭必须让位于新的婚姻，这对于新婚夫妇和他们的父母而言，也可能是一个困难的适应过程。

孩子的诞生将一个新家庭的结构转变成一个父母亚系统和一个孩子亚系统。一个女人对三口之家的承诺可能从怀孕就开始了，因为孩子在她的子宫里是一个不可避免的事实。另一方面，她的丈夫要等到孩子出生才可能开始觉得自己是个爸爸。许多男人不接受自己作为爸爸的角色，直到他们的孩子长大到能够回应他们的时候。因此，甚至在健康的家庭中，孩子也会经常带来压力和冲突。妈妈的生活通常比爸爸的生活有着更为根本的改变。她做了很多牺牲，需要从丈夫那里得到更多的支持。与此同时，丈夫继续他的工作，新生儿给丈夫所带来的烦扰要少得多。尽管他也许会尝试支持妻子，但更可能会抱怨她的一些要求。

孩子在不同年龄需要不同的教养方式。婴儿需要照顾和喂养，儿童需要指导和控制，青少年需要独立和责任。适合 2 岁孩子的教养方式不一定适合一个 5 岁的孩子或者 14 岁的孩子。

米纽庆（1974）警告治疗师不要把成长的烦恼误认为病态。区别家庭正常与否不是看有没有问题，而是有没有处理这些问题的功能性结构。正常的家庭在成员的成长和变化时，也会体验到焦虑和混乱。许多家庭会在过渡阶段寻求帮助，治疗师应该记住，他们可能只是在调整他们的结构以适应新的环境。

案例研讨：阿琳和汤姆（第一部分）

阿琳寻求抑郁个体治疗。阿琳三十出头，是两个未成年女孩的母亲。她三年前离了婚，过去两年一直和汤姆约会。从前两次治疗中可以很明显地看到她的抑郁主要与单身母亲的适应有关。养育子女、经济拮据、失去公婆的支持、不负责任的前夫——这一切对她而言有点多了。尤其是她的孩子们也给她很大的压力。她早上一般都是在恳求和吼叫孩子之间来回切换，让他们不要拖拖拉拉，这样他们才能准时上学。下班后，阿琳没有太多精力去教养孩子，大部分时间都花在准备晚饭、恳求孩子做功课和哄孩子睡觉上。等到一切都结束的时候，她已经精疲力竭了，第二天又重演一遍这样的生活。

阿琳的婚姻失败了，现在她觉得自己也辜负了孩子。不仅如此，孩子们的成绩开始下滑，她的大女儿萨曼莎 12 岁了，在学校遇到了麻烦。难怪阿琳如此沮丧！

汤姆帮了大忙，作为一家成功的建筑公司的老板，他的工作时间灵活，乐于助人。他们没有住在一起，但他很忠诚，很乐意帮助她。唯一的问题是阿琳很难让他帮忙，她担心她生命中的一个新的男人会给她女儿的生活增加更多压力，因为她们经常因前夫时有时无的探访而受到伤害。有时他们的父亲会在说好的时间出现，但他经常会找一些借口在该出现的时候消失。阿琳因将汤姆引入这种混乱而感到内疚，但有时她又会让步，让汤姆在家里帮忙或接孩子放学。汤姆尊重阿琳的意愿，所以他同意了她希望的这种不固定的卷入。然而，他开始厌倦了在她的家庭周围徘徊——他想要一个更持久的角色。

阿琳的治疗师提议进行家庭治疗，她同意了。

思考

- 作为结构派治疗师，你会邀请谁参加最初的家庭治疗会谈，为什么？
- 你会对阿琳的家庭做哪些结构方面的假设？
- 你如何描述阿琳家的界线、结盟关系、等级结构？
- 阿琳的家人是更缠结还是更疏离？你是怎么判断的？这种缠结或疏离的后果是什么？
- 阿琳一家的结构派治疗计划会是怎样的？

// 行为障碍的发展

当一个家庭或它的一个成员遇到外部压力（如父母失业、家庭搬迁）或遇到发展过渡阶段（孩子到了青春期、父母退休）时，就要求对结构做些修改。健康的家庭会适应变化的环境；失功能的家庭则会增加结构的僵化程度，使其不再发挥作用。

在疏离型家庭中，界线是僵化的，而且在成员有需要的时候，家庭也不会调动起来给予支持。疏离的父母可能不会在问题变得非常明显之前意识到某个孩子已经抑郁了或在学校遇到了困难。一位单身母亲最近把她 12 岁的儿子送来咨询，发现他已经有两个星期没去学校了。已经两个星期了！治疗师想，你居然这么长时间都不知道你的孩子一直逃学。

结构派观点指出两个要点。第一，母子间非常明显的疏离并不比妈妈和学校领导之间的疏离更重要。第二，结构派分析可能有助于撤销这位妈妈因为不知道儿子身上发生的事情而受到的指责。如果她与儿子疏离，那么她在忙些什么呢？也许单亲家庭的经济负担压得她喘不过气来。也许她仍然对丈夫的死亡感到悲痛。要记住的一点是，如果有人疏离了一个关系，那他就很可能在忙其他的事情。

在缠结型家庭中，界线是混乱的，家庭成员相互依赖。侵入型父母会因阻碍孩子的发展和干扰他们解决自己问题的能力而造成很多麻烦。

虽然我们可能将家庭称为缠结型或疏离型，但用这两个词来描述某个特定的亚系统更为准确。事实上，缠结与疏离是相互的，例如，对于工作投入过多的爸爸可能会忽视他的家庭。一个经常遇到的模式是缠结的妈妈—疏离的爸爸——这是“陷入困境的中产阶级家庭具有的鲜明特征”（Minuchin & Nichols, 1993, p.121）。

女性主义者批评缠结的妈妈—疏离的爸爸这样的概念，因为他们担心妈妈会因受文化影响产生的这种模式受到责备。这样的担心是有依据的。但偏见和责备主要由于不合理地使用这些观念带来，而不是这些观念本身。扭曲的关系，不管是什么原因造成，都是有问题的，尽管不应该期望某个家庭成员来做所有的改变。

等级可能是僵化和不公平的，也可能是不牢固和无效的。在第一种情况下，由于缺乏指导，儿童可能会发现自己得不到保护；第二种情况下，他们的个人成长可能受到损害，权力斗争可能会随之而来。对于一个家庭的稳定而言，具有能够发挥功能的等级是必要的。灵活性也是必要的，这样可以适应变化。

家庭治疗师经常看见的一个问题是，当父母无法解决自己之间的冲突时，就将关注的焦点转移到孩子身上。他们不为彼此担忧，而是担心孩子（见图6-2）。虽然这减少了父亲与母亲之间的紧张关系，但却伤害了孩子。

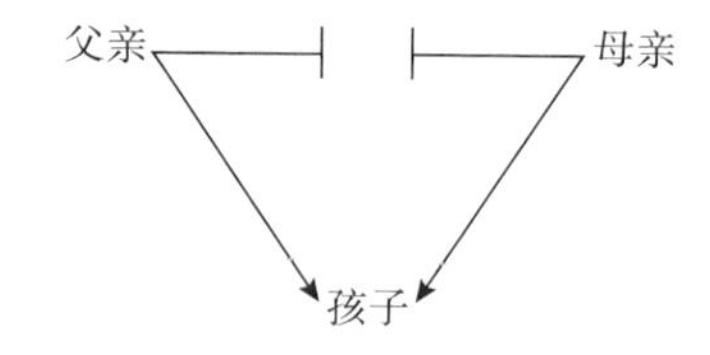

图6-2 孩子成为替罪羊是父母转移冲突的手段

另外一个差不多常见的模式是父母围绕孩子发生冲突。父亲说母亲太惯孩子，母亲却说父亲过于严格。父亲可能会退出对孩子的教养，母亲便会指责他不关心孩子，这反过来又使得父亲逃得更远。缠结性的母亲总是对孩子的要求做出过度关心似的反应，而疏离的父亲不会做出任何反应。父母双方都指责对方的做法，却用自己的方式延续对方的行为，这样下去就会导致**跨代同盟**（cross-generational coalition）的出现（见图 6-3）。

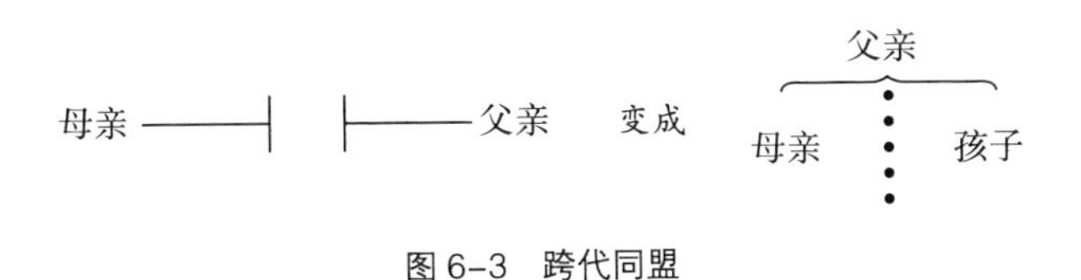

图 6-3 跨代同盟

一些家庭在孩子还小的时候会运作正常，然而无法适应孩子长大后对惩戒的需求。缠结型家庭中的小孩子受到很好的照料：父母给了他们很多的关照。尽管这样的父母会忙于照顾孩子而失去了属于两人的时间，但家庭系统还可以算得上是中等程度的成功。

然而，如果这些溺爱孩子的父母没有教他们的孩子去遵守规则、尊重权威的话，孩子可能就没有做好踏进学校大门的准备。他们习惯于按照自己的方式行事，对权威产生抵触心理。由此产生的几个可能的后果或许会使家庭来寻求治疗。孩子可能会不情愿去学校，他们对于学校的恐惧可能会因为容许他们待在家中不去上学的、理解他们的父母而强化（见图 6-4）。这样的案例一般会被认为是“学校恐惧症”，如果父母允许孩子在家待上几天的话，这个问题就会变得顽固。

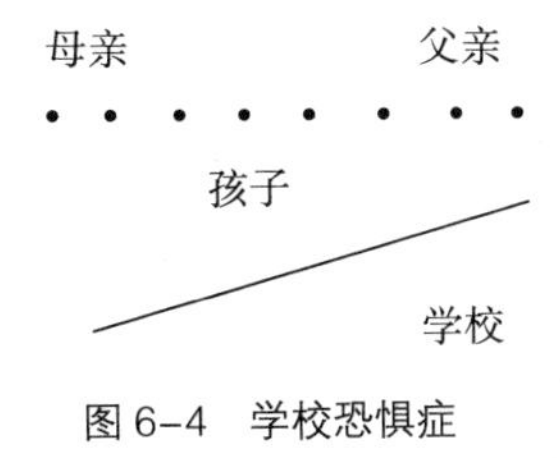

图 6-4 学校恐惧症

另一种情况是，这些孩子可能会回到学校。但因为没有学过与别人交流，他们可能会因被同学排斥而情绪低落。还有一些情况是，一些与父母缠结的孩子在学校犯了校方认为需要进行咨询的纪律方面的问题。

在离异或丧偶后重新结婚的家庭中，一个重要的巨变就是需要重新建构家庭结构。这些混合家庭要么重新调整家庭界线，要么很快经历在这个过渡期会发生的家庭冲突。当一个女性离婚后，她和她的孩子必须学会适应结构，既要自己与离异的一方适当分离，同时又要允许父亲和孩子保持接触。如果她又重新结了婚，整个家庭必须重新调整以适应一个新的丈夫和继父的加入（见图 6–5）。

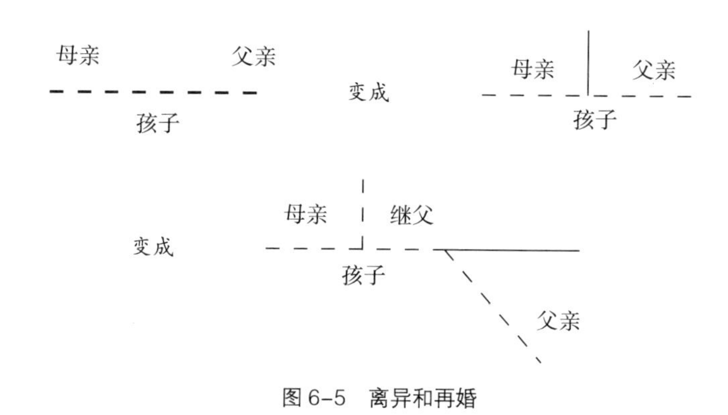

图 6–5 离异和再婚

有时母亲和孩子很难做到让一个继父加入父母亚系统，妈妈和孩子早已学会接纳彼此。继父可能会被看作是局外人，只能去学习如何做才算对的，而不能作为参与者在抚养孩子上提出和接受想法（见图 6–6）。

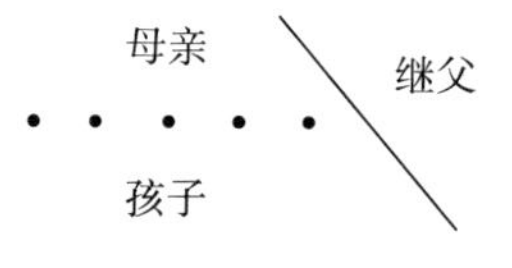

图 6–6 无法接受继父

母亲和孩子越坚守固有的家庭模式而不把继父包括进来的话，继父就越会感到受挫。这样的结果可能会导致孩子受到虐待，或者夫妻之间发生长期的争吵。这些家庭越早接受治疗，就越容易帮助他们适应出现的变化。

家庭结构问题的一个重要方面是某个成员的症状不仅反映了其个人在家庭中的互动情况，还反映了家庭中的其他关系。例如，有一个叫约翰尼的孩子，16 岁了，患有抑郁，了解他与母亲的缠结关系对治疗会很有帮助。母亲要求他绝对服从并且拒绝接受他的独立思考和拥有其他别的关系，这些发现有助于解释他的抑郁（见图 6-7）。不过，这仅是家庭系统的一部分。

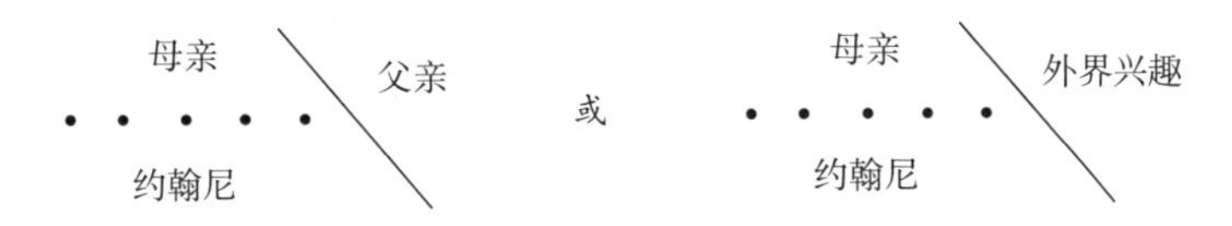

图 6-7　约翰尼与母亲的缠结并且与外界兴趣疏离

为什么这个母亲与儿子的关系缠结呢？可能是她与丈夫关系疏离，也可能是她是寡妇，没有交一些新朋友。因此，帮助约翰尼解决他的抑郁，可能最好的办法是先解决母亲的问题，帮助母亲在生活中与他人建立亲密关系。

/ 改变的机制

像大多数家庭治疗的经典模式一样，结构派家庭治疗曾经也是一种严格行动取向的方法。不同于精神分析学家，家庭治疗流派的先驱们为了聚焦于家庭成员现在的互动模式，他们非常忽视情绪和认知的作用——为什么家庭成员之间现在和过去这样互动——他们是怎样学会这种行为方式的。但是，正如你将要看到的那样，结构派家庭治疗已经发展到不仅考虑到家庭成员之间是如何互动的，还考虑到他们如何以及为什么学会这样去做。

// 治疗的目标

结构派治疗要改变家庭的组织，以便成员能够解决他们自己的问题。治疗的目标是改变家庭的结构，问题得以解决只是这个过程的一个副产品。

结构派家庭治疗认为家庭问题源于失功能家庭结构的观点导致人们批判其过于病态性地看待家庭的问题。批评者把失功能的结构看成是来访者家庭的病理核心。但事实并非如此。结构性的问题被认为是不能去适应改变的环境而引起的。结构派家庭治疗师并不认为家庭本身存在缺陷，而是认为，他们的工作是要激活家庭中已经存在的潜在适应模式（Simon，1995）。

虽然每个家庭的情况都有所不同，但他们都有一个共同的结构方面的目标。最重要的是在家庭中建立一个有效的等级。父母应该管束他们的孩子，而不应该与孩子处于一个平等的地位。在关系错综复杂的家庭中，治疗的目标应该是强化家庭成员之间的界线以区分个人和家庭亚系统。而在成员之间相互疏离的家庭中，治疗的目标应该是让成员之间的界线能够相互渗透来加强他们之间的联系。

// 行为改变的条件

治疗师通过**介入**（joining）这个家庭，发掘家庭的可塑性，激活潜在的可选择的家庭结构，从而发生变化。介入意味着治疗师要接纳这个家庭，适应家庭的风格也会给治疗师力量，重构会促使家庭结构发生变化。

治疗师要想介入问题家庭，就必须传达对家庭成员的认可和对他们做事方式的尊重。如果父母因为他们某一个孩子的问题来寻求帮助，治疗师不要通过征求孩子的意见来开始治疗。如果通过问孩子来开始治疗，那是不尊重父母。只有成功介入一个家庭后，尝试重构才会有效果——经常会采用挑战家庭并促使他们做出改变的面质技术。

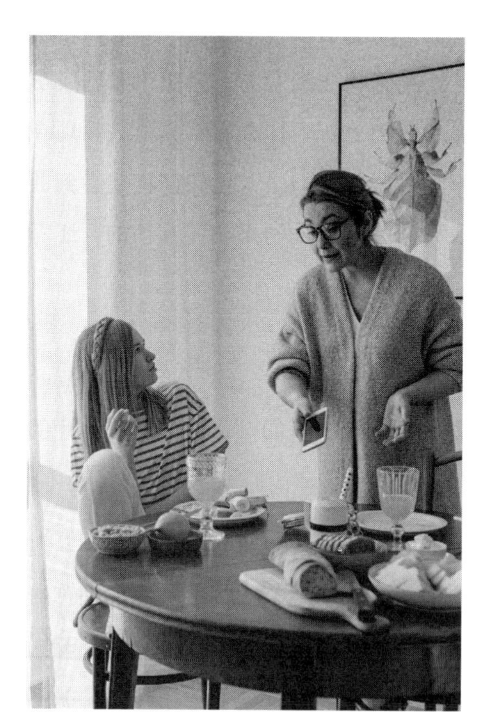

结构派家庭治疗师强调父母保持权威等级的必要性。

第一项任务是了解这个家庭对于问题的看法，可以通过分析他们言行中所表达的观点来完成这个任务。

让结构派家庭治疗独具特色的是使用表演技术来揭示结构模式，然后改变这个模式。结构派家庭治疗的必备条件是，在治疗的现场中观察和调整家庭的结构。结构派治疗师会根据他们观察到的东西，而非家庭成员描述的东西进行治疗。

/ 治疗

// 评估

结构派治疗师通过观察家庭成员对他们的困境做出的应对来对家庭进行评估。假设一个年轻女性抱怨说她决策困难。在初次会谈回应治疗师的问题时，这个年轻女性显得犹犹豫豫，而且瞅她的爸爸，爸爸则大声说出女儿难以解释清楚的东西。这个女儿的犹豫一定跟爸爸的帮助有联系，暗示一种缠结的模式。也许当治疗师让父母讨论他们女儿的问题时，他们开始争吵，讨论进行不下去。这表明父母之间是疏离的，有可能跟父亲和孩子之间的缠结有关（既是原因，也是结果）。

需要点明的是，结构派治疗师对家庭应该怎样组织不做任何假设。单亲家庭可以完美地运作，同性家庭以及任何其他非常态家庭也可以如此。家庭因为一个无法解决的问题来寻求治疗，这本身就给了治疗师一个假设，那就是这个特定家庭的组织形式已无法维持其正常运作。

因为问题源自整个家庭结构的功能，因此对所有家庭成员进行评估就显得尤为重要。但有时候，即使是对整个家庭进行评估也还显得不够，因为家庭可能不是唯一与问题有关的环境。妈妈的抑郁症可能更多源于工作中的问题而不是家庭。儿子在学校中的困难可能更多地源于学校而不是家庭的情况。

最后，有些问题可能还是要作为个人问题来治疗。正如米纽庆（1974）所写，“病因可能源于患者自身，源于他所处的社会背景，或者源于个体与社会环境之间的互动”（p.9）。米纽庆在其他地方也提到“在强调系统的时候否认个人”存在的危险（Minuchin，Rosman，& Baker，1978，p.91）。在就父母是如何应对孩子而访谈一个家庭时，一位细心的治疗师可能会注意到家中有某个孩子患有神经症问题或学习障碍。这些问题需要得到鉴定并做出适当的转介。通常情况下，当一个儿童在学校有问题时，其家庭环境或者学校环境会有问题——但并不总是这样。

做评估时最好是既关注表现出来的问题，又探讨父母对其做出的反应。假设一个父母抱怨他们 13 岁的女儿有说谎的情况，要问的第一个问题可能会是："她对谁撒谎了？"让我们假设得到的回答是她对父母都撒了谎。接下来问的问题就会是："当女儿在撒谎时，父母是如何察觉到的？"然后，不那么故作无知的问题是："是父亲还是母亲能更好地察觉女儿的谎言？"得到的答案也许是妈妈。事实上，我们可以说妈妈会沉迷于发现女儿的谎言，而女儿的大部分谎言与寻求独立有关，但这种做法引起了妈妈的焦虑。因此，担忧的妈妈和叛逆的女儿陷于有关成长的冲突中，而父亲并未介入其中。

对这个做进一步的评估的话，结构派家庭治疗师会探讨父母之间的关系。然而，这个假设并不是说孩子的问题就是由父母的婚姻问题造成，而仅仅是因为母女关系可能会与父母的关系有关。也许在孩子进入青春期以前，父母相处都非常好。但到了青春期后，妈妈开始出现比爸爸更多的担心。无论是哪种情况，评估都会包括与这对父母讨论他们在原生家庭中的成长问题，以此探讨他们的过去是如何影响他们形成现在对这个事情的反应的。

米纽庆及其同事最近提出，评估过程包含 4 个步骤（Minuchin，Nichols，& Lee，2007）。第一步是询问当前的抱怨，直到家庭成员开始把关注的焦点从问题表现者转移到整个家庭。第二步是帮助家庭成员认识到他们的哪些互动导致了问题的持续存在。第三步是对过去成长过程做一个简单的探讨，探讨家庭中的成人是如何形成影响他们互动的观点的。第四步是探讨家庭成员愿意采取的其他互动方式，这些方式会以更有效的方式来改变家庭的结构，解决当前的问题。

有经验的治疗师是如何实施这 4 个步骤的？一份最近研究提供了如下的指导性原则（Nichols & Tafuri，2013）。

结构派家庭评估的指导性原则

第一步的目标是扩展对现有问题的关注——以此挑战家庭关于问题就是某种瑕疵的固有看法。治疗师开始问的问题应当给予家庭成员一个讲述故事和表达感受的机会。另一方面，治疗师在评估一个家庭对其问题的描述时，不能接受家庭将问题全部归结于某个家庭成员身上。为了使这个阶段有效率，治疗师应当传达这样一个态度："我不是特别了解你们所发生的事情，但我对你们如何看待事情很感兴趣。"一个试图通过说"噢！我懂了！"来迎合家庭的治疗师，实际上阻断了探讨继续下去。

在第一步中，治疗师可能会指出，问题表现者其实比抱怨者所抱怨的那些问题要好得多。比如，当一对父母因为他们 10 岁的孩子有不受控制的行为而前来寻求帮助时，治疗师与这个男孩谈论起他的兴趣和朋友，男孩在讨论这些话题时行为举止非常合适且充满尊敬。这给治疗师一些证据来提出这样的假设：既然这个男孩可以表现得很好，那一定是家庭发生了什么才使得这个孩子做出了不适当的行为。这个观点并不是在转移指责，而是可以开放式地讨论家庭成员间的互动是如何影响彼此的行为的。

一个拓展现有问题的通用技巧是询问家庭成员，其他成员做了什么才引发他们对此的某种反应的。举个例子来说，当一个丈夫说他难以容忍当前的问题时，治疗师问："你的妻子做了什么难以容忍的事情？"这样提问可以使夫妻间存在的追逐者—逃离者关系浮现出来，并且使丈夫意识到他的疏离只会加剧这种追和逃的关系。

治疗师经常会阻止第三方打断，并且询问家庭成员是否希望其他家庭成员以不同于现在的方式来和他们交往。于是，在开始阶段，要不断地尝试把关注的重点从性格转移到互动模式上来。

结构派治疗评估的第二步是要探讨家庭成员的行为是如何维持着他们现有问题的。这并不是说家庭问题就是由其他家庭成员如何对待问题表现者造成的。治疗师通过帮助家庭成员了解他们的行为是如何使困扰他们的问题长期存在的，会使他们有力量成为促使自己改变的主人。一位意识到早上叫儿子起床会使儿子逃避责任的父亲就会不再做他儿子早起的"闹钟"了。

在第二步常用的众多技术中，治疗师会经常询问家庭成员他们是否会以某些特定方式来回应其他家庭成员的某些特定行为，会询问他们在有问题的互动中扮演了什么样的角色，引发家庭成员之间的互动，描述有问题互动模式下的动力系统，或简单地告诉家庭成员，他们一定是做了一些事情来维持现有问题。

为了帮助家庭成员理解他们是如何形成对现有问题的这些看法和相互交往的方式，在第三步中要简要地对以前的成长经历进行重点探讨。区别治疗和给予建议的一点是试图发现为什么人们会做那些对他们不利的事情，而不只是努力停止这些不利的事情。对家庭成员过去经历的探讨是为了使他们理解当前的行为——不是要揭穿他们的信念，而是把它们放在一个更容易理解的情境中去看。然而，只有当他们意识到他们的行为实际上是适得其反的时候，询问家庭成员是如何学会某种特定的行为方式才会有意义。举个例子，一个妈妈抱怨说，她14岁的女儿很叛逆。在仔细询问近一个小时后，这位妈妈才开始明白对女儿的过分保护可能是女儿产生对抗行为的一个重要原因。然后，这位妈妈才坦白地回答治疗师的问题——她是如何学会过度保护的女儿的。

在清楚地了解是什么使一个家庭一直处于困境，以及他们是如何形成这种行为方式后，在第四步中，治疗师和他们要讨论谁需要改变些什么，以及谁愿意改变或者谁不愿意改变。这一步将评估过程从对家庭做工作转变为与家庭一起工作。没有这一步，治疗便会变成只是推着人们朝某个方向改变，但是他们并不知道为什么要做这些改变，家庭成员对治疗产生阻抗也就不足为奇了。

// 治疗技术

在《家庭与家庭治疗》这本书中，米纽庆（1974）列出了结构派家庭治疗中的三个重叠的阶段。治疗师（1）介入这个家庭并处于领导地位；（2）描绘家庭的底层结构；（3）进行干预，改变这一结构。因其提供了一个明确的计划，从这点来讲，该方案比较简单易操作，但因为家庭模式有无穷的变化，因此它又很复杂。

如果治疗师实施的干预要取得效果，那这些干预就不能太过刻板。好的治疗师不止于技术。另一方面，必须组织要实施的治疗策略。一般来说，结构派家庭治疗遵循以下步骤：

1. 介入与适应；
2. 表演技术；
3. 绘制家庭结构；
4. 强调并调整互动模式；
5. 设置界线；
6. 打破平衡；
7. 挑战无效的假设。

/// 介入与适应

个体患者进入治疗之前已经倾向于接受治疗师的权威。在寻求治疗时，个体被默认需要帮助且愿意信任治疗师。而对于一个家庭来说就不一样了。

家庭治疗师是一个不受欢迎的局外人。他为什么要坚持见整个家庭？家庭成员觉得有人会告诉他们正在做一些错事，所以，他们准备好了自卫。

治疗师必须首先解除家庭成员的防御，缓解家庭成员的焦虑。要通过与每个家庭成员建立理解联盟才能做到。

治疗师首先要欢迎整个家庭，然后询问每个人对问题的看法。仔细地倾听，并确认你听到了他们说的话："我明白了，琼斯太太，你认为萨莉一定是因学校发生的一些事情而感到沮丧。""琼斯先生，你看到了某些你妻子看到的东西，但你不相信这是一个严重的问题。是这样的吗？"

每个人都有故事要倾诉，在不幸的家庭中，几乎每个人都有一种被误解的感觉。所以打破误解圈的第一步是对家庭成员进行共情，这些共情是目前家庭成员暂时还不能相互提供的。倾听并理解每个家庭成员的烦恼——并开始帮助家庭成员释放不满的情绪。介入，就像这种共情关系所称的那样，打开了家庭成员开始相互倾听的通路，并建立了与治疗师相联系的纽带，这种联系使他们能够接受即将到来的挑战。

这些初步的会谈不仅传达了对每个家庭成员的尊重，同时也传达了对家庭结构的尊重。治疗师通过尊重父母的权威来尊重父母。治疗师先请他们，而不是他们的孩子来讲述问题。如果家庭选择其中一人来代表家庭说话，治疗师应该关注到这一点，但不会在最初就提出质疑。

儿童有他们特别关心的东西和能力。他们应该受到温和的欢迎，并提一些简单的问题：“你好，我是某某；你叫什么名字？哦，凯莎，这是一个很好听的名字。你在哪里上学，凯莎？”要避免通常的陈词滥调（“长大后，你想成为什么？”），尝试提一些更新鲜的问题（“你最讨厌学校什么？”）。应该容许那些想保持沉默的人保持沉默。他们可以保持任何他们想保持的方式。

> “你对这个问题有什么看法吗？
>
> （严峻的沉默。）
>
> “你现在好像不想说点什么？没关系。也许你稍后会有话要说。”

与掌权的家庭成员建立关系尤为重要，而与易怒的家庭成员建立关系也同样重要。要接受那些认为治疗是一派胡言的爸爸的看法，也要接受那些因自己像被指控成罪犯而感到痛苦的青少年的观点。非常重要的一点是要不断地与这些人建立联结，特别是当事情开始升级的时候更要这样。

/// 表演技术

家庭结构体现于家庭成员的互动中。我们不可能总是从家庭成员的描述中推断出家庭结构。家庭成员更倾向于描述自己应该是什么样子，而不是自己现在是什么样子。

让家人彼此交谈会与他们的期望背道而驰。他们期望向专家讲述他们的问题，然后专家告知他们应该做什么。如果被要求在会谈中讨论一些东西，他们会说“我们已经谈过这个了”，或“这样不会有任何的帮助，他（或她）不会听的”，或“你才是专家啊”。

如果治疗师从给每人一个发言机会来开始，通常会是一个人说一些有关另一个人的事情，这可以作为一个开始使用表演技术的跳板。例如，当父母一方说另一方太严格时，治疗师可以说：“她说你太严格了，你怎么看？”通过它来启动使用表演技术。选择一个特定的问题比模糊的要求更有效，例如：“你为什么不好好谈谈这个呢？”

使用表演技术需要三个步骤。第一步，应考虑到问题的顺序。例如，也许一位妈妈和她的女儿像同龄人那样交流，而遗忘了小弟弟的存在。第二步，开始使用表演技术。例如，治疗师可能对妈妈说：“与你的孩子讨论一下这件事。”最重要的第三步是治疗师指导家人改进表演技术。如果一位妈妈是在用自己不承担做重大决定的方式与孩子交谈，那治疗师就会鼓励她不要负起责任，以使家庭继续这个表演。

一旦开始表演技术，治疗师就可以发现许多关于家庭结构的事情。两个人谈话多久可以不中断？——也就是说，界线有多清晰？一个发起攻击，另一个进行防卫？谁是中心人物，谁又是边缘人物？父母让孩子介入他们之间的讨论吗？——也就是说，他们的关系是缠结的吗？

家庭以插嘴、替别人说话、为孩子做他们自己可以做的事，或者不断争吵的方式来展示缠结。在一个相互疏离的家庭中，可能会看到一个丈夫在妻子哭泣时毫无反应地坐在那里，完全没有冲突，完全不了解有关孩子的重要信息，或对彼此的兴趣缺乏关心。

当使用表演技术失败时，治疗师可以采用以下两种方式中的一种来进行干预：

指出错误之处，或者推动他们继续前进。例如，如果治疗师要求爸爸斥责12岁的女儿，并询问女儿在受到斥责后有何感受，而爸爸又照着做了的话，治疗师就可以对爸爸说："恭喜你做到了！"然后爸爸可能会问："你是啥意思？"治疗师可以回答："就是要恭喜你！你胜利了而她失败了。"或者治疗师可以简单地对爸爸说："好，请继续交谈，但尝试帮助她表达感受。她还是个小女孩，她需要你的帮助。"并推动他们继续前进。

如果第一次会谈一开始孩子就在房间里跑来跑去，而父母阻止不了，治疗师都不需要听他们说在家里做了什么就可以发现他们的无效模式了。如果妈妈和女儿大声吵架，而爸爸却默默地坐在角落里，也没有必要问他在家里做了什么就可以看到问题所在了。

/// 绘制家庭结构

初步评估是基于第一次会谈所发生的互动而做的。在后续会谈中，这些最初形成的看法会得到改进或修正。虽然过早确定一个家庭的治疗框架存在一定的风险，但更大的风险是花了很多时间都不能确定家庭的结构。家庭会很快将治疗师引导到他们的文化中来。一个最初似乎很混乱、很缠结的家庭很快就会变得和你熟悉的一家很像。为此，在这个过程中，相对早地形成家庭结构的假设是很重要的事情。假设你即将面对这样一个家庭，这个家庭有妈妈、一个16岁的女儿和继父。妈妈常抱怨她女儿有不良行为。你认为这个家庭的结构是怎样的？如何检验你的假设？一个好的假设可能是妈妈和女儿存在缠结的关系，而继父则是疏离的。这可以通过观察妈妈和女儿的对话是否主要谈到了彼此来验证——无论是积极的方面，还是消极的方面。如果没有女儿的介入继父和妈妈就无法交谈，那很显然继父就是疏离的。

结构派的评估同时将家庭呈现的问题和结构动力纳入考虑的范围，包括所有的家庭成员。在这种情况下，仅知道妈妈和女儿存在结盟关系是不够的，还必须知道继父在其中扮演什么角色。如果他与妻子的关系比较近而远离女儿，那找到这对继父女的共同爱好就可以帮助女儿独立于她的妈妈。另一方面，如果妈妈与女儿的关系比较近而远离她的丈夫，那么关注他们婚姻问题可能更为有效。

/// 强调并调整互动模式

一旦家庭开始互动，问题就会浮现出来。认识家庭结构的含义需要关注他们互动的过程，而不是他们互动的内容。例如，也许一个妻子抱怨，“我们沟通有问题，我丈夫不会和我说话，他从来不表达他的感受。”这时，治疗师就可以激发他们进行表演来看看实际发生了什么。“你的妻子说你有沟通问题，你对此有什么想说的吗？你和她谈谈。”当他们说话时，如果妻子变得霸道和苛责，而丈夫越来越沉默，治疗师就知道问题出在哪儿了：问题不是他不说（这是一个表面的解释），也不是她喋喋不休（这也是一个表面的解释）。问题是她越喋喋不休，他就越回避；而他越回避，她就越会喋喋不休。

窍门是要改变这一模式。这可能需要强有力的干预，或者采用被结构派家庭治疗师称为**增加强度**（intensity）的方法。

结构派家庭治疗师是通过选择性地调节情感表达的强度、次数和持续的时间等实施增加强度法的。可以使用言语的音调、音量、节奏来提升情感表达的强度。如果你知道自己想说的是什么，这种方式就会奏效。有一个不是太好表达的例子：“人们总是关心他们自己，把自己视为关注的中心，并想要他们能够得到的任何东西。要想改变的话，需要每个人开始思考他们能给他人做点什么，这难道不好吗？”把这些话和下面的话做一个比较：“不要问国家给了你什么，要问你为国家做了什么。”这是肯尼迪说的话，这句话之所以更有力，是因为它简洁并切中要害。也许你不需要演讲，但偶尔你也需要有力地表达你的观点。

情感增强法并不仅是措辞巧妙这么简单，你必须要知道怎样且何时激发情感。

案例研讨

迈克尔·尼克尔斯曾经治疗过一个家庭，这个家庭有一个 29 岁患有神经性厌食症的女儿。尽管这个家庭给人一种和睦相处的感觉，但家庭的结构却很僵硬：妈妈和她患厌食症的女儿之间的关系缠结，而爸爸被排除在外。在这个家庭里，爸爸是唯一一个公开表达愤怒的人，这也是他为什么被孤立的原因。女儿坦率地承认她害怕爸爸生气。然而，不太清楚的是她的妈妈偷偷地教女儿要避开她爸爸，因为妈妈自己也搞不定爸爸。结果，女儿伴随着对爸爸的害怕长大，并泛化成连一般男士都会害怕。

父亲认为女儿孤立他是因为女儿害怕自己发怒。女儿对此也表示赞同："这全是他的错。"治疗师询问妈妈的想法，妈妈回答："这不是他的错。"

治疗师说："你是对的。"

妈妈继续说下去，但极力否认她避免冲突的真实想法，"这不是哪一个人的错。"

治疗师用吸引妈妈注意的方式回答说："不是这样的。"

妈妈震惊地询问治疗师是什么意思。

"这是你的错。"治疗师说。

要打破维持母女破坏性**联盟**（coalition）牢固的回避冲突的模式就必须使用这种水平的强度。其内容——谁真的害怕愤怒——的重要性要比结构方面的目标低得多：结构的目标是要将女儿从她与妈妈的过度缠结中解救出来。

通过延长持续时间，使其超越临界点，也可以达到增加强度的干预效果。一个常见的例子就是愤怒管理。孩子发怒通常会因父母的屈服而得到维持。他们尝试不屈服，却很快就放弃了。

案例研讨

当姐姐打算离开房间的时候，她 4 岁的妹妹开始尖叫。她想要和姐姐一起离开。她的尖叫简直不能忍受，父母想要让步答应她。然而治疗师却要求父母不要被击败，建议他们抱住小女孩直到她冷静下来。她整整尖叫了 20 分钟，房间里的每一个人都疲惫不堪。最终小女孩意识到这次通过这种方式她没有办法实现自己的要求，因此她冷静了下来。后来，父母采用类似的增加持续时间的方法来打破小女孩的这一破坏性习惯。

有时候增加强度法需要在不同的情景中重复同样的主题。婴幼儿的父母可能被告知不要帮孩子挂衣服，不要为他说话，不要带他去洗手间，不要做其他他自己力所能及的事情。

我们所说的增加强度法可能会做一些过激的事情。尽管不可否认米纽庆和他的追随者们似乎是干涉主义者，但增加强度法的关键不是强迫家庭成员去做一些事情，而是推动他们在即将放弃彼此时继续前行。另一种策略就是使用**共情**（empathy），让家庭成员了解他们防御性的争吵背后隐藏的是什么。

例如，一个不听话的孩子的父母可能会陷入一个无效且周而复始的争吵中，妈妈会攻击父亲不管孩子，而父亲会为此寻找借口。这时治疗师可以用增加强度法来帮他们想出一个对付孩子的行为计划。或者，治疗师也可以使用共情让他们体验此时此刻彼此的感受，以此打断他们的争吵。表现出很愤怒的妻子可能掩饰了她所感受到的伤害和渴望。既不参与也不做出回击的父亲可能会因妻子的愤怒而愤怒，以至于看不到妻子对他的需要。一旦这些更真实的情感表达出来，它们就可以让来访者以减少防御的方式重新产生联结。

能力塑造（shaping competence）是改善互动的另一种方法。增加强度是用来阻止互动的继续进行。能力塑造就像改变互动的方向。通过强化积极的行为，结构派治疗师帮助家庭成员使用本已储存于他们资源库中的有效方式。

即使人们犯了很多的错，通常也还是有可能从中挑选出一些做得对的事情。选对时机很重要。

案例研讨

在一个混乱的大家庭里，父母在控制孩子方面极其无能。在某个时刻，治疗师转向妈妈说："这里太吵了，你能让孩子安静下来吗？"知道妈妈在管理孩子方面有很大的困难，治疗师准备好对妈妈任何有效管理孩子方面取得的进步进行评论。在孩子暂时停止他们正在做的事情之前，这位妈妈已经喊了三四遍"安静！"。很快地——在孩子们恢复不当行为之前——治疗师就称赞这位妈妈"很爱你的孩子，可以坚定地对待他们"。这传达的信息是"你是一个有能力的人，你知道如何坚定"。但如果治疗师等到混乱恢复之后才告诉妈妈她应该更坚定，这个信息将变成"你是一个无能的人"。

/// 设置界线

在缠结型家庭中，干预措施的目的是要强化界线。要鼓励家庭成员为自己说话，并打断对对话没有帮助的干扰。一位希望支持兄弟姐妹系统、保护他们免受父母侵入的治疗师会说："苏茜和肖恩好好聊聊，其他人都要仔细倾听。"如果孩子打断了父母的对话，治疗师可能通过说下面的话来加强等级界线："你为什么不让他们出去，这样你们大人就可以解决这个问题了。"

虽然结构派治疗始于整个家庭，但随后的会谈可能只会见某个家庭成员或某个亚系统，以强化他们的界线。治疗师通过只见一个受到过度保护的青少年的方式，来支持他作为一个独立的人。那些和孩子非常缠结以至于从不进行私密谈话的父母，如果与治疗师单独会面，可能会开始学习如何进行私密谈话。

案例研讨

当一个40岁的女人给诊所打电话寻求帮助治疗抑郁症时，她被要求与其他家庭成员一起前来。很显然，这个女人的抑郁源于她承受了养育四个孩子的过重负担，而丈夫又很少给予支持。

治疗师的策略是强化妈妈和孩子之间的界线，并且帮助父母形成更亲密的关系。这需要分阶段完成。首先，治疗师介入最大的孩子，一个16岁的女孩，并支持她成为妈妈的潜在帮手。女孩一旦承担起帮助妈妈的责任，她就在会谈和家庭中，给弟弟妹妹树立了一个好的榜样。

暂时放下对孩子们的关注，父母现在有更多机会相互交谈。然而，他们几乎没有什么话要说。这并不是隐藏冲突导致的结果，而是两个人的婚姻确实没有啥共同语言。在几次尝试让他们谈话之后，治疗师意识到，虽然谈话可能会让一些人感兴趣，但并不适合所有夫妻。所以为了支持夫妻间的联结，治疗师要求他们一起计划一个特别的旅行，最后他们选择乘船游览附近的湖。

等到他们下一次回来进行治疗时，他们笑容满面，已经度过了一段美好的时光。随后他们决定每周花一点时间一起出去放松一下。

疏离型家庭倾向于回避冲突，从而减少相互交流。结构派治疗师为了帮助疏离的家庭成员打破存在于他们之间的隔阂，结构派家庭治疗师会实施干预来挑战他们回避冲突的模式，阻断他们采取的迂回方式。

当新手治疗师意识到家庭成员之间存在疏离时，他们会想办法鼓励家庭成员积极地互动。实际上，疏离也是避免争吵的一种方式。因此，在变得更加亲密之前，彼此孤立的人们通常需要面对他们之间的不同。

大多数人低估了自己行为对周围人行为的影响作用。在疏离型家庭中尤其如此。出现的问题通常被看作是别人所做的事情而导致的，那自然解决的方案就是要求别人做出改变。结构派治疗师通过强调**互补性**把家庭的讨论从线性关系引至循环关系。一个总是抱怨儿子是个麻烦制造者的妈妈，治疗师会要求她想想她的哪些行为触发或维持了儿子的行为。唠叨丈夫应该花更多时间陪她的妻子必须学会更有吸引力地让丈夫卷入进来。一个抱怨妻子从来不听自己讲话的丈夫，也许在妻子听他讲之前，要更多地听妻子讲。

/// 打破平衡

在设置界线时，治疗师的目的在于调整亚系统之间的关系。而在打破平衡时，其目标是改变亚系统内的关系。经常让家庭陷入僵局的是：冲突中的成员处于对立中的平衡状态，结果是大家都因不做什么其他事情而继续保持原有的关系。在打破平衡的过程中，治疗师要介入或者支持某个家庭成员或者亚系统。

选边站——我们不妨如此称呼——似乎违反了治疗的中立性的神圣原则。然而，一个治疗师需要选边站以打破系统的平衡，并对其进行调整，但不要做家庭成员是非曲直的仲裁者。最终，治疗师会因为轮流选择与每个家庭成员站到一起而实现平衡和公正。

案例研讨

麦克莱恩一家前来寻求帮助一个“失控”的孩子，一个可怕的、遭到两所学校开除的孩子。米纽庆发现了父母之间存在潜在的不和，家庭通过不讨论此事而保持着平衡。这个10岁男孩的不良行为引人注目，他的父亲不得不又踢又吼地把他拽进咨询室。与此同时，他的弟弟安静地面带微笑地坐在那里，是一个好孩子。

为了将焦点从一个“难以忍受的孩子”身上拓展到父母对孩子的控制和合作问题上，米纽庆问了7岁的凯文一些问题。凯文有一些父母没有看到的不良行为。凯文会把尿撒在浴室的地板上。但他的父亲说，凯文是因为“注意力不集中”才会把尿撒到地板上的。当米纽庆说“没有人会瞄得这么差劲”时，他的妈妈笑了。

米纽庆与凯文谈论狼是如何标记它们的领地的，并建议他通过在房间的四个角落都撒上尿来扩展他的领地。

米纽庆：“你们家有狗吗？”

凯文：“没有。”

米纽庆:“哦，那么你是家里的狗了？”

在讨论乱撒尿的男孩及其父母的反应的过程中，米纽庆戏剧性地展示了父母之间在对待孩子上是如何两极分化，以及相互拆台的。

米纽庆:“他为什么要做这种事？”

父亲:“我不知道他是不是故意这样做的。”

米纽庆:“也许他在尿尿的时候有些恍惚？”

父亲:“不，我认为他有些粗心。”

米纽庆:“他的准星一定很糟糕。”

父亲认为男孩的行为是意外，而母亲认为这是挑衅。父母受年幼孩子控制的原因之一是他们逃避去面对彼此之间的分歧。分歧很正常，但是当父母中的一方破坏了另一方对孩子行为的管理时，就变得有害了。(这时，分歧是因为不满问题未得到解决而实施的懦弱的报复。)

米纽庆对夫妻施加了温和而又持续的压力以讨论他们是如何对此做出反应的，而没有把注意力转移到孩子的行为表现上，这样他们就可以把那些长期以来很少表达的不满表达出来了。

母亲:“鲍勃总是为孩子们的行为找借口，因为他不想采取积极的行动来帮我找到解决问题的办法。”

父亲:“是的，但当我尝试帮忙的时候，你却总是批评我。所以后来我就放弃了。”

就像显影盘里的胶片，夫妻之间的冲突变得可见了，米纽庆为了避免父母尴尬(也为了避免孩子受到伤害)，让孩子们离开房间。不用关注孩子时，夫妻双方可以像男人和女人那样面对彼此，谈论他们受到的伤害和不满。呈现出来的是一个孤独的、疏离的、悲伤的故事。

米纽庆:“你们两个有达成共识的地方吗？”

他说有，她说没有。他是一个大事化小的人，而她却是一个眼中揉不得沙子的人。

米纽庆："你是什么时候和鲍勃关系变得疏远，而和孩子们走得很近的？"

她沉默了；他抬头看着天。她轻声回答说："大概十年前吧。"

接下来听到的是一个痛苦而又熟悉的故事：婚姻被有关教养孩子的争吵淹没了。冲突从未解决，因为它从未浮出水面，因此裂痕也永远不会愈合。

在米纽庆的帮助下，这对夫妇轮流谈论自己的痛苦，并学会倾听。通过制造不平衡，米纽庆给夫妻带来了巨大的压力，以帮助这对夫妇打破他们之间的分歧，相互打开心扉，争取自己想要的东西，终于开始走到一起——作为丈夫和妻子，也作为父母。

打破平衡是为改变而做出的一种努力，这种改变有时会以斗争的面貌呈现出来。当治疗师对爸爸说他做的不够多，或者对妈妈说她拒绝了丈夫时，看起来似乎治疗师和这个家庭之间在发生斗争——表面看是治疗师在攻击家庭，但实际的斗争却存在于夫妻和他们的恐惧——对改变的恐惧——之中。

/// 挑战无效的假设

虽然结构派家庭治疗基本上不属于认知方法范畴，但使用它的从业者有时也会挑战当事人看待事物的方式。改变家庭成员互动的方式可以为他们提供有关所处情境的不同视角。反过来也是如此：改变家庭成员看待他们的情境的方式，可以改变他们的互动方式。

在父母抱怨6岁的卡茜的行为时，他们说她是一个"过分活跃、敏感、神经质的孩子"。这样的话有巨大的影响力。是孩子的行为"失当"，还是孩子的行为只是"神经质"的症状？是孩子的行为"淘气"，还是孩子的行为是"发出求救的信号"？孩子是生气了，还是不舒服，谁来负责？该怎么称呼这样的行为？有一大堆的名称可以用来描述这个孩子的行为。

有时治疗师充当教师的角色，提供一些信息和建议，当然这些信息通常与家庭结构有关。这样做是对家庭进行重构的一种操作，必须以最小化阻抗的方式来完成。治疗师通过“又捧又打”的方式来完成这一个行为。如果治疗师面对的是一个母亲替孩子说话的家庭，他可能会对妈妈说：“你对孩子很有帮助。”（这是捧。）但又会对孩子说：“妈妈替你讲话了。你能为自己说话吗？”（这是打。）母亲被定义成一个既有帮助但又有侵入性的人（又捧又打）。

有效的挑战会讲清楚人们正在做的事情及其后果。然而，在让家庭成员听到所指出的问题时，不能让他们感到受到了攻击。在指出一些事情之前说“这个很有趣……”可以使人们对此产生好奇，而不至于引发防御。此外，虽然治疗师很容易受到诱惑去告诉人们应该做些什么，但这样做的话就会减少看清他们在做什么——及其后果的可能性。

案例研讨：阿琳和汤姆（第二部分）

家庭治疗对阿琳和她的家人来说进展顺利。治疗师首先会见了阿琳和她的孩子，12 岁的萨曼莎和 10 岁的劳拉，既是为了判断阿琳对涉及汤姆的担心是否有根据，也是为了观察阿琳和女儿之间的互动。没过多久，女儿们就开始大声抱怨功课，阿琳的回应是恳求她们去做。治疗师鼓励阿琳冷静地断言不做家庭作业的后果，她做到了。萨曼莎和劳拉说他们希望妈妈帮忙做作业，她同意了。萨曼莎和劳拉说她们喜欢有汤姆在身边，阿琳同意邀请他参加下一次会谈。

下一次会谈中，汤姆表达了他希望更多地参与家庭生活的愿望，女孩们说她们愿意。她们喜欢他。阿琳不情愿地同意了，但很快就对汤姆的帮助充满热情，因为她意识到这不仅可以节省她的时间和精力，而且因有另一个成年人的帮助，她的孩子的行为有了很大的改善。家里的整体气氛都变了。阿琳开始和孩子们更开心地玩耍；她们在学校表现得越来越好；阿琳减少了与孩子们的缠结关系，这使她的惩戒变得更加有效；汤姆也觉得自己更像是家庭的一员了。在11次会谈中，阿琳的抑郁在很大程度上得到了改善。

思考

- 你如何从结构派家庭治疗的角度解释这个家庭的变化？
- 如果需要的话，结构派家庭治疗如何适应不同的家庭形式？

/ 治疗理论和效果评估

在《家庭与家庭治疗》一书中，米纽庆（1974）告诫家庭治疗师去了解他们正看到的东西。通过结构派家庭治疗理论的镜头，先前令人困惑的家庭成员间的互动突然成为了焦点。这本非常成功的书不仅教会我们如何看待缠结和疏离，也让我们充满希望——改变只是介入、表演技术和打破（原有的）平衡的问题。米纽庆让改变家庭看上去变得容易起来。但事实上并非如此。

正如家庭治疗领域自身一样，结构派疗法已经发展了很多年。现在的从业者仍在使用独创的面质技术（“谁是这个家庭的主人”），但是比过去更加强调帮助家庭去理解其结构，减少使用引起冲突的技术，这曾经是几十年前结构派家庭治疗的特点。需要明白的是，结构派家庭治疗并非只是一套治疗技术，而是一种看待家庭的方式。

结构派家庭治疗得到了非常强有力的实证证据的支持，这些支持来自一系列关于心身疾病儿童和毒品成瘾成年人的研究。那些对严重心身疾病儿童有显著疗效的研究之所以很有说服力，是因为这些研究使用了生理测量，还有就是这些问题威胁到了人的生命。米纽庆、罗斯曼和贝克（1978）曾经报告，家庭矛盾会增加糖尿病儿童酮症酸中毒的风险。当父母发生争吵时，只有心身疾病的儿童会变得非常沮丧。而且，这些儿童感到的压力会随着（其体内）游离脂肪酸水平的显著升高而增大，而这一指标与酮症酸中毒是连在一起的。这个研究为下面的临床观察提供了强有力的证据，即心身疾病儿童卷入了调节父母之间的压力之中。

米纽庆、罗斯曼和贝克（1978）对 53 个使用结构派家庭疗法治疗神经性厌食症的案例的结果进行了总结。在经过先门诊家庭治疗再住院治疗之后，有 43 个神经性厌食症患者得到了巨大的改善，2 个得到了改善，3 个状况没有改善，2 个状况变得更加糟糕了，另外还有 3 个中途退出了治疗。尽管出于伦理的原因不能设置含有神经性厌食症儿童的对照组，但症状改善率达到了 85% 还是令人印象深刻的，尤其将之与该病通常达 30%的死亡率相比的时候就更是如此。而且，这一研究结束时的积极效果在后续几年的追踪中仍然得到了保持。一些研究重复验证了上述结果，这些研究显示结构派家庭治疗在治疗神经性厌食症时的效果（e.g., Campbell & Patterson，1995）。后来，其他研究者在治疗饮食紊乱时也采用了一些结构派理论的成分（e.g.，Lock，Le Grange，Agras，& Dare，2001；Eisler，Simic，Russell，& Dare，2007；Lock et al.，2010）。结构派家庭治疗的有效性也在治疗心因性哮喘和糖尿病引起的复杂心因性病例中得到了检验（Minuchin et al.，1975）。最后，基于结构派家庭治疗在治疗上述病症中取得的成功，一些研究者呼吁要发展针对小儿肥胖症的结构派家庭干预方法（Jones，Lettenbeger，& Wickel，2011；Skelton，Buehler，Irby，& Grzywacz，2012）。

在治疗破坏性行为和青少年物质滥用时，早期结构派家庭治疗的有效性已经得到有关研究的证明。例如，在《贫民窟中的家庭》一书中，米纽庆及其同事（1967）描述了低社会经济地位的家庭结构特征，并证明了结构派家庭治疗对这类人群的效用。在治疗之前，患者家庭中的妈妈要么是控制欲极强的人，要么是受到控制的人；然而无论属于哪种模式，她们的孩子都会比那些正常控制家庭的孩子更具破坏性。在治疗之后，妈妈减少了强制控制的使用，但更清楚了孩子应该遵守的规则，而且，也更加坚定地执行这些规则了。11 个家庭中有 7 个家庭在持续 6 个月到 1 年的家庭治疗中得到了显著的改善。尽管这一研究没有设置对照组，但研究者很高兴地将这一结果与过去在威尔特维克取得 50% 的成功率进行了比较。杜克 · 斯坦顿认为结构派家庭疗法对毒品成瘾者和他们的家庭是有用的。在一个控制良好的研究中，斯坦顿和托德（1979）比较了家庭结构治疗组、安慰剂治疗组和个体治疗组的效果。结果发现，使用结构派家庭治疗的组别症状显著降低了，积极改变的水平是其他组别水平的两倍，并且这些积极的效应在6到12个月的追踪研究中仍然得到了维持。

近来，研究显示了结构派家庭治疗在解决外化问题行为（例如：破坏性行为、青少年物质滥用、行为障碍、多动症）时是有效的。结构派家庭治疗成功降低了非裔美国人和拉丁裔青年沾染毒品的概率（Santisteban et al.，1997），并且结构派家庭治疗能够吸引并维持家庭进行治疗（Robbins，Turner，Alexander，& Perez，2003；Robbins et al.，2008；Szapocznik et al.，1988），减少青少年物质使用和相关问题行为，提升父母和家庭的功能（e.g.，Grief & Dreschler，1993；Robbins，Alexander，& Turner，2000；Santisteban et al.，2003）。另有研究显示，在减少多动症青少年与他们父母之间的消极沟通、矛盾、愤怒表达时，结构派家庭治疗与沟通训练及行为管理训练具有相同的作用（Barkley，Guevremont，Anastopoulos，& Fletcher，1992）。结构派家庭治疗在治疗青少年障碍，如行为障碍（Chamberlain & Rosicky，1995；Santisteban et al.，2003；Szapocznik et al.，1989）和神经性厌食症（Campbell & Patterson，1995）等方面也是有效的。

除了青少年行为问题之外，基于结构派家庭系统论的治疗模型在治疗成人问题时也显示了一定的效用。例如，结构派生态系统疗法可以提升艾滋病毒携带者或患有艾滋病的女性的家庭功能，进而促进她们对毒品使用的节制（Mitrani，McCabe，Burns，& Feaster，2012）。结构派家庭治疗在减缓产妇抑郁症状和其对儿童功能的复杂影响方面同样产生了令人振奋的结果（Weaver et al.，2013）。尽管仍然需要更多的研究，但是这些研究强调了基于家庭的方法，其优势不仅关注成人功能，同样也能减轻问题对其他家庭成员的不利影响。

尽管结构派家庭治疗是与萨尔瓦多·米纽庆紧密相连的，以至于二者几乎就是同义词，但是把这个模型和米纽庆进行区分也是很好的主意。当我们想到结构派家庭治疗时，我们更多记住的是1974年出版的《家庭和家庭治疗》中所描述的方法。这本书是结构派理论的良好指引，但是书中强调的技巧只是米纽庆那时钟爱的。米纽庆在他生命最后的 40 年里也有了巨大的发展——从一个经常率真地时刻准备挑战家庭的年轻治疗师发展成了一个以更加温和的方式来挑战家庭的更为老练的临床医生。如果书中的某些章节的案例让你感觉过于激进，你可能是对的。这些治疗片段取自 20 世纪 70 年代，那时候的家庭治疗师偏爱面质风格。尽管面质风格可能给一些结构派家庭治疗领域的从业者赋予了特色，但这从来都不是结构派家庭治疗的基本特征。

米纽庆在概念上也发生了演变，从几乎完全关注人际互动转向也考虑到指导这些互动的认知视角，以及这些视角的起源（Minuchin et al.，2007）。但他创建的结构方法还可以在他的工作之外看到，也可以在有关该模型的权威文献（e.g.，Minuchin，1974；Minuchin & Fishman，1981；Minuchin & Nichols，1993）以及他的学生和同事正在进行的工作中看到。

// 模型发展现状

米纽庆于 2017 年去世，但结构疗法并没有随着他而消亡，这证明了他的思想的生命力。 新泽西州伍德伯里的米纽庆家庭中心是当代结构派治疗中心。米纽庆中心学院提供培训和咨询，发表文章，并率先努力保存在米纽庆传奇职业生涯中积累的许多培训视频。他们还与布鲁克林的儿童福利服务机构合作开发和测试手册化的结构化家庭治疗方案。

结构派模型指导治疗师要越过问题的内容本身，甚至互动的动力系统，转而看到潜在的支持和约束互动行为的家庭结构。尽管自 1974 年以来，结构派模型已经有了很多的改变，但它依然存在，依然成为理解陷入困境的家庭问题的最广泛使用的方法。

/ 小结

米纽庆以他的临床技艺而为人们熟知，他的结构派理论也已成为该领域最有影响力的概念模型。结构派理论如此受欢迎的原因是它简单易操作，且包罗万象。

其基本的概念——界线、亚系统、结盟和互补性——很容易掌握和应用。他们会考虑到个人、家庭和社会情境，提供一个清晰的框架来理解和治疗家庭。

这种方法最重要的原则是，每个家庭都有一个结构，这种结构只有当家庭互动时才会展现出来。根据这一观点，若治疗师不考虑整个家庭的结构，只考虑一个亚系统不可能带来持久改变。如果一位妈妈与儿子的缠结是结构的一部分，那么这个结构也包括她与丈夫之间的疏离，给母亲和儿子这个亚系统再多的治疗也不会导致家庭发生根本性变化。

亚系统是基于功能的家庭单元。如果一个家庭的领导权由母亲和女儿行使，那么她们就是家庭功能的执行亚系统，而不是父母。亚系统受人际界线的约束。健康家庭的界线足够清晰明确，足以保护家庭亚系统的独立性和渗透性，也足以让他们相互支持。缠结的家庭界线模糊，疏离的家庭界线僵硬。

一旦治疗师获得了家庭的信任，他们就会促使家庭成员互动，同时承担分散权力的角色。从这个位置，治疗师可以观察结构并做出评估，其中包括问题和支持它的组织。界线和亚系统是建立评估框架的根据，也是经常被用来建议改变的两个方面。

在成功介入并评估一个家庭后，结构派治疗师会开始使用改变同盟和转移亚系统内和亚系统之间成员权力的技术去激活休眠的家庭结构。这些重构技术很具体，有时会很有力量。然而，这些技术成功与否在很大程度上取决于有效的介入和评估，还有技术本身的力量。

// 推荐阅读

Colapinto, J.（1991）. Structural family therapy. In A. S. Gurman & D. P. Kniskern（Eds.）, Handbook of family therapy（Vol. II）. New York, NY: Brunner/Mazel.

Fishman, H. C.（2013）. Intensive structural therapy: Treating families in their social context. CreateSpace Independent Publishing Platform.

Minuchin, S. (1974). Families and family therapy. Cambridge, MA: Harvard University Press.

Minuchin, P., Colapinto, J., & Minuchin, S. (2007). Working with families of the poor (2nd ed.). New York, NY: Guilford.

Minuchin, S., & Fishman, H. C. (1981). Family therapy techniques. Cambridge, MA: Harvard University Press.

Minuchin, S., & Nichols, M. P. (1993). Family healing: Tales of hope and renewal from family therapy. New York, NY: Free Press.

Minuchin, S., Nichols, M. P., & Lee, W.-Y. (2007). Assessing families and couples: From symptom to psyche. Boston, MA: Allyn & Bacon.

Minuchin, S., Reiter, M. D., & Borda, C. (2014). The craft of family therapy: Challenging certainties. New York, NY: Routledge.

Nichols, M. P. (1999). Inside family therapy. Boston, MA: Allyn & Bacon.

Nichols, M. P., & Minuchin, S. (1999). Short-term structural family therapy with couples. In J. M. Donovad (Ed.), Short-term couple therapy. New York, NY: Guilford Press.

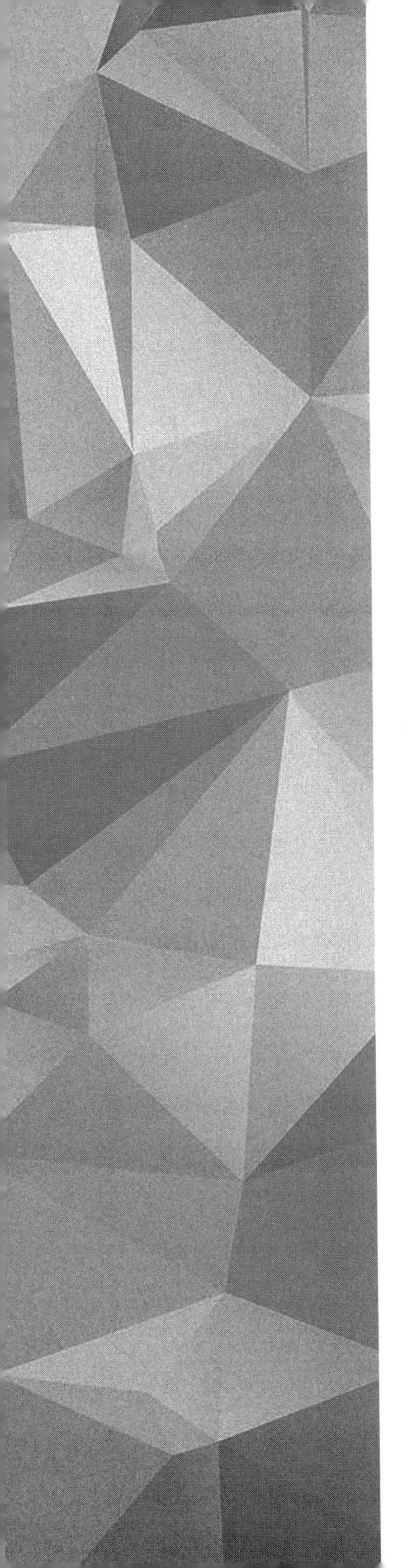

第 7 章

经验派家庭治疗

——情绪会心取向的家庭治疗

- 经验派家庭治疗的发展历程
- 经验派家庭治疗的主要原则
- 经验派家庭治疗视角下健康和不健康家庭的发展过程
- 经验派家庭治疗的治疗目标和达到这些目标的必要条件
- 经验派家庭治疗的评估和干预技术
- 经验派家庭治疗的研究证据

经验派家庭治疗起源于人本主义心理学，正如表达性治疗所提倡的那样，它注重当下的、此时此地的体验。在家庭治疗发展的早期，经验派家庭治疗十分流行，但当时的经验派治疗师们在谈论家庭系统时，却需要从个体治疗和团体治疗中借鉴治疗技术。其中有来自格式塔治疗和会心团体（encounter group）的技术，如角色扮演和情绪面质；也有受艺术和心理剧的影响而发展出来的其他治疗技术，如家庭雕塑和家庭绘画。

经验派家庭治疗似乎与其他的家庭治疗不同，它更关注情绪体验而不是互动中的动力。实际上，经验派治疗更强调个人及其感受，不像那些处理系统和互动的治疗方法那么像家庭治疗。随着精神领袖弗吉尼亚·萨提亚和卡尔·惠特克的离世，他们倡导的方法逐渐过时，那些方法更像是20世纪60年代的产物，不再适应当下的需求。

然而，近年来经验派治疗复兴了，其发展了两个较新的模型：情绪聚焦夫妻治疗（Johnson，2004）和内在家庭系统模型（Schwartz，1995），这两种模型更好地整合了个体经验的情绪性体验和家庭系统。

作为第一位伟大的性驱力治疗师，西格蒙德·弗洛伊德认为，心理治疗如果只碰触痛苦的感受，那是不完整的。忽视或者合理化消极情绪，来访者都可能会错过触碰核心问题的机会。在当今问题解决导向的心理治疗中，还原论强调行为和认知，经验派家庭治疗则重视情绪表达，这或许是一种有效的平衡。

/ 代表人物

在经验派家庭治疗发展过程中，曾有两大巨人：卡尔·惠特克和弗吉尼亚·萨提亚。惠特克倡导使用随心的、直觉的方法，旨在帮助家庭成员卸下伪装、回归自我。惠特克是最早进行家庭治疗的治疗师之一，尽管他曾被认为是比较特立独行的，但最终还是成为这个领域中最受钦佩的治疗师之一。惠特克经常打破传统，有时甚至做出有些惊世骇俗的行为，但他却始终保有对家庭治疗的尊重。他可能是家庭治疗师中的顽童，但他的的确确是一名家庭治疗师。

惠特克成长在纽约州北部的一个奶牛场。乡村生活的闭塞导致他有一点羞涩和腼腆，却也使得他不拘泥于社会传统的约束。在完成了医学院的学业和妇产科的实习之后，惠特克开始进入精神科，并时常好奇于精神病患者的想法。不幸的是——或者说幸运的是，在 20 世纪 40 年代末，惠特克无法依靠精神类药物来治疗患者的幻觉和妄想；取而代之的是，他开始倾听并学习去理解这些疯狂的想法，而非觉得是他们疯了。我们大多数人通常会把这些疯狂的想法深藏心底而已。

在路易斯维尔大学医学院和橡树岭医院工作后，在 1946 年到 1955 年间，惠特克出任埃默里大学精神病学系主任。当时，在要把精神病学系更多向精神分析取向发展的重压之下，惠特克和全体教员，包括托马斯·马龙（Thomas Malone），约翰·沃肯廷和理查德·费尔德（Richard Felder）集体辞职，并创建了亚特兰大精神病诊所。经验派家庭治疗就在这里诞生了，这个团队也发表了一系列有争议的、挑战性的文章（Whitaker & Malone，1953）。1965 年，惠特克去了威斯康星大学医学院。20 世纪 80 年代末，惠特克退休之后，他开始游历各地，在各类会议和工作坊广泛传播他的思想与经验。1995 年，惠特克逝世。在惠特克知名的学生中，奥古斯都·纳皮尔（Augustus Napier）现于亚特兰大个人执业，戴维·基思（David Keith）在雪城的纽约州立大学任教。

经验派家庭治疗的另一位领军人物是弗吉尼亚·萨提亚。作为心理研究所（MRI）的早期成员，萨提亚注重沟通（见第 1 章和第 5 章）和情绪体验。

1951 年，萨提亚开始在芝加哥的私人诊所进行家庭治疗。1955 年，她受邀为伊利诺伊州精神病研究院的住院医生进行培训，她有一位名为伊万 · 伯瑟尔梅尼 - 纳吉的学生在这里工作。1959 年，唐 · 杰克逊邀请萨提亚加入 MRI，并成为第一任培训主管。1966 年，萨提亚离开 MRI，出任加州大苏尔的伊莎兰研究所负责人。

萨提亚是典型的培训型治疗师，专注于抽象概念和实战演练。她周游各地，开办工作坊，待人温暖真诚，极具吸引力。萨提亚也非常有感染力，这使她闻名于以人为中心的家庭治疗领域。1988 年，萨提亚因胰腺癌不幸离世。

情绪聚焦夫妻治疗是最新的经验派家庭治疗模式之一，其基础是珀尔斯（Perls）的思想、萨提亚的思想、鲍尔比依恋理论和 MRI 团队的观点（Greenberg & Johnson，1985，1986，2010；Johnson，2004）。苏珊 · 约翰逊是这个疗法的代表人物。另外一位专门处理家庭情绪的疗法是内在家庭系统治疗（Schwartz，1995），该疗法将来访者内心矛盾的声音拟人化，然后运用一系列心理剧技术将它们重新整合起来。

/ 理论要素

经验派家庭治疗基于这样一个假设：家庭问题的根源在于压抑的情绪。尽管孩子们必须知道他们不能为所欲为，但不幸的是，许多父母混淆了情绪的工具性和表达性。他们试图通过控制孩子的感受去规范孩子的行为。结果，孩子为了免遭批评，学会钝化自己的情绪。虽然这个过程或多或少普遍存在，但是相比于大多数家庭，功能不良的家庭对“不合乎规矩的情绪”包容度更低。在这样的家庭里成长起来的孩子通常会疏离自己，只能感受到那些被压抑的情绪：厌烦、无趣和焦虑。

系统治疗师通常在家庭互动中找到导致问题行为的根源，而经验派治疗师则将这些互动视为伴随家庭成员彼此防御性投射翩翩起舞的影子。从这个角度来说，如果家庭成员能够触碰到自己的真实感受——希望、欲望、害怕和焦虑，那么就更有可能为家庭带来积极变化。于是，经验派家庭治疗自内而外地开展工作，帮助个体揭示内心真实的情绪，从增加的真实感中建立更多真正的家庭纽带。

经验派家庭治疗一般不强调理论，但情绪聚焦夫妻治疗是一个例外，其基础是鲍尔比的依恋理论（Bowlby，1969）。莱斯利 · 格林伯格（Leslie Gerrnberg）和约翰逊（2010）认为，情绪建构了个体的依恋反应，并在关系中发挥沟通功能。当人们直接表露自己的脆弱面时，他们可能从伴侣那里得到同情的反应。但是，对于不安全型依恋的个体，他们害怕暴露自己的脆弱面，并用发怒来代替脆弱，这更有可能导致对方做出退缩的反应。于是，一个非常需要依恋的人，可能由于害怕表露依恋的需要，而疏远他想要接近的人。解除这一困境的药方正是经验派家庭治疗所做的：帮助人们放下防御性的恐惧，让更深层的、更真实的情感得以展现。

/ 家庭动力

传统的家庭治疗师仅仅关注家庭成员的行为互动模式，经验派家庭治疗师对此进行了修正，他们注重家庭成员真实情感的体验和表达。这样的修正也影响到了如今那些只强调生物和认知的家庭治疗领域。

// 正常的家庭功能

经验派家庭治疗基于人本主义的观点，认为个体真实的情感有天然的疗愈作用。从这个角度来说，如果人们能够跟随自己的内心，就能绽放生命的色彩。当自我实现倾向（Rogers，1951）与社会压力相冲突时，就会产生问题。社会强制驯化人们的本性，使他们适应集体生活。不幸的是，实现自我控制是以“多余的压抑”（surplus repression）为代价的（Marcuse，1955）。家庭成员增强自我控制以达到平和安宁，保持**家庭神话**（family myths）（Gehrke & Kirschenbaum，1967），并借用这种蒙蔽让孩子隔离自己的真实体验（Laing，1967）。

在理想情况下，父母并不会过度控制，孩子可以在一个支持他们感受和创造性的氛围中成长。家长欣赏他们的孩子，接纳他们的感受，并认可他们的体验；

鼓励孩子充分体验生活，尽情地表达各式各样的情绪。

经验派家庭治疗师将家庭描述为一个分享体验的地方（Satir，1972），功能良好的家庭是一个足够安全的地方，能够支持并鼓励家庭成员的各种体验；而功能不良的家庭则充斥着恐惧和冷漠。无论是训练问题解决的技巧，还是形成特定的家庭结构，都不如培养自然开放的体验重要。简而言之，健康的家庭为成员提供了做自己的自由。

// 行为障碍的发展

根据经验派家庭治疗的观点，否认冲动和压抑情绪是家庭问题的根源。功能不良的家庭被困在自我保护和回避中（Kaplan & Kaplan，1978）。用哈里·斯塔克·沙利文的话说，功能不良的家庭是在寻求安全，而非满足（Sullivan，1953）。他们有很多抱怨，却不知道根本问题出在他们压抑了自己的情感和欲望。

根据惠特克的观点，世上没有像婚姻这样的事了——两只替罪羊被家庭赶走以延续他们自己（Whitaker & Keith，1981）。他们必须一起解决这种情形中固有的冲突。能坚持下来的伴侣要达成某种程度的和解。无论是妥协还是顺从，他们都需要彼此协调以减少分歧和冲突。功能不良的家庭往往害怕冲突，因而固守他们已经共同建立起来的规则。由于经历过不确定性带来的焦虑，他们往往会更倾向于按过去的惯例行事。

在有关问题家庭的描述中，萨提亚着重强调了死气沉沉的情绪氛围（Satir，1972）。这些家庭的氛围是冷冰冰的，仿佛他们完全是出于习惯或是责任才生活在一起。父母会嫌弃孩子，孩子也不尊重、不关心他们的父母。生活在这种缺少温情的家庭里，家庭成员通常会彼此疏离和回避，将所有的精力投入工作或者其他地方去。

需要注意的是，萨提亚所描绘的功能不良在那些诊断手册上是找不到的。与其他经验派治疗师一样，萨提亚对那些平静而绝望的正常人和已被正式确认为有患者的家庭的重视程度是一样的。正如萨提亚（1972）写到的那样：

> 对这些家庭进行工作对我来说是一段令人伤心的经历。我看到了绝望、无助和孤独。我看到了他们尝试掩饰的勇气——一种仍可相互吼叫、唠叨、哭叫的勇气。其他家庭成员不再对此关心。年复一年，这些人承受着痛苦与绝望，并通过这些来折磨其他家庭成员。（p.12）

萨提亚强调，破坏性沟通是令人窒息的，并指出有 4 种破坏性的沟通方式：指责型、讨好型、打岔型和超理智型。这些破坏性的沟通方式背后蕴藏了什么呢？是低自尊。如果人们认为自己不够好，他们就很难正确表达自己的情绪——也害怕去感受他人的情绪。

根据苏珊·约翰逊的观点，健康的关系是一种安全的依恋关系——也就是说，在这种关系中，情绪具有可亲近性和回应性（Johnson & Denton，2002）。安全依恋可以让人在爱的滋养中成长，在可靠的亲密关系中获得自信。但是，当依恋关系的安全性受到威胁，人们通常的反应都是发怒——不幸的是，这种抗议只会将其他人推远，而不会得到他们所期望的回应。最近，约翰逊引入了依恋创伤的概念，指的是一种创伤性事件，它会损害伴侣关系，如果未能及时处理，会持续推动伴侣之间的负向互动循环，形成不安全依恋（Johnson，2004）。

/ 改变的机制

对于改变，经验派家庭治疗有两种与众不同的观点。第一种观点是强调挑战情绪防御机制。这个观点可能会认为来访者总是错的——从某种意义上来说，通常家庭成员不知道他们的真实感受。由此直接引出了经验派治疗取向的第二个鲜明特点：经验派家庭治疗师在挑战来访者的防御机制时是相当具有攻击性的，这是为了促进来访者情感表达。

// 治疗目标

经验派治疗师强调人类本性中的感受层面，即创造性、自发性和情感真实性，在治疗中，经验派家庭治疗师往往会重视情感体验本身的价值。

家庭成员的情感表达可以打破家庭内部僵化的期望和固有的认知，这些都会促进成员个体化的发展（Kaplan & Kaplan，1978）。邦尼·杜尔和弗雷德·杜尔（Bunny & Fred Duhl, 1981）将他们的治疗目标确立为提升效能感、幸福感和自尊；在强调自尊方面，他们（1964）支持萨提亚的观点，认为低自尊和导致低自尊的破坏性沟通是家庭不幸福的主要原因。惠特克（1976a）认为，家庭成员前来接受治疗是因为他们之间无法亲密，因此也无法表现自己的个性特点。他相信，帮助家庭成员恢复体验情绪的能力，也是在帮助他们重拾关心彼此的能力。

// 行为改变的条件

刚刚接触经验派家庭治疗时，治疗师通常会误认为家庭成员是脆弱的，治疗师必须小心翼翼，避免伤害他们。然而有稍许经验之后，治疗师就会知道，事实恰好相反：有效的治疗需要强有力的介入——对于经验派家庭治疗师来说，情绪性体验就是力量之源。

奥古斯都·纳皮尔在《热锅上的家庭》（*The Family Crucible*）一书中很好地描述了经验派家庭治疗师认为发生改变的原因（Napier & Whitaker，1978）。当家庭成员鼓起勇气拉开彼此的距离、表达出各自不同的观点，甚至为此生气时，或者当他们更加亲近和坦诚时，就会发生突破性的进展。为了帮助他们做到这些，经验派治疗师会引导家庭成员思考，也会给予他们温暖的支持。这些都有助于家庭成员放下保护性的防御机制，对彼此敞开心扉。

在心理治疗中，**真实碰撞**（existential encounter）是必不可少的（Kempler，1973；Whitaker，1976a）。碰撞必须是双向的。治疗师必须是有血有肉的人，能运用自己对家庭的影响来促进家庭的改变，而不是以“专业”的形象示人。正如肯普勒（Kempler, 1968）所说：

> 在这个治疗方法中，家庭治疗师在会谈期间就是家庭成员之一，尽其所能地参与进去，希望可以与家庭互相欣赏、互相指责。他会笑，会哭，也会生气。他能感受到，也能说出来他的尴尬、困惑和无助。（p.97）

萨提亚认为，关爱和接纳是帮助人们敞开心扉的关键：

> 一些治疗师认为前来治疗的人并不想做出改变，我不这么认为。他们只是不认为自己能够做出改变。到一个陌生的、不熟悉的地方是一件可怕的事情。在治疗之初，我不会着急改变他们。我会找到他们的节奏，融入他们，帮他们走进那些可怕的地方。这个过程中，害怕是最大的阻力，但一个人去他从没去过的地方都会感到害怕。（引自 Simon，1989，pp. 38–39）

案例研讨：少年的烦恼（第一部分）

卢卡斯一家因家庭关系问题前来咨询。其实这个家庭中没有人真的陷入麻烦，只是与以往相比，他们产生了更多的争执，大家都不知道为什么会这样。家中有三个孩子，妮可 16 岁，安德鲁 14 岁，瑞秋 10 岁。爸爸妈妈之间的关系很好，孩子们之间的冲突却增加了。最近，妮可似乎反对所有的家庭活动，并且会和弟弟妹妹发生争执。爸爸妈妈认为部分原因是妮可青春期的焦虑，但是妮可的情况似乎比朋友家的孩子更严重。面对妮可的争吵，安德鲁的应对方式是打回去，瑞秋则是躲起来哭。爸爸妈妈不知道这是怎么了，希望做出一些改变，以免情况太过糟糕。

思考

- 如果你是经验派家庭治疗师，你会从哪里入手？
- 经验派家庭治疗师会对卢卡斯一家做出何种假设？
- 你会采用什么方式走进卢卡斯一家？你会关注什么？
- 你会采用什么方式干预卢卡斯一家？这些干预方式的目的是什么？

/ 治疗

经验派家庭治疗师认同人本主义的观点，认为人类拥有天然的智慧，如果让他们为自己负责，他们将会富有创造力、爱和效率（Rogers，1951）。因此，治疗的任务就是要打破防御，释放人们的内在活力。

// 评估

相比于解决问题，经验派家庭治疗师更注重提升家庭功能，因此，他们较少关注现有问题的细节。此外，经验派家庭治疗师关注的是个体和个体体验，因此其对家庭组织结构也较少关注。

对于大多数经验派家庭治疗师来说，在他们了解一个家庭的过程中，评估就已经展开了。在关系推进的过程中，治疗师了解自己在与什么样的人工作。惠特克在治疗开始时会要求每位家庭成员描述自己的家庭，以及家庭是如何运作的。通过这个方法，他可以从不同角度了解每个家庭成员，以及他们对于家庭的看法。大多数治疗师在评估家庭时都会采用类似的方式。采用这种方式进行评估的主要目的就是要解码在家庭成员尝试对彼此敞开心扉的过程中产生的防御。

// 治疗技术

根据肯普勒（1968）的观点，经验派家庭治疗没有技术，只有人。这句话简明扼要地表达了这样一种信念：治疗师人格特质是一种疗效因素。在治疗过程中，治疗师做了什么并不重要，重要的是他们是谁。

当然，这个观点在一定程度上有点虚夸。无论如何，治疗师都会做点什么。他们所做的事情，即使不是设计好的，也是可以描述出来的。而且，经验派家庭治疗师倾向于积极干预，他们很活跃，其中一些人（包括肯普勒）也会使用很多情绪唤起技术。

有些治疗师会用到一些结构化的方法，例如家庭雕塑和舞动；其他一些治疗师，像萨提亚和惠特克，则依靠他们作为一个人的自然反应。

萨提亚具有非凡的沟通能力。与许多卓越的治疗师一样，她是个充满活力的人。但是她不只是依赖个人的温暖，而是积极地与家庭进行沟通，让家庭成员从抱怨中走出来，寻求解决办法，维护每位家庭成员的自尊心，指出他们的积极意图（在积极再定义成为一种策略技巧之前，她就这样做了），并通过示范来演示如何表达关心（Satir & Baldwin，1983）。她是一位充满爱意且有力量的疗愈者。

萨提亚的标志性治疗方法之一是触碰。她的触碰是亲和力的表达。在治疗开始时，她通常会与孩子有肢体接触，就像她在"岩石和鲜花"（"Of Rocks and Flowers"）这个案例中做的那样。鲍勃是一个正在戒酒的酒鬼，他有两个儿子，亚伦 4 岁，罗比 2 岁。两个孩子的妈妈会经常虐待他们，将他们推下楼梯，用烟头烫他们，将他们捆在水槽下面。在心理治疗期间，妈妈在接受精神科医生的治疗，不能见到孩子。鲍勃的现任妻子叫贝蒂，她的前夫也是一个酒鬼，曾虐待过她。贝蒂已经怀孕了，她担心这两个男孩会虐待自己将要出生的孩子。这两个孩子已经表现过他们曾遭受过的暴力：扇其他孩子的耳光或者掐其他孩子的脖子。鲍勃和贝蒂因为沮丧和担心而粗鲁地对待这两个孩子，但这只会让两个孩子变本加厉。

在治疗过程中，萨提亚向父母展示怎样去爱抚孩子，以及在他们做错事时如何阻止他们。当鲍勃离得远远地和亚伦交流时，萨提亚则坚持要他靠近孩子并爱抚他。她让亚伦坐在父亲面前，要求鲍勃牵着孩子的手直接跟他说话。

以下片段摘自安德烈亚斯（Andreas, 1991）的文章。

案例研讨

那些小孩知道很多事情，父母需要再教育。对吧。现在，孩子们就像你们一样充满了力量。接下来我会跟你的治疗师讨论，给你们留出一些空间。但请抓住每一次机会跟你的孩子进行这样的身体接触。同时我还建议你们要弄清楚自己期待的是什么。

我希望你（鲍勃）明白，如果你向贝蒂学习如何更快地关注到孩子，我希望你能够不用“不要”一类的词——也不要用你抓住他们的时候的力量——来表达……我不知道我有没有表达清楚，把你的手臂给我一下（抓住鲍勃的前臂）。我来告诉你其中的区别。就像你要来抓我一样抓紧我的手臂（鲍勃抓住她的手臂）。很好。当你这样做的时候，我的肌肉全都会紧张起来，我想要还击（鲍勃点头）。现在抓起我的手臂，就像你想保护我那样（鲍勃握住她的手臂）。很好。我现在能感受到你的力量，但我现在并不想挣脱（鲍勃说“是的”）。

我想让你做的是，尽可能多地去爱抚你的两个孩子。当事情开始不受控制时，你就走过去——什么也不要说——只是走过去抓住（示范用这种保护性的姿势握住罗比的前臂），你并没有拉他们（亚伦随意地把他的手放在萨提亚和罗比的胳臂上），就像这样（演示），实际上你是在使劲地拉他们（双手拽鲍勃的手臂），像你看到的那样，这几种方式是不同的。

（萨提亚转向贝蒂并伸出自己的前臂）好。现在我跟你做同样的事情。紧紧地抓住我的手臂（贝蒂和亚伦都抓住了萨提亚的手臂）。对，就是这样，就像你要给我一些什么一样。很好！现在要给我一些支持，但同时也要给我一些界线。

下次看到将要发生什么事情时，你们要做的就是走过去跟他们身体接触（萨提亚示范，握着亚伦的前臂），然后慢慢变得温和些。亚伦，现在我想让你过来，我要给你妈妈示范一下（亚伦说“好”）。现在，我们假设这样一个情景，我什么都没想就这样抓住你（两只手突然抓住贝蒂的手臂）。感受到了你现在想做什么了吗（贝蒂点点头）？好，现在我换一种方式。我向你传递同样的信息（萨提亚坚定地握着贝蒂手臂，注视着她的眼睛，慢慢地站起来），就是这样。我看着你，给了你一个直接的信息。好。此刻，你的身体不会对我有消极的回应。你感觉要停下来，但并不消极。接下来，我会这样（一只手放在着贝蒂的背上，另一只手放在她的上臂的下面）。就像这样（萨提亚用手抱着贝蒂，把她拉近）。现在，我会抱着你，我会多抱一会儿。

这次会面结束后，萨提亚对这个技术做了总结：

过去发生了太多的事情，家庭太害怕这些孩子了，每每想起发生的事情，家庭就会觉得这些孩子就像是魔鬼。因此我要做的事情就是告诉孩子们，他们是有能力对身体接触做出反应的。我现身说法，让孩子们把手放在我的脸上——这对家庭和家庭成员来说就是一面镜子。之后，我鼓励他们跟父母互动。注视、抚摸，营造出一种氛围，说一些无法用语言表达的话。

为了鼓励共情、使家人更加亲密，萨提亚经常让家庭做如下练习（摘自 Satir & Baldwin，1983）：

1. 想象一个跟孩子有关的困难情景。可能你的孩子做了些事情让你不知道怎么处理，或者让你很抓狂。

2. 从你的视角让刚才的情境继续发展下去。想象你和你的孩子又经历了一次刚才的事情。注意你的感受，你看到了什么，听到了什么。

3. 再次经历这个事情，但这一次你是孩子。将整个过程放慢，关注细节，从孩子的角度看整个过程，感受孩子的感受。有没有一些你从没意识到的感受？有没有你从没意识到的孩子的愿望或需求？

4. 再次经历这个事情，这一次，你是一个旁观者。观察发生了什么，同时关注你自己和孩子。你是否注意到你与孩子的互动方式？你可以更清楚地认识到你和孩子之间的问题吗？

相比于规划好的方式，惠特克更喜欢人与人的碰撞，自然而然地，在面对个体、伴侣和团体时，他的风格是一致的（Whitaker，1958）。他极力避免去指导如何做现实生活中的决策，取而代之的是让家庭成员敞开自己的感受，与他们一起体验不确定性。这可能有点老生常谈，但是的确很重要。只要治疗师（或者其他任何人）着急改变他人的时候，就很难——非常难——让他们感到得到了理解，要想真的共情他们就更难了。

对比惠特克早期（Whitaker，1967；Whitaker，Warkentin，& Malone，1959）和晚期的工作（Napier & Whitaker，1978），可以看出他那些年的变化。最开始，他像是刻意用一些古怪的方式。他可能会在咨询过程中睡着，然后讨论他的梦境；他跟患者搏斗；他谈论自己的性幻想。后来，他没这么激进了。这是伴随治疗师的成长会自然发生的事情，他们越来越少地把自己的观点强加于人，而是更愿意倾听了。

由于惠特克的治疗如此有张力且有个人特色，他认为应该有两位治疗师一起工作。有一位搭档可以减轻负担，防止治疗师陷入家庭的情绪旋涡中。家庭治疗很容易激起治疗师对某一类家庭成员的情绪。不带感情的、理性分析的立场会减少这种情绪的发生；而情感的卷入则会最大程度地激发这种情绪。

反移情遇到的困难在于，它常常是无意识的。治疗师往往在咨询结束后才能意识到这些感受。而观察到别人的反移情要更容易一些。下面看一下福克斯博士的例子，他是一位已婚男士，专门从事个体咨询，偶尔也接待已婚伴侣的咨询。在大约75%的案例中，福克斯博士会鼓励伴侣离婚，其中很多伴侣都会接受他的意见。如果福克斯博士对自己的婚姻生活更满意，或有勇气去做一些改变的话，他可能就不会那么冲动地引导来访者离婚了。

为了使反移情最小化，惠特克建议和家庭坦诚地分享感受。如果感受可以自由地表达出来，他们就不太可能采取行动。

惠特克的前几次会谈是相当结构性的，其中包括了解家庭的过往（Napier & Whitaker，1978）。对于他来说，与家庭的前几次接触有点像“结构斗争”中的万箭齐发（Whitaker & Keith，1981）。他想要家庭知道，治疗师才是整个治疗过程的负责人。[1] 从来访者打来第一个电话时，斗争就开始了。惠特克坚持让尽可能多的家庭成员参与进来；他认为需要有三代人参与到治疗中来，这样可以保证祖辈对治疗是支持的，而不会起反作用，而且他们的参与有助于问题的改善（Whitaker, 1976b）。如果太多的家庭成员不肯参与，惠特克通常会拒绝治疗。为什么要从不利于你的牌开始打起呢?

与萨提亚一样，在利用自身促使家庭做出改变这方面，惠特克是一个很好的典范。萨提亚会给家庭成员提供温暖和支持，而惠特克有时会直言不讳，甚至咄咄逼人。事实上，想让家庭接受像惠特克这样挑战式的干预，治疗师一定要证明自己能够理解和关心他们。在挑战来访者之前，首要的是赢得他们的信任。

无论治疗师是挑战性的，还是支持性的，经验派家庭治疗师在治疗过程中通常都很积极。他们不会让家庭自行找出问题所在，而是会说:“告诉他你的感受！”或是问:“你现在感觉怎么样？”就像在学校想获得老师关注的最好方式就是做错事，得到经验派治疗师关注的最好方式就是表露出情绪的迹象但又不是真正表露它。

治疗师:“我发现，你每次问妈妈问题的时候都会看看爸爸，这是为什么？”

肯德拉:“额，没什么……”

治疗师:“这一定有某种意义。你有什么感受？”

肯德拉:“什么也没有！”

治疗师:“你肯定有感受，它是什么？”

肯德拉:“好吧，有时候妈妈叫我去做一些事情，爸爸会发脾气。但是，他不会吼妈妈，只会冲我大喊大叫。”（抽泣）

治疗师:“告诉他。”

---

① 多说一句，试图控制治疗结构和试图控制他人人生之间是有巨大差异的。

肯德拉（生气地对着治疗师）：“别管我！”

治疗师：“不，这很重要。告诉爸爸你的感受。”

肯德拉（抽泣得很厉害）：“你总是针对我！你从来不让我做任何事情！”

经验派家庭治疗师在治疗过程中会用到很多表达性技术，包括家庭雕塑（Duhl，Kantor，& Duhl，1973）、家庭木偶剧（Irwin & Malloy，1975）、家庭艺术治疗（Geddes & Medway，1977），家庭联合绘画（Bing，1970）和格式塔治疗技术（Kempler，1973）。经验派家庭治疗师的办公室里有很多材料，如玩具、玩具屋、黏土、泰迪熊、画笔和纸、棒球棍等。

在**家庭雕塑**（family sculpting）过程中，治疗师要求一位家庭成员在一个场景中安排其他家庭成员。这是通过形象化的手段描述家庭成员对家庭的看法及其在家庭中位置。这是萨提亚最喜欢的技术，她经常用绳子和眼罩让家庭成员戏剧化地陷入彼此束缚的角色中（Satir & Baldwin，1983）。

下面是家庭雕塑的例子，在这个片段中，治疗师要求N先生将他的家人安排进这样一个场景，此时他刚刚下班回到家。

N先生：“是我下班回家时的情景吗？好吧！”（对着他的妻子）“亲爱的，你应该在炉灶边，是吧？”

治疗师：“不要交流。只要将家人带到你让他们去的地方就好了。”

N先生：“好的。”

他领着妻子站在厨房炉灶边，将孩子安排在厨房地上画画玩耍。

治疗师：“很好，现在，仍然不要交流，让他们演起来。”

N先生先让他的妻子假装在做饭，还时不时地回头照看孩子。然后是孩子，他们假装先是玩了一会，然后开始打架，向妈妈告状。

治疗师：“当你回家的时候，会发生什么？”

N 先生：“没什么。我试着跟妻子聊天，但孩子们不停地缠着她，她很生气，说让她一个人静静。”

治疗师：“好，演出来。”

N 太太表现出一边做饭一边调解孩子之间的矛盾。孩子们认为这是个有趣的游戏，他们假装打架，然后争着吸引妈妈的注意力。当 N 先生回家的时候，他来到妻子身边，但是孩子来到夫妻之间，直到 N 太太将他们都赶走。

后来，N 太太说她从来没有意识到她丈夫感到被忽视。她认为丈夫只是下班回家来打个招呼，就窝在书房里看报纸喝啤酒。

家庭雕塑也被用来演示过去的情景。经典的引导语是：“想象你小时候站在家前面的样子。走进去，说说通常会发生什么事情。”这样可以生动地描述出一个人对家庭的认知。这是一种可以集中注意力和提高敏感性的办法。

在阿克曼诊所，佩姬 · 帕普和她的同事是这样来引入家庭雕塑的（Papp, Scheinkman, & Malpas, 2013）：询问伴侣是否愿意尝试用一个游戏的方式沟通在这段关系中的感受。如果伴侣愿意，治疗师会引导他们闭上眼睛、放松。一旦他们放松下来，治疗师会要求他们思考在这段关系中最主要的问题，以及关于这个问题的感受。他们体验到这种感受之后，治疗师会要求他们想象自己会用什么象征性的符号来表示（例如，大卫和歌利亚，警察和罪犯，冰与火），然后想象当他们试图解决这个问题的时候，这些象征性的符号之间会如何互动。“他们是如何相互作用的？”“它会在哪里发生？在草坪、起居室，还是马戏团？”“这两个符号之间的僵局是什么？”“他们尝试过但却不奏效的解决办法是什么？”“他们还试过其他办法吗？”“如果这个问题永远也解决不了，那么你最害怕的是什么？”“你对这个问题最好的期望是什么？”“两个符号之间理想的互动方式是怎样的？”

接下来，治疗师要求夫妻睁开眼睛，夫妻轮流导演这出哑剧，告诉另一半应该怎么做。

案例研讨

帕普及其同事描述了如何运用家庭雕塑对一对性生活频率从一周几次降到了每月一次的伴侣进行咨询。在雕塑练习中，杰克把自己看作海绵，把黛安看作一瓶水。尽管海绵努力尝试也打不开那瓶水。他想，如果海绵始终不能打开那瓶水，自己就会变干直至死去。黛安把自己想象成一桶冰，杰克在热烈地追求她时好比一把在努力融化她的烈火，让她感到害怕。

通过伴侣的想象，治疗师建议杰克尝试用其他的方式来融化眼前这块冰，而不是被动的海绵或者熊熊烈火。她建议黛安想象水的其他形态，比如波光粼粼的小溪、优雅的喷泉，或者飞流直下的瀑布。想象这些其他可能的形式，帮助伴侣找到利于接近和回应彼此的新方式。在寻找接近黛安的新方式时，杰克发现当他帮忙做家务时，黛安总会更加放松。黛安承认，她对劳动分工不公平感到怨恨，而且这种怨恨影响了她的性欲。黛安将自己想象成更有活力的水的形式，这让她感到不那么被动，来自杰克的那团“火”也让她没有那么害怕。

另一种表达性练习是家庭艺术治疗。克维亚特科夫斯卡指导家庭进行一系列的绘画，包括“家庭联合涂鸦”，每个家庭成员分别对家庭进行一个速写，之后整个家庭将这些合成一幅画（Kwiatkowska，1967）。将**家庭绘画**（family drawing）看作暖场的方式，也能让他们自由表达自己（Bing，1970）。在这个过程中，要求家庭成员“画出你自己眼中的家的样子”。这些画可以很好地展现家庭以前没有探讨过的观点，也可能帮助人们意识到自己之前从未考虑过的事情。

案例研讨

爸爸画了自己的家庭。在他的画中，他自己站在一边，妻子和孩子手挽着手站在另一边。尽管他画的是他和妻子都心知肚明的情况，但他们却从没开诚布公地谈论过。一旦他把这些展示给治疗师，关于这个问题的讨论就不可避免了。

在另一个案例中，治疗师让每位家庭成员画一幅画时，正处于青春期的女儿不知所措。她从没考虑过自己的家庭以及自己在其中的角色。她开始作画，她的画反映了一些问题。她惊讶地发现，在画中，相较于妈妈，她离爸爸和姐妹们更近一些。这引发了关于她和妈妈之间关系的讨论。尽管母女俩花很多时间待在一起，但女儿却并不觉得和妈妈亲近，她觉得妈妈总是把她当孩子，从来不表达自己的担忧，对女儿的生活也只有表面的关心。对于这一点，妈妈有些惊讶，但没有不高兴，她认为女儿需要做好准备，在互相关心的基础上建立关系。

在**家庭木偶剧**（family puppet intervicew）中，欧文和马洛伊让一位家庭成员用木偶编一个故事（Irwin & Malloy，1975）。这个技术最初来源于游戏治疗，用于放大个体之间的冲突和联盟。木偶也提供了一种安全的、象征性的交流方式。例如，孩子用一种木偶来代表他的愤怒（可能是一只恐龙），在他感到有危险的时候，可能就会去拿这只恐龙。

戴安娜·阿拉德（Diana Arad）最近发明了一种叫作“动物拟人故事”（animal attribution storytelling）的技术，这种技术让家庭成员给每位家庭成员赋予一种动物角色，然后用这些动物角色编一个故事。下面这个案例就展示了阿拉德是如何运用这一技术的。在这个家庭中，有一个 9 岁的小男孩，他多动且有攻击性（Arad，2004）。

案例研讨

萨拉和雅各布带着他们的女儿德纳（4 岁）和儿子罗伊（9 岁）来接受家庭治疗，罗伊被诊断为对立违抗障碍。罗伊常常反抗他人，具有攻击性，尿床，不是抑郁发作就是爆发愤怒，说他想去死。他常与德纳发生冲突，经常会在争吵时打她。

罗伊第一次来治疗室是被爸爸抓着来的。他一直在哭，一点也不愿意配合。治疗师告诉他，不会强迫他做任何事情，如果他不想参与就可以不参与。

治疗师向家庭介绍"动物拟人故事"的时候，让家里最小的成员德纳先来讲故事（防止她模仿其他人的故事）。"如果你的妈妈是一种动物，"治疗师问，"她会是什么呢？"

德纳说妈妈是一匹马，爸爸是一只松鼠，哥哥一只鸡，自己是一匹狼。让她用这些动物来编个故事时，她说道：

"有一次，小马去探望自己的好朋友小鸡。这个时候狼要去吃小鸡，于是小马救了小鸡。之后小松鼠带走了小鸡，小马去小松鼠的树下做客，把小鸡逗得哈哈笑。"

从这个故事可以看出，尽管在外人看来这个4岁的小女孩是个好孩子，也是哥哥的攻击对象，她自己却认为是她（狼）伤害了哥哥（鸡），在这个家中她是外人（没有被邀请去松鼠的树下玩耍）。她的父母对这样一种描述感到很吃惊。让她举例说明自己"狼"的行为时，德纳说，她会在罗伊用电脑时从门外看他，然后突然"攻击"他用鼠标的手，再跑到妈妈那里去。罗伊就会追着她跑，咯咯叫，就跟小鸡一样，却不能报复她，因为妈妈会护着她。罗伊通常都会大喊大叫、十分生气，最后被惩罚一顿，这样德纳就可以去玩电脑了。

下面是罗伊讲的故事：

"有一次，大象（爸爸）在丛林里散步，它踩到了一只蟑螂（德纳）。蟑螂被踩扁了，大象却没有注意到，继续向前走。这时候，有一只小猫（罗伊）走了过来，发现了这只被踩扁的蟑螂，以为它是飞盘，就把它拿走，想跟它的朋友小狗（妈妈）一起玩。它们玩呀玩呀，直到玩累了，才把蟑螂扔回到了原处。大象回来了，捡起了这只被踩扁的蟑螂把它吃掉了。这时候，蟑螂醒了过来，在大象的身体里跑来跑去。大象感觉很痒，大笑不止，又把蟑螂吐了出来，吐到原来的地方。后来大象又来散步，又一次踩了那只蟑螂。”

在这两个孩子的故事中，爸爸都是一个局外人，开心的松鼠在危险解除之后才出现，路过的大象尽管造成了破坏却没注意到。这种描述不同于家庭把父亲看作是慈爱的和卷入家庭生活的形象。而类似描述也出现在了妈妈的故事中：爸爸是一个很调皮却很难接近的海豚。孩子们的故事让父母用一种全新的视角去了解罗伊。他们承认，当罗伊开始生气、骂人、扔东西的时候，他们的确把他看成一只不停咯咯叫的小鸡，然后尽量地疏远他。之后，他们理解了孩子的想法，不再将所有的打斗都归罪于罗伊。他们决定，孩子们在打架时要公平地对待他们，两个孩子都要为此负责。他们都要停下来，以免“狼”的故事再次发生。罗伊认为这很公平，和德纳的竞争也减少了很多。

埃利安娜 · 吉尔（Eliana Gil）描述了很多游戏治疗技术，并讲解了在家庭治疗中，如何用这些游戏让孩子参与到治疗之中（Gil，1994）。在“典型的一天”（typical day interview）这一游戏中，吉尔让孩子在这一周里选出几天，然后在一堆娃娃（或木偶）里面选出一些来代表家里的每一个人。之后治疗师会让孩子用这些娃娃演示家庭成员在哪儿，以及他们在这一天都干了什么。吉尔建议要特别询问看电视的喜好、饮食习惯、睡觉习惯、是不是讲卫生、会不会经常发脾气、谁和谁的感情比较好。一个 10 岁的孩子在回答“放学后看什么电视节目”时说，家里一切都很好，他列出了 12 个节目，最后看的是大卫 · 莱特曼。治疗师问：“你看完莱特曼之后发生了什么？”小男孩回答：“我去睡觉了。”“你睡觉的时候还有谁在家？”“没有人。”（Gil，1994）

角色扮演（role-playing）是另一种很受欢迎的技术。使用该技术时，个体一定是真实的、专注于当下的。在治疗中角色扮演，回忆过去发生的事情，可以更直接地思考我们对未来的期待或者担忧。肯普勒（1968）鼓励父母发挥想象，通过角色扮演来演绎儿时的场景。可以要求妈妈演绎她还是小女孩时的事情，可以要求爸爸想象自己是一个小男孩，面临和自己的儿子一样的困境。

如果提到那些不在现场的人，治疗师会运用格式塔的空椅技术（Kempler, 1973）。如果孩子提到了他的祖父，他可以将一把空椅子当成祖父，对着这把空椅子说话。惠特克（1975）用了一种类似的角色扮演技术，他将其称为“荒谬的心理治疗”（psychotherapy of the absurd），包括将来访者不合理的反应夸大到荒谬的程度。这通常意味着要对方摊牌，下面就是个例子：

患者：“我无法容忍我的丈夫！”

治疗师：“那你为什么不甩了他，或者直接再找个男朋友？”

有时候这会以某种挖苦揶揄的方式来表达，就好像对爱挑剔的孩子大惊小怪。这样做是希望让患者通过治疗师营造的距离来获得他们与治疗师是要保持距离的感受；但是这样做也存在风险，患者会因为被取笑而感到受伤。

有研究表明，在个体治疗中，聚焦于回忆，将压抑的情感展现出来，可以有效增强情感体验（Nichols & Zax，1977）。但这些技术在家庭治疗中是否必要还有待商榷。在个体治疗中，如果患者与重要他人分离，角色扮演可以很好地模拟跟这些重要他人相处时的情景。但是，在家庭治疗中，重要他人一般会一起参加治疗，角色扮演以及其他的想象技术是否有必要就值得怀疑了。如果需要情感互动，在家庭成员之间展开对话就足够了。

家庭治疗最近发展出的两个经验派方法：情绪聚焦夫妻治疗和内在家庭系统治疗，展示了对家庭动力更深入的理解。

/// 情绪聚焦夫妻治疗

情绪聚焦夫妻治疗在两个连续的层次上展开——揭开长期隐藏在愤怒和退缩下的防御性表达背后的受伤和渴望，进而帮助伴侣理解这些情绪对他们关系的影响。最开始时，治疗师接纳每位来访者的表层情绪——受伤或是愤怒——然后让他们感到被理解（Johnson，1998）。

案例研讨

“你越来越愤怒了。当你听到威尔说自己是无辜的，你很恼火，是这样吗？”

通过打断伴侣之间的争吵，并对他们当下的感受进行反馈，治疗师可以化解伴侣之间的敌意，并帮助他们聚焦此时的体验，而不是对方的过错。接下来，为了弄清伴侣情绪反应背后的想法，治疗师要求他们说说在家的时候发生了什么。

“哦，这么说，一部分的你想相信他，但另一部分的你怀疑他？”

“一部分的你在观察并认为他会伤害你？”

“你能跟我说说，相信他的那一部分是诚实的你吗？”

接下来治疗师指出伴侣是如何在情绪的驱使下逐步陷入恶性循环的。

“威尔希望可以通过远离南希、避免南希生气来保护自己，而南希害怕被再次背叛，变得很警觉也很有攻击性。当她没有安全感、对丈夫更加不信任的时候，威尔会感到更加无助，于是更加远离妻子。他躲得越远，她就越感觉到背叛，越发地易怒。他们两个都被塑造成循环的受害者，而我要不断地将其变为伴侣共同的问题，需要两人互相帮忙才能解决。”（Johnson，1998，pp. 457–458）

伴侣渐渐意识到他们的情绪性反应如何阻碍彼此的渴望，这为揭露和表达争执背后的深层情绪奠定了基础。宣泄表达有可能促进治疗师更深入地理解伴侣对彼此的破坏性模式。对循环过程的探索将持续整个工作过程。

基于依恋理论，情绪聚焦夫妻治疗师可以较为容易地指出，当伴侣谈论他们的受伤和希望时，会引发哪些问题。

"你是不是感觉没人真的爱你？"

"你感到无助和孤单，是这样吗？"

因为伴侣采用新的、更富有同情心的方式，情绪唤起的影响也由此增强。

"你能把这些告诉她吗？"

这样做的最终目的是让伴侣能够冒险分享彼此的脆弱，承认和表达他们的依恋需求。

"只有你自己才能够面对你的恐惧，并决定冒险依赖威尔。他是做不到这些的，他能吗？能够放下防御并冒险相信他的，只有你，不是吗？"

"最糟糕的情况会是怎样呢？"

此外，伴侣共同参与治疗意味着，一旦一方冒险表达出自己的需求和恐惧，就可以鼓励另一方给出回应。

"当你听到这些后，你有什么感受，威尔？"

一旦伴侣之间放下防御，开始谈论自己所担心的事情，以及他们对对方的期待，这个问题的回答就会很不一样。

治疗师是根据剥夺、隔离、安全感的丧失来结构化伴侣经历的。依恋理论的观点可以帮助家庭成员关注自己的需要，而不是对方的过失和失败。

如果孩子的照料者情感反应迟钝，孩子很可能发展出不安全依恋，依恋理论对这种现象给出了解释（Bowlby，1988）。这些孩子逐渐认为别人是不可依赖的。长大之后，一旦他们在亲密关系中感受到威胁，就会试图重建情绪舒适圈，不是疯狂地拉近跟伴侣的距离（即典型的焦虑型依恋），就是变得冷漠疏离，尽力让自己不再需要伴侣，这样就不会因为对方的拒绝再受到伤害（即典型的回避型依恋）。在典型的追—逃模式中，伴侣中的一方寻求情感上的亲密关系，而另一方则尽力回避。尽管双方的潜在动机都是建立安全的情感联结，但是害怕被拒绝或者被抛弃的想法只会让两人渐行渐远，越来越不能满足对方的需求（Johnson，2004）。他们解决问题的方式变成了问题本身。

当依恋关系受到威胁时，人们最开始感受到的是原始情绪——“软”情绪，如悲伤、害怕、受伤、渴望。表达原始情绪往往会引起别人的同情。但是，如果一个人在表达原始情绪时感到不安，他就会用有防御性的次级情绪替代，如气愤、蔑视、冷漠。表达次级情绪往往会激起伴侣同样带有距离感的回应，这就会使他们陷入循环，双方都渴望亲近，可是所做的事情却让双方越来越远。治疗师的挑战就是学会看见次级情绪背后的东西，并帮助夫妻也看到这一点。比如说，将愤怒看成是一方试图去改变另一方难以接近的状况，将逃避看成是试图避免被拒绝的危险（Johnson，2004）。

简而言之，情绪聚焦夫妻治疗的目标就是去帮助夫妻形成安全依恋关系。为了达成目标，需要帮助夫妻意识到他们的主要依恋需求，开放而直接地对伴侣表达这些需求，并对这些需求做出回应。做到这些，疗愈性的互动循环就会形成，一些根深蒂固的想法（如自己是不被爱的、需要是可耻的）就会发生转变，个体将变得更加安全。例如，一对夫妻因性生活的频率吵架。追的人可能想通过性来消除被拒绝的恐惧。逃的人可能拒绝性，或者勉强参与，好像这样就不会太过亲近或者被恐惧淹没。一旦性生活的频率不再代表依恋恐惧，夫妻想在这方面（或者他们之间其他的什么矛盾）达成一致就会容易得多。

顾名思义，情绪聚焦夫妻治疗是经验派的，不是分析的，或者说教式的。然而，相较于惠特克和萨提亚的更为自由的体验方式，情绪聚焦夫妻治疗可概括为3个阶段、9个步骤，每一步都有相应的干预措施（Johnson et al.，2005）。具体如下。

阶段一：消除负性循环

1. 评估

2. 识别负性循环模式

3. 找出深层情绪

4. 根据依恋需求重新定义问题

阶段二：改变互动位置

5. 识别被否认的需求

6. 接受伴侣的经验

7. 促进需求的表达

阶段三：巩固和整合

8. 针对已有问题找到新的解决办法

9. 巩固新的位置和依恋循环

在所有的步骤中，治疗师都在不断帮助伴侣发现并表达他们的情绪经验，重塑互动模式。例如，治疗师可能先帮助退缩的、防御的一方表达他的无助感与退缩。治疗师会在负性循环中，确认这种无助感。在治疗过程中，治疗师会增强这种体验，帮助他的伴侣听到并接纳他的感受，这会与她平常了解到伴侣的方式很不同。最后，治疗师围绕无助感重建互动，比如："你可不可以面向她，告诉她'我觉得很无助、很失败，我只是想跑开、躲起来'？"这种表述本身就代表着他不再是消极的回避，开始积极的情感投入（Johnson，Hunsley，Greenberg，& Schindler，1999，p.70）。

/// 内在家庭系统治疗

在内在家庭系统模型中（Schwartz，1995，2001），内心冲突的声音被拟人化为亚人格或者"一部分"。这个技术的有效性在于，当家庭成员互相争执时，他们冲突的原因往往是将一部分感受两极化。事实上，与他人有冲突的个体，自身内在也处在冲突之中。

青少年的叛逆和家长的不信任只是他们对彼此复杂情感中的一部分。或者举一个不同的例子，处在追—逃模式中的伴侣可能只是展现了害怕被抛弃或被淹没的部分。内在家庭系统治疗通过将内心冲突以一种戏剧化的方式展现出来，帮助家庭成员梳理他们的感受，然后用一种不那么两极化的方式重建关系。

为了帮助来访者分辨他们内心冲突的声音，理查德·施瓦兹（Richard Schwartz）会从介绍不同部分的语言开始。

案例研讨

“也就是说，当你看到儿子自怨自艾时，一部分的你会感到焦躁不安和气愤。你是否认为，如果你的这一部分情绪没有这么强烈，就可以更容易帮助他？”

“听起来就像是，一部分的你赞同丈夫对孩子更严格的想法，而还会有另一部分的你认为他太严苛了。第二个部分是什么？它跟你说了什么？它在害怕些什么？”

仔细倾听来访者的感受，分析他们的反应并将其作为他们的一部分，治疗师开始改变家庭中两极化的情况。对人们来说，承认他们的“一部分”感到生气、无助或其他的什么，要比承认他们自己（作为一个整体）有这样的感受容易得多。一位父亲或母亲，不愿承认自己因儿子在学校表现不好而生气，但承认自己的一部分因为儿子的失败而生气更为容易些，而且也更容易承认自己愤怒的部分阻碍了同情的部分。

一旦引入“是家庭成员之间的不同部分在互动，而不是他们本质上就爱吵架”的观点，他们就会发现，是某个人的某些部分触发了另一个人的某些部分。其中的含义就是，如果愤怒的情绪只是他们的一部分，他们就可以拥有其他的情绪，也拥有了其他互动的可能性。

接下来：“你爸爸愤怒的那部分会激发出你悲伤无助的那部分，是这样吗？”

而且，很多像这样两极关系会发展为三角关系，爸爸愤怒的部分很可能会激起妻子保护的部分。

“当你看到丈夫用愤怒的那一部分对待儿子时，是不是激起了你保护的部分？你有一部分是不是感到自己有必要为了保护儿子而跟丈夫对抗？”

与其说儿子是失败的、父亲是冷漠的、父母教养不一致，不如让全家人发现每个人的某些部分在与其他人的某些部分互动时出现了问题。父亲从一个暴君变成了一个饱受挫折和愤怒折磨的家长。他的妻子不再是与他有本质上矛盾的人，而是因为他的愤怒激发出了保护的部分。儿子也不再是失败的了，而是一个有一部分会因父亲的怒火和父母的冲突而感到无助的小男孩。

就像所有的经验派模式一样，内在家庭系统治疗植根于这样的一个信念：隐藏于人们各种情绪反应部分背后的是，自我的核心是健康的。当治疗师观察到不同的部分超越健康的自我而占据上风时，他会先让个体拟人化这些情绪，然后帮助他们平静下来。例如，如果将生气的部分看成是一只咆哮的狗，我们就会发现，自己可以通过想象安抚这只狗，使它感到安全并坐下，愤怒就可以平息。再举一个施瓦兹（1998）引用过的例子，如果将受惊的部分想象成一个布娃娃，来访者可以想象抱着这个娃娃安抚它，这样就可以让自己放松。

因此，内在家庭系统治疗就是将个体两极化的情绪反应拟人化为不同的部分，再帮助他们审视和安抚这些部分。内在家庭系统治疗可以使人们摆脱恐惧和愤怒的控制，这使得他们可以更有效地交流，从而处理个人和家庭的问题。

案例研讨：少年的烦恼（第二部分）

当卢卡斯一家前来咨询时，治疗师注意到了预约时提到的所有问题：妮可对人冷漠，安德鲁总是做防御性的争论，瑞秋有些悲伤，父母感到困惑。她也注意到这家人很健谈，关于所遇到的紧张，他们都说了很多的话，伴随很多手势和情绪表达，显示他们之间似乎有很强的联结。治疗师决定利用他们的这些能量来进行家庭雕塑，以帮助他们发现更多家庭的动力。她邀请每位家庭成员站起来，根据自己眼中看到的家庭动力来安排家庭成员的空间位置。之后，他们要把家庭雕塑成他们想要的样子，并说出达到这样需要做些什么。

妮可希望第一个来。在她的家庭雕塑中，最值得注意的是，她妈妈有一个习惯，当她感到压力大或不知所措时，就会向妮可倾诉。妮可让自己躺在地上，妈妈站在旁边看着她，往她身上扔东西。这看起来很震撼。妮可解释说，她终于长大了，可以反抗这种模式了，这正是她叛逆的原因。她希望母亲自己处理问题，或者由她丈夫帮忙，不要找自己。她的妈妈静静地听着。

安德鲁和瑞秋的雕塑反映了相似的内容。安德鲁把自己排除在这个家庭圈子之外。自从妮可的叛逆吸引了父母所有的注意力后，他就觉得自己遭到了忽视。他想让妮可冷静下来，让他的父母再次平等地关注每个人。瑞秋做雕塑时很费劲，她似乎害怕做任何可能使人不开心的事。治疗师指出了瑞秋的小心，瑞秋表示肯定。她说她只是想让大家重新快乐起来。

第一次咨询结束时，治疗师鼓励他们每个人根据他们在这次咨询中学到的做出任何他们认为合适的转变。除了正在进行的家庭治疗外，她还与瑞秋进行了几次个体治疗，澄清了她想对家人说的话。治疗师假设，帮助妮可坦诚地表达，帮助她的父母以同样的方式回应，会给家庭带来最大的转变。妮可会更快乐，这反过来也会帮助父母将注意力平等地转移到所有孩子身上。减少争吵可以帮助瑞秋摆脱羞怯，能够更好地在公开场合讲话。父母可能需要婚姻治疗，治疗师不知道为什么母亲会找妮可而不是她的丈夫，但至少在此期间孩子们的压力得到了缓解。

果然，治疗按照预期进行。治疗师让母亲给妮可写了一张解聘通知书，她不再是妈妈的照顾者。解聘通知书明确地表明，妮可不再需要照顾妈妈的情绪，妈妈向她保证，妈妈从此会照顾好自己的情绪。这家人对此感到很开心。

治疗师称赞妈妈并表示相信她能够照顾好自己，在治疗师的帮助下，妈妈变得开朗大度。妮可和安德鲁都喜欢这种改变。瑞秋一开始很不情愿，但最终还是说出，所有争执对她来说有多么难以承受。她比家里的任何人都敏感，她希望他们能尊重她。

接下来的3次家庭治疗聚焦于巩固这些改变。这期间进行了2次婚姻治疗，以评估婚姻中是否有冲突，导致母亲不能向她的丈夫求助。经过治疗，这对夫妻发现，当冲突升级时，丈夫常常逃避。他努力做出调整。2个月后，治疗师进行了随访，这家人的情况仍然很好。妮可仍然很调皮，但那是青少年该有的那种调皮样子。安德鲁开心多了，瑞秋也能够表达她的想法了。父母更加亲密，丈夫努力让自己做出回应，妻子努力让自己在压力下保持情绪稳定。

思考

- 治疗师运用了哪些经验派干预方式，效果如何？
- 你如何用经验派的视角解释家庭的变化？
- 是什么原因让这个家庭适合经验派的方法？是否存在其他类型的家庭，使用这种方法会适得其反？
- 以上描述中，你看到其他治疗方法了吗？例如，结构派治疗师会如何理解发生在这个家庭中的事情？
- 从这个案例中，你是否看到了萨提亚所说的“个体低自尊是大多数家庭问题的根源”？你是如何看出来的？

/ 治疗理论和效果评估

经验派家庭治疗帮助家庭成员透过互动的表象去探寻推动行为的情绪。这个方法最大的好处是，可以帮助人们卸下防备，变得更加直接和真实。在强调行为和认知的当下，帮助来访者探索情绪体验无疑是很好的补充。

无论采取何种家庭治疗方法，将注意力转移到个体和他们的经历上，都是打破防御性争吵的好方法。当家庭成员争吵时，他们会被自己的防御牵着鼻子走。他们不会说“我感觉很受伤”，而会说“我这样发疯都是因为你”；他们不会承认自己很害怕，而是会相互批评。为了打断无益争论的升级，有效方法就是逐一探寻来访者的感受。通过与来访者聊他们的感受，以及这些感受的根源，能帮助他们渐渐放下令彼此心生隔阂的防御，并重建更为真实的关系。

但是，就像只关注家庭整体和互动关系会忽略一些事情一样，过于狭隘地关注个体和他们的情感体验也会忽略一些东西。在经验派家庭治疗最流行的 20 世纪 70 年代，经验派家庭治疗师把家庭治疗当成好像是为家庭成员举办的一个会心团体。治疗师极度相信情绪体验的作用，但对家庭结构所起到的作用认识有限。因此，在 20 世纪八九十年代，家庭治疗的注意力更多地转向了组织、互动和叙事，经验派家庭治疗模式不再备受关注也就不足为奇了。

就像我们已经提到的那样，主要为了引出情绪而进行的治疗可能更适合会心团体而不是家庭治疗。然而，当下流行的家庭治疗行为和认知模式可能需要更多地关注人们的感受。如果“更多地关注人们的感受”讲得还不够清晰，那就让我们把它说得更具体些。帮助家庭成员触碰他们的情绪，以达成两个目标：从个体层面，帮助人们发现自己真实的想法和感受，他们想要什么，他们害怕什么；从家庭层面，帮助他们用更真诚和直接的方式进行联结。

情绪聚焦夫妻治疗和内在家庭系统治疗是两种特别有创意的方法，它们可以帮助个体接触自己内心的体验。约翰逊和格林伯格疗法与其他经验派疗法的区别在于，他们将情感表达和伴侣之间的互动动力相结合。跟其他所有的经验派方法一样，情绪聚焦夫妻治疗会从探寻来访者的感受开始，特别是探寻一些防御性的感受。如果忽略它们，你就永远不可能了解到人们的真实感受。

揭示更深层、更脆弱的情绪，并让伴侣了解他们在情绪驱动下的反应模式，将这些结合起来就会创造一个有意义的认知体验。就像会心团体中演示的那样，只有与相应的领悟相结合，情绪强烈的治疗性体验才会带来持久的价值（Lieberman, Yalom, & Miles, 1973）。我们给出的唯一忠告是，在探索情绪重要性过程中，要对其进行解释才会最有效——这也是心理治疗和你与居委会阿姨聊天的区别所在。

情绪聚焦夫妻治疗认为关系问题通常来源于否认依恋需求、建立防御性互动模式和无效的沟通方式。这个模式旨在确认这些问题和伴侣之间的负性循环，帮助来访者承认循环背后的情绪，鼓励他们从伴侣的立场感同身受，本着提出解决方案、增进亲密关系的原则，鼓励夫妻更有效地表达需要和情绪。

施瓦兹的内在家庭系统方法通过帮助个体梳理他们各自内心冲突的体验，增进家庭成员之间的理解。这一方法将不受约束的情绪拟人化为“一部分”，从而帮助个体将自己和冲突拉开距离。与情绪聚焦夫妻治疗不同，内在家庭系统治疗并不特别依赖说教式的解释。在这种方法中，来访者通过学习区分自己的感受，而非治疗师的解释，来澄清自己情感体验。

情绪聚焦夫妻治疗已经得到了大量的实证支持（e.g., Denton，Burleson，Clar，Rodriguez，& Hobbs，2000；Johnson，2003；Johnson et al.，1999；Johnson，Maddeaux，& Blouin，1998）。具体来说，最近的研究表明，情绪聚焦夫妻治疗有助于缓解婚姻困境，促进伴侣之间的信任和谅解（Greenberg，Warwar，& Malcolm，2010）。对于因女方处于重度抑郁而陷入婚姻危机的伴侣，情绪聚焦夫妻治疗同样适用（Dessaulles，Johnson，& Denton，2003）。最近，情绪聚焦夫妻治疗的支持者指出，对于面临乳腺癌（Tie & Poulsen，2013）和绝症（Adamson，2013）的夫妻而言，该疗法也具有潜在的效用。一项随机对照试验表明，面对癌症终末期的夫妻在参加了情绪聚焦夫妻治疗之后，婚姻功能有所改善，患者更能感受到照料者的共情（McLean，Walton，Rodin，Epslen，& Jones，2013）。

近些年来，研究者跟随马雷尔（Mahrer，1982）的思路，尝试将工作重心放在治疗的过程而非结果上，以验证经验派治疗的有效性。马雷尔认为研究的结果并不能对从业者造成什么影响（他们已经知道做什么是有效的），他建议要研究治疗过程中的结果——也就是说，在治疗中，什么样的干预会产生预期的结果（情感表达，更开放的交流）。马雷尔以及其他治疗师将治疗过程中的结果引入个体治疗（Mahrer, 1982; Pierce, Nichols, & DuBrin, 1983），跟随他们的步伐，莱斯利·格林伯格和苏珊·约翰逊也发现，最成功的案例是帮助愤怒攻击的伴侣表达他的柔软（Johnson & Greenberg，1988），亲密的自我暴露会让治疗更有效（Greenberg，Ford，Alden，& Johnson，1993）。

// 最新进展

虽然惠特克和萨提亚都有忠实的追随者，但他们所倡导的大部分方法都已被束之高阁。当前经验派治疗的主要治疗方法是情绪聚焦夫妻治疗。苏珊·约翰逊博士和她的培训师每年在全球范围内举办数十场研讨会和工作坊。许多美国和国际城市都有正式的团体和培训中心，其中最大的三个是：加利福尼亚州圣地亚哥的阿莱恩特国际大学的情绪聚焦夫妻治疗培训研究所 [由莉萨·帕尔默 - 奥尔森（Lisa Palmer-Olson）、苏珊·约翰逊、斯科特·伍利和丽贝卡·乔根森（Rebecca Jorgensen）负责]；加拿大渥太华的渥太华婚姻家庭研究所（由苏珊·约翰逊负责）；纽约情绪聚焦治疗中心 [由乔治·福勒（George Fowler）负责]。

内在家庭系统理论在淡出数年后，又再次兴起。目前，这个理论模式发展的根据地位于伊利诺伊州橡树园的理查德·施瓦兹的自我领导中心，施瓦兹和他的同事们频繁地在世界各地进行培训。

情绪表达曾经占据了心理治疗的核心地位，但现在，这个核心地位已经被行为和认知所取代。心理治疗师发现人们会思考和行动，但这并不意味着我们要忽视当下的情绪体验，这仍然是经验派家庭治疗的核心。

/ 小结

经验派家庭治疗的工作方式是由内而外的——通过鼓励个体自我表达来增强

家庭的力量，并且改变原本家庭治疗的方向。经验派家庭治疗与其他家庭治疗的不同还体现在，其聚焦于情绪健康而非问题解决。个体完整和自我实现是人类的本能，一旦克服防御，这种潜能就会显现。为了挑战来访者熟悉和不断强化的体验，治疗师需要用到自身真实的人格魅力以及很多情绪表达的技术。

自 20 世纪 80 年代起，经验派家庭治疗模式不再是家庭治疗的主流，而现在，其正在经历某种形式的复兴，特别是情绪聚焦夫妻治疗和内在家庭系统治疗的创新。曾经将家庭看为一个系统是新奇而有争议的；今天，这种观点成为新的正统。现在，系统观念已经深入人心，但个体以及他们的喜怒哀乐却很少被关注。经验派家庭治疗最重要的贡献之一就是提醒我们，不要忽视在系统中的自我。

// 推荐阅读

Anderson, F. G., Sweezy, M., & Schwartz, R. C.（2017）. Internal family systems skills training manual: Trauma informed treatment for anxiety, depression, PTSD, & substance abuse. Eau Claire, WI: PESI Publishing & Media.

Duhl, F. J., Kantor, D., & Duhl, B. S.（1973）. Learning, space and action in family therapy: A primer of sculpture. In D. A. Bloch（Ed.）, Techniques in family therapy（pp. 167-183）. New York, NY: Grune & Stratton.

Furrow, J., Bradley, B., & Johnson, S. M.（Eds.）.（2011）. The emotionally focused casebook: New directions in treating couples. New York, NY: Brunner Routledge.

Gil, E.（1994）. Play in family therapy. New York, NY: Guilford Press.

Greenberg, L. S., & Johnson, S. M.（1988）. Emotionally focused therapy for couples. New York, NY: Guilford Press.

Johnson, S. M.（2008）. Hold me tight: Seven conversations for a lifetime of love. New York, NY: Little Brown.

Johnson, S. M. (2013). Love sense: The revolutionary new science of romantic relationships. New York, NY: Little Brown.

Johnson, S. M. (2018). Attachment theory in practice: Emotionally focused therapy (EFT) with individuals, couples and families. New York, NY: Guilford Press.

Keith, D. V., & Whitaker, C. A. (1977). The divorce labyrinth. In P. Papp (Ed.), Family therapy: Full-length case studies (pp. 117-132). New York, NY: Gardner Press.

Napier, A. Y., & Whitaker, C. A. (1978). The family crucible. New York, NY: Harper & Row.

Neill, J. R., & Kniskern, D. P. (Eds.). (1982). From psyche to system: The evolving therapy of Carl Whitaker. New York, NY: Guilford Press.

Satir, V. M., & Baldwin, M. (1984). Satir step by step: A guide to creating change in families. Palo Alto, CA: Science and Behavior Books.

Schwartz, R. C. (1995). Internal family systems therapy. New York, NY: Guilford Press.

Whitaker, C. A., & Keith, D. V. (1981). Symbolic-experiential family therapy. In A. S. Gurman & D. P. Kniskern (Eds.), Handbook of family therapy (pp. 187-225). New York, NY: Brunner/Mazel.

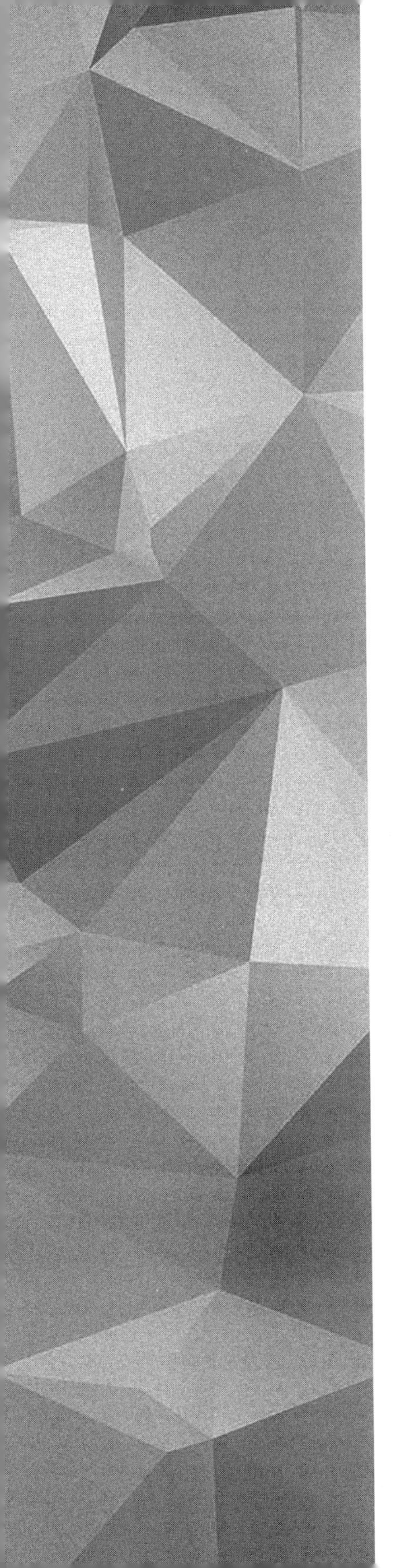

第 8 章

精神分析取向家庭治疗

——重新发现心理动力

- 精神分析取向家庭治疗的发展历程
- 精神分析取向家庭治疗的主要原则
- 精神分析取向家庭治疗视角下健康与不健康家庭的发展过程
- 精神分析取向家庭治疗的治疗目标和达到这些目标的必要条件
- 精神分析取向家庭治疗的评估和干预技术
- 精神分析取向家庭治疗的研究证据

家庭治疗的一些先驱，包括南森·阿克曼、默里·鲍恩、伊万·伯瑟尔梅尼－纳吉、卡尔·惠特克、唐·杰克逊和萨尔瓦多·米纽庆，都曾接受过精神分析的训练。但他们迫切追求改变和创新，因此后来逐渐脱离传统的心理动力学，转向了新的系统动力学。有些治疗师后来的治疗方式甚至远离了精神分析，如杰克逊和米纽庆，但仍有一些治疗师的工作明显受到精神分析的影响，如鲍恩和伯瑟尔梅尼－纳吉。

20世纪六七十年代，家庭治疗受到杰克逊和米纽庆的影响，完全拒绝精神分析的思想。杰克逊（1967）甚至宣称个体治疗的死亡，米纽庆（1989）也指出："我们认为，治疗中去情境化了的个体就像神话中的怪物，是被心理动力学蒙蔽双眼的人创造出的幻觉。"

然而，这种状态在20世纪80年代发生了惊人的转变：家庭治疗师再次燃起对个体心理的兴趣。重新燃起这种兴趣是因为精神分析理论发生了变化——从原先弗洛伊德理论的个体主义转为更偏向关系取向的客体关系理论和自体心理学。家庭治疗本身也发生了变化，特别是对控制论模型中机械成分论的不满。那一时期也出版了一些倡导恢复精神分析的书籍，包括《客体关系：个体与家庭治疗间的动力桥梁》（*Object Relations: A Dynamic Bridge between Individual and Family Treatment*，Slipp，1984）、《客体关系家庭治疗》（*Object Relations Family Therapy*，Scharff & Scharff，1987）和《系统中的自我》（*The Self in the System*，Nichols，1987）等。

心理动力学重新获得认可的原因是，在家庭治疗师发现系统互动的重要性时，很多人也认为背离深度心理学是错误的。任何正视自我意识的人都知道，个人的内心世界充满了冲突和困惑，其中大部分从未表达出来。当系统治疗师强调外化表达内心活动（家庭互动）时，精神分析治疗师则探索隐藏在家庭对话背后的、每个家庭成员内心的恐惧和渴望。

/ 代表人物

弗洛伊德对家庭感兴趣，但认为过去的家庭发挥了更大的作用——人们从家庭中习得了神经性恐惧，而不是当前的家庭环境维持了这种恐惧。对于有恐惧症的小汉斯，弗洛伊德（1909）会着重分析他过去形成的俄狄浦斯情结，而较少分析他现在的家庭正在发生的事情。

从 20 世纪 30 年代到 50 年代，精神分析研究者开始对现在的家庭更感兴趣了。埃里克·埃里克森（Erik Erikson）探索了自我心理学的社会学意义；艾里希·弗洛姆（Erich Fromm）对个人挣扎的观察为鲍恩关于自我分化的探讨埋下了伏笔；哈里·斯塔克·沙利文的人际关系理论强调了母亲在把焦虑传递给孩子的过程中所扮演的角色。

20 世纪 50 年代，自我心理学（主要关注自我内在心理结构）在美国精神分析领域占据了主导地位，而客体关系理论（强调人际分析）则盛行于英国。20 世纪 40 年代，亨利·迪克斯（1963）在英国的塔维斯托克关系诊所建立了家庭精神病学科室，一些社会工作者在这个科室对从法庭转介过来的离婚夫妻进行调解。到 20 世纪 60 年代，迪克斯（1967）将客体关系理论应用到对婚姻冲突的理解和治疗中。

艾迪斯·雅各布森（Edith Jacobson，1954）和哈里·斯塔克·沙利文（1953）

将美国的精神病学引向了人际关系的视角。当时，国家精神健康研究院（NIMH）也开展了一系列家庭治疗的研究，这些研究对家庭治疗的发展十分重要，但却鲜有人知。1953年NIMH成立时，在罗伯特·科恩（Robert Cohen）的领导下，欧文·里科夫（Irving Ryckoff）开展了一个关于精神分裂症家庭的研究项目，朱莉安娜·戴（Juliana Day）、莱曼·温、罗杰·夏皮罗（Roger Shapiro）和约翰·津纳（John Zinner）先后加入了该项目。该项目团队引入了一些概念，如假亲密（pseudomutuality）（Wynne，Ryckoff，Day，& Hirsch，1958）、分离交易（trading of dissociations）（Wynne，1965）和描绘（delineations）（Shapiro，1968）。但他们最重要的贡献可能是梅拉妮·克莱因（Melanie Klein）将投射认同（projective identification）应用到家庭关系中。

20世纪60年代，里科夫和温在华盛顿精神病学院开设了一门新课：家庭动力学，该门课程最后发展成为家庭治疗培训课程。后来夏皮罗、津纳和罗伯特·温纳（Robert Winner）也加入其中。1975年，他们又聘请了吉尔·萨维奇（Jill Savege，后姓沙夫）和戴维·沙夫（David Scharff）。到20世纪80年代中期，在戴维·沙夫的领导下，华盛顿精神病学院成为精神分析家庭治疗界的领头羊，沙夫夫妇在1994年离开华盛顿精神病学院，成立了自己的研究所。

将精神分析理论整合到家庭治疗中的还有黑尔姆·史铁林（1977）、罗宾·斯津纳（1976）、威廉·迈斯纳（William Meissner，1978）、阿尔农·本吐温和沃伦·金斯顿（Arnon Bentovim & Warren Kinston，1991）、弗雷德·桑德（Fred Sander，1979，1989）、塞缪尔·斯利普（Samuel Slipp，1984，1988）、迈克尔·尼克尔斯（1987）、南森·爱泼斯坦、亨利·格鲁内鲍姆（Henry Grunebaum），以及克利福德·赛杰（Cliford Sager）。

/理论要素

精神分析治疗的实质是揭露和解释无意识中的冲动和防御机制。准确地说，精神分析治疗不是分析个体或家庭互动中存在的问题，而是去发现那些阻碍人们以成熟的方式进行人际互动的基本需求和恐惧。让我们来看看卡尔和佩姬的例子（Nichols，1987）。

案例研讨

每当佩姬与卡尔谈论他们的关系时，她都会心烦意乱，并开始指责卡尔。卡尔对这种攻击感到困惑，却被迫顺从。佩姬越是指责、抱怨，卡尔就越是沉默。只有在忍受佩姬长篇大论几分钟后，卡尔才会大声吼叫着反击。结果，佩姬得到的与她期待的正好相反。而卡尔不但没能理解佩姬的忧虑，反而会觉得受到了威胁并选择退缩。当退缩不起作用时，卡尔就会发脾气。卡尔有时还会在家里扇佩姬耳光。

治疗师希望打破这个循环，并帮助这对夫妻看清这种互动模式，这样就可以防止类似的事件再次发生。不幸的是，佩姬和卡尔能够在治疗室里学会如何有效地建立彼此之间的联结，但回家时又把它忘了，几星期后还依然如故。他们在会谈中可以做到倾听对方，但在家中每个月至少还会争吵一次。

作为当事人，我们或许把自己看得太重要；作为旁观者，我们又将其他人的自我看得太轻。作为家庭治疗师，我们将来访者的行为看作他们互动的结果。的确，人们彼此之间是相互联结的，但是不要忘了，在某种程度上，互动本质上是由不可预测的、复杂的精神世界所决定的。

这个案例中，卡尔为什么不能（不会）停止攻击他的妻子呢？佩姬挑衅他并不能说明任何事情，因为并不是所有被惹恼的丈夫都会打他的妻子。治疗师记得卡尔曾过分担心地说："我要控制住我的脾气！"治疗师也记得卡尔描述自己特别吓人的爆发后妻子就退缩是多么的戏剧化。治疗师还记得当佩姬谈到卡尔的凶狠时，卡尔的嘴角露出了一丝微笑。可以用心理动力学的术语来描述卡尔虐待行为背后受动机驱使的成分，但这种解释显得有些不相容，可能会导致一些人将其作为陈旧的思想而忽视它。从心理动力学的角度来看，卡尔的无意识是他虐待妻子的原因，但在面对自己内心的冲突时，他又无能为力。

心理动力学的理论可能有助于理解系统中的自我，但它不一定需要高超的技术。如果我们写一段有关卡尔的戏剧性的描述，你会发现其实他是有些歪曲事实的，甚至会歪曲自己，歪曲自己的感受和想法。他愚弄了他的妻子，也愚弄了自己。卡尔认为自己很在意自己的脾气（他认为这是非人性的行为），但实际上，这是在满足他自己能够威胁到妻子、展示男子气概的内心需求。这种解释不能替代互动的解释，只会使其复杂化。卡尔的攻击是由夫妻之间的互动引发的，但又被自己没有意识到的恐惧感所鼓动驱使。了解了卡尔行为背后的动机，我们就能够帮助他理解自己攻击妻子是为了补偿内心的脆弱，并帮助他找到其他一些能增强自身力量感的方法。对于某些案例，如果治疗师只停留在简单的行为互动上，就会举步维艰。

人类很复杂，这意味着有时候我们必须要更深入地探索他们的经验。随着学习的深入，你会越发觉得精神分析理论十分复杂，很容易迷失其中。下面就介绍一些基础知识。

// 弗洛伊德内驱力心理学

人性的深处存在两种驱动力——性和攻击。当孩子们学习或误学到直接表达这些冲动可能会受到惩罚时，内心的冲突就产生了。冲突结果的标志就是焦虑感，也就是与“表现出某种特定的冲动将会受到惩罚”的信念（通常是无意识的）相联系的情绪困扰——例如，如果你发脾气，你的伴侣可能就不再爱你。抑郁就是情绪困扰再加上“害怕发生的事情已经发生了”的想法（通常是无意识的）——例如，你对母亲发脾气会导致她不再爱你；事实上，也没有人爱你。

有两种平衡冲突的方法：①加强对冲动的防御；②减轻防御以得到一些满足。

// 自体心理学

自体心理学（self psychology）的本质是每个人都渴望被欣赏与悦纳（Kohut，1971，1977）。如果你的父母表现出对你的欣赏，你就会内化这些认可和接纳，从而形成自信的人格。但在某种程度上，如果你的父母对你没有回应，甚至拒绝你，那么你对于欣赏的渴求就会停留在最初的状态。等到成人时，你会轮流抑制被关注的欲望；当面对愿意接受你的人时，你就会让这种欲望冲破内心的束缚。

孩子能够拥有欣赏自己的父母是幸运的，这会让他感到安全、勇于独立、足够主动、能够去爱。而不幸的孩子会缺乏爱的归属感，穷其一生渴望被关注。这就是**自恋**（narcissism）的根源。

// 客体关系理论

精神分析主要研究个体，家庭治疗则关注关系，二者之间的桥梁就是**客体关系理论**（object relations theory）。虽然客体关系理论的内容很复杂，但它的实质却很简单：我们与他人建立联系是基于早期经验形成的预期。这些早期关系的残留造就了**内在客体**（internal object）——从经验和预期中建构起来的对自己和他人的心理形象。作为成年人，我们与他人的互动既是基于对方真实的人格特征，也是基于我们自身的内在客体。

客体关系的内在世界从来不完全符合人们生存的现实世界。它只是一个近似体，深受早期客体印象、内向投射和认同的影响。这个内在世界不断发展、逐渐成熟、日益整合，并接近现实。个体处理冲突和失败的内在能力，与其客体关系的内在世界的深度和成熟度是有关联的。相信自己和相信他人是善良的都是建立在对爱的确认之上，而这种爱来自内在的、好的客体。

儿童不能同时形成对照料者既好又坏的印象。如果父亲能够回应孩子的需要，孩子会健康地成长。但如果孩子在成长过程中经受了类似虐待的创伤，或者是其他形式的羞辱，如教养过于严厉、过度的批评或强烈的愤怒等，孩子就会陷入两难的困境：该如何与让自己感到强烈恐惧和焦虑的父亲建立联结？换句话说，儿童关于父亲的印象出现了好与坏的分歧，父亲应当是一个面面俱好的客体（all good object），这样孩子才能与父亲保持安全的联结，但有时父亲的行为会让儿童认为他是面面俱坏的客体（all bad object）。拥有这两种分歧的印象，对于儿童发展中的自我来说太难了，因此他的个体开始了分离和内向投射（Fairbairm，1952）。儿童将父亲坏的方面（如强烈的愤怒）分离出去，这样就能维持父亲安全可依赖的印象。

案例研讨：硬币的两面（第一部分）

蒂姆抱怨玛丽亚的愤怒，而玛丽亚指责蒂姆的懦弱。于是治疗师开始教授玛丽亚愤怒管理的技巧，帮助蒂姆坚定自信，但这些都无济于事。

治疗师认为，该案例毫无进展的原因可能是，这对夫妻的问题是深层次的——或许蒂姆压抑了自己的愤怒，而玛丽亚压抑了她的软弱。治疗师在探索其家庭历史时，发现蒂姆生活在对父亲情绪不稳定的恐惧中，蒂姆发誓永远不要成为像他父亲那样的男人。当治疗师问及他和父亲有哪些异同时，蒂姆说："我和那个男人一点也不像，这点我很自豪！"这表明他认为其父亲是面面俱坏的。

玛丽亚在出生后不久就举家移居古巴，家人利用家中资产成功创办了房地产业务。在玛丽亚努力奋斗的家庭中，不努力、被动、依赖都是可耻的弱点，会受到严厉的惩罚。结果，玛丽亚压抑了敏感温和的自己，并投射到蒂姆身上，她很爱蒂姆，除了他那种逆来顺受的习惯。治疗师假设了这样一种模式：玛丽亚通过朝蒂姆吼叫，将自己的软弱投射到他身上；他可能会觉得愤怒，但却会将消极抵抗投射到玛丽亚身上，这样又激怒了玛丽亚；她会再次朝蒂姆喊叫，说蒂姆是一个懦夫。模式就是如此循环往复。

思考

- 为什么治疗师尝试教授这对夫妇相关的技能会失败？
- 精神分析治疗师如何处理这对夫妇？
- 这与您目前了解到的其他模型有何异同？

儿童一旦将强烈的愤怒（或者是其他任何可能的负面品质）从父母客体中分离出来，就会通过内向投射（introjection）将这些负面品质压抑在自己的无意识当中，并将这些负面品质和具备这些负面品质的任何人都贴上坏的标签。如果这种投射没有得到解决，儿童就会无意识地将标签带到成年；所有表现出强烈愤怒的人，包括自己，都被其定义成“坏人”，并以此采取相应的方式对待这些人。然而问题就在于，将分离的客体内向投射，你就会不可避免地对自己所表现出的分离客体更加敏感，这样，你会认为自己是面面俱坏、一无是处的。换句话说，父亲表现出强烈的愤怒，会提高孩子的焦虑水平，触发孩子的退缩行为。结果就是孩子无法学会如何有效地管理自己的愤怒，等到成年时，要么会表现出父亲的暴怒行为，要么会把自己的愤怒憋在心里，但无论哪种方式都会失败。因为，如果表现出父亲那种行为，那会让他觉得自己是面面俱坏的，为了觉得自己是一个好人，他必须要不惜一切代价避免愤怒；避免感受一些事情其实很难，你无法简单地选择避免感受一些事情，越是想要回避某种感受，它越会控制你。

这个案例说明投射认同的确发挥了作用。当个体将分离出来的情感投射到他人身上，并按此采取对待他们的方式，就是投射认同。例如，如果个体分离出愤怒，而不是去理解自己的这种愤怒，那么他就会做一些事情去惹恼伴侣。通过投射认同，个体又会表现出伴侣压抑的一些东西。这样，每个人都认为伴侣不应该表现出他自己一开始投射到伴侣身上的特征，每个人都会因此而认为伴侣是“坏的”。在意识层面，他们可能希望对方不要有那些自相冲突的情绪；而在无意识层面，他最不希望的就是伴侣摆脱那些投射的情绪——因为这样，分离的个体就不得不意识到这种情绪其实是在自己身上。这就是为什么当投射认同发挥作用时，针对行为的干预通常没有多大效果的原因，因为每个人在无意识里都不希望对方改变，这样他就能够维持自我的被破坏感。

案例研讨：硬币的两面（第二部分）

治疗师意识到，要想增进蒂姆和玛丽亚之间的关系，就必须要让他们深刻理解自己内心的冲突。首先，治疗师帮助他们理解自己的情绪是中性的，包括愤怒、脆弱、恐惧，它们没有好坏之分，有这些情绪的人也没有好坏之分，但伴随这些情绪的行为却有的有益、有的有害。蒂姆和玛丽亚越是压抑他们的情绪，就越不能控制这些情绪引发的行为，而且当行为爆发时就会越觉得羞愧。因此他们会避免表达自己的愤怒和软弱，以避免面对这种羞愧感。治疗师鼓励蒂姆和玛丽亚感受自己的情绪，不要认为自己这样做是不好的。这对于他们来说是一种新的尝试，他们需要一点时间确定，即使表现出愤怒和软弱，自己也是被爱的。治疗师帮助蒂姆深化和扩展自己对于父亲（以及其他表现出愤怒的人）的认识，即他们不是面面俱好或面面俱坏的，而是一种更复杂的形态。这时，蒂姆就可以比较容易地表达出自己的愤怒，同样地，玛丽亚也可以比较容易地表达出自己的软弱。

慢慢地，蒂姆学会用一种合适且无害的方式表达出自己的愤怒，玛丽亚也能表达出自己的软弱和脆弱。但其实这个过程还存在一种可能性：个体的情绪会像钟摆一样摇荡，从压抑愤怒到狂怒，或者是从激烈的独立到放纵的情绪化——就像硬币有两面一样，因此，治疗师帮助蒂姆学会识别什么是愤怒，然后确定自己的表达方式是否合适、恰当，而玛丽亚需要学习识别自己的脆弱感并表达出来。

最终，蒂姆真正感受到自己压抑许久的愤怒，玛丽亚也感受到了自己的软弱。两个人都非常艰难地学会了让这些感受进入意识层面而又没有让其发作。

蒂姆和玛丽亚停止了这种痛苦的循环，并通过以下方式建立了一段触及内心的、令人满意的婚姻：重新定义、确认和认同他们所否认的感觉，将他们自己和其他人重新定义为有时会生气或软弱的好的个体，帮助他们体验这些感受而不对这些感受采取行动，蒂姆通过合适的方式表达自己的愤怒，玛丽亚允许自己软弱。

思考

- 你会如何向蒂姆和玛丽亚表达你对他们过去的看法，以让他们反思但不会感到羞愧？
- 你是否发现自己在情感上认同蒂姆或玛丽亚？如果是，你如何利用反移情来指导治疗？
- 你如何去判断一对夫妻的互动循环是否反映了分离和投射，而不仅仅是不良的沟通习惯？

对于要解决冲突的夫妻来说，双方都要意识到，重点不是他们处理不了伴侣所表达的情绪，而是他们自己处理不了自己所压抑的情绪。如果不能意识到这一点，所有事情都不可能发生改变。要想实现改变，夫妻双方需要对他们的分离过程有新的洞察。把无意识的内容变成有意识的、可以感受的，然后去加工处理它，将当前的经验与童年的经验相联系，这个过程称为整合分离客体（integrating split objects）。完成整合分离客体的主要关系技术就是，在安全的抱持性的环境（holding environment）中对问题进行诠释（interpretation）（Scharff & Scharff，1987）。为了避免直面羞愧感，治疗师最好以试探性的方式进行诠释，使用类似于“我在想是不是……”“我能这样说吗？”“我的感觉就像是……”之类的表达方式。下面介绍了一个在和蒂姆工作时如何使用诠释的案例。

> 当玛丽亚惹怒你时，你会退缩，避免表现出像你父亲对待你那样的行为，你也不希望让人感觉你是像你父亲那样的人。但是我在想，是不是长久以来你已经学会了用这样的退缩和消极被动来表达你对玛丽亚的愤怒？

无论什么问题，只要夫妻出现分离，就会形成围绕这些问题的互动循环，常见的循环包括过度负责 / 不够负责、追 / 逃等。

下面介绍一个在追 / 逃循环模式中应用整合分离客体的案例。

治疗师（对追的一方）："当你的妻子迟到时，你有什么感受？"

来访者："我感觉我完全被忽略了，就像我不存在一样。"

治疗师："你记得你第一次有这种感受是什么时候吗？"

来访者："是我家里所有人都忽视我的时候。"

治疗师："在那之后你是怎么做的？"

来访者："咬指甲，直到他们指责我，这样他们就知道我感觉遭到了忽视。"

治疗师："你有其他的方式让你的妻子知道你需要得到关注吗？"

治疗师（对逃的一方）："当你的男朋友朝你吼叫时，你的感受是什么？"

来访者："我感觉自己没有一点价值。"

治疗师："你之前什么时候有过这种感觉？"

来访者："当我的父亲批评我的时候。"

治疗师："当你还是小女孩，你父亲对你发火的时候，你是怎么做的？"

来访者："没有什么能做的，我吓呆了，然后退缩了，我觉得我永远也做不到那么好，所以为什么还要尝试。"

治疗师："现在你已经长大了，有其他的选择，你可以做些什么呢？"

来访者："我可以告诉他，他这样对我，我很生气，好像我没有一点价值一样。"

当然，也不是所有的互动循环都会受内在分离客体的投射认同的影响。有些互动循环只是人们的习惯、不同的文化价值，或者是无效沟通的产物。有些夫妻会对行为干预有很好的反应，他们极有可能会发现客体关系理论太过复杂。然而，当来访者不断破坏直接针对其互动关系进行的干预时，客体关系理论就会显得特别有效。

/ 家庭动力

在家庭发展和问题形成方面，精神分析提供了迄今为止最丰富、最全面的理论。我们能做的就是对这些理论加以总结，关注那些家庭临床医生认为最具实践应用价值的成分。

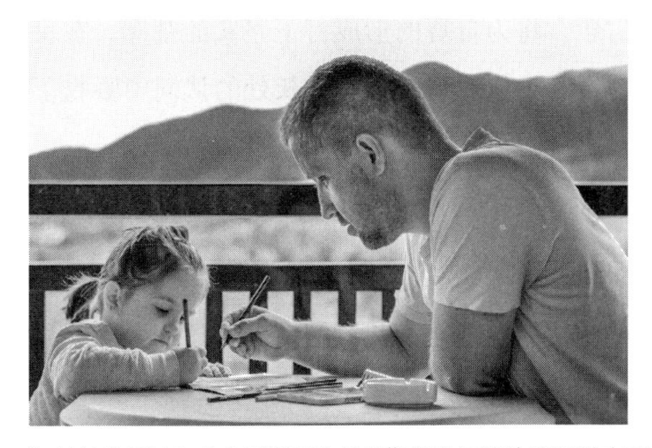

| 精神分析认为儿童早期经验是后期关系问题的重要影响因素。

// 正常的家庭功能

对人际关系极度冷漠的儿童是不成熟的。首先，孩子需要一个有利的环境成长，这个环境不需要是最理想的，有足够的母爱和达到平均期望水平的环境就可以了（Winnicott，1965a）。

父母需要为婴儿发展自我提供足够安全的环境，而这种发展自我的能力依赖于他们自己是否感到安全。最初，母亲必须有足够的安全感，这样才能有足够的精力照顾婴儿。她会减少对自己和婚姻的兴趣，转而将注意力集中到孩子身上。当孩子逐渐长大、需求减少时，母亲会慢慢地恢复自我兴趣，以保证孩子能够独立成长（Winnicott，1965a）。

对于非常年幼的孩子来说，父母是无法完全与自己分开的个体，用科胡特（Kohut，1971，1977）的术语来说，他们是**自体客体**（selfobject），即儿童将父母作为自己的一部分进行体验。作为自体客体，母亲通过触摸、声调和温柔的言语来表达她对孩子的爱，就好像这些是孩子自己的感受。当母亲耳语道“妈妈爱你”，孩子会认识到：①他是一个人；②他是被爱着的。

在自体心理学中，有两样东西对于发展安全的、有联结的自我十分关键。第一就是**镜像反映**（mirroring）——理解和接纳。细心的父母会表达对孩子感受深深的理解，他们暗示“我能理解你的感受”来证实孩子的内心体验。第二，父母也会提供**理想化**（idealization）的父母形象，年幼的孩子关于“我的母亲（父亲）特别好，我是她（他）的一部分”的信念，将为自尊的形成打下坚实的基础。在良好的环境中，孩子基本形成了安全的自我，从对父母力量和长处的认同中吸收了一些额外的力量。

在精神分析取向有关正常家庭发展的研究领域，丹尼尔·斯特恩（Daniel Stern，1985）的研究是近期贡献最大的。斯特恩通过仔细观察婴儿和幼儿，详细地描述了自我的发展。斯特恩最具革命性的发现是，儿童的发展不是一个逐渐分离、个体化的过程（Mahler，Pine，& Bergman，1975），而是自出生起就开始分化，并在越来越复杂的联结模式中不断发展。从共生（理解和分享孩子的情感状态）到共情，依恋和依赖是贯穿一生的需求。

婚姻心理动力学中体现了一些最有趣、最具创意的精神分析观点。20世纪50年代，学者们认为婚姻关系是无意识幻想的结果（Stein，1956），我们结婚的对象其实是个模糊的混合体，一方面他们是真实存在的，另一方面他们又是我们自身所希望的、幻想出来的。但后来，更加有趣的是，精神分析学家把婚姻关系看成只是各种幻想和投射相互交织的产物（Blum，1987；Sander，1989）。

在心理动力取向的家庭治疗师中，没有谁的贡献可以与伯瑟尔梅尼－纳吉的**情景疗法**（contextual therapy）相提并论，这一疗法强调了家庭发展的伦理范畴。在这个经常寻求中立幻想庇护的领域，伯瑟尔梅尼－纳吉提醒我们，“合宜”和“公正”才是最重要的（Boszormenyi-Nagy，Grunebaum，& Ulrich，1991）。

// 行为障碍的发展

根据经典精神分析理论，症状是个体尝试处理性欲和攻击的无意识冲突的表现。与精神分析重点强调从内驱力转向客体关系相同，个体发展的核心问题也由复杂的俄狄浦斯情结和压抑的内驱力向幼稚的依赖和不完整的自我发展转变。现在，精神分析认为心理问题最深层的原因是从儿童早期就开始的、因恐惧而逃离的客体关系。

引发关系出现问题的一个重要原因是，人们常将对一个人的感受归于另一个人，造成感知的歪曲。弗洛伊德（1905）称这种现象为**移情**（transference），当时他的来访者多拉将自己对父亲的感受转移到他的身上，导致治疗在即将成功的时候终止。其他学者也观察到类似的现象，并将其称为替罪羊（Vogel & Bell，1960）、不合理的角色分配（irrational role assignment）（Framo，1970）、描绘（delineation）（Shapiro，1968），以及家庭投射过程（family projection process）（Bowen，1965）。不管叫什么名字，这些不同的术语其实都是“投射认同”概念的变式。

投射认同是一种主体感知客体的过程，主体感知一个客体，好像这个客体包含了主体人格中不受欢迎的成分，并唤起客体符合这些感知的反应。不同于投射，投射认同是一个互动的过程。父母不仅会将他们自己身上唤醒的焦虑投射到孩子身上，孩子也会通过反映父母恐惧的方式来做出回应。这样的行为，会让孩子受到责备，或被当作替罪羊，但同时这也使孩子的攻击性冲动（例如，表现出不良行为）得到了满足（Jacobson，1954），表现出自己的某些幻想，能够得到家庭微妙的强化，避免因没有遵从父母而遭到父母拒绝的恐惧（Zinner & Shapiro，1976）。同时，父母也可以避免与某些冲动相关的焦虑，体验到替代性满足，但仍然会因为孩子表现出这些冲动而惩罚他们。通过这种方式，父母内心的冲突得到外化，他们表现出超我，惩罚按照父母身份指令行事的孩子。这是父母反应过度的一个原因：他们害怕自己的冲动失控。

案例研讨

J一家来寻求帮助，因为他们的孩子——15岁的保罗出现了违法行为，因多次破坏公物而被捕。保罗看起来一点也不觉得羞愧，也没有意识到自己有违抗权威的冲动。随着治疗的深入，治疗师感受到保罗的父亲对社会存在很深的、没有表达出来的怨恨，因为他在工厂工作很长时间却只挣很少的工资，而“那些有钱人什么都不做，却开着凯迪拉克到处游荡”。治疗师意识到J先生压抑着对权威的仇恨，她也注意到，J夫人描述保罗最近的行为时，J先生嘴角露出了微微的笑意。

父母如果不接受孩子是和自己相独立的个体，就会有很多极端的表现，这会导致严重的心理疾病。利兹（Lidz，Cornelison，& Fleck，1965）举了有一对同卵双胞胎的母亲的例子，这位母亲自己便秘时，也会给两个儿子使用灌肠剂。

当寻求独立发展的压力与婴儿依恋发生冲突时，分化不好的孩子到了青春期就会面临一场危机。结果可能是，要么仍然依赖父母，要么激烈反抗。但实际上，反抗也是对尚未解决的依赖需求的一种反应，反抗的青少年无法建立成熟的关系。表面上，他们因自力更生而感到骄傲，实际上，他们对依赖有着深切的渴望。当他们结婚后，可能会不断寻求认可，或是自动拒绝任何能影响到他们的事物，抑或是两者都有。

案例研讨

B先生和夫人的相互抱怨就像一对镜子。他说她是“专横而挑剔的”，而她说他“任何事情都要按他的方式来做”。B先生在他的原生家庭中属于5个孩子里最小的那个，他觉得他的母亲是温暖的、充满爱的，但他也觉得母亲想要控制自己，不支持他独立。在同样的压力下，他的两个姐姐至今未婚，与父母居住在一起。但是B先生对母亲的掌控进行了反抗，17岁时离开家并加入海军陆战队。当他讲述自己在海军陆战队的经历和成功的商业冒险时，很明显，他对于自己的独立非常骄傲。

当公开讨论B先生打破母亲的掌控并获得了成功后，B先生和B夫人都明白了为什么他对于任何想控制他的事情都反应过度了。随着分析的深入，治疗师发现，在B先生坚决拒绝他称为“跛扈”的行为时，实际上是渴望得到认可的，他很害怕自己内心根深蒂固的依赖需要，于是就用“我不需要任何人的任何东西”这种假象来保护自己。然而，他的需要仍然存在，并且，这些需要在很大程度上影响了他选择什么样的人作为妻子。

当你选择一个恋爱伴侣时，精神分析师会告诉你，爱情是盲目的。弗洛伊德（1921）指出，当我们在恋爱时，我们会因为理想化而高估爱人，做出错误的判断。“坠入爱河”的“坠入”反映了自恋力比多的泛滥，因此我们会将恋爱对象作为我们自己没有达到的理想状态的替代者，我们自己会在理想伴侣的光辉照耀下发光。

更为复杂的浪漫关系是：隐藏自己的需要和感受，以获得对方的认可。孩子压抑自己的感受，是因为自己害怕被父母拒绝。威尼康特（Winnicott，1965a）将这种现象命名为“虚假自我”（false self）——孩子表现得像个完美的天使，扮演着不属于他们自己的角色。虚假自我最极端的时候会导致精神分裂行为（Guntrip，1969）；即使不像精神分裂这么严重的症状，虚假自我也会影响配偶的选择。在恋爱的追求期，他们会表现出最好的一面。在婚前，人们可能会隐藏那些强烈的依赖需要、自恋和难以控制的冲动；一旦结婚，夫妻就会毫无顾忌地放松自己，所有问题就都会暴露出来。

和个体一样，家庭也会经历**固着**（fixation）和**退行**（regression）。大部分家庭会正常发挥功能，直到积重难返而陷入功能不良的模式中（Barnhill & Longo，1978）。当面临太多的压力时，家庭会退行到发展的早期水平。一个家庭所能容忍的压力依赖于发展的水平和成员具有的固着类型。

精神分析学家因宣扬免除人们对自己行为的责任而备受指责（Szasz，1961）。他们提出，个体选择私通其实是“释放”“被压抑的”性需求，这暗示了这个人不应该受到指责。但伯瑟尔梅尼－纳吉强调家庭中的伦理责任。良好的家庭关系应当表现为，在符合伦理的情况下与其他家庭成员相处，考虑到每个成员的福祉和兴趣。伯瑟尔梅尼－纳吉认为家庭成员之间应该是忠诚的，通过相互支持体现价值。父母公正和负责的程度会影响孩子的忠诚度。当父母要求孩子对父母中的一方忠诚而背叛另一方时，就会造成孩子在忠诚上的冲突（Boszormenyi-Nagy & Ulrich，1981）。

无形忠诚（invisible loyalty）可能会引发出病态的反应——孩子为了帮助家庭而做出无意识的承诺，这会损害孩子的心理健康。例如，孩子为了让父母和好而生病。无形忠诚是有问题的，因为它通常缺少理性的监督。

/ 改变的机制

有趣的是，虽然精神分析理论十分丰富且复杂，精神分析学家却认为治疗工作其实是比较直接和简单的（但需要注意，简单不等同于容易）。

// 治疗目标

精神分析家庭治疗的目标是将家庭成员从**无意识**（unconscious）的束缚中解放出来，这样他们才能够作为健康的个体互动。显然，这是一项雄心勃勃的任务。

简单地说，精神分析学家治疗的目标是人格的改变，但要搞清楚这到底意味着什么却很难。最常见的治疗目标是“分离—个体化”（separation-individuation）（Katz，1981）或者是“分化”（differentiation）（Skynner，1981）。这两个术语都强调自主性。（强调分离—个体化的原因之一可能是，缠结的家庭比孤立或疏离的家庭更有可能寻求治疗。）个体治疗师常认为个体化是指躯体上的分离，因此会将青少年和年轻的成年人与家庭分开来，进行单独的治疗，以使他们更加独立。而家庭治疗师认为，通过处理家庭中的情感冲突才能够实现个体的自主性。精神分析取向的家庭治疗师认为，治疗不应将个体与家庭区分开，而应当聚集家人，帮助家人学会如何做到既彼此独立又彼此联结。下面讲了使用精神分析家庭治疗方法治疗一个家庭的案例。

案例研讨

上大学3个月后，巴里第一次出现了精神崩溃。短暂的住院治疗显示，在没有其他弥补的情况下，他是无法忍受与家庭分离的，因此，医务人员建议他和父母分开生活，以帮助自己变得更加独立。于是，他被转介到年轻人支持团体，每周接受两次个体心理治疗。不幸的是，他遭遇了第二次精神崩溃，并再次住进医院。

当临近第二次出院时，精神科医生决定召集巴里的家人，讨论巴里出院后的适应计划。这次会谈中，医生明显地感受到这个家庭都很阻抗任何真正的分离。巴里的父母都是和蔼可亲、办事高效的人，他们各自都很有魅力，乐于助人。然而，他们对彼此却存有一种冷漠的蔑视。他们在会谈中对彼此表现出明显的恶意，只有在关心巴里时，他们之间才看起来不像是在打仗。巴里害怕父母或其中一位在这场战争中受到伤害。

治疗小组在会谈后提供了两套方案。一部分人建议巴里远离父母，越远越好，并且寻求个体心理咨询。而其他人则不同意，认为只有将巴里和父母聚到一起治疗才能解决他们之间串联式的联结。经过长时间的讨论后，团体决定尝试第二套方案。

早期的大部分家庭会谈都是在处理父母对于巴里的焦虑，他们担心他居住的公寓环境、工作、朋友、如何打发闲暇时光、衣着、打扮——总之，父母关心他生活的每个细节。在治疗师的支持下，巴里逐渐能够控制自己的生活，只将部分空间交由父母监督。当父母不再过度卷入他的生活时，他们开始聚焦于自身的夫妻关系。当巴里更成功地掌控自己的事情时，他的父母开始表现出公开的对抗。

在一次以父母的婚姻关系作为主要焦点的会谈后，治疗师建议他们进行几次单独的夫妻会谈。由于无法将注意力转移到巴里身上，这对夫妻之间又出现了敌意攻击，很显然他们之间的关系是极具破坏性的。治疗并未改善这对夫妻的关系，反而使其恶化了。

这对夫妻在两个月的激烈冲突后——其间，巴里的表现持续好转——要求分居。分开后，他们彼此都变得快乐了，更多地投入他们的朋友和事业中去，也不再那么担心巴里了。两人放开了对儿子的控制，反而开始同他建立一种更温和、更真实的关系。甚至在离婚后，他们仍然和巴里一起参加家庭会谈。

// 行为改变的条件

精神分析治疗师通过观察行为背后隐藏的动机来培养洞察力。很显然，家庭会抵触暴露自己内在的感受，毕竟，让任何人暴露自己的伤疤和深层次的渴望都很困难。精神分析师可以通过创造一种信任的氛围，慢慢地（循序渐进地）处理这个问题。一旦建立了安全的氛围，治疗师就可以开始识别其中的投射机制，将夫妻双方带回到婚姻关系中，等到他们不再依赖投射认同时，彼此就可以整合以前自我分离的部分。

治疗师会帮助夫妻双方认识到，他们现在的问题来自他们以前各自家庭中的无意识冲突。这项工作是痛苦的，如果没有治疗师的支持，就无法进行下去。尼克尔斯（1987）强调，需要同理心来为整个家庭创造一个“抱持性的环境”。

/ 治疗

// 评估

精神分析治疗师不会在对案例进行详细的研究之后才开始治疗；但与此相反

的是，可能直到治疗的最终阶段，他们都还没有形成对问题的最终看法。虽然精神分析临床医生在治疗的过程中会不断增进他们对于案例的理解，但如果缺少初步的动力建构，治疗就不能持续有效地进行。缺少理论和经验的新手治疗师有时会在这样的假设基础上进行治疗：他们只要坐在那里听，就会增进彼此的理解。这在家庭治疗中几乎不会有什么效果。下面简略描述了对一个家庭进行初始精神分析评估的例子。

案例研讨

莎莉有学校恐惧症，同莎莉的家庭进行两次会谈后，治疗师对这个家庭的动力建构了初步模型。建构的模型除了描述家庭成员基本情况、存在的问题和家庭历史外，还评估了父母客体关系、婚姻关系中共同达成的无意识的互动模式。

G 先生最初被妻子吸引，是因为她作为一个力比多客体可以满足他的性幻想，这也体现了他理想化妻子的倾向。因此，在与妻子的性关系上，他具有深层的冲突和矛盾。

在另一个层面上，G 先生有这样一种无意识的期望：希望妻子像他的母亲那样，忍辱负重、自我牺牲。他渴望母亲般的安慰。然而，对依赖的渴望与他的男性气概相矛盾，因此他表现出来的是自主自立，不依靠任何人。但他的内在存有依赖客体，只有在他的妻子和孩子生病时，他才会对她们表现出温柔的关怀。只有妻子和孩子处于软弱、脆弱的地位时，他才能克服自己的防御，满足自己婴儿般的依赖需要。

G 夫人则期望婚姻能给她提供一个理想的父亲，她希望自己能像一个小女孩一样受到伴侣的爱护，但男性的性吸引对她的无意识期望来说是一个威胁。和丈夫一样，她在性关系上也存在高度冲突。作为独生女，她期望自己始终是第一位的，她甚至嫉妒丈夫对莎莉的关心，试图通过她对莎莉的强烈依恋来保持父女之间的距离。

因此，在客体关系层面，夫妻双方都觉得自己是被抛弃的孩子，双方都希望得到无条件的关心，但是这些不可思议的愿望并没有得到满足，两人对此都充满怨恨。最终，一些微小的刺激也会使他们过度反应，爆发出隐藏的愤怒、可怕的争吵。

当莎莉目睹了父母激烈的争吵后，她害怕自己充满敌意的幻想会变成现实。虽然父母讨厌他们内在的“坏父母”形象，但他们似乎还是这样做了。让莎莉陷入更深层冲突的是，她和母亲之间的自我界线混乱——女儿和母亲几乎是共享一个人格。

从动态的角度来看，可以将莎莉逃学在家看作一种保护母亲免遭父亲的攻击的尝试，也是为了保护父母免受她自己投射出来的攻击性幻想的伤害。

在心理动力关注焦点发展的过程中，阿尔农·本吐温和沃伦·金斯顿（1991）基于英国的研究提出了一个较为完美的模型，该模型指出了形成关注焦点假设的5步策略。

1. 家庭互动如何影响症状，症状又如何影响家庭互动？

2. 当前症状有什么功能？

3. 家庭中他们害怕的、阻碍他们直面冲突的是什么？

4. 当前的情境与过去的创伤是如何联系的？

5. 治疗师如何以简短的、令人难忘的话语总结焦点冲突？

在用以描述精神分析治疗的隐喻中，“**深度**”（depth）和“**揭示**”（uncovering）是突出的特征。事实上，所有治疗师的目的都在于揭示一些东西。甚至行为主义治疗师在转到直接的治疗阶段之前，也希望能够揭示一些被忽视的强化性事件。精神分析治疗的特别之处在于，揭示的过程是漫长和引导性的，不仅针对意识领域的思想和感受，也针对无意识层面的幻想和梦。

// 治疗技术

与精神分析理论的复杂性相比，精神分析技术相对简单——并不是容易，只是不复杂。其中包括 4 种基本技巧：倾听、共情、诠释、分析中立，其中的两个——倾听和分析中立——似乎和其他治疗师的工作没什么区别，事实上也是这样。

倾听（listening）是一种费力但却默默进行的工作，在我们的文化中，这种行为比较少见。大多数时候，我们常常是还没有等到对方说下一句话就插话进去了。家庭治疗也是这样，在家庭治疗的时候，治疗师总感觉有很大的压力，觉得要做些什么来帮助遇到困难的家庭。

这个时候就体现出分析中立（analytic neutrality）的重要性了。为了建立一个分析的氛围，在分析时，关键是要集中注意力去理解来访者，而不是担心问题有没有解决。在理解的时候可能就会发生改变，但精神分析治疗师并不急于得到什么结果。无论如何去强调建立探索性治疗氛围的重要性都不为过。

精神分析治疗师通常会避免给予保证、建议或面质家庭的冲动，这样才可以让家庭持续地、默默地沉浸在自己的体验中。在干预时，治疗师会采用共情的技术使家庭成员敞开心扉，同时利用诠释的方法来揭示他们隐藏于内心的东西。例如，一对夫妻说他们经常在吃早饭时发生争论。系统治疗师可能会让他们互相谈谈发生了什么，希望观察到是什么导致他们不断争吵的，其关注点是沟通与互动。而精神分析治疗师会对夫妻双方的情绪反应更感兴趣。他们为什么会这么生气？他们希望从对方那里得到什么？他们的期望是什么？这些感受从哪里来？精神分析治疗师希望探索分析他们隐藏于冲突下面的恐惧和渴望，而不是去解决冲突。

内在的心理冲突会通过情绪表现出来。精神分析治疗师并不关注谁对谁做了什么，而关心对方强烈的感受，并将此作为切入点详细探索其根源。“你的感受是什么？”“你之前体验到这种感受是什么时候？”“在这之前呢？”“你记起了什么？”治疗师不会停留在横向水平去关注家庭成员当前行为，而是会在纵向水平上探索他们的内在体验。

总而言之，精神分析治疗师通过4种途径来进行他们的探索工作：①内在体验；②这种体验的历史；③家庭成员如何触发这种体验；④会谈的情境以及治疗师的帮助对家庭成员的改变有何作用。下面介绍一个简短的例子。

案例研讨

在最初几次夫妻会谈中，安德鲁和格温在理解对方上取得了很大的进步。后来二人又因无法有效沟通和解决因购车导致的分歧变得更加沮丧。他们不是因为买车，而是因为付款方式而发生争吵。安德鲁想拿出存款付首付，这样以后每个月就可以少付点儿款。但这种做法激怒了格温。他居然想动存款来付首付！难道他不知道存款的利息是贷款买车利息的两倍吗？

不幸的是，他们都倾向于改变对方的观点，以至于丝毫不能理解其中究竟发生了什么。治疗师打断他们的争论，问他们双方的感受是什么，他们担心什么。治疗师这样做的目的并不是为了平息争论——尽管询问争论背后的感受通常能帮助双方相互理解和妥协；相反，他觉得，他们强烈的反应暗示了这个问题触及了他们双方内心的某些东西。

安德鲁对每月要负担的支出感到焦虑。他恳求道："你没有发现吗，如果我们不拿出足够多的钱付首付的话，以后我们每个月都要担心还款的问题？"在格温准备好就此争论时，治疗师打断了她，因为比起夫妻双方试图说服彼此，治疗师更关注安德鲁焦虑的根源。

其实，安德鲁一直都对没有足够的钱而感到恐惧。足够的钱不仅意味着可以买大房子和昂贵的汽车，还可以放纵地消费，如买漂亮的衣服、出去吃晚餐。安德鲁想用适度的物质享受来犒劳自己，但隐藏于背后的是那些成长于简朴家庭中的记忆。他的父母出生在美国大萧条时期，他们认为除非绝对必要，否则出去吃饭和买衣服都是毫无意义和浪费的。

在更深层次上，安德鲁对节俭的记忆其实源自其相当保守的母亲[①]的影响，而这一点他从来没有意识到。因此，当他感到低落时，他学会了用一件新衬衫或一顿精美的晚餐来安慰自己。格温最吸引人的地方之一就是她的慷慨大方和善于表达。她总是充满爱意而且非常高兴通过给安德鲁买他想要的东西来犒赏他。

格温的焦虑在于其不想面对意料之外的事情，这个焦虑源于父亲是一个靠不住的养育者的记忆。不同于安德鲁的父母，她的父母花钱比较随便。他们每周参加 3~4 次晚宴，享受奢侈的假期，家中每个人都打扮得漂漂亮亮的。虽然父母花钱比较随便，格温却也记得父亲缺少投资的远见，没有在当前的基础上扩大生意。在她有意识的记忆中，父亲给予她关注和关怀，但从未真正把她看作一个生命。他对待她的方式用熟悉的话来说就像“爸爸的小女孩”，很可爱——就像是一只小猫咪。这也是她被安德鲁吸引的原因，他认真、自律，且对她高度尊重。

但两人后来又为什么会恶意相向了呢？不仅仅是因为两人信念的冲突，格温“需要把钱存在银行里”，而安德鲁“需要有钱花”，还可能是因为他们都感到了对方的背叛，格温的部分无意识希望安德鲁是安全的、稳定的，是家中的顶梁柱，可以建设美好未来。而安德鲁对格温的部分无意识期望是，她可以纵容他。这样，在这个问题上，他们对彼此做出如此激烈的反应，就一点都不奇怪了。

治疗师在其中的角色是什么呢？反省之后，他意识到他对平息夫妻间的冲突是有焦虑的。他太过希望让这对夫妻体验到婚姻的愉快，于是在会谈中控制冲突的水平，作为和平使者主动去干预。但这样的结果是，夫妻两人有了些改善，但也付出了代价。治疗师忘记了夫妻双方深层的渴望和怨恨，没有对这些做进一步的探索和解决。也许，治疗师认为，他已经抓住了夫妻双方面对愤怒时的恐惧。

① 用科胡特的话来说，安德鲁的母亲没有充分发挥镜像自体客体（mirroring selfobject）的作用。

治疗师应该如何看待这种反移情反应的用处呢？他应该暴露自己的感受吗？**反移情**可能包含有用的信息，并不意味着它是万能的。也许反移情最有用的地方在于，通过治疗师的反移情来形成假设，但这些假设需要借助来访者一方的体验加以确认。这个案例中，治疗师意识到自己有这样一种感受，即他太过努力想使局面得到缓和，他询问格温和安德鲁，他们是否也害怕暴露自己的愤怒。

像很多临床著作描述的那样，这个案例看起来似乎容易了些。我们是如何快速地从争论买车就跳到了寻找镜像自体客体的？确实，这个解释的某些部分比较简单。但同样重要的是，要认识到能够让精神分析学家看到内心隐藏的东西的条件之一，就是知道从何处下手来看到这些东西。

会谈一般是从治疗师邀请家庭成员讨论他们当前的关注或担忧开始。在接下来的会谈中，治疗师可以保持沉默，或者说："今天你们想从哪里开始谈呢？"然后治疗师往椅子背上一靠，让他们自己交谈。治疗师只是在需要详细描述或诠释时提问："你能就这方面多讲一点吗？""二位此前是否讨论过你们对此问题的感受？"

当最初的关系建立和自发的互动告一段落时，治疗师开始逐渐探寻问题背后的实质，继而引出其家庭历史、成员的想法和感受，以及他们对于家庭成员观点的看法。"你的父亲怎么看待你的这个问题？他是如何解释这个问题的？"这种技术凸显了精神分析治疗师对假设和投射，特别是对童年记忆的兴趣。下面的案例介绍了一位治疗师是如何从现在的问题转到探讨过去的。

案例研讨

S先生和S夫人对彼此都很失望，他们最常抱怨对方的是"当我生病时不会照顾我""自始至终都不愿意听我唠叨几句"。他们都认为对方不会安抚人，而坚定地认为自己是支持和理解对方的。S夫人的抱怨常常是这样的："昨天真是一场噩梦。孩子发烧，很难照顾，我也感冒了。所有事情处理起来特别困难，我需要加倍地努力才能应付。一整天我都盼着约翰回家。好不容易盼回来了，他却并不关心我的感受。他只听了一会儿，就开始谈他办公室发生的那些无聊的事情。"S先生也是这么说的，只是和S夫人调换了角色而已。

这时治疗师开始介入，要求夫妻双方描述他们同母亲的关系。他们讲了两个不同但是很有启发性的故事。

S先生的母亲沉默寡言，认为自立、个人牺牲和不懈的努力是极其重要的美德。她虽然爱她的孩子，但并不纵容，而是抑制她的宠爱和情感，以免宠坏孩子。然而，S先生却渴求母亲的关心，并不断地寻求母亲的注意。毫无疑问，他经常遭到拒绝。他有一段特别痛苦的记忆：有一次他在学校里遭人欺负，哭着回家，母亲并没有像他预期的那样安慰他，而是责怪他"像一个婴儿"。长年累月后，他通过发展表面看起来的独立，学会了保护自己不受这些拒绝的伤害。

对于生命中第二位重要的女性——他的妻子，S先生保持了他固有的防御性。他从不谈他的问题，但因为他会不断地寻求理解，反而会埋怨妻子不让他吐露心声。他寻求支持却最终深感挫败，这好像验证了他的预言："她根本就不关心我。"

S夫人的背景是完全不同的。她的父母会纵容她，而且情感外露。他们宠爱自己唯一的孩子，通过关心她的健康来表达他们的爱。当她还是一个小女孩时，轻微的跌倒或碰伤也能够获得父母的关注。她结婚后也还是习惯于谈她自己的问题，一开始，S先生被她吸引。他想："她是一个真正关心感受的人。"但是当他发现自己的妻子并不关心他的事情时，他开始怨恨并日渐失去同情心。这让S夫人觉得"他并不关心我"。

在揭示了当前家庭冲突的根源后，治疗师开始向家庭成员诠释他们是如何重演过去，又是如何歪曲童年印象的。做出这种诠释的证据源自其对治疗师或其他家庭成员的移情反应，也基于他们儿时的记忆。精神分析治疗师很少处理来访者对过去的回忆，而是关注过去对现在的影响。

唐·凯瑟罗尔（Don Catherall，1992）介绍了一种在夫妻治疗时很有用的、诠释投射认同的过程。重要的是要认识到投射认同并不是某种表演者传递给观众的神秘力量，就像口技或木偶戏表演那样。事实上，感受是可以表达的，通常受意识不到的微小刺激激发。你可能已经体验过投射认同了，就好像你身边有一个举止优雅的人，但当你主动接近后，却震惊于他竟然是另一种人。

在夫妻治疗中，对投射认同开展工作的第一步是打断争吵循环，因为争吵可能会掩盖对方的真实感受，夫妻不断地冲突和误解对方其实都是在避免表现出自己脆弱的一面。一旦打破了这种争吵，治疗师就可以探索个体的真实感受。凯瑟罗尔建议首先关注被投射方的感受，一旦明确了被投射方的感受，他就可以同另一半谈论这些感受。为了避免引发防御，治疗师要引导否认之前感受的被投射方只描述感受本身，而不要描述投射方做了什么事情引起了他们的这些感受。同时，告诉投射方只是倾听，不要做任何评论。被投射方讲完后，要引导投射方反馈自己是如何理解所听到的内容的。这样就可以鼓励投射方采纳对方的观点，从而能够比较容易地认同这些感受。

治疗师需要鼓励投射方共情被投射方，在这一点上，希望夫妻双方能够停止相互谴责，尝试理解彼此的感受。理想情况下，分享这种感受将有助于增进夫妻之间的理解和感情。

案例研讨

凯瑟罗尔引用了戴维和希拉的案例。戴维越渴望和希拉发生性关系，他就越会对拒绝的暗示感到敏感。他会以退缩的方式来回应她的不感兴趣，除非希拉主动，不然两人就会一直保持距离。最后，希拉也感受到了这种不被爱的感觉，就像戴维被母亲训斥时的感受一样。同时，戴维也感受到了希拉的那种无力感，就像她的舅舅骚扰她时的感受。换句话说，两人都体验到了同样的认同，这种认同是通过相互的投射认同过程而激发出来的。

治疗师询问希拉，当戴维疏远她时，她有什么感受。她最初的回答是，这让她很生气。但当治疗师询问她，是什么让她感到生气，生气之前的感受又是什么时，希拉意识到是没有人爱、没有人关心和孤独感。这些感受是由戴维的投射认同引发的，且在这之前，希拉借用生气和冷漠否认了这些感受。

然后，治疗师让希拉与戴维谈论这种孤独感和没有人爱的感受，治疗师努力让希拉关注她自身以及她的感受，而不是戴维以及他可能做了什么引发了这些感受。当确认自己不会受到责备后，戴维便能够共情希拉，并且去体会希拉描述的这种孤独感。当治疗师询问戴维是否能理解这种感受时，他终于能够直接谈论那些自己逃避而投射到希拉身上的痛苦感受了。

精神分析家庭治疗师强调，很多隐藏在家庭对话背后的内容并不是家庭成员有意识地回避，而是被压抑到无意识里了。接近这些真相会受到家庭成员的阻抗，而阻抗经常以移情的形式显现。下面介绍了一个有关诠释阻抗的案例。

案例研讨

Z 先生和 Z 夫人经历了 10 年令人不快的婚姻，就是为了维护婚姻带给他们的脆弱的安全感。Z 夫人毫无征兆的婚外情迫使这对夫妻承认，他们的关系出了问题，于是他们来找家庭治疗师咨询。

虽然他们不再否认冲突的存在，但对于直面他们的问题，双方还是存在很多阻抗。在第一次会谈中，双方都认为曾经的婚姻生活还“马马虎虎”，是 Z 夫人遇到了“中年危机”，她需要接受治疗。这种想做个体治疗的要求其实是阻抗因审视婚姻而带来的痛苦。于是治疗师说道：“Z 先生，看起来你宁愿责怪你的妻子，也不愿意考虑可能是你们俩一起造就了今天的困境。而你，Z夫人，看起来你更愿意承受所有的愧疚，也不愿意让丈夫面对你的不满。”

双方接受了治疗师的解释，并同意放弃阻抗，认真地去审视他们的关系，尽管这看起来好像是关上了他们的可逃之路。接下来的几次会谈中，双方开始责骂攻击对方，但他们只是在谈论她的外遇，而不是关系中的问题。这些争论没有成效，当Z先生焦虑时，就会攻击妻子，而每次Z夫人感到愤怒，就会变得内疚和压抑。

意识到他们的争论没有什么实质性的效果后，治疗师说道："很明显，你们给对方带来了许多的不快，你们都不好受。但除非你们可以心平气和地谈论你们婚姻出现的具体问题，否则，你们婚姻关系得到改善的可能性就很小。"

于是，问题开始聚焦，Z夫人小心地向前迈了一步，说她在与丈夫发生性关系时，并没有享受到快乐，她希望前戏的时间可以长点儿。Z先生反驳说："好，性生活是不美满。但这就是让你抛弃10年的婚姻不管，出去鬼混的理由吗？"这时Z夫人把头埋在手里，抑制不住地哭泣。她恢复镇定后，治疗师开始干预，再次面质他们的阻抗："看起来，Z先生感到沮丧时就会发起攻击。是什么让你在谈论性时如此焦虑呢？"之后，夫妻双方就开始一直谈论他们婚姻中的性问题。直到会面快结束的时候，Z先生又开始抨击妻子，称她是婊子和荡妇。

在接下来的一次会谈中，Z夫人一上来就讲她有多么的压抑和沮丧，整整哭了一个星期，"我感到非常的内疚。"她抽泣着说。"你的确应该感到内疚！"Z先生说。治疗师再次做出了干预："你把妻子的外遇当成了挡箭牌。你仍然害怕谈论婚姻中的问题吗？而你，Z夫人，是在用压抑掩盖你的愤怒。你因为什么而愤怒？这段婚姻关系中缺了什么？你想要什么？"

这种模式持续了好几次。10年来，这对夫妻一直避免谈论，甚至避免想到他们的问题，并在治疗中采用各种各样的阻抗避开这些问题。治疗师坚持指出他们的阻抗，敦促他们谈论具体抱怨的问题。

精神分析治疗师会努力提升自己的洞察力和理解力，也会督促家庭思考他们会如何处理所谈论的问题。相较于个体治疗，在家庭治疗中，这种努力——作为疏通过程的一部分（Greenson，1967）——要更明显一些。

伯瑟尔梅尼 - 纳吉认为家庭成员不仅应当意识到他们的动机，还应对他们的行为负责。伯瑟尔梅尼 - 纳吉（1987）指出，在情境治疗中，治疗师必须帮助他们面对由无形忠诚引发的令人窒息的期望，然后帮助他们找到更积极的方式，去对不同的家庭成员表达忠诚。归根结底就是要在公正方面做到平衡。

/ 治疗理论和效果评估

一般情况下，许多家庭治疗师会忽略心理学理论，尤其是精神分析理论。但不管治疗师使用什么流派，精通精神分析的治疗师所写的著作都是一种丰富的资源。

同时，我们也想提醒一点：那些空洞的精神分析家庭治疗概念只有在训练有素的精神分析学家那里才会发挥威力。然而，一些心理治疗师在无法很好地处理家庭成员之间的冲突时，就会转向使用精神分析的方法，以突破这些防御性的争吵。探索家庭成员的感受是一种很好的方法，但治疗师如果把自己变为中心（通过自己来引导所有的谈话），或是过度强调个体而忽视家庭互动，那么这种直接针对关系问题的家庭治疗的力量可能就会丧失。打断防御性争论，探索其背后的希望和恐惧是件好事。但除非在这些探索后，家庭成员之间能够进行自由的交谈，否则这些探索所引发的家庭的改变就都是一种错觉，这种改变只有治疗师在场充当侦探和裁判的角色时才会发生。

精神分析治疗师一般拒绝用实证的方法来评估他们的工作。因为症状的减轻不是治疗的目的，这不能用来衡量治疗是否成功。外部观察者无法很好地看到无意识冲突是还存在，还是没有了，因此，对精神分析治疗是否成功的评判主要依赖于主观判断。精神分析临床医生认为，治疗师的观察是评估理论和治疗的有效方法之一。我们用布兰克夫妇（Blancks，1972）的观点来说明这一点。在谈到玛格丽特·马勒（Margaret Mahler）时，他们写道：

> 在技术上使用她的理论的临床医生既不会质疑方法，也不会质疑结果，因为他们可以在临床上去验证这些结果，这种验证的形式就好像实验主义者坚持“可重复性”是科学方法的标准一样。（p.675）

罗伯特·朗斯（Robert Langs，1982）也表达过这个观点。朗斯说道：“对治疗师假设的最终检验在于将治疗师的感觉作为干预的基础。”（p.186）那什么决定干预的真实性和有效性呢？朗斯毫不犹豫地回答：“来访者有意识和无意识的反应构成了最终的检验。”“真正的检验包括来访者在认知和人际两方面的反应。”

对治疗效果的最终检验就是来访者的反应吗？是，也不是。首先，来访者的反应是可以解释的——特别是，不仅可以从来访者表现出来的反应中进行验证，还可以从其无意识编码的产物中进行验证。但是，这种观点没有考虑到来访者在治疗室外发生的改变。治疗师有时会报告精神分析家庭治疗的效果，但大多是没有得到很好控制的个案研究。例如，迪克斯（1967）在塔维斯托克关系诊所开展了有关精神分析夫妻治疗效果的研究，在随机抽样的个案中，治疗成功的概率达72.8%。

近期，精神分析家庭治疗的拥护者们发表了很多案例研究，旨在说明各种情绪和行为问题的治疗模式，包括童年期创伤（Mackay，2002；Paris，2013）、青春期抑郁（Christogiorgos，Stavrou，Widdershoven-Zervaki，& Tsiantis，2010）、精神分裂症（Morey，2008）、边缘性人格障碍（Allen，2001），以及父母—婴儿关系（Cutner，2014；Diaz Bonino，2013；Emanuel，2012；Salomonsson，2013）。这些案例研究基于精神分析理论，为治疗师提供了清晰明确的概念化，并描述了治疗过程和最终的效果。

有一些治疗师已经针对精神分析和其他治疗方式，开展了进一步的干预研究（e.g., Dare, Eisler, Russell, Treasure, & Dodge, 2001; Trowell et al., 2007），然而，结果显示，不同治疗方式之间的差异并不显著。

// 精神分析家庭治疗的现状

吉尔 · 沙夫和戴维 · 沙夫仍然是精神分析家庭治疗领域中最活跃的临床医生，他们是国际心理治疗研究所的教员。这是一个远程学习社区，主要为那些希望学习精神分析取向的夫妻和家庭治疗的学者提供各种培训机会。加利福尼亚州旧金山的精神分析取向夫妻心理治疗小组是一家鲜为人知但同样令人印象深刻的培训诊所。成立已久的伦敦塔维斯托克关系诊所仍在培训精神分析取向的家庭治疗师。纽约是精神分析家庭治疗个体从业者最多的城市；如果你想要在这个领域开始你的研究，纽约精神分析协会将是一个很好的地方。如果你要阅读学术期刊上的文章，最近创办的《夫妻与家庭精神分析》（*Couple and Family Psychoanalysis*）杂志将是你最可靠的选择。

/ 小结

接受精神分析训练的临床医生是最早从事家庭治疗的，但在真正治疗时，他们大多采用系统论中深度心理学的观点和方法。从 20 世纪 80 年代中期开始，心理动力学才重新引起家庭治疗师的兴趣，特别是其中的客体关系理论和自体心理学。在本章中，我们概述了这些理论的主要观点，呈现了其与家庭治疗之间的关联，也整合了深度心理学和系统论。一些治疗师将这两个方面的元素整合到了一起（e.g., Kirschner & Kirschner, 1986; Nichols, 1987; Slipp, 1984），一些治疗师发展出更加直接的精神分析方法（e.g., Sander, 1989; Scharff & Scharff, 1987），但还没有人做到真正的整合。

就像物理中的牛顿定律一样，弗洛伊德的理论永远不会是最终结论。他们都提出了有价值的观点，但并没有解释所有的现象，当然也不能解释那些处于混乱边缘的现象。弗洛伊德理论中加入了客体关系理论和自体心理学，这为发展提供了有力的解释，这些解释已经被广泛应用于各种现代精神疾病。在21世纪，我们发现复杂的文化背景会影响个体和家庭的发展，生命的本质是不可预测的，各种有用的理论永远都不能完全解释生命的无限奥秘。

近些年来，认知和生物学的观点在临床研究中占据了主要地位，依恋理论、情绪调节和神经发展理论，以及创伤理论的研究中都增加了新的有用的观点，但没有任何一个理论能够取代精神分析理论，因为后者是关于人类及其自身问题最丰富的思想来源。

精神分析治疗的关键是理解人们内心深处的渴望，并帮助他们解决表达这些渴望所引起的冲突。弗洛伊德主义者强调力比多和攻击性冲动，自体心理学家关注被欣赏的渴望，客体关系治疗师则聚焦于安全依恋的需要。但所有这些都有一个共同的信念，即夫妻和家庭成员如果能够理解并开始解决自己内在的冲突，治疗师就可以帮助他们更好地相处。

// 推荐阅读

Ackerman, N. W. (1966). Treating the troubled family. New York, NY: Basic Books.

Balfour, A., Morgan, M., & Vincent, C. (Eds.). (2012). How couple relationships shape our world. London, UK: Karnac.

Bagnini, C. (2012). Keeping couples in treatment: Working from surface to depth. Lanham, MD: Jason Aronson Inc.

Boszormenyi-Nagy, I. (1972). Loyalty implications of the transference model in psychotherapy. Archives of General Psychiatry 27, 374-380.

Boszormenyi-Nagy, I. (1987). Foundations of contextual therapy. New York, NY: Brunner/Mazel.

Castellano, R., Velotti, P., & Zavattini, G. C. (2010). What makes us stay together? Attachment and the outcomes of couple relationships. London, UK: Karnac.

Dicks, H. V. (1967). Marital tensions. New York, NY: Basic Books.

Keogh, T., & Palacios, E. (Eds.). (2019). Interpretation in couple and family psychoanalysis. London, UK: Routledge.

Meissner, W. W. (1978). The conceptualization of marriage and family dynamics from a psychoanalytic perspective. In T. J. Paolino & B. S. McCrady (Eds.), Marriage and marital therapy (pp. 25–88). New York, NY: Brunner/Mazel.

Middleberg, C. V. (2001). Projective identification in common couples dances. Journal of Marital and Family Therapy 27, 341–352.

Mitchell, S. A. (1988). Relational concepts in psychoanalysis. Cambridge, MA: Harvard University Press.

Morgan, M. (2019). A couple state of mind. London, UK: Routledge.

Nadelson, C. C. (1978). Marital therapy from a psychoanalytic perspective. In T. J. Paolino & B. S. McCrady (Eds.), Marriage and marital therapy (pp. 89–164). New York, NY: Brunner/Mazel.

Nathans, S., & Schaefer, M. (Eds.). (2017). Couples on the couch. London, UK: Routledge.

Nichols, M. P. (1987). The self in the system. New York, NY: Brunner/Mazel.

Poulton, J. (2012). Object relations and relationality in couples therapy: Exploring the middle ground. Lanham, MD: Jason Aronson Inc.

Sander, F. M. (1989). Marital conflict and psychoanalytic theory in the middle years. In J. Oldham & R. Liebert (Eds.), The middle years: New psychoanalytic perspectives（pp. 160–176）. New Haven，CT：Yale University Press.

Scharff，D. E.，& Palacios，E.（Eds.）.（2017）. Global perspectives on couple and family psychoanalysis. London，UK：Karnac.

Scharff，D. E.，& Scharff，J. S.（1987）. Object relations family therapy. New York，NY：Jason Aronson Inc.

Scharff，J. S.，& Scharff，D. E.（Eds.）.（2006）. New paradigms in treating relationships. Lanham，MD：Rowman and Littlefield.

Scharff，D. E.，& Scharff，J. S.（Eds.）.（2014）. Psychoanalytic couple therapy：Foundations of theory and practice. London，UK：Karnac.

Scharff，D. E.，& Vorcheimer，M.（Eds.）.（2017）. Clinical dialogues on psychoanalysis with families and couples. London，UK：Karnac.

Stern，M.（1985）. The interpersonal world of the infant. New York，NY：Basic Books.

Zinner，J.，& Shapiro，R.（1976）. Projective identification as a mode of perception of behavior in families of adolescents. International Journal of Psychoanalysts 53，523–530.

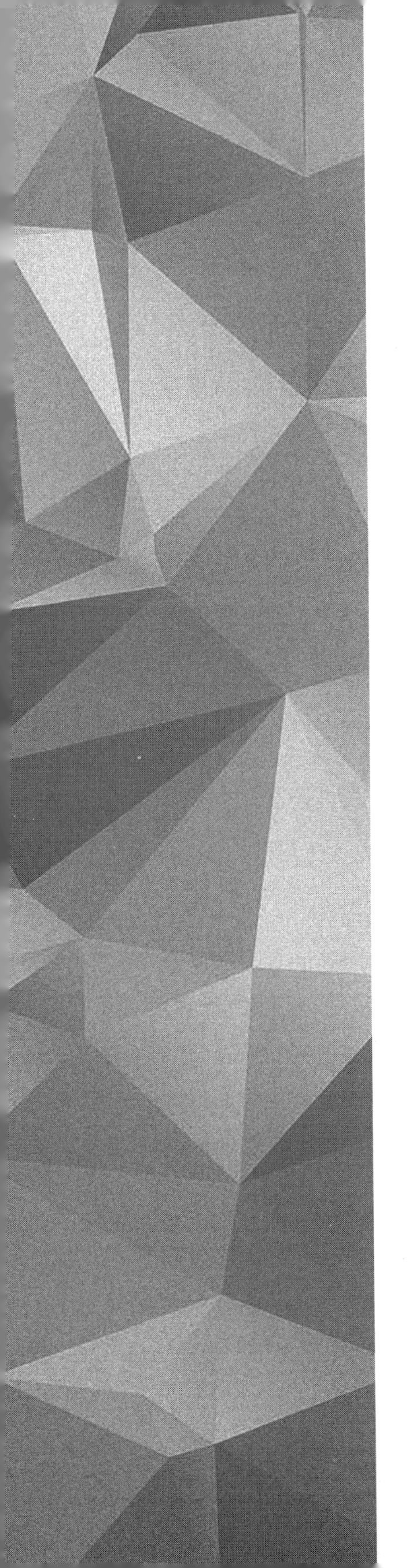

第 9 章

认知行为家庭治疗
——超越刺激与反应

- 认知行为家庭治疗的发展历程
- 认知行为家庭治疗的主要原则
- 认知行为家庭治疗视角下健康和不健康家庭的发展过程
- 认知行为家庭治疗的治疗目标和达到这些目标的必要条件
- 认知行为家庭治疗的评估和干预技术
- 认知行为家庭治疗的研究证据

早期的行为治疗师与家庭工作时，他们运用学习理论来训练父母进行行为矫正，教给夫妻沟通的技巧。虽然这些方法对于简单的问题和动机强烈的个体有效，但行为主义者几乎没有意识到不当行为和不良的沟通方式是如何嵌入家庭系统的。然而，从那时起，随着越来越多地使用认知原则和关注家庭互动，行为家庭治疗得到了不断的发展。

/ 代表人物

行为治疗的早期原则是由两个关键人物发展出来的：约瑟夫 · 沃尔普（Joseph Wolpe）和 B. F. 斯金纳（B. F. Skinner）。1948 年，沃尔普提出了系统脱敏疗法，他在用系统脱敏治疗恐惧症方面取得了巨大成功。系统脱敏通过将与焦虑不一致的反应和先前诱发焦虑的刺激进行匹配的方式使焦虑去条件化。例如，如果某位女性害怕蜘蛛，沃尔普会教她放松深层肌肉，然后让她想象循序渐进地接近一只蜘蛛。每当焦虑时，都会要她放松。照这种方式做，她对蜘蛛的焦虑就会得到系统的消除。

对行为治疗影响更大的是斯金纳的**操作性条件反射**（operant conditioning）。虽然大多数人从过去的经验中寻找行为的原因，但是斯金纳告诉我们，行为是由其结果塑造的。得到正强化的反应行为将会增加，受到惩罚或被忽略的反应行为则会消退。

操作性条件者会仔细观察目标行为，并量化其频率和等级。然后，会关注行为后果来确定强化相依性（contingency of reinforcement），以完成对**行为的功能分析**（functional analysis of behavior）。例如，对孩子发脾气感兴趣的人会观察发脾气发生的时间及其后果。可能发现的一个典型现象是，只要父母拒绝孩子的要求，孩子就会发脾气；如果孩子持续发脾气，父母就会让步。因此，父母就强化了每一个他们反对的行为。

操作性条件反射对儿童特别有效，因为父母可以控制他们的奖赏和惩罚。俄勒冈社会学习中心的杰拉尔德·帕特森（Gerald Patterson）开创了家长行为训练的先河。帕特森治疗的前提是：如果父母改变他们的强化相依性，他们孩子的行为就会改变。《夫妻和家庭治疗案例研究》（*Case Studies in Couple and Family Therapy*, Forgatch & Patterson, 1998）一书举了用帕特森方法做的一个很好的例子。在这个案例中，治疗师教一个单身母亲制订家庭管理计划，鼓励她不守规矩的孩子做出亲社会行为，并阻止他的不当行为。母亲学会了用循序渐进的方式逐步实施这些方法（行为塑造）。治疗师帮助她用具体且容易观察到的动作来定义孩子的积极行为和问题行为。对孩子的目标行为进行为期一周的追踪后，治疗师教母亲使用奖励表中的相依性鼓励来强化孩子的亲社会行为。这个过程也促进了父母和孩子之间的积极关系。儿童在学习亲社会技能时获得奖励，在此过程中，他们的自尊随着成功和父母的积极关注一起成长。

帕特森还率先引入了一些惩罚技术，像"活动暂停法"，因为他发现不能仅仅是忽视问题行为，特别是对攻击性的儿童更是如此。在父母行为训练领域，安东尼·格拉齐亚诺（Anthony Graziano）、雷克斯·福汉德（Rex Forehand）、丹尼尔·奥利里和苏珊·奥利里（Daniel & Susan O'Leary）、罗杰·麦考利（Roger McAuley）也是非常杰出的人物。

在 20 世纪 70 年代，行为家庭治疗出现了三个主要分支：父母训练、行为夫妻治疗和性治疗。目前，行为夫妻治疗的领军人物有罗伯特·韦斯（Robert Weiss）、理查德·斯图亚特（Richard Stuart）、迈克尔·克劳（Michael Crowe）、马克·达兹（Mark Dadds）、伊恩·法伦（Ian Falloon）、葛亚拉·马戈林（Gayola Margolin）和马修·桑德斯（Matthew Sanders）。

强调刺激和反应的行为理论，最初被家庭系统治疗师认为过于线性和简单，但是现在行为主义者已经发展到可以复杂地去理解家庭互动方式。例如，已故的伊恩·法伦就强有力地倡导开放系统方法。他考虑了个人的生理状态、认知行为反应和情绪反应，以及他们在家庭、社会、职业、政治和文化网络中发生的人际交往（Falloon，1985）。

认知行为治疗（cognitive-behavioral therapy）的方法受到阿尔伯特·艾利斯（Albert Ellis，1962）和艾伦·贝克（Aaron Beck，1976）的启发，强调需要改变态度以促进行为改变。认知调节模型（Beck，1976）认为，情绪和行为受到特定的认知的调节。了解这些认知（信念、归因和期望）有可能识别触发功能失调的情绪和行为模式的因素。在实践中，要不断深究，直到发现那些看不见的、让人们陷入困境之中的假设。

理性情绪治疗师帮助家庭成员看到他们的情绪困扰源于不合理的信念。根据 ABC 理论，家庭成员将他们的某些问题归结于家庭中发生的某些事情（A），治疗师指导家庭成员发现其非合理信念（B），然后挑战（C）这些非合理信念。治疗师的作用是指出家庭情感问题是由不切实际的信念造成的，通过改变这些自我挫败的想法，从而提高其家庭生活质量（Ellis，1978）。

认知行为疗法在过去对认知和行为同等强调，现在更为强调要聚焦家庭互动中更为深层次的部分（Epstein，Schlesinger，& Dryden，1988；Leslie，1988）。认知、情绪和行为三者之间相互影响，认知推断能够激发情绪和行为，情绪和行为也会影响认知。

20 世纪 80 年代末到 90 年代初，认知行为疗法在家庭治疗中的应用更加广泛。由爱泼斯坦、施莱辛格（Schlesinger）和德莱登（Dryden）1988 年写的书，以及休伯（Huber）和巴鲁斯（Baruth）1989 年写的一篇短文是首批论述家庭治疗中认知疗法的著作。后来施韦贝尔和费恩（Schwebel & Fine，1992）、达特里奥（1994，

1997)、泰克曼（Teichman，1992）的文章对此又做了进一步的阐述。达特里奥（1998）出版了一本重要的案例集，阐述了认知行为策略与夫妻和家庭治疗的各种模式的整合，之后，他还进一步出版了认知行为方法的综合性教材（Dattilio，2010）。目前，认知行为家庭治疗的领军人物包括北卡罗来纳大学的唐纳德·鲍科姆（Donald Baucom)、马里兰大学的诺曼·爱泼斯坦，以及哈佛医学院和宾夕法尼亚大学的弗兰克·达特里奥。

/ 理论要素

行为主义的基本假设是行为由其结果维持。使行为增加的结果是强化物，使行为减少的结果则是惩罚。

某些反应，就是为了得到某些东西而做的某些事情，可能不会被认为是操作条件，因为人们没有意识到强化的结果。例如，抱怨常常通过获得注意得到强化，虽然做出强化行为的人可能没有意识到这一点。

随着行为治疗师将注意从个体转移到家庭关系，他们开始依靠蒂博和凯利（Thibaut & Kelley, 1959）的**社会交换理论**（theory of social exchange)。该理论认为，人们努力使关系中的回报最大化、成本最小化。在成功的关系中，配偶双方都致力于共同利益最大化；在不成功的关系中，配偶双方忙于保护自己免受伤害以至于都没有考虑如何使彼此快乐。

虽然有“最大化收益和最小化成本”的既定理论，但行为治疗师依然越来越意识到人们不仅有行为，同时也有认知和感觉。这种观点影响他们致力于将刺激反应的行为主义（Skinner，1953）和认知理论（Mahoney，1977）进行整合。认知方法的核心原则是，我们对其他人行为的解释影响我们对他们的反应。最有问题的自动化思维是那些基于武断推论、扭曲结论的思维，并且这些自动化想法都来自个人的**图式**（schema）或核心信念。使这些潜在信念成为问题的是，虽然它们通常是无意识的，但是它们会使我们对每一件事情和每一个人的反应存在偏见。

/ 家庭动力

行为主义告诉我们行为是由其结果维持的，这一理论给了我们一个简单但很有力的方式来了解是什么使关系蓬勃发展或勉力维持的。认知行为主义指出了人们隐藏的看法是如何有力地影响人与人之间的相互感知和反应的。这使行为主义的深度和丰富性都得到了提升。

// 正常的家庭功能

根据**行为交换理论**（behavior exchange theory, Thibaut & Kelley，1959），良好的关系是对付出和回报的一种平衡，或者用理论术语来说，有一个高的收益成本比。“成本”可能是配偶的脾气爆发，或一个兄弟姐妹借用他人的衣服而没有事先询问等。在某些关系中，成本会超过收益，例如配偶一方的感情，或兄弟姐妹对彼此的忠诚。因此，成本和收益的平衡决定家庭的满意度。

韦斯和艾萨克（Weiss & Isaac，1978）发现，爱情、沟通和照顾孩子是婚姻满意度中最重要的因素。此前，威尔斯、韦斯和帕特森（Wills Weiss & Patterson，1974）发现，不愉快的行为对婚姻满意度的降低作用远大于积极行为对它的提升作用。因此，一个好的关系应该是积极反应的交换，更重要的是，要将不愉快最小化。换句话说，良好的关系应该处于强化的控制之下。

所有夫妻迟早都会面临冲突，因此，保持家庭和谐的关键技能是解决冲突（Gottman & Krokoff，1989）。健康的家庭不是没有问题，而是他们在冲突出现时有能力解决。他们聚焦于具体问题，讨论关心的具体行为。他们诉说自己的感受，并要求他人的行为有所改变，而不仅仅是批评和抱怨。“我一直感到孤独，我希望我们可以有更多一起出去的机会”比“你永远不会做任何我想要你做的事情”更可能得到积极的回应。

有些人认为，如果彼此相爱，自然会有良好的关系。而行为主义者强调了人们需要去加强人际沟通技巧。他们认为，良好的婚姻不是自然就有的，而是学习有效的应对行为的产物。已故的尼尔·雅各布森（Neil Jacobson，1981）描述了一种良好的关系，其中伴侣双方都努力保持高回报率：

> 成功的夫妻通过频繁获得新的积极交换领域来扩大其强化力量。依赖有限数量和种类的强化物的配偶必然会感到厌腻。结果，随着时间的推移，他们之间的互动会消耗以前强化物的作用。成功的夫妻通过改变他们共同的活动，发展新的共同兴趣，扩展他们的性爱方式，并提升他们的沟通。（p.561）

// 行为障碍的发展

行为主义者将症状视为习得的反应。他们不为孩子的问题寻找潜在动机，也不认为是婚姻冲突导致了孩子的问题。相反，他们寻找强化问题行为的具体反应。

家庭成员会强化不良行为，这个说法乍看之下似乎令人困惑。为什么父母会奖励孩子发脾气的行为？为什么妻子会强化丈夫的疏离行为？答案并不是那些错综复杂的、使人陷入痛苦的动机，而是一个简单的事实：人们经常意识不到正是他们强化了那些导致他们最大痛苦的反应。

父母通常用责骂和训诫来应对不当行为。这些反应可能看起来像惩罚，但它们可能实际上是强化，因为关注——即使是来自批评的父母——也是一个强大的社会强化物（Skinner，1953）。这样的事实在格言中也有所体现："忽略它，它就会消失。"

问题是，大多数父母很难去忽视不当行为。比如，留心观察一下孩子们可以多快就学会那些得到很大反应的词语。[①] 此外，即使父母的确去尝试忽视不当行为，他们也很难一直忽视。而这可能会使事情变得更糟，因为间歇性强化是行为消退的最大阻力（Ferster，1963）。这也是强迫性赌博难以戒除的原因。

除了父母的关注在不知不觉地维持行为问题之外，也还存在其他方面的问题，因为父母不知道如何有效地使用惩罚。他们经常发出自己不会实施的威胁；他们总是在事情发生很久之后才对孩子进行惩罚；他们使用的惩罚太温和，以至于没

① 学得快的孩子有些长大后成了脱口秀演员。

有效果；或者他们使用的惩罚太过严重，以至于使孩子产生了远比学习某种行为多得多的焦虑。

而且，学习不仅仅是一条单行道。我们以一个母亲和女儿在超市的行为为例。

案例研讨

小女孩想要妈妈买一个棒棒糖。母亲拒绝了。孩子开始哭闹。母亲说："如果你认为你这么小题大做我就会买糖的话，那你就会要我买其他东西了！"但孩子继续发脾气，声音越来越大，最后，母亲由于愤怒和尴尬而屈服："好吧，如果你安静下来，我就给你买些饼干。"

显然，孩子发脾气行为得到了强化。此外，尽管不如这个明显，但也是事实的是，母亲也因为自己的妥协使孩子安静下来而得到了强化。因此，不良行为的螺旋关系通过相互强化得以维持。

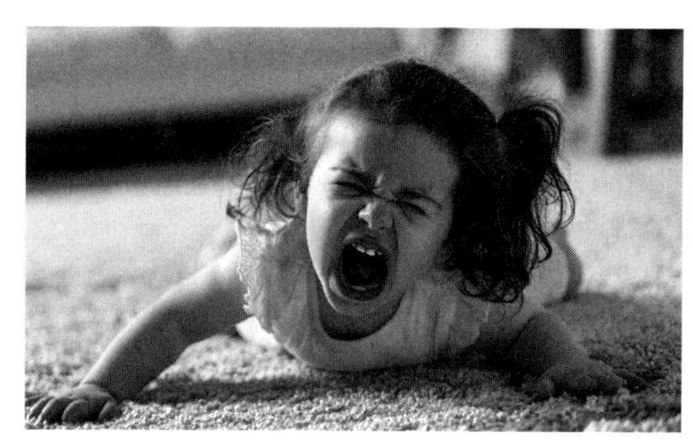

父母的妥协或者仅仅是给孩子额外的关注，常常无意识地强化了孩子的发脾气行为。

不良行为的强化在家庭互动中有更复杂的形式。来看一下这个典型的例子：母亲、父亲和小孩一家三口都在车上。父亲加速通过一个黄灯亮起的路口。他的妻子坚持要他放慢速度小心驾驶。而父亲讨厌被教育应该要做什么，生气之下开得更快。然后他的妻子不停地要求他慢下来，争吵升级，直到孩子哭泣说："爸爸妈妈不要吵了！"母亲转向孩子说："没关系，亲爱的。不要哭。"父亲感到内疚，开始放慢速度，因此，孩子在很小的时候就学会了她在家庭中拥有的权力和控制。

使用**厌恶控制**（aversive control）——哭泣、唠叨、退缩——是使婚姻不幸福的主要影响因素（Stuart，1975）。配偶倾向于对伴侣的厌恶行为给予回击，由此发展出恶性循环（Patterson & Reid，1970）。

处于痛苦关系中的人，其问题解决能力一般较差（Vincent，Weiss，& Birchler，1975；Weiss，Hops，& Patterson，1973）。讨论问题时，他们经常变换主题；他们用模糊和批评的方式来表达愿望和抱怨；他们用抱怨来应对抱怨。以下对话展示了所有典型的不良婚姻都存在的旁敲侧击、互相抱怨和诋毁中伤行为。

> “我想和你谈谈你最近把所有糖果都给孩子们的这件事情。”
>
> “什么糖果！你还说我，你不也总是吃很多糖吗！你为孩子做了什么？你只是一回家就抱怨。你为什么不留在办公室？没有你，我和孩子们会相处得更好。”

大多数行为分析指出，陷入困扰的家庭缺乏积极行为的强化。俗话说“会哭的孩子有奶吃”说的就是类似的情况。抑郁、头痛和发脾气往往会引起关注，因而会比积极行为得到更多的注意。由于对消极行为的强化常常是不经意间发生的，因此，家庭成员一般并不清楚他们自己在强化讨厌行为中的作用。

认知行为主义认为，我们在成长过程中学到了损坏关系的图式。在功能失调的信念中，有些与具体的家庭角色有关，有些与一般化的家庭生活有关。这些图式是出现偏好假设的基础，这些偏好假设认为家庭成员会扭曲彼此间的反应破坏关系。以下是典型的认知扭曲。

> 1. 武断推论：在没有支持证据的情况下得出结论。例如，某个人因为他的妻子回家比较迟就说：“她一定是有外遇了。”或者孩子回家晚了，他的父母就推测“他一定没干什么好事”。

2. 断章取义：特别强调某些细节，而忽略其他重要信息。例如，丈夫在早上没有第一时间回应妻子的问候，妻子就下结论说："他肯定又生我气了。"或者一个情绪不好的孩子可能被其他孩子认为是在有意忽略他们。

3. 泛化：单一事件被视为普遍现象。例如，一个年轻人因为某次约会遭拒之后就认为"女人都不喜欢我，我永远不会有约会了"。或因为某个夜晚他要做的事情遭到父母否定，就概括为"他们从来不让我做任何事情"。

4. 放大和缩小：事件的意义被不切实际地夸大或缩小。例如，丈夫认为他一个月买两次日常用品就算是履行家庭责任，而他的妻子认为"他从不做任何事情"。

5. 个人化：根据个体意愿而随意地解释某一事件。例如，一个青少年想花更多时间和朋友在一起，他的父亲却因此推测他的儿子不喜欢他的陪伴。

6. 非黑即白：过往经验被解释为都是好或都是坏的。例如，杰克和黛安有一些美好的时光和一些不好的时光，但杰克只记得美好的时光，而黛安只记得不好的时光。

7. 标签化和错误标签化：行为被归因于不良的人格特质。例如，某女士总是尽量回避和母亲谈论她的事业，因为母亲总是批评她。母亲则因此认为她"不孝顺""不受管教"。

8. 读心术：这是在没有语言沟通的帮助下就知道他人所思所想的神奇天赋。例如，丈夫不问他的妻子想要什么，因为他"知道她心里想要什么"；孩子也常常认为他们不需要告诉父母，父母就会知道到底是什么在困扰他们。

/ 改变的机制

尽管认知行为疗法的认知方面近来受到人们的极大关注，但我们必须记住，在这个模型中，认知重构有助于改变行为，而改变后的行为又可以得到强化。

// 治疗目标

认知行为治疗师根据个案制定合适的治疗方案，但总体目标是消除不良行为，并强化积极的替代行为（Azrin，Naster，& Jones，1973）。因此，可以教总发脾气的孩子的父母去忽略孩子的发脾气行为，而对孩子将感受用语言表达出来的行为进行奖励。

有时可能需要用增加相反的积极行为来重新界定家庭减少消极行为的目标（Umana，Gross，& McConville，1980）。例如，夫妻在表述他们的目标时通常使用消极的表达："我希望他不要总是与我争辩。"或者"她说得太多了。"大多数人都很难表述想要他们的伴侣增加的行为。为了帮助他们做到这一点，一些治疗师（Azrin et al.，1973）要求夫妻列出伴侣在一周内做的令人愉快的事情。在接下来的会谈中回顾这些清单就为强调积极反馈的重要性提供了机会。

认知行为治疗也有一个教育规程。除了应用学习理论来缓解特定行为问题外，认知行为治疗师还教授沟通、问题解决和协商技能。此外，这些治疗师不仅帮助来访者重新审视扭曲的信念来解决具体的问题，而且还努力教会家庭如何使用认知策略来解决未来可能出现的问题。

// 行为改变的条件

行为治疗的基本前提是，当强化相依性改变时，行为就会发生改变。行为家庭治疗旨在通过明确行为目标、学习实现这些目标的理论技术和促进这一过程的社会性强化来解决家庭的问题。

治疗师的第一个任务是观察问题行为发生的频率，以及问题行为之前的刺激条件和其后的强化。除了紧随某个行为的强化反应外，不是那么明显的强化也起部分作用。这些可能包括对攻击行为的默许，特别是来自家庭中男性的许可，通常还伴随着这种行为的模仿。例如孩子因打架而挨打的情况可能反而示范了父母希望阻止的暴力行为。此外，由同伴强化的行为可能也很难在家庭中得到修正或改变——特别是当治疗师没有把更大的情境考虑进去时。

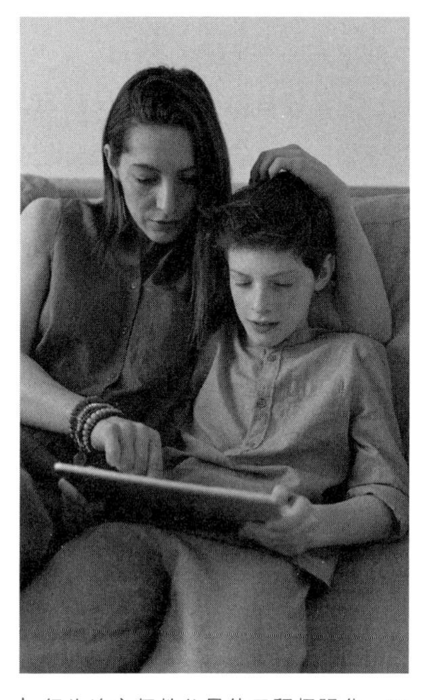

行为治疗师教父母使用积极强化，而不是厌恶控制。

父母行为训练的主要方法是操作性条件反射，其中使用的强化物可以是有形的，也可以是无形的社会性强化物。事实上，人们已经发现赞美和关注与金钱或糖果有同样的效果（Bandura，1969）。操作技术可以进一步分为行为塑造、代币制、后效契约、后效管理和活动暂停法。

行为塑造（shaping, Schwitzgebel & Kolb，1964）包括一系列小步骤的强化改变。**代币制**（token economy，Baer & Sherman，1969）使用积分奖励儿童的良好行为。**后效契约**（contingency contracting，Stuart，1971）涉及家长在孩子做出改变之后也要做出相应改变的协议。**后效管理**（contingency management，Schwitzgebel，1967）包括根据儿童的行为给予和拿走奖励。**活动暂停法**（time-out，Rimm & Masters，1974）是一种惩罚，要求孩子坐在角落里或被送回自己房间。

巴顿（Barton）和亚历山大（Alexander）把他们的方法称为功能性家庭治疗（Barton & Alexander，1981；Morris，Alexander，& Waldron，1988），他们指出，不快乐家庭的成员倾向于将他们的问题归因于其他人的负面特质（懒惰、不负责任、控制力差）。这种负面的归因使他们对自己的生活的控制感有限。毕竟，一个人能做些什么才可以改变另一个人的“懒惰”“不负责任”或“控制力差”呢?

因为认知评价在家庭成员的反应中起着重要的作用，重构扭曲的信念被认为在改变功能失调的行为中发挥着关键作用。因此，发现和重新评估家庭成员的图式或核心信念被认为是帮助他们改变围绕问题行为的情绪和互动的关键。

案例研讨：不开心的妈妈（第一部分）

丽贝卡是一个单亲妈妈，她带着她的两个孩子前来咨询。12 岁的迈尔斯和 10 岁的埃米莉经常争吵，丽贝卡拿他们没办法。她认为自己已经失去了对孩子们的控制。周末和夏天都过得很顺利，因为他们有很多时间可以彼此相处，做一些有趣的事情。最难熬的是上学日——早上匆匆忙忙地出门，晚上匆匆忙忙地吃晚饭、做作业和睡觉，这导致孩子们和母亲之间发生了很多争吵。

思考

- 接下来认知行为治疗师会收集关于丽贝卡家庭的哪些信息？
- 认知行为治疗师对丽贝卡的家庭有哪些假设？

家庭治疗师让丽贝卡描述一下他们早晨的日常活动。她会在 6 点半起床，在跑步机上跑一会儿步，并在 8 点前为新的一天做好准备。然后，她会叫醒迈尔斯和埃米莉，焦急地催促他们做好准备，同时为他们准备早餐和午餐。在接下来的 15 分钟里，她每隔几分钟就会朝楼上喊他们，直到她上楼看到他们还在床上。然后，她会把他们从床上叫起来，当他们做准备的时候，她就站在那里严厉地看着他们。接下来，她和孩子们就会相互生对方的气，下楼吃早饭——要么安静地吃，要么带着抱怨——然后出门去上班、上学。

思考

- 你在丽贝卡的家庭中看到了怎样的相互强化模式？
- 作为一个认知行为治疗师，你会建议丽贝卡做出什么改变，为什么？

/ 治疗

// 父母行为训练

/// 评估

与其他形式的行为治疗一样，父母训练也是从一系列的评估开始的。虽然各个临床机构的程序有所不同，但大多数评估是基于坎费尔和菲利普斯（Kanfer & Phillips, 1970）的SORKC行为模型：S为刺激（stimulus），O为个体（organism）状态，R为目标反应（response），KC为结果后效（contingency of consequence）。例如，父母抱怨他们的儿子在两餐之间会缠着他们要饼干吃，如果不给他就会发脾气。那么发脾气将被认为是目标反应R；个体的状态，比如像饥饿、烦躁是O；刺激S可能是看到了饼干盒里的饼干；结果后效KC可能是当孩子闹得特别厉害的时候父母偶尔给他饼干。

像以上这种简单的情况可以直接应用SORKC模型，但是当涉及家庭中那些有较长的相互关联的行为链时，情况会变得复杂得多。比如以下情况。

案例研讨

J先生和J夫人抱怨说，他们的两个孩子在晚餐的桌上哭闹不已。家庭观察显示，当J先生因为孩子们的不良行为而吼他们时，孩子们就会站在母亲的椅子旁开始呜咽。

如果按照这个行为序列，应用SORKC模型并不难。但是，假设上述序列仅是更复杂情况的一部分呢，情况又会如何？

早上，J先生主动与J夫人亲热，但是，她由于照顾孩子感到疲累，所以翻身继续睡觉。J先生感觉自己受到了伤害，对妻子说了几句不好听的话之后就去工作了。J夫人则花了一整天与孩子们玩耍来平复自己被丈夫伤害的感受。

当J夫人到了必须做饭的时候，她已经对孩子们有点恼火了。J先生辛苦工作一天后回到家里，试图拥抱妻子来弥补一下她。但她因为忙于做饭而只是敷衍应付。当她在炉子旁时，孩子们和先生都想获得她的注意，缠着和她说话。最后，她冲J先生发火了："你难道看不到我很忙吗？"他闷闷不乐地退回了书房，一直待到晚饭做好才出来。

正如他的妻子很难发泄她对孩子的愤怒，并把愤怒带给J先生一样，J先生也难以对妻子表达愤怒，因而往往把愤怒转嫁给孩子们。在餐桌上，当J先生因为孩子们的小事就吼他们之后，孩子们就转而寻找母亲的庇护。这时J太太会把一个孩子抱到她的腿上，用手抚摸另一个孩子的头发。

在这个更长而非典型的行为序列中，刺激是什么，反应是什么？显然，这些定义变为循环中的一个环节，此刻的反应可能就是下一刻的刺激，对刺激反应的分析取决于观察者的角度。

父母行为训练中的评估需要观察和记录要改变的行为的频率，以及之前和之后的事件。会谈（通常是与母亲的会谈）旨在提供对问题的界定和潜在的强化物清单。观察可以在单向镜后面或在家访期间进行。通常来说，在父母行为培训的过程中父母需要学会精确定位问题行为，记录其发生的过程，注意可能作为问题行为的刺激和强化的各种行为。培训中使用的核查表和调查问卷则可以提供在会谈中可能被忽略的信息。

/// 治疗技术

一旦完成评估，治疗师就要决定应该增加或者减少哪些行为。为了促进行为发生，可以应用**普雷马克原理**（Premack principle, Premack，1965），即选择高频率行为（喜欢的活动）作为低频率行为的强化物。过去认为强化物必须满足一些基本驱动，如饥饿或口渴；现在已经知道，任意指定更常发生的行为（假如有很多的选择的话）都可以作为那些受到更少选择的行为的强化物。

案例研讨

G夫人抱怨说，她没有办法让5岁的儿子亚当早上整理他的房间。她试着用糖果、金钱和玩具来奖励他，但“都没什么用！”对亚当行为的功能分析显示，考虑到他所选择的事情，最可能的行为是看电视、骑自行车，以及在他家后面的泥地里玩。一旦这些活动是以整理他的房间为前提，他很快就会学会整理房间。

各种材料和社会性强化物被用于促进期望行为的发生，但是如普雷马克原理所示，为了有效，强化物必须受到孩子的欢迎。虽然金钱和糖果似乎是有力的奖励，但是对某些孩子来说它们可能不像在泥地里玩的机会那样有效。

一旦选择了有效的奖励后，父母需要学会通过强化对目标的逐步接近来塑造所期望的行为。他们应该学会逐渐提高强化的标准，并在孩子做出符合预期的行为之后立即给予强化。[①] 一旦孩子规律地表现出所期望的反应，就要实现间歇性强化，以便增加新行为的持久性。

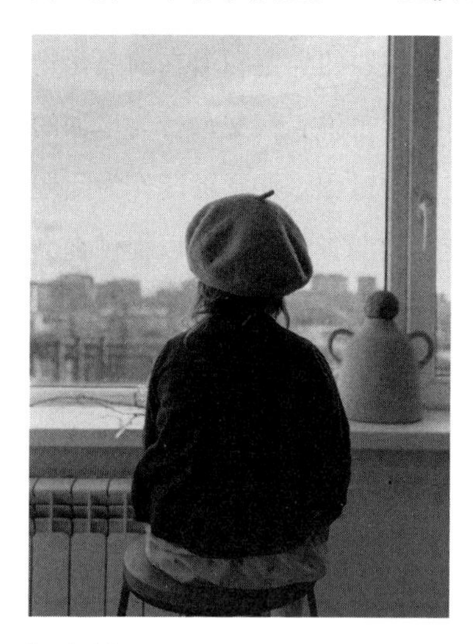

活动暂停法是一种对幼儿非常有用的惩罚方式。

惩罚技术通常在强化积极行为取得进展之后使用。对于青春期前的儿童来说，最广泛使用的惩罚是活动暂停法。活动暂停法一般是指把孩子移动到无聊的地方待5分钟（年龄大点的孩子可以送到研究院去听讲座）。当孩子拒绝暂停活动时，父母被教导要增加额外的暂停活动的时间，最多可达10分钟。如果孩子继续拒绝，就会取消一个特权。当父母的要求始终如一时，孩子很快就学会接受暂停活动，而不是失去看电视或玩电脑的机会。

① 即时接近非常重要，这就是同样作为惩罚，活动暂停法有效而禁足无效的原因。

减少行为的其他技术包括口头训斥和忽略。简单地对孩子重复命令是改变他们行为的最无效的方式（Forehand，Roberts，Doleys，Hobbs，& Resniclc，1976）。家务杂活分成几个步骤，每个步骤给出点数。奖励包括食物、与父母相处的特殊时间、家庭资源（例如玩电脑或看电视时间）、特权和玩具。要定期更改奖励，以保持其趣味性。

由于即时强化的不便性，代币系统已经得到父母训练者广泛使用。期望行为出现，则可以获得积分，不良行为则会损失积分（Christophersen，Arnold，Hill，& Quilitch，1972）。

案例研讨

F 夫人是两个小孩的母亲，来到诊所后就开始哭泣并且抱怨头痛。初始访谈发现她有轻度抑郁，并认为其抑郁症状可能是难以应付孩子的一种反应。她的小女儿苏西,5 岁，是一个害羞、经常发脾气的孩子。大儿子罗伯特,8 岁，善于社交，但在学校表现不佳。F 夫人对自己棘手的孩子们感到很无助。

对行为的功能分析显示，苏西的羞怯使她获得了来自焦虑母亲的额外关注。每当苏西拒绝其他孩子一起玩耍时，她的母亲就会花大量的时间来使她感觉好些。治疗师选择社交行为（而不是害羞）作为第一个目标反应，并指示F 夫人要强化苏西社会化的所有努力，并在她避免社会接触时选择忽略她。此后，当苏西试图与其他孩子进行社交时，F 夫人会立即用注意和表扬来进行强化。当苏西选择留在家里而不是和其他孩子一起玩耍时，她的母亲就不理她，而是自己忙于自己的活动。3 个星期后，F 夫人报告说，苏西“似乎已经克服了她的羞怯”。

在初步成功后，治疗师认为是时候帮助F 夫人解决更困难的问题了，即苏西的脾气。由于家庭在诊所时或治疗师家访期间，苏西都不太可能发脾气，因此，治疗师指示F 夫人做一个星期的观察性记录。这些记录表明，当父母拒绝她的要求，或一些特别的嗜好，比如熬夜看电视等，尤其是晚上苏西和父母都累了的时候，苏西更有可能发脾气。至于父母如何应对这些爆发，F夫人说："我们试过所有方法，有时我们试图忽视她，但是不可能；她会大吵大闹，直到我们无法忍受；有时候为了让她闭嘴，我们会打她屁股或给她想要的。有时候我们打了她之后，她哭得比较厉害，我们就让她看电视，直到她平静，这通常比较有效。"

听了这个描述之后，治疗师解释了F先生和夫人如何在不经意间强化了苏西的发脾气的行为，并告诉他们如何停止这样做。在接下来的一周中，F夫妻被告知无论何时都要忽略苏西发脾气。如果是在睡前发生，就把苏西放到床上；如果她继续哭泣，就把她一个人留在房间里，直到她停下来。只有当她停止时，她的父母才可以与她谈论她的想法。

接下来的一周，F先生报告说，苏西发脾气确实减少了，除了一个晚上，那晚，他们采取了一种新的且更麻烦的形式。当苏西被告知她不能熬夜看电视，她就像往常一样哭泣。F夫人把苏西弄回她的房间，并告诉她准备睡觉。然而，苏西意识到父母会像这周前些日子那样忽视她，就开始尖叫并破坏房间里的东西。"这很可怕，一旦我们把她留在房间里，她就完全失去控制，她甚至砸了我买给她的小狗灯，我们不知道该怎么办，所以就那一次，我们让她晚睡了。"治疗师再次向F夫人解释了这种行为的后果，并告诉他们，如果苏西再次变得具有破坏性，父母两人就去抱着她，直到脾气平息。

在下一次会谈时，F夫人描述了苏西的失控。然而，这次父母按照治疗师所说的，抱着她。F夫人对苏西发脾气持续的时间感到非常惊讶。"但是我们记得你说的话，所以我们不能放弃。"花了20分钟，苏西终于平静了下来，这是苏西最后一次在发脾气过程中变得暴力。尽管如此，她在接下来的几个星期里仍然偶尔爆发。

据F夫人说，几次发脾气似乎都发生在不同的环境或不同的条件下，而很少在家里了（苏西现在已经知道父母不会同意了）。例如，一次发生在超市，苏西想吃糖而没有得到同意。然而，到了这个时候，F夫人已经完全相信有必要不能再强化她发脾气，所以她没有同意。但因为女儿在公共场合吵闹，这令她觉得尴尬，她觉得有必要把苏西带出超市。她让苏西坐在车里，尽力让这变成一次愉快的经历。这次之后苏西就很少发脾气了。

接下来，治疗师把注意力转向了罗伯特的学校表现。经过仔细的评估发现，罗伯特通常否认他有家庭作业。在与罗伯特的老师沟通后，治疗师发现，孩子们一般都有家庭作业，预计需要 30 分钟到 1 个小时。F 夫人选择了一个高概率的行为——看电视——来强化罗伯特的作业完成行为。在头两个星期，F 夫人发现有必要每晚给老师打电话来确认作业。但很快就没有必要这样做了，做家庭作业成了罗伯特的习惯，他的成绩从 D 和 C 提高到了 B 和 A。大家都高兴，F 夫人感觉家人也不再需要帮助了。

秋季做了一次随访，结果发现事情保持得比较顺利。苏西现在有越来越多的社交，也已经几个月没有发脾气了。罗伯特在学校表现很好，虽然刚开始的时候他会忽略一些比较难的家庭作业。为了解决这个问题，治疗师向 F 夫人解释如何建立一个代币系统，使她能够运用它取得良好的效果。

对于青少年，后效契约（Alexander & Parsons，1973；Rinn，1978）使用得更加广泛。契约被引入家庭作为家庭成员通过妥协获得一些东西的方式。父母和青少年被要求指定他们希望对方改变什么样的行为。这些要求构成了初始契约的核心。为了帮助家庭成员达成契约，治疗师鼓励:（1）清楚地传达愿望和感受，（2）清楚地说明要求，由此引向（3）协商，每个人接受某些东西以换取特权。

// 行为夫妻治疗

/// 评估

与父母训练一样，行为夫妻治疗从全面评估开始。这个过程通常包括临床会谈、特定目标行为的评级和婚姻满意度问卷调查。使用最广泛的是洛克－华莱士婚姻调适量表（Locke & Wallace，1959），该问卷包括23个项目，涵盖了婚姻满意度的各个方面，包括沟通、性、感情、社交活动和价值观。

评估旨在揭示夫妻关系的优势和弱点，以及奖励和惩罚的交换方式。访谈和问卷用于确定和明晰目标行为。雅各布森（Jacobson，1981）提供了一个治疗前评估的纲要（见表9-1）。

表9-1　雅各布森婚姻治疗的治疗前评估

A. 关系的优势和技能
关系的主要优势是什么？ 配偶的哪些行为受到对方的高度重视？ 夫妻常常共同参与的活动有哪些？
B. 当前的问题
主要抱怨的问题是什么？这些抱怨如何转化为明确的行为术语？ 维持这些行为的强化物是什么？ 哪些行为的发生频率比所期待的要低，或者从配偶的角度来看哪些行为在应该出现的时间没有发生？ 这些行为的即时后果是什么？
C. 性与感情
配偶是否对当前性生活的频率、质量或方式多样性感到不满？ 如果当前性生活存在问题的话，那有没有一次双方都满意的性体验？ 哪些性行为看起来和当前的不满意有关系？ 是否有一方或双方对非性意味的身体爱抚的数量或质量感到不满？
D. 未来前景
伴侣前来寻求治疗，是为了改善他们的关系、为了分开，还是为了判断这种关系是否值得继续？ 尽管目前存在问题，夫妻双方继续保持这段关系的原因各自是什么？
E. 社交环境评估
对夫妻双方来说，现在关系中的可替代性选择有哪些？ 这些备选对双方的吸引力有多大？ 环境（父母、亲戚、朋友、工作伙伴、孩子）是否支持继续或解散目前的关系？

续表

F. 夫妻的个人功能
个体是否表现出情绪或行为问题？
他们之前接受过治疗吗？是单独还是一起接受治疗的？是什么样的治疗？结果如何？
双方过去各自的亲密关系经验是怎样的？
现在的关系与之前的相比有何不同？

资料来源：Jacobson, N. S. (1981). Behavioral marital therapy. In A. S. Gurman & D. P. Kniskern (Eds.), *Handbook of Family Therapy* (pp. 565-566). New York, NY: Brunner/Mazel.

/// 治疗技术

理查德·斯图亚特（1975）列出了 5 种用行为疗法来处理婚姻困扰的策略：

1. 教给夫妻用清晰的、行为描述的方式表达自己，而不是模糊的抱怨。
2. 教给夫妻新的行为交换流程，强调用积极控制代替厌恶控制。
3. 帮助夫妻改善他们的沟通方式。
4. 鼓励夫妻建立明确有效的权力分配和形成决定的方式。
5. 教给夫妻解决未来问题的策略，维持并延长治疗的效果。

行为交换流程可以增加期望行为的频率。典型的方法是要求双方列出希望对方平时多做的 3 件事情。当学会了以这种明确的方式交换行为时，夫妻就无疑学会了通过积极强化来影响彼此的方法。斯图亚特（1976）让夫妻在生活中交替使用“关爱日”，在关爱日当天，伴侣一方要用尽可能多的方式来关心照顾另一方。

下面的片段选自斯图亚特开展的系列工作坊的视频，展示了他如何帮助夫妻学会使彼此快乐，而不是试图解决使他们接受治疗的问题。

案例研讨

卫斯利和阿黛尔是一对中年的工人阶级夫妻。这是他的第四次婚姻和她的第三次婚姻。卫斯利因为阿黛尔经常工作到很晚而有遭拒绝的感觉；同时，她也觉得他不喜欢她，因为每次她做出性爱的暗示时他都会离开。斯图亚特博士从简短了解每个人的家庭历史开始，然后探讨他们的关系史。在会谈的后半部分，斯图亚特博士提出了改善夫妻关系的建议，要他们努力表现出一切“好像”都挺好和彼此关心的样子。

当斯图亚特博士告诉他们可以选择通过彼此相爱的方式使他们的婚姻变好时，他们似乎有点怀疑。因为阿黛尔觉得她不知道卫斯利是否致力于维系这段关系。这时，斯图亚特博士建议她需要相信他的承诺，并以自己的婚姻为例，告诉他们，他们可以聚焦于积极表达对彼此的关爱。

后来，斯图亚特建议卫斯利要表现得“好像”他和阿黛尔很亲近，并向他保证，如果他充满柔情地对待她，她也会同样回应他。斯图亚特再次用自己的婚姻为例来说明两个人可以如何通过互相关爱来使彼此快乐。因此，他向卫斯利保证，如果他对她充满关怀，阿黛尔也会这样对待他，斯图亚特希望卫斯利可以同意尝试这样做。尽管他们似乎还有点怀疑，但卫斯利和阿黛尔都同意尝试积极行动。

在一个精心设计的纵向研究中，戈特曼和克罗科夫（Gottman & Krokoff, 1989）发现，从长远来看，那些常被认为对关系具有破坏性的争论和愤怒的交流不一定有害。这些模式与当时关系的不满意相关，却能预测3年后关系满意度的提高。另一方面，防御、顽固和冲突回避反而会导致婚姻的长期恶化。冲突使大多数人不安，但它可能是面对和解决问题的重要征兆。直接表达不满的愤怒可能是痛苦的，但它也可能是健康的。戈特曼和克罗科夫（1989）得出结论：“我们的数据发现，如果妻子必须说明和阐述婚姻中的分歧，为了长期改善婚姻满意度，她可能需要让丈夫直面分歧，并开诚布公地讨论分歧和愤怒。”（p.51）换句话说，只有当伴侣不再防御时，面质才会有效。重要的不仅是坦诚，而是以伴侣可以接受的方式来表达坦诚。

沟通技能训练可以以团体形式（Hickman & Baldwin，1971；Pierce，1973）或夫妻形式来进行。教给夫妻以具体、积极的方式表达，直接回应批评而不是互相抱怨，谈论现在和未来而不是过去，在不打断他人讲话的情况下积极倾听，减少惩罚性言论，消除那些听起来像妄下断言的问题。

一旦夫妻学会了以有利于解决问题的方式沟通，就给他们介绍后效契约的原则——同意根据伴侣的变化而做出改变。在**等价交换契约**（quid pro quo contract, Knox，1971）中，伴侣同意在另一方做出改变之后做出改变。双方都有需明确想要对方做出改变的行为，在治疗师的帮助下进行协商。在会谈结束时，制订一份书面清单，双方都要签字。

另一种形式的契约是诚信契约，在这种契约中，一方同意做出的改变不取决于另一方做了什么改变（Weiss et al.,1973）。伴侣的独自变化都会得到独自的强化。例如，一个丈夫每天下午 6 点回家，晚饭后和孩子一起玩，那他可以在周末给自己买一件新衬衫予以奖励，或者妻子给他进行背部按摩来奖励。

问题解决训练用于无法使用简单交换协议的复杂情况。协商之前要仔细定义问题。一次只讨论一个问题。每个人都以复述他人的话语来开始，要尽量避免对对方动机的推测，尤其是对恶意意图的推测。鼓励他们避免负性反应。当定义一个问题时，从一个肯定的语句开始会更有效，而不是说“你从来没有……”。教给夫妻说:“我欣赏你……的方式，另外我希望……”

以下关于问题解决沟通的准则改编自《好好说话第一步：学会倾听》（*The Lost Art of Listening*，Nichols，2009）。

1. 自己表达自己的想法，要将自己的观点表达为你自己的想法和感受，而非绝对真理。

2. 提具体的要求，而不是泛泛地抱怨来表达你所想要的。

3. 心平气和地说话，适当停顿。给你的伴侣回应的机会。

4. "非礼勿入"原则：当你的伴侣没有准备或正在做别的事情时，不要尝试与之讨论。

5. 邀请你的伴侣表达其想法和感受。

6. 用带着理解的意图，而不是只等着回应的方式来倾听。

7. 尝试去理解对方的感受，而不只是仅仅对字面意思进行回应。

8. 通过告知对方说话的意思让对方明白你对他的理解，并邀请他来完善或纠正你的说法。

9. 当发生重大的冲突或误解时，进行一次完整的对话来阐述并确认伴侣的观点。等到你能证明你明白对方之后，或许可以在随后的对话中尝试去表达你的观点。

10. 当谈及解决方案时，请你的伴侣先说，倾听并认可对方的想法。

11. 当你提出解决方案的建议时，确保这些方案可以同时满足你们两人的需求。

12. 找到一个双方都同意的解决方案，但是要准备一个尝试期，并在尝试期结束时重新考虑解决方案。

// 家庭治疗的认知行为取向

/// 评估

认知行为评估的目标是：（1）识别个人、夫妻或家庭、环境中的优势和问题；（2）在发展阶段的背景下考虑个人和家庭的发展功能；（3）识别在家庭互动中作为干预目标的认知、情感和行为。

互动治疗师所寻找的家庭互动，是家庭成员表达他们对彼此的想法和情感的方式和程度，比如谁打断谁，谁为谁说话。这些非结构化观察可以由初始会谈中的结构化沟通任务来补充完善（Epstein & Baucom, 2002）。基于来访者提供的信息，治疗师可以选择一个家庭中未解决的问题，请他们用 10 分钟左右的时间来讨论。可以要求家庭成员只是表达出对该问题的感受，或者请他们在规定的时间内尝试解决这个问题。无论哪种方式，治疗师都有机会观察家庭成员思考问题和彼此互动的方式。

一些认知行为主义者使用编码系统，如婚姻互动编码系统第四版（Marital Interaction Coding System-Ⅳ, Heyman, Eddy, Weiss, & Vivian, 1995），作为识别家庭成员互动序列的指南（如积极的身体接触，建设性和破坏性的行为，抱怨）。通过这些结果形成对于来访者家庭关系的假设，需要通过治疗师的反复观察和家庭成员提供的家庭互动报告来对其进行验证。

举个例子，如果父母说他们与自己十几岁的儿子相处是有规则的，而且他们一起努力来执行这些规则，那么治疗师可能会认为家庭中存在一个明确的权力等级。但在随后的会谈中，儿子说他可以轻易地打破规则，而且通常不会受到父母的惩罚。之后的会谈中，儿子也一再地打断父母说话，而父母没有做出反应。这时治疗师可能就会修改初始假设，并认为父母的权威较低，教养策略也较为混乱。

从访谈、调查问卷和行为观察中收集到足够多的信息后，治疗师与家庭成员会面，向其阐述目前出现的家庭的优势、主要关注点、压力源和可能导致了他们目前困境的互动模式等。这时，治疗师会和家庭成员一起确定需要优先改变的事项，并讨论可能用于减轻问题的一些干预措施。

/// 治疗技术

认知行为家庭治疗假设家庭成员既影响其他家庭成员，同时又受到其他家庭成员的影响。一个家庭成员的行为会触发其他成员的行为、认知和情绪，并反过来影响该成员的反应性认知、行为和情绪。爱泼斯坦和施莱辛格（Epstein &

Schlesinger, 1996）列举了家庭成员的认知、行为和情绪可能导致冲突螺旋上升的 4 种方式：

1. 个人对于家庭互动的认知、行为和情感（例如，注意到自己与其他家庭成员疏离的人）；

2. 家庭成员对他采取的行为；

3. 几个家庭成员对他的组合反应（并不总是一致的）；

4. 其他家庭成员之间的关系特征（例如，注意到两个其他家庭成员常常会彼此支持对方的看法）。

正如个人保持关于自己、世界和未来的图式或核心信念一样，他们也保持关于家庭的信念。达特里奥（2005）认为个体有两套关于家庭生活的图式：（1）在其原生家庭中的成长经历相关的图式；（2）与家庭相关的一般化的图式，或关于家庭生活的个人理论。这两种类型的图式都会影响个体在家庭环境中的反应。例如，一个带着家庭成员应该一起做事的信念长大的女人，如果她的丈夫想要自己做些事情，她就会感觉受到威胁。

把认知行为主义的原则教给家庭会促进家庭成员之间的合作关系，并增加了他们与治疗师的合作。治疗师通常会对治疗模型进行简要说明，也会在治疗期间定期介绍相关概念。除了呈现这样的信息，还要安排一些阅读材料。对治疗的理解能使家庭成员适应治疗过程，强化他们认识到对自己想法和行动承担责任的重要性。

认知干预的目的是提高家庭成员有效监管自己认知的技能水平。需要注意的重点是：认知疗法不应该降低为一般通用的解释（比如："依赖他人是错误的。""谁说当事情出错了就是灾难性的？"），治疗的过程也不是由治疗师完成全部工作。相反，为了使认知干预有效，必须揭示特定的认知扭曲，来访者也必须学会检验他们自己的假设。这种探索是在苏格拉底式的提问过程中进行的。

认知疗法的一个主要目标是帮助家庭成员学习识别他们的头脑中闪现的自动化思维。识别这些自动化思维（比如，她哭了——她肯定很生我的气）的重要性在于，其通常反映了潜在的可能不正确的图式（比如，女人通常认为男人应该对她们的不快乐负责）。

为了提高来访者识别自动化思维的能力，治疗师会鼓励来访者用日记来记录那些引发自动化思维的场景和产生的情绪反应。治疗师要对这些假设提出一系列的问题，而不是直接挑战它们。以下是一个具体案例。

案例研讨

当父母发现 13 岁的凯莉和一个男孩一起从学校走回家的时候，他们对此的反应是，“我们不能再相信你了！”（他们之前已经明令禁止凯莉与这个男孩进行交往），并把她禁足了一个星期。凯莉的自动化思维是“他们再也不会相信我了”，这反过来影响了她的感受，使她又担忧又生气。这样的想法伴随的结论是“现在我再也不会有任何自由了。那就不管了，我要做我想做的。”

在帮助凯莉识别这些想法后，治疗师请她检验这些假设，然后考虑替代的解释。“有什么证据支持你的这个想法吗？”“有可能有替代的解释吗？”“你怎么检验这个假设？”

凯莉认为现在来确定她的父母将来会如何对待她还为时太早。她决定检验一个假设，如果她停止对他们说谎，他们最终会再次相信她，这样，她可以慢慢赢回她的自由。凯莉还被要求审视她的反抗，并考虑它的具体内涵。（愤怒？解放？自豪？）

以下问题可能会帮助家庭成员核查他们的自动化思维。

“根据你过去生活中的经历或事件，有什么证据支持你刚才分享的想法？如何获得更多信息，以更好地帮助你评估你的想法是否准确？”

“你能否想到一个替代的解释，它同样可以解释你的伴侣（或孩子、兄弟）的行为？”

“参考认知扭曲的列表，如果你也有的话，你的自动思维属于其中的哪条？”

下面的案例（摘自 Dattilio，2005）是这个过程在治疗过程中如何发生的一个例子。

案例研讨

这个家庭因母亲严厉的态度所引发的冲突来寻求治疗。基于这位母亲和自己脆弱而又苛刻的父母相处的经历，她往往对她丈夫和孩子的任何问题均反应过度。她的焦虑使她不能忍受孩子的哭泣和抱怨。家人觉得他们凡事都需要小心翼翼，以免让她担心。因此，父亲和孩子们结盟来对抗他们认为是“疯子”的母亲。

然而这位父亲自己的母亲也是比较控制和专横的，这导致他发展出了这样一个图式：妇女都是霸道和不讲理的。他未能挑战妻子的不合理的行为，部分原因是他延续了与自己母亲相处的经验。他没有直接和妻子对抗，而是同他的孩子组成了同盟一起反对她，就像他和他的父亲一起来对付自己专横的母亲那样。

治疗师使用向下推论的认知技术来识别这位母亲的核心信念（见图9-1）。这个技术通过提出一系列问题来揭示每个人假设下的基本图式：“所以如果那个事情发生了，那意味着什么呢？”

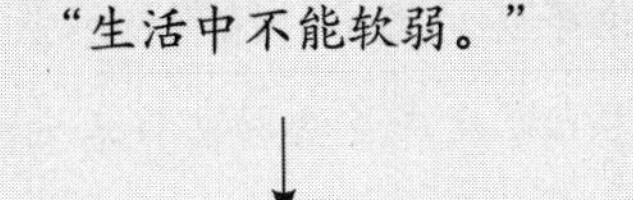

“生活中不能软弱。”

↓

“如果我的家人软弱，他们就会屈服于生活中的困难。”

↓

“这时人们会崩溃，变得不稳定，成为别人的负担，给自己带来风险。”

↓

“这个结果很容易导致死亡或自杀。”

↓

“如果我软弱，我会死。”

↓

“因此，我们必须避免任何软弱的表现。”

图 9-1 向下推论技术

孩子们害怕待在母亲身边。他们认为她不可理喻，并把她的这种顽固归因于她曾与一个试图自杀并责备女儿不关心自己的母亲一起长大。当治疗师试图揭露孩子们关于这种情况的核心信念时，一个女儿说：“我想我的母亲正处于她一生所背负的压力的边缘。我们必须顺着她，否则她可能会有所不测，而我们不希望那样。虽然我们很讨厌这样的生活方式，但这一切都是我那愚蠢的外婆的问题。”这个孩子的图式是：“对于有问题的父母，孩子们必须要小心一些。”

在处理这个家庭的图式时，治疗师遵循了八个步骤来发现和重新审视它们。

1. 识别家庭图式，并重点关注那些被他们努力维持的冲突领域（例如“我们和妈妈在一起时必须小心翼翼，如果我们出现任何软弱的迹象，她就会大发雷霆”）。通过向下推论等自动思维的探测技术能够揭示内在图式。一旦确定了图式，可以在获得其他家庭成员的同意后来进行验证。

2. 追踪家庭图式的起源，以及它们在家庭中如何演变成为根深蒂固的家庭机制。这可以通过探索父母的成长背景来完成。应着重关注父母成长之间的相似性和差异性，以帮助他们了解认同和冲突的领域。例如，在这个案例中，父亲从小就被告知要相信对所爱之人表现出脆弱是可以的；而母亲则被教导，表现出任何形式的软弱都是危险的。

3. 阐明做出改变的必要性，指明重构图式如何有利于促进适应和谐的家庭互动。例如在这个案例中治疗师向母亲指出，她认为自己总是要对家庭中的其他人负责，这使她不堪重负。治疗师着重指出她的看法有多少受到了与自己母亲相处经历的扭曲，以及她又是如何无意间使自己的丈夫和孩子面临同样的负担的。

4. 引发家庭成员承认需要对现有功能失调的图式进行修改或调整。这一步为共同努力做出改变铺平了道路。当家庭成员有不同的目标时，治疗师的工作是帮助他们找到共同点。

5. 评估家庭做出改变的能力，制订促进改变的策略计划。在这个案例中，询问母亲有什么证据可以支持她的观念，即表现出软弱的迹象是有问题的。帮助她发现这个观念可能是源于她自己的童年经历形成的认知扭曲。邀请她做一个实验，让她在家人面前哭一次，看看偶尔软弱地表现情绪是否真的是有危险的。事实上，她的丈夫和孩子们看到她表达出自己的感受时如释重负，这让她发现也许表达出不愉快的情绪也没有那么可怕。“事实上，这感觉很好。”她说。在类似的过程中，丈夫发现，如果他不想在妻子不高兴的时候去保护她，孩子们会支持他，“没有可怕的事情发生”。孩子们发现，当他们表达了他们不想卷入父母冲突的愿望时，他们可以自由地做他们自己，而不必担心负面的后果。

6. 实施改变。治疗师鼓励家庭成员在集思广益的过程中考虑修改他们的信念，并权衡其内涵。这个家庭考虑了如果他们决定采用这样的信念，即"委婉地表达对其他家庭成员的负面情绪是很重要的，家庭成员应该也有分享与其他成员相处的感受的自由"后，他们该如何互动。

7. 实施新的行为。此步骤包括尝试改变并检查其是否有效。每个家庭成员都需选择一个与修改后的图式相一致的替代行为，并观察其对家庭的影响。一旦孩子们开始把母亲的行为看作是对他们表达爱的方式，是保护他们免受她曾经作为一个孩子所经历过的一切，他们就不再那么防御，也会更支持她——反过来，这也缓解了母亲的焦虑和戒心。

8. 巩固变化。此步骤涉及建立新的图式及其关联行为作为家庭的长久模式。敦促家庭成员需要对未来进行重新评估，以保持灵活性。虽然母亲可能被认为是这个家庭中的问题表现者，但是治疗师认为让父亲和孩子们认识到自己在维持这一情况中的作用也是很重要的。他们通过表达自己的感受，而不是回避母亲来开始这一过程。然后，为了挑战他们对家庭的自动化思维，并认识到他们自己的信念怎样成为问题的一部分，所有的家庭成员都被要求权衡替代性解释，并考虑它们的影响。达特里奥指出，这个过程类似于重构，但有一个重要的区别：在认知行为治疗中，家庭成员被要求收集数据和权衡证据以促进观念的改变，而不仅仅是接受治疗师的替代性解释。

想象和角色扮演可以帮助家庭成员回忆过去的事件，帮助他们形成假设。有时，可以指导家庭成员互换角色进行角色扮演，以增加他们对彼此感受的共情（Epstein & Baucom，2002）。这方面的一个例子是让兄弟姐妹互相扮演对方来重演最近的一次争执。专注于对方思考框架的这种方式提供了一个新的视角，可以帮助家庭成员缓和他们对彼此的看法。

虽然认知干预变得越来越重要，认知行为治疗师仍然会使用传统行为治疗的许多要素，包括沟通训练、问题解决训练和家庭作业。爱泼斯坦和鲍科姆（Epstein &

Baucom，2002）总结了在认知行为治疗中教给来访者的问题解决策略，包括帮助来访者学习在不攻击其他家庭成员的观点的情况下设置明确的行为目标，评估提出的每个解决方案的优点和缺点，然后选择一个对所有人来说都相对可行和同意的解决方案。之后提出一个尝试期，以测试拟解决方案的实施情况，并评估其有效性。

认知行为治疗中广泛使用的家庭作业包括沟通技巧练习——例如故意进入争论，但是不能攻击对方，或者使用居高临下的语言；布置阅读任务，阅读材料的主题与治疗过程中出现的一些问题有关；自我监控练习，要求来访者记录会谈间的想法和情绪。在《日常失功能思维列表》（“Daily Dysfunctional Thought Sheet”，Beck，Rush，Shaw，& Emery，1979）中，来访者会被要求记录争吵中的想法，并发现其思维、情绪和行为之间的联系。

弗兰克·达特里奥（1999）介绍了“纸笔技术”（pad-and-pencil），来帮助家庭成员克服打断彼此说话的不良习惯。给家庭成员一个便签本和铅笔，让他们记录其他家庭成员在说话时，脑子里出现的自动化思维。

早期认知行为治疗受到的批评之一是它忽视了情绪的作用。这在过去也许是事实，但现在已经不是了。当代认知行为主义认为情感和认知是相互影响、相互关联的循环过程。研究表明，焦虑情绪会干扰认知过程，导致一种负面消沉的思维框架，例如，总是看见事物黑暗面的人会比较消耗精力（Gottman，1994）。戈特曼发现悲观情绪会引发悲观的认知过程，导致对负面事件的选择性注意。基于这种选择性注意，负面归因会发展起来，并导致对未来的负面期待。贝克将这描述为“负面框架”（negative frame），使个体容易用悲观的眼光看待世界。

认知行为治疗提供了许多干预措施来改善情绪调节（Dattilio，2010；Epstein & Baucom，2002）。治疗师提供指导和训练，帮助来访者学习用不会导致相互指责的方式来表达自己。这可能会用到向下推理问题来帮助家庭成员学会区分和清楚表达他们的感受及其背后的认知；指导来访者注意他们情绪状态的内部线索；让他们学会用可理解的方式来表达情绪；当来访者试图改变主题时重新回到对情绪的关注上；让家庭成员参与到关系冲突的角色扮演中，以引发情绪反应，并学会用建设性的方式来表达。

最近，正念冥想被用作认知行为治疗的辅助手段。正念冥想能使人们更开放和包容地接纳当下，这反过来会降低对具有挑战的情绪的被动性反应。最近的研究表明，改善情绪技能和正念可以相应地改善婚姻适应（Hayes，2004）。正念冥想也被证明有助于教导夫妻提高彼此的共情和他们的亲密程度。

案例研讨：不开心的妈妈（第二部分）

回到丽贝卡和她的孩子们的案例。治疗师假设，丽贝卡在无意中强化了迈尔斯和埃米莉的赖床行为——在他们准备起床的时候，丽贝卡上楼并且在他们身边待上一段时间。虽然她很生气，但对孩子们来说，或许待在一起的那段时间要比什么都没有更好。治疗师还想知道，他们拖着脚走路是不是只是因为太累了。治疗师向丽贝卡解释了他的假设，并要求她比平时提前 10 分钟叫醒他们，在这段时间里坐在床边和他们说话、拥抱，只谈些愉快有趣的事，而不是责骂或训斥。然后，她要确保他们下了床，准备好了再去做饭。她还要确保他们在前天晚上 8 点半前不受干扰地上床睡觉（之前是晚上 9 点半左右）。

不出所料，早上过得更顺利了。迈尔斯和埃米莉相处得更愉快，丽贝卡也更冷静了，事情也解决了。丽贝卡在晚上采用了同样的策略，并获得了相似的结果。然而，几周后，进程开始倒退，这次是丽贝卡难以坚持下去。治疗师与她探讨了这一复发情况，他们发现，每当她与孩子们那疏远的、不太可靠的父亲发生不良互动时，她就会复发。她对离婚的事仍然耿耿于怀，常常陷入憎恨他、并为自己感到难过的情绪中：“凭什么他想做什么就做什么，而自己却要承担所有的责任，这不公平！”治疗师会谈了几次帮助丽贝卡平静地面对自己的处境（她承认，如今的生活是她努力争取得到的——她曾想要孩子们的全部监护权）。当她这样做的时候，她就可以不再把她对前夫的不满发泄到孩子们身上，这个家庭也恢复了健康的生活模式。

思考

- 针对丽贝卡的治疗，哪些是行为方面的，哪些是认知方面的？
- 治疗的认知和行为方面是如何相互补充的？

// 性功能障碍的治疗

系统脱敏（Wolpe，1958）和自信训练（Lazarus，1965）的引入使得性功能障碍的治疗取得了重大进展。虽然这些行为疗法通常是有帮助的，但其真正的突破是在马斯特斯和约翰逊（Masters & Johnson，1970）发表了他们的方法之后。随后，有人进一步应用并扩展了马斯特斯和约翰逊的基本程序（Kaplan，1974，1979；Lobitz & LoPiccolo，1972）。后来，威克斯和甘贝夏（Weekes & Gambescia，2000，2002）提供了一套整合了夫妻治疗、性治疗和医学治疗的综合治疗模式。

虽然细节不同，但大多数性治疗师遵循一个普遍适用的方法。与其他行为方法一样，第一步是全面评估，包括全面体检和系统访谈，以确定功能障碍的性质和治疗目标。在没有医学问题的情况下，信息缺乏、技术差、沟通不畅的病例是最容易接受性治疗的。

采用马斯特斯和约翰逊方法的治疗师倾向于将性问题归结于焦虑，焦虑会影响夫妻由放松进入激情状态的能力。海伦·辛格·卡普兰（Helen Singer Kaplan，1979）指出，性反应有3个阶段，因此有3种不同类型的问题：性欲障碍、唤起障碍和性高潮障碍。性欲障碍包括低性欲和性厌恶。治疗主要聚焦于：（1）焦虑的去条件化；（2）帮助来访者克服负面思维。唤起障碍包括低情绪唤起、难以实现和维持勃起或扩张和润滑。帮助夫妻学会放松，关注身体对于触摸和爱抚的感觉而不是担心下一步，这些通常会有帮助。性高潮障碍包括性高潮的时机（过早或延迟）、性高潮的质量和对性高潮的要求（例如，一些人仅在手淫时有性高潮）。

性治疗通常对早泄的效果比较好；教导女性自己进行练习和学会性幻想，对女性性高潮的缺乏也可能有一定效果（Weekes & Gambescia，2000，2002）。

虽然性治疗必须针对具体的问题，但大多数治疗均以感官聚焦训练开始，教会夫妻如何放松、享受触摸和被触摸。他们需要找一个适当放松、不受干扰的时间，赤身裸体地躺在床上。然后彼此轮流轻轻地爱抚对方。被爱抚的一方要保持放松，并集中注意去感受被触摸的感觉。之后被爱抚的一方要让伴侣知道哪里的触摸是最愉悦的，哪种触摸的愉悦感相对少一些。在练习初始阶段需要告诉夫妻不要触摸敏感区域，以避免可能出现的焦虑。

当夫妻学会放松和互相温柔地爱抚后，就鼓励他们渐渐尝试更加亲密的行为——但是如果任何一方感到焦虑则应该放慢速度。因此，感官聚焦训练实际上是内在脱敏的一种形式。高度焦虑和对性恐惧的夫妻（有些人会减少到几分钟的性交）通过体验渐进式的相互爱抚来学会克服他们的恐惧。随着焦虑减少和欲望增加，他们被鼓励进行更亲密的交流。在这个过程中，可以教导夫妻表达他们喜欢和不喜欢的地方。举例而言，一个女性并不需要在和伴侣亲热时忍受某种她讨厌的事情，这样最后只会发展到她非常讨厌这样，并突然打断她的伴侣或是避免性爱。治疗师可以教给她如何温柔地向伴侣展示“可以像这样”的方式。

一旦感官聚焦训练进行顺利，治疗师会引入技术来处理具体问题。在女性中，最常见的性功能障碍是难以到达高潮（Kaplan，1979）。这些问题常常源于相关知识的缺乏。女性和她的伴侣可能会想当然地认为她在性交期间不需额外的阴蒂刺激就获得高潮。男性最常见的问题是早泄，作为治疗的一部分的是挤压技术（Semans，1956），伴侣刺激男性的阴茎，直到他感到有射精冲动。这时伴侣用拇指、食指和中指紧紧地握住系带（在龟头下缘），直到射精冲动消退。然后再次开始刺激直到需要另一次挤压。

治疗勃起功能障碍的技术主要是降低表现焦虑和增加性唤起。这些技术包括对男性的焦虑进行脱敏；讨论伴侣描述的期望；增加前戏的种类和持续时间；逗弄技术（Masters & Johnson，1970），即伴侣交替开始和停止刺激男性；以女性引导男性松软的阴茎进入阴道作为性交的开始。

成功的性治疗通常以夫妻性生活的改善作为结束，但并不是他们所期待的那样非常好的程度，因为不切实际的期望会让他们臆想——期望其实也是问题的一部分。作为任何形式的指导治疗，性治疗师逐渐淡出对过程的参与和控制都非常重要。通过回顾已经发生的变化，预测未来的困难，以及根据治疗中学到的原则提前规划需要应对的问题，可以进一步巩固和扩展治疗的收益。

/ 治疗理论和效果评估

行为家庭治疗的原则源于经典和操作性条件反射，近来越来越多地参考了认知理论。目标行为要使用操作性术语仔细定义，之后采用操作性条件反射、经典条件反射、社会学习理论和认知策略来使促使改变。行为治疗师基于已经获得的解决家庭问题的经验，开始尝试解决非行为性问题，如治疗联盟、共情的需要、阻抗问题，以及沟通和问题解决的技能。并且在处理这些传统问题时，行为主义的方法也是非常有效的。与其他任何技术相比，行为治疗更注重仔细的评估。

行为治疗是在研究的传统中诞生和成长的，所以毫不奇怪，在各种家庭治疗形式中它得到的研究支撑最多。大量的证据使这种疗法衍生出两种趋势。第一个趋势，即父母行为训练和行为夫妻治疗的效果已经得到有效验证。这些方法中最受支持的方法是杰拉尔德·帕特森的父母训练治疗（Patterson，Dishion，& Chamberlain，1993；Patterson & Forgatch，1995），尼尔·雅各布森的行为夫妻治疗（Crits-Christoph，Frank，Chambless，& Karp，1995）和法尔斯－斯图尔特及其同事的行为夫妻治疗（Fals-Stewart et al.，2000）。

第二个趋势是，行为治疗的倡导者开始意识到需要扩展其基于传统后效契约和操作性学习程序的方法的重心。已经采用的一种形式是将认知技术整合进传统的刺激—反应行为主义（Dattilio，2010；Dattilio & Padesky，1990；Epstein & Baucom，2002）。

认知行为治疗仍然强调行为的改变。干预一般有两类：以积极控制代替厌恶控制和技能训练。前者的一个例子是，为了抵消许多使夫妻烦恼的消极性，认知行为治疗师会要求伴侣写下对方每天做的一件积极的事情，表达对对方这个行为的欣赏和赞美，并将这个列表带到治疗中来进行进一步讨论（Baucom，Epstein，& LaTaillade，2002）。

认知行为治疗的认知成分会在来访者的态度和假设妨碍积极行为改变的时候发挥作用，如家庭成员只关注到彼此的负面事情时。认知行为治疗师帮助来访者在苏格拉底式的提问过程中探索他们的假设。因此，认知行为治疗仍然关注行为，治疗师仍然是主动和具有指导性的，但更多地关注不快乐的情绪和情绪背后的假设。

帕特森及其同事基于社会学习理论，提出了父母管理训练（parent management training, PMTO），该训练强调儿童的社会环境在维持其偏差行为方面的作用。PMTO 利用行为分析和操作性条件反射来帮助父母给他们的孩子带来积极变化。帕特森及其同事进行了广泛的研究以确定不同的父母行为实践（行为原则、积极支持、父母监管、问题解决和父母卷入）及其对儿童攻击行为的影响（Forgatch & DeGarmo，2002）。他们还进行了干预研究，结果表明 PMTO 有效地减少了青少年的长期犯罪行为（e.g.，Bank，Marlowe，Reid，Patterson, & Weinrott，1991）。PMTO 中的一种也被证明可以有效地预防物质滥用（Dishion，Nelson，& Kavanagh，2003），及高犯罪率地区家庭（Reid，Eddy，Fetrow，& Stoolmiller，1999）、离异家庭（Forgatch & DeGarmo，1999）、重组家庭（Forgatch，DeGarmo，& Beldavs，2005）中的青少年出现违法行为。最近的研究还表明，PMTO 也可以成功地在泰国、墨西哥、挪威和冰岛等国家实施（Arunothong & Waewsawangwong，2012；Baumann，Rodriques，& Amador，2014；Forgatch & DeGarmo，2011；Sigmarsdottir & Gundsdottir，2013）。最后，一些研究人员已经开始探索 PMTO 是否可以在比较不那么传统的治疗环境（如初级护理机构）中实施，初步的研究表明这可能会取得不错的效果（Gomez et al.，2014；Kjobli & Ogden，2012）。

尼尔·雅各布森与安德鲁·克里斯坦森（Andrew Christensen）合作，通过融入经验派治疗的元素，进一步改变了传统的行为夫妻治疗方式。他们保留了行为改变技能，但加入了一些新的策略以增加来访者的情感接受度（Jacobson & Christensen，1996）。换句话说，他们让夫妻在改变另一半的行为之前，帮助他们学会更多去地接受对方。事实上，由此产生了很多不同的方法，因此，我们将在综合方法一章中更深入地对此加以讨论（第14章）。

法尔斯－斯图尔特（Fals-Stewart）、奥法雷（O'Farrell）和同事积累了大量的证据支持使用一种变式的行为夫妻治疗来治疗物质滥用问题。这种行为夫妻治疗强调伴侣对物质使用的节制行为进行奖励对戒断治疗所带来的效果，表明降低婚姻痛苦可以减少物质滥用和复发的可能性。这个模型主要针对夫妻关系与物质使用相关的互动，希望修正这些互动以支持物质滥用行为方面的积极变化（Ruff，McComb，Coker，& Sprenkle，2010）。研究表明行为夫妻治疗可以成功地降低酗酒（Fals-Stewart，Birchler，& Kelley，2006；Fals-Stewart，Klosterman，Yates，O'Farrell，& Birchler，2005）和非法药物的滥用（Fals-Stewart et al.，2000；Fals-Stewart, O'Farrell，& Birchler，2001；Kelley & Fals-Stewart，2007）。也有研究表明其能改善关系适应（Fals-Stewart，2006；Kelley & Fals-Stewart，2008）和儿童的心理社会问题（Kelley & Fals-Stewart，2007，2008）。一些研究还考察了行为夫妻治疗在减少亲密伴侣暴力上的效果（这通常发生在夫妻一方物质滥用时）（Fals-Stewart et al.，2006；Fals-Stewart，Kashdan，O'Farrell，& Birchler，2002）。[①] 认知行为治疗流行的一个原因是认知行为夫妻治疗得到了比任何其他治疗方法更多控制性的研究结果。鲍科姆及其同事（1998）对结果研究的综述表明，认知行为夫妻治疗能有效降低关系的痛苦，特别是作为沟通训练、解决问题训练和后效契约治疗方案的有力补充。研究结果虽然发现了行为取向的家庭干预对儿童品行障碍的有效性（Nichols & Schwartz，2006），但是认知干预本身的效果并没有得到评估。

尽管大众和学术界对性治疗的关注度逐渐增加，但是对其有效性开展的控制良好的研究不多。霍根（Hogan，1978）经过仔细谨慎的综述回顾发现，大多数文献都只是临床案例的介绍。这些报告只是标明成功和失败的“个人成绩表”，缺乏前测和后测、具体技术描述、治疗师以外的参考信息，以及追踪数据支持。此外，由于这些报告大多数来自少数几个相同的治疗师，因此很难去分辨出需要评估的那些内容——是性治疗的技术还是这些特定治疗师的技能起了作用。根据后来的

① 需要注意的是，已经有人对法尔斯－斯图尔特的发现的合理性提出了质疑（*Business First*, 2010）。

综述报告（Crowe，1988；Falloon & Lillie，1988），这种研究状态在 1990 年前均没有太大的改变。

性治疗似乎是一些令人困扰的问题的有效解决方法。大多数研究者都赞同（Gurman & Kniskern，1981），当夫妻公开抱怨其性生活时，就应当考虑选择性治疗。

家庭干预研究的这 3 个领域似乎已经准备进入更高级的发展阶段：儿童品行障碍（Morris et al.，1988；Patterson，1986），婚姻冲突（Follette & Jacobson，1988）和精神分裂（Falloon，1985）。

// 模型现状

正如你所知，认知行为疗法是目前传授和应用最广的心理治疗方法之一。美国婚姻家庭治疗学会进行的一项调查（Northey，2002）要求家庭治疗师描述他们主要的治疗方法，最常见的回复是认知行为疗法（随机选择的 292 名治疗师中有 27.3% 如此回答）。许多著名的家庭治疗师，包括哈佛大学的弗兰克 · 达蒂里奥、马里兰大学的诺曼 · 爱泼斯坦、加利福尼亚大学洛杉矶分校的安德鲁 · 克里斯坦森和戈特曼研究所的约翰 · 戈特曼（John Gottman）等，均采用了认知行为疗法。世界各地也都在开展认知行为疗法的培训和教学。例如，华盛顿州西雅图的戈特曼研究所和尤金的俄勒冈州社会学习中心都是著名的培训中心。

认知行为疗法最新的发展是将其应用到特定类型的严重关系问题的治疗，如外遇和中度的亲密伴侣暴力。鲍科姆和同事（Baucom，Snyder，& Gordon，2009）帮助那些正在面临不忠问题的夫妻应对其共有的创伤性影响，增强他们对导致外遇因素的洞察力并对他们未来的关系做出建设性的决定（包括如果他们选择继续在一起的话，如何加强关系的方法）。爱泼斯坦及其同事（Epstein，Werlinich，& LaTaillade，2015）调整了认知行为疗法，以治疗那些经常互相进行心理攻击且有着轻度至中度的身体攻击行为（但不是身体殴打）的夫妻，通过聚焦于传授愤怒管理技巧、重建促成攻击行为的认知（例如，让一个相信要“给对方一个教训”的人更好地对待对方），并调整会加重夫妻冲突的互动模式。临床对照试验支持了这些系统的夫妻干预措施是安全有效的（Epstein et al.，2015）。

/ 小结

虽然行为治疗师已经将其模型体系应用于解决家庭问题的时间超过了40年，但他们大部分还是在线性推论框架内完成的。家庭症状被认为是习得的反应，偶然性地发生并逐渐加强。对其治疗通常是关注症状，且时间是限定的。

早期的行为家庭治疗的分析基于社会学习理论，根据该理论，行为由其后果维持，并且可以通过改变这些后果来改变行为本身。通过引入认知干预来解决无益假设和错误看法，让其得到了相当大的发展。社会学习理论的一个重要辅助手段是蒂博和凯利的社会交换理论，人们努力在付出最小成本的同时获得最大的人际收益。因此，行为家庭治疗的总体目标是提高奖励行为的交换速度，减少厌恶情绪的交流，提供沟通和问题解决的技能。

更现代的认知行为治疗方法发展了这一种方法，对其基本思想和观念进行了审视和重组，将具体技术应用于目标行为之上，向家庭教授后效管理的一般原则和用于重新评估自动化思维的方法以帮助其明晰扭曲观念以及错误认知。

行为主义对于修正问题行为造成的后果的关注显示了这种方法的优势和弱点。通过关注具体的问题，行为主义能够发展出一系列令人印象深刻的有效技术。即使是如儿童的违法行为和严重的性功能障碍这样相对棘手的问题，也已经有相对应的行为治疗技术。但当代的认知行为治疗师认为，行为只是人类状态的一部分，有问题的个体也只是家庭的一部分。如果个体一直陷于未解决的冲突之中，就不能只是简单地教他们去改变。

不开心可能来自行为问题，但是行为问题的解决有可能解决不了不开心。治疗可能消除症状，但是无法治愈家庭。态度和感受不一定会随着行为的变化而变化。教给家庭成员沟通技巧可能无法解决真正的冲突。仅仅是行为的改变可能不足以实现让家庭成员感觉更好的最终目标。“是的，他现在在做家务”，父母可能会同意这一点。“但我不认为他想帮忙。他仍然不是我们家庭的一部分。”表面上的行为并不是痛苦中的家庭成员所关心的问题，而为了回应他们的需求，治疗师也需要处理认知和情绪问题。

传统的行为主义很少去治疗整个家庭。相反，他们只看到他们认为对目标行为至关重要的那些亚系统。然而，不考虑整个家庭的情况，可能会导致治疗的失败。如果父亲希望儿子调皮捣蛋，或者父亲对妻子的愤怒没有得到解决，那么一个减少儿子对母亲的攻击性行为的治疗方案就几乎不可能成功。此外，如果整个家庭不参与改变，新的行为可能无法得到巩固和维持。

尽管存在这些早期的缺点，认知行为治疗在治疗儿童和婚姻问题时仍然提供了令人印象深刻的技术。此外，它的弱点可以通过将治疗重点扩展到家庭系统来进行修正。也许行为治疗的最大优势是它坚持观察发生了什么，然后对变化进行评估。认知行为学家已经开发了大量可靠的评估方法，并将其应用于评估、制订治疗计划、监测治疗过程和结果。第二个重要进展是逐步从消除或强化个别的标记行为到指导一般的问题解决、认知和沟通技能。第三个重要进展是模块化治疗干预措施，以满足个人和家庭的特定和不断变化的需求。

// 推荐阅读

Barton，C.，& Alexander，J. F.（1981）. Functional family therapy. In A. S. Gurman & D. P. Kniskern（Eds.），Handbook of family therapy（pp. 21-43）. New York，NY：Brunner/Mazel.

Baucom，D. H.，Snyder，D. K.，& Gordon，K.（2009）. Helping couples get past the affair：A clinicians guide. New York，NY：Guilford Press.

Dattilio，F. M.（1998）. Case studies in couple and family therapy：Systemic and cognitive perspectives. New York，NY：Guilford Press.

Dattilio，F. M.（2010）. Cognitive-behavioral therapy with couples and families：

A comprehensive guide for clinicians. New York, NY: Guilford Press.

Epstein, N., Schlesinger, S. E., & Dryden, W. (1988). Cognitive-behavioral therapy with families. New York, NY: Brunner/Mazel.

Falloon, I. R. H. (1988). Handbook of behavioral family therapy. New York, NY: Guilford Press.

Fischer, M. S., Baucom, D. H., & Cohen, M. J. (2016). Cognitive-behavioral couple therapies: Review of the evidence for the treatment of relationship distress, psychopathology, and chronic health conditions. Family Process 55, 423-442.

Fruzzetti, A. E., & Iverson, K. M. (2006). Intervening with couples and families to treat emotion dysregulation and psychopathology. In D. K. Snyder, J. A. Simpson, & J. N. Hughes (Eds.), Emotion regulation in couples and families (pp. 249-267). Washington, DC: American Psychological Association.

Gordon, S. B., & Davidson, N. (1981). Behavioral parent training. In A. S. Gurman & D. P. Kniskern (Eds.), Handbook of family therapy (pp. 517-555). New York, NY: Brunner/Mazel.

Jacobson, N. S., & Margolin, D. (1979). Marital therapy: Strategies based on social learning and behavior exchange principles. New York, NY: Brunner/Mazel.

Kaplan, H. S. (1979). The new sex therapy: Active treatment of sexual dysfunctions. New York, NY: Brunner/Mazel.

Masters, W. H., & Johnson, V. E. (1970). Human sexual inadequacy. Boston, MA: Little, Brown.

Metz, M., Epstein, N., & McCarthy, B. (2018). Cognitive-behavioral therapy for sexual dysfunction. New York, NY: Routledge.

Monson, C. M., & Fredman, S. J. (2012). Cognitive-behavioral conjoint therapy for posttraumatic stress disorder: Harnessing the healing power of relationships.

New York, NY: Guilford.

Patterson, G. R. (1971). Families: Application of sociallearning theory to family life. Champaign, IL: Research Press.

Stuart, R. B. (1980). Helping couples change: A social learning approach to marital therapy. New York, NY: Guilford Press.

Weiss, R. L. (1978). The conceptualization of marriage from a behavioral perspective. In T. J. Paolino & B. S. McCrady (Eds.), Marriage and marital therapy (pp. 165-239). New York, NY: Brunner/Mazel.

PART

03

家庭治疗的最新进展

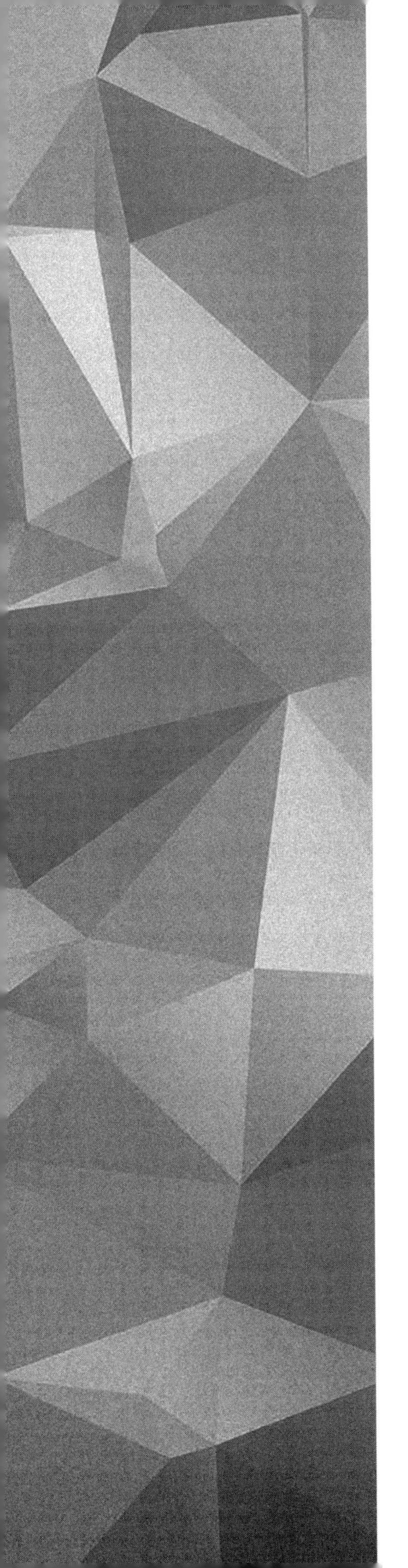

第 10 章

21 世纪的家庭治疗

——当今的家庭治疗

- 传统家庭系统模型在 21 世纪面临的主要挑战
- 与家庭治疗相关的当代社会文化因素
- 技术对家庭关系和个体发展的影响

与围绕单一理论（如精神分析和行为治疗）构建的方法不同，家庭治疗一直是一种多元疗法，囊括了相互竞争的学派和彼此冲突的理论，但这些学派却有一个共同信念，即问题源于家庭。但是，除此之外，家庭治疗的每个学派还是各有侧重，秉承各自的理念和疗法。

而如今，这一切都发生了改变。家庭治疗不再被分为不同的学派，同时，从业人员也不再普遍坚持系统理论。尽管家庭治疗师一直喜欢隐喻，但我们也可以说家庭治疗有了很大发展。家庭治疗领域不再有派系之分或过于自负，因为面临的一系列的挑战，包括男性女性的属性、家庭形态的变化，以及确切了解事情真相的可能性等，使家庭治疗发生了动摇和改变，转而认为任何方法都可以解决问题。

/ 传统家庭系统模型面临的挑战

// 边界模糊

家庭治疗学派的边界在 20 世纪 90 年代逐渐模糊，以至于到现在鲜有治疗师会称他们是纯粹的鲍恩派或结构派等。学派主义减少的一个原因是，随着经验的积累，从业人员开始相互借鉴技术。例如，如果持有结构派从业资格证的治疗师读了怀特和爱普生（Epston）的经典著作《叙事治疗的力量：故事、知识、权力》

（*Narrative Means to Therapeutic Ends*），同时开始花更多时间去探索来访者的人生故事，那么这位治疗师是属于结构派，还是叙事派呢？还是两者皆是？

如果我们假想的这位治疗师又听了吉姆·凯姆（Jim Keim）描述他对有叛逆孩子的家庭所使用的策略，并开始将其付诸实践，我们会怎么称呼这位治疗师，是综合派、中庸派，或者仅仅是家庭治疗师？

为了回应边界模糊的现象，布洛、斯普伦克尔和戴维斯（Blow, Sprenkle, & Davis，2007）鼓励治疗师要多掌握几个流派，以便能针对特定来访者的独特需求来选择其疗法。他们认为，如果不这样做，就是让来访者适应治疗师，而不是治疗师去适应来访者。如果治疗师所拥有的只有一把锤子，那么每个来访者就只能是钉子（Davis & Piercy，2007）。尽管多数疗法都包含有共同的成分，如共情、鼓励和问题假设，但它们之间也有差异。鲍恩派治疗师一次只和一个家庭成员讨论，结构派治疗师却会推动家庭成员彼此沟通；多数学派都会小心谨慎地探索来访者当下的抱怨，但焦点解决的治疗师认为，这恰恰是在强化以问题为中心的思维方式。所以，尽管家庭治疗师相互借鉴的情况已经成为不争的事实，但仍存在不同的概念模型，每个模型也都有其自身对于开展治疗的意义。

// 后现代主义

自 20 世纪初，科学的进步使人们意识到，事物的真相能通过客观的观察和测量得以揭晓。宇宙是一台运作原理等待被发现的机器。一旦这些原理被揭晓，我们就能控制环境。这种现代主义观点影响了家庭治疗的先驱们思考家庭的方式，即家庭是一个可分析和再编程的控制系统。家庭治疗师曾是这方面的专家。治疗师使用结构派和策略派的框架来寻找家庭需要得到修复的缺陷，无论家庭自身是否也这样认为。

后现代主义（postmodernism）是对这种自负的一种回应。我们不仅对科学的有效性、政治和宗教真理失去了信心，甚至开始怀疑是否能知晓绝对的真理。如沃尔特·特鲁特·安德森（Walter Truett Anderson）在《真相并非所见》（*Reality Isn't What It Used to Be*）中写道：“使正在走向终结的现代思潮遭到摧毁的大多数冲突，是不同信仰体系之间的差异，每个体系都声称拥有真理。然而这些信念体系本身就彼此冲突，资本主义和共产主义冲突，科学和宗教冲突。各方都秉持这样的假设，有人掌控着一个确定的、超越人类猜测的真理。”（p.2）在家庭治疗里，这种冲突源于结构派与精神分析学派的差异、鲍恩学派与萨提亚学派的差异。

爱因斯坦的相对论削弱了我们对确定性的信心。马克思挑战了一个阶层统治另一阶层的权力。20 世纪 60 年代，我们失去了对已确立事情的信心。女性主义运动挑战了性别是自然法则的传统观念。随着世界变成地球村，我们越来越多地接触不同文化，将不得不重新审视我们对其他人的“独特性”观点的假设。

这些累积的怀疑变成了 20 世纪 80 年代的主要力量，撼动着每个人努力的支柱。在文学、教育、宗教、政治科学和心理学中，公认的做法受到了**解构**（deconstuction）的影响——换句话说，人们发现它们是由有所意图的人所发展出来的社会规范。社会哲学家米歇尔 · 福柯（Michel Foucault）把在诸多领域公认的规则解释成保护权力结构和压制另类声音。在家庭治疗中，第一个，也可能是在众多声音里最具影响力的声音便是来自女性主义的批判。

// 女性主义

女性主义引发了家庭治疗的猛然觉醒。1978 年，瑞秋 · 黑尔 – 马斯廷（Rachel Hare-Mustin）在一篇文章中发表了很有启发的批评观点，女性主义家庭治疗师不仅指出了现有模式的固有性别偏见，还提倡了一种质疑系统论本身的治疗模式。

贝特森式的控制论认为在系统里实施个人控制是不太可能的，因为所有成分在循环反馈环路里持续互相影响。如果一个系统的所有部分都同等地卷入了这一问题，那我们无法责备其中的任何一个部分。对女性主义者而言，对问题承担相同责任的观念，看起来疑似“受害者有罪论和现状合理化”的巧妙的表达而已（Goldner，1985，p.33）。这些批评在对女性的犯罪，如暴力、乱伦和强奸中显得特别的恰当。一些心理学理论甚至长期被用来暗示是女性自身激发了这种虐待（James & MacKinnon，1990）。

家庭系统排列最常见的是把处于边缘的父亲、过度卷入的母亲和有症状的孩子视为问题的源头。多年来，精神分析学家将孩子的症状归咎于母亲。家庭治疗的贡献也在说缺位的父亲是如何造成了母亲的过度卷入的，所以治疗师尝试通过让父亲取代母亲的位置来降低母亲的卷入度。这对女性而言不是福音，因为在太多案例中，依然存在对母亲的消极看法。母亲仍然是“过度卷入”的，但现在新的解决方案出现了，即把一个好父亲带入进来拯救家庭。

女性主义者争论道，治疗师们没有认识到的是，“不要把过度卷入的母亲和游离的父亲这种典型的家庭模式理解为临床问题，而要理解成两百年来历史发展的产物”(Goldner,1985,p.31)。母亲的过度卷入和缺乏安全感不是由于一些个人缺点，而是由于她们在家庭中处于情感孤立、经济依赖和责任过大的不利地位造成的。

只有当我们对性别更加敏感，我们才会停止责怪母亲，并期待她们完成所有的改变。只有这样，我们才能对抗那些无意识的偏见：照顾小孩和操持家务是女性的责任、女性应该支持丈夫的事业而忽略自己的事业、女性需要结婚或至少在生活中有个男人（Traister，2016）。只有这样，我们才能停止使用传统上与男性相关的特征（如独立性和竞争力）作为健康的标准，并停止诋毁或忽略传统上鼓励女性拥有的特质，如情绪化、养育和注重关系。

接下来的部分里，我们会看到这些原则是如何转化为行动的。

/// 女性主义家庭治疗

传统家庭治疗师聚焦于家庭内部的互动，而忽略了塑造这种互动的社会现实。女性主义治疗师将分析的范围从家庭延伸到文化背景，并致力于改变这种将男女置于不平等地位的价值观念。

因此，女性主义疗法具有明显的政治性，目标是用女权的觉醒取代男权。这包括帮助来访者意识到，她们如何定义自己、她们与他人的交往会经常因性别角色期望而扭曲。这种政治议题对治疗师也是一种挑战。在咨询中，在保持价值中立、不选边站与教导灌输来访者、把自己的观点强加在来访者身上之间有着明显的界线。

德博拉·卢普尼兹的著作《理解家庭：临床实践中的女性主义理论》（*The Family Interpreted: Feminist Theory in Clinical Practice*, Deborah Luepnitz，1988）是女性主义家庭治疗的一个里程碑。书中表明，在临床咨询中，挑战男权需要具备的能力是要有女权敏感性，而非把女权作为一个议题。治疗不是灌输，而是创造空间，让来访者审视作为一个男性或女性的生命意义，在生活中去探索出更大的可能性（Luepnitz，私人通信，2006年9月25日）。

案例研讨

勒罗伊·约翰逊是一个从幼儿园开始就爱闯祸的非裔美国青少年。15岁时，他因行为不良被学校开除，面临牢狱之灾。在30天的住院评估期间，他的母亲几乎不看治疗师，好像她是在向单向玻璃解释一样。这个家庭和不同的治疗师做过9次治疗。这些治疗师评价约翰逊女士为无能、抑郁、自恋、依赖、闲散和过度卷入。作为一个女性主义治疗师，卢普尼兹在意识到母亲的无望感可能是治疗师需要解决的问题时，就开始尝试进行建设性的干预。

卢普尼兹："约翰逊女士，我想告诉你一些其他人之前没告诉过你的事情。"

约翰逊女士："继续。"

卢普尼兹："勒罗伊的问题不是你的错。"

约翰逊女士（停顿了很长时间之后）："嗯，这是个新说法。"

多年来，约翰逊女士从学校、咨询顾问、法官和亲属得到的看法是，她毁了孩子的生活。如果勒罗伊进了监狱，也是她导致的。她坐下来，若有所思。

约翰逊女士："我做过很多错事。"

卢普尼兹："有没有做过什么对的事呢？"

约翰逊女士："比如？"

卢普尼兹："谁在为勒罗伊提供衣食住行？谁在和老师与治疗师沟通，还打了两三份工？”

约翰逊女士：“如果这些是不得不做的事情，那所有母亲都会做这些的。”

卢普尼兹：“母亲也需要帮助啊。谁来帮助你呢？”

约翰逊女士：“我能自力更生。”

卢普尼兹：“自力更生的人需要有爱的朋友。谁爱你？”

约翰逊女士：“没人。”

通过这样的沟通，约翰逊女士和治疗师形成了治疗同盟。母亲得到了以前从倾向于问题解决的、男权的治疗师那儿无法得到的东西。以此为基础，家庭努力配合治疗，经历了重大转变。勒罗伊得到允许回到了家中。他上了大学，再也没有做过违法的事。

女性主义治疗师也帮助女性重新思考她们与自己身体的关系（e.g., Orbach, 1997, 2016）。通过觉察和反省媒体传达的社会期望的影响，女性能减少对自己外貌的焦虑，更专注于成为自己。

为了区分倡导和灌输，设想一下一个治疗师如何对一个与饮食障碍做斗争的年轻女孩提出文化制约的问题。治疗师说下面两句话有什么不同含义吗？“我们这个社会对瘦很着迷。”“你知道你是从哪里得到‘女孩变瘦很重要’这样一个观念的吗？”第一种说法意味着治疗师知道为什么来访者对自己的饮食方式有压力，并将她的问题视为外界强加，邀请她参与治疗。第二种说法意味着邀请来访者来共同寻找如何理解她的问题，并让她在过程中处于主动的地位。

当谈到家庭政治时，女性主义者特意去探索丈夫和妻子的收入与工作潜力，并讨论其对关系中权力平衡的作用。他们帮助夫妻澄清在家庭中选择和奖励角色的规则。下面是一些常用问句：

- 谁掌管财务？
- 谁处理情绪问题？
- 谁负责社交安排？
- 谁决定夫妻住哪里、什么时候迁居？
- 谁购买并包装生日礼物？
- 谁清理马桶？
- 夫妻认为对一个丈夫和妻子来说什么样的性别角色是合适的？
- 哪些积极和消极的性别角色是由他们自己的父母塑造的？

女性主义疗法的核心要素之一是赋权。女性通常被教育成要承担培育他人的成长和幸福的责任。如果对男性最大的羞辱是软弱，那么对女性最大的羞辱就是自私。在家庭中，某些特定冲突的潜在原因来源于文化对于男女两性的设定，即男人要追求成功，而女性要生育和支持男性，哪怕是以牺牲她们自己的发展为代价。女性主义治疗师通过让女性觉得更有胜任力来矫正这种失衡。赋权意味着行动权，而非控制权。行动权指的是能执行、产生行动并有资源这么做。控制权则意味着主宰和控制。

一些男性比较难以理解女性到底是如何被剥夺权利的，因为他们不觉得自己在与妻子和母亲的关系中是强势和有力量的。但事实是，在个人环境里感觉无权力的男人，也不会失掉他的统治阶层角色及这个角色被附有的特权（Goodrich，1991）。

赋权不必是零和博弈。关系中的两个人可以学习以一种增加两人联结、增强自己权力的方式来互动（Miller，1986；Surrey，1991）。相互赋权意味着帮助男性和女性区分哪些是他们被教导成社会上可接受的部分、哪些是真正符合他们的自己利益的部分。

近几年，标准的婚姻模式已经从互补转换为对等。在平等的婚姻中，相互依存和互惠关系取代了等级和控制关系。但是父权制仍然会在家庭中繁殖——从谁帮孩子做上学的准备到谁开车，从谁开始一段对话到谁结束对话，从小事的顺从到重大的决定，无不如此。下面是一对夫妻努力实现相互赋权的例子。

案例研讨

作为把性别平等视为理所当然的一代，奥利维亚和诺亚发现在实际中实现性别平等是说起来容易做起来难。他们都认为诺亚应该像奥利维亚一样对家务负责，但是他难以承担这些责任，她也没办法放手不管这些家务。奥利维亚希望能够像她妈妈一样负责照顾家庭，并且会在诺亚做家务的时候去责怪他。

即使当男性表达了想承担更多责任的意愿时，夫妻双方也都需要相互妥协。诺亚坚持要求自己洗衣服，即使那样意味着衣服上的污渍仍然残留、衣服会染色。他到了超市附近时就想自己采购一些生活必需品，尽管有时候并没有给孩子买可以带去学校的午餐。

一个想分担家庭责任而不仅仅是“提供帮助”的男性，需要能接纳来自妻子的建议，而他的伴侣需要适当放手。询问丈夫为什么很难接受妻子的建议，可能是消除他部分怨气的有效方法。接受建议的确会丧失一部分自由。但如果对对方造成困扰，那么你就不能只按照自己的方式做事。

家庭治疗师如此习惯于把女性作为来访者、把男性当作不情愿的存在，以至于他们很少向男性提问。这样的态度始于治疗师接受父亲把“必须要去工作”作为不参加治疗的理由。一个想要解决性别歧视家庭问题的治疗师必须要制止家庭中默认父亲可以不参与治疗的行为，并且坚持父母双方都要积极地参与到治疗中。

女性主义治疗的政治议程已经得到了进一步的发展，不仅要求家庭小团体中的平等，更要求在家庭之外的世界中更多的平等。对于事业型女性，挑战也已经从获得进入职场工作的机会转变为追求工作的灵活性。20年前，有关性别的争论还集中在打破女性任职管理层和从事专业性较强的工作上的阻碍，以及得到与男性平等的工作机会和同工同酬等无形的障碍。现如今，关注点从围绕工作氛围的改变转移到保持女性职工的卷入度，包括薪酬管理者实行目标多样化的考核、跟女性职工的家人进行接触等。企业和机构都开始意识到女性的需求通常来说跟男性是不同的，他们开始为满足女性及其家庭的需求而努力。

对于贫困和工薪阶层的女性来说，她们的挑战不仅仅是找到一份有报酬的工作，还有找到一个可以帮忙照顾孩子的人，使她们可以保住她们急需的低薪工作。帮助处于这种状况下的女性摆脱贫困就不仅仅是使用谈话疗法就可以解决的事情了。她们需要的是灵活的工作时间，能够负担得起的儿童保育，以及更多的兼职工作。

// 社会建构和叙事革命

建构主义是把家庭疗法从其客观性主张中剥离出来的工具，这种客观性假设是你看见家庭的样子就是家庭本身的样子。从根本上来说，人类经验是模糊的。碎片化的经验只能通过重组以及赋予意义后才能被理解。建构主义不再将注意力集中在家庭互动模式上，而是转而关注那些有问题的人对问题的看法上。

在20世纪八九十年代，哈琳·安德森（Harlene Anderson）和哈里·古里西恩（Harry Goolishian）将建构主义转化成了一种使治疗关系更加民主化的方式。与林恩·霍夫曼等人一起，这些合作治疗师团结起来共同反对控制论模型及其机械化的含义。他们后现代主义的观点更加注重对来访者的关怀而不是治疗。他们认为治疗师应该走出权威者的位置，并且和来访者建立更为平等的伙伴关系。

将该理论民主化最突出的一个例子是由挪威心理学家汤姆·安德森（Tom Anderson）引导的，他对来访者不做任何隐瞒，以创设一个平等的环境。他和他的小组开放性地讨论自己对于一个家庭所述事情的反应。这样的**反馈小组**（reflecting team，Andersen，1991，2012）已经作为一种策略被广泛地应用于协商达成一致的合作模式疗法中。观察者会从一个单向玻璃后面走出来，并讨论治疗师和家庭成员留给他们的印象。这创造了一个开放的环境，使得家庭成员感到自己是这个小组的一部分，而这个小组也会对这些家庭成员有更强的同理心（Brownlee，Vis，& McKenna，2009；Sparks，Ariel，Pulleyblank Coffey，& Tabachnik，2011）。

这些合作治疗师的共同信念是，来访者的意见往往没有被听见，因为治疗师是在给这些来访者做治疗，而不是和他们一起进行治疗。而为了修正这种专权的态度，哈琳·安德森（1993）推荐治疗师采取一种“不知道”的状态，从而引导出与来访者之间更加真实的谈话，在这种情况下“治疗师和来访者会用各自的专业知识一起来解决问题”（p.325）。

这种新的观点是过去获得知识的一种方式，这种方式在查经中被称为阐释学（hermeneutics），这个术语源自希腊语“解释”（interpretation）。从阐释学的角度来看，治疗师了解到的东西并不是简单地通过自由联想和分析，或者表演技术和循环提问发现的。它是有组织、有结构的，通过治疗师自己或者和来访者/家庭之间的协作得到的。尽管查经中的阐释学并非本来就是民主的，但是其对于本质主义的挑战是与对专权的挑战相伴的。

建构主义关注个体是如何创造属于他们自己的现实的，但是家庭治疗一直强调家庭互动的力量。因此，一个被称作**社会建构主义**（social constructionism）的后现代心理学派现在对家庭治疗产生了影响。

社会心理学家肯尼斯·格尔根（Kenneth Gergen，1985，2015）强调社会习俗在为人们创造意义中的作用。格尔根对我们是自主的、有着独立信念的个体的观念取而代之的是，他认为我们的信念是随着社会环境的变化而变化的。

这一观点有许多的含义。第一，没有任何一个人掌握真理：所有的真理都是社会建构的。这个观点促使治疗师去帮助来访者理解他们信念的本源，即便这些信念是他们所认为的自然规律。第二，治疗是一个言语活动。如果治疗师可以引导来访者对于他们的问题形成一种新的建构，那么问题也许就解开了。第三，治疗应该是协作性的。因为无论是治疗师还是来访者都没有掌握事实的真相，所以，当双方分享意见并彼此尊重对方的观点时，新的事实就将会出现。

社会建构主义广受那些试图将治疗的关注点从行为转到认知的人的欢迎，为20世纪90年代叙事治疗（见第13章）在家庭治疗领域的大获成功奠定了基础。叙事治疗师关注的问题并不是哪一个说法是真相，而是哪一个说法才是有用的。问题并不在人本身（精神分析学派就这样认为），或者人际关系（系统论就这样认为），而是存在于关于个体与他们所处环境的观点中。

// 多元文化论

家庭疗法总是宣称自己是治疗情境中的个体的方法。在家庭治疗诞生的战后美国，这个观念被转化为有关家庭关系的作用的务实看法。因为美国变得越来越多元化，来自亚洲、南美和美洲中部、非洲和东欧的移民不断涌入，而家庭治疗也不断接纳不同文化的积极元素。

莫妮卡·麦戈德里克及其同事（McGoldrick, Pearce，& Giordano，1982）在其描述不同种族各具特色的价值观和结构的书中，对我们本族中心主义打出了第一拳。之后，随着一大批相关作品的涌现（e.g., Boyd-Franklin，1989；Falicov，1983，1998；Fontes，2008；Green, 1998；Ingoldsby & Smith，1995；Mirkin，1990；Okun，1996；Saba，Karrer，& Hardy，1989），我们现在对于了解来访者家庭种族背景的需求变得更为敏感，我们不再因为他们与我们的不同而假定他们是错的。

多元文化论确实是超越本族中心主义的一大进步。然而在强调差异的同时，会有身份政治的风险。歧视，哪怕是以种族自豪感的名义，还是会使人们疏远并滋生偏见。也许多元论会是比多元文化论更好的一个术语，因为它意味着在个人种族认同感与更大群体之间联系的一种平衡。

在21世纪，我们已经超越了文化成见和偏狭，认识到对其他文化持开放态度会丰富我们自己的文化。正如我们在第3章中提到的，种族敏感性不是要你变成或认为自己是工作中所接触到的每一种文化的专家。如果你不知道一个墨西哥农村的家庭如何看待他们孩子的离家出走，或者韩国的父母如何看待处于青春期的女儿和美国男孩约会，你都可以通过提问来寻求答案。

// 种族

在家庭治疗的早期，非裔美国家庭得到了一些关注（e.g., Minuchin，Montalvo, Guerney, Rosman, & Schumer, 1967），但是许多年以来，这个领域跟美国的其他领域一样，似乎试图忽略不同肤色的人，以及他们每天都要面对的种族歧视。最终，非裔美国家庭的治疗师，如南希·博伊德-富兰克林（1993）和肯·哈迪（Ken Hardy，1993）指出了种族的问题，并且促使其进入家庭治疗领域的视野。

当然，白人治疗师仍然可以选择避开这些主题，而有色人种则没有这样的特权（Hardy，1993）：

> 为了避免被白人视为麻烦制造者，我们压抑针对我们自己的种族歧视引发的伤痛和愤怒，转而发展我们的“制度自我”（institutional self），表现出与人方便的、不会对白人造成威胁的冷静而又专业的一面。只熟悉我们的制度自我的白人，不会理解将黑人团结一起的即时联结和无法言说的忠诚。（pp.52–53）

劳拉·马科维茨（Laura Markowitz，1993）引用了一个黑人女性的治疗经历：

> 我记得多年前接受了一个漂亮的白人女性对我的治疗，她一直关注于我为何如此愤怒，并认为我的父母是不称职的。很多年后，我见到一个有色人种的治疗师，她说的第一句话就是“让我们看看你的父母都经历了什么”。那个时刻我感到很高兴，我的父亲没有被看作是一个憎恨我们的恶人，而是一个在异常艰苦条件下生活的幸存者。（p.29）

种族隔离时代最恶劣的虐待可能已得到消除，但是因个人遭遇到的偏见而激发的道德愤怒仍然强烈地传达了种族不平等的耻辱。甚至成功富有的黑人也遭受了无数的轻蔑、辱骂和非言语歧视，这些都让他们深陷苦楚。成功的黑人仍然觉得他们必须比白人更加努力工作才能取得进步，而且很多无形但是强大的制度化障碍阻碍了发展财富的道路。比如，在经济衰退之前，银行特意针对少数族裔家庭兜售次级房贷，贫穷黑人会因犯罪受到长达几十年刑罚这样悲剧性的后果。

与非白人家庭工作时，治疗师的任务是要理解他们为什么不愿意做咨询（尤其是在治疗师是白人的情况下），因为他们与白人——包括他们遇到的社会服务机构的很多人——之间有很长时间消极互动的历史。另外，治疗师必须认识到这些家庭的优势，并且从他们的社交网络中发现这些优势；如果这个家庭是孤立于社交网络的，那就要帮助他们建立支持系统。

最后，治疗师必须审视自己的内心世界，直面他们自己对种族、阶级和贫穷的态度。为此，有些著作推荐了一些课程，这些课程不仅仅是讲座，还包括个人遭遇，帮助我们直面自己的种族主义心魔（Bean，Davis，& Davey，2014；Boyd-Franklin，1989；Green，1998；McIntosh，2014；Pinderhughes，1989）。

// 贫穷和社会阶层

在美国，钱和社会阶层是大多数人不喜欢讨论的话题。对经济劣势的羞耻感是与“自主独立”的准则相关的，即人们要为他们自己的成功负责。一个普遍的看法是，如果你是贫穷的，那一定是你自己的错。

尽管管理式医疗使治疗费用有所降低，但大多数治疗师依然能够保持一个适度舒适的生活。他们可能很少理解贫穷的来访者面临的障碍及其产生的心理影响。当贫穷的来访者没有在预约的时间出现，或者没有遵守指导的时候，一些治疗师就认为他们无动于衷或者不负责任。这也常常是穷人看待自己的方式，消极的自我意象会成为一个巨大的阻碍。

我们怎样可以逆转这种认为穷人不能摆脱贫困的倾向呢？首先，治疗师自己需要学习关于美国穷人的社会和政治现状。记者芭芭拉·埃伦赖希（Barbara Ehrenreich，2010）花了一年的时间去体验一个接受福利救济的劳动者的生活。她住在一个拖车停车场，是一名服务员，工资仅能满足日常开支，什么钱都不会剩下：

> 我无法想象，以前的福利救济者和单身母亲是如何在低工资的情况下幸存下来的。或许他们可以找到方法在全职工作外的几个小时内完成所有这些事情：养育孩子、洗衣、恋爱和三餐。如果他们有车的话，也许他们会把家安到车上（因为自己有几个工人同事就是这样做的）。我所知道的是我无法同时胜任两个工作，我也无法通过一个工作挣到足够维持生计的钱。与长期贫穷的人相比，我有不可思议的有利条件——健康、体力、一辆还能开的车，而且没有需要照顾或支持的孩子……福利改革背后的思维是，即使是最卑微的工作，也要在道德上令人振奋，在心理上使人愉悦。但在现实中，这些工作可能会充满着侮辱和压力。（p.52）

事实上，美国并不是一个人人都拥有平等机会的国家。经济水平有着固有的差距，这一差距使得任何人都很难摆脱贫穷，也使得几乎每 4 个孩子中就有 1 个生活在贫穷家庭中（Boyd-Franklin，2015）。

如今，不仅仅是贫困家庭生活在经济不安全中。由于抵押贷款、能耗成本、大学学费增加，以及公司突然残酷裁员，除了最富有阶层，其他所有家庭的生活渐渐被经济焦虑所主导。中等家庭的收入在过去的 30 年里下降到年轻家庭不太可能做到与父辈平齐的地步，甚至要到达一个非常普通的生活标准都需要有双份收入才能做到。

治疗师不能为他们的来访者支付租金，但是他们可以帮助来访者认识到，生活中的负担并不完全是自己造成的。尽管有时来访者没有提出来，但是一个敏感的治疗师应该意识到经济压力在他们生活中所起的作用。询问他们如何设法养家，不仅仅是把这个问题摆到桌面上来谈，还可以引导他们欣赏自己为维持生计所付出的努力和智慧。

// 移民

如果你曾经有机会在纽约埃利斯岛的博物馆里走一走，你会发现一件事：美国是一个移民国家。无论你的祖国在哪里，除非你是美国原住民，否则你与你的祖国最多只隔几代人。无论你的移民经历如何，你的生活将会越来越受到移民的影响。预计到2044年，非西班牙裔白人人口将成为美国的少数族裔，目前有5个州（夏威夷州、加利福尼亚州、得克萨斯州、新墨西哥州和内华达州）被认为是“多数族裔”州，非西班牙裔白人在这些州占人口总数的比例不到50%（U.S. Bureau of the Census，2015）。

考虑到移民的普遍性，治疗师必须了解他们所服务的移民社区的独特需求。一些移民原来过的是舒适富有的生活，通过合法渠道到达美国，并受到强大的社会支持体系的欢迎。还有一些人是为了逃离迫害而来，他们缺少正当的法律文件，并且面临怀疑和敌意。无论是哪种情况，治疗师都应该遵循与其他人相同的基本临床规则：无论你对他们的处境有什么样的个人看法，都要尽可能多地对他们的经历产生共情。即使住在同一个社区，在同一个地方工作，送孩子去同一所学校，许多移民依旧与他们的邻居有许多不同。这对于非法移民来说尤其如此。

目前在美国约5000万的移民中，约有1100万是非法移民（Pew Research Center，2016）。非法移民生活在家庭成员随时被驱逐出境的威胁中。想象一下，作为父母，早上你送孩子去上学，却不知道你是否会在当天被驱逐出境，再也见不到他们。或者你从孩子的角度想象同样的场景——今天早上可能是你最后一次见到父母。如果你知道，因为一次轻微的交通违规而被拦下可能意味着你在美国生活的终结，你会有什么感觉？许多人对你持怀疑态度，你的雇主很有可能利用你的非法身份，为你提供低于标准的工资和工作条件。所有这一切都基于一个现实之上，即许多移民逃离开始的创伤性环境，却又经历了创伤性移民之旅。

要想与无证移民建立信任，通常需要你反复向其保证你值得信任，除了法律要求的某些特殊情况外，你不会向当局举报他们。在这个过程中，重申保密原则和强制上报的法律至关重要。要向其澄清在美国法律上规定什么行为会构成虐待和忽视，因为对这些行为的定义可能因移民的本土文化而异。

无论身份如何，所有的移民家庭都在努力解决**同化**（assimilation）和**文化适应**（acculturation）的问题。当少数文化逐渐失去其所有的文化标志——服饰、食物、口音、传统、性别角色等——而采用主流文化的标志时，文化同化就发生了。当主流文化和少数文化的元素融合在一起，但每种文化都保留其识别标记时，文化适应就发生了。移民家庭常常面临着代沟，孩子们渴望融入同龄人，渴望被同化。父母们渴望传承他们的文化遗产，希望他们的孩子能进行文化适应。因此，在移民家庭中，父母和青少年之间关于音乐、服饰和朋友的典型争吵，往往具有更深刻的意义，程度也更加激烈。因此，帮助双方相互理解并为对方创造一些空间就变得至关重要。

移民家庭中另一种常见的代沟是择偶和职业选择。许多移民的父母持续努力工作并储蓄多年，才得以获得进入新国家的通行证，并会在抵达后继续这种模式。大多数人的动机是为他们的孩子提供更好的生活。因此，移民父母常常觉得他们有权决定孩子的伴侣和职业选择；否则对他们来说，所有的牺牲都是徒劳的。移民的成年子女在约会、结婚或从事父母不喜欢的职业时，经常会感到这种压力，并经历巨大的羞愧。新工作或婚礼本应像是一场庆典，但是如果双方不能达成共识，就会变成巨大的失望。就像大多数两极分化的讨论一样，解决方案总是涉及双方的相互理解。即使一方无法如愿，在相互理解和尊重的气氛下，事情也会进展得更加顺利。作为一名治疗师，要认识到西方的价值观往往偏爱独立选择的权力，所以除非你和你的移民来访者有着相似的文化背景，否则你可能会发现自己无意之中站在了成年子女一边，疏远他们的父母。要意识到这一点，并将这种偏见排除在工作之外，这样你就可以尽可能地保留与来访者一样的立场。

一些移民家庭即时的物质需求有时会要求你更多地扮演社会工作者的角色，而不是家庭治疗师。许多移民家庭来到美国时只有很少的财产或根本没有财产，你可以为他们提供当地的一些资源，通过为他们提供食物、住房、就业，并在必要时使用法律和社会服务系统来帮助他们。当一个人饥饿的时候，自我实现是很难的。

移民家庭的独特要求往往会导致通常被认为有问题的适应性家庭结构。例如，比较常见的是，孩子是移民家庭中唯一会说英语的人，如果孩子是公民，但父母是非法移民，情况就更加复杂了。这些孩子很自然地成了“父母”，因为他们除了上学和社交外，还要签署一些家庭的合约、账单，以及与外界交往。在这种情况下，孩子通常会对他们的家庭有一种深深的忠诚感，但同时又对这些额外的工作和丢失的童年感到不满。这是一个矛盾的角色。在这种情况下，重建父母的等级制度并不像在非移民家庭中那样明确或现实。相反，应该专注于对这个家庭有用的事情。有时候，让家庭变得他们可以达到的“差不多”水平就是我们的咨询目标。

// 同性恋者的权利

很少有像同性恋权利斗争一样的社会运动可以如此迅速地改变美国的文化。在2008年，加利福尼亚州8号提案——这是一项禁止同性婚姻的州一级宪法修正案——使同性恋平权这样一个深层的文化差异成为中心话题。不断上升的关注度使得很多人重新思考同性恋问题，尤其是同性恋者婚姻权的立场。当8号提案出现在选票上的时候，还没有任何一个州认同同性恋婚姻。同年不久，康涅狄格州将同性婚姻合法化，在接下来的7年里，势头迅速增长，到2015年达到顶峰，美国最高法院判决宣布同性恋婚姻在全部50个州中都合法。公开的同性恋运动员、政客，以及艺人越来越常见。而且现如今同性恋者比历史上任何时候都享有更多的接纳。

即便如此，同性恋的个体、伴侣和家庭仍旧面临着独特的挑战。不管是在同性恋者自己的心路历程中，还是他们的家庭所生活的社会中，数年的文化启蒙运动无法抹去世代对同性恋的恐惧。

家庭治疗对同性恋权利的关注如同其对种族的关注。经历了长期的忽视和否认后，在20世纪80年代后期，家庭治疗开始正视相当多的同性恋者在生活中所遇到的歧视问题（Carl，1990；Krestan，1988；Laird，1993；Roth & Murphy，1986；Sanders，1993）。1996年，临床手册《伴侣和家庭中的同性恋者》（*Lesbians and Gays in Couples and Families*, Laird & Green，1996）及由劳拉·马科维茨编辑的杂志《家庭》（*In the Family*）的出版意味着同性恋问题终于在家庭治疗领域“出柜”了。

同性恋者尽管在美国社会的某些层面获得了宽容，实际上仍然面对着羞辱和歧视，甚至因为他们的性取向受到暴力对待。在经历了羞耻和困惑的童年期之后，很多同性恋者在他们公开性取向时会受到他们家庭的排斥。由于缺乏社会支持，他们的关系会因嫉妒、压力和孤立而变得紧绷。

尽管趋势在改变，父母仍然会经常感到内疚，部分原因是他们将孩子的性取向问题归咎于自己。父母的反应从否认、自我责备、担心孩子的未来，到敌对、暴力、脱离关系（LaSala，2010）。治疗师应该记住，一个同性恋孩子或许为了处理自己的自我认同已经挣扎过很多年，他的父母在最初的震惊之后也需要时间接受孩子的性取向。

当和同性恋、双性恋或者跨性别的来访者一起工作的时候，我们建议治疗师尽可能多地收集关于他们所面临的特殊问题的信息。对同性恋经历没有清楚了解的治疗师，应该向接收过这类来访者或向转介他们过来的有更多这方面经验的治疗师寻求督导。

让我们振奋的是，同性恋家庭、双性恋和跨性别者、非裔美国人和其他边缘群体正越来越多地受到家庭治疗师的关注，家庭治疗师不仅尝试了解他们所面临的问题，还关注他们是如何在如此不利的条件下生存和发展的。比如，同性恋者经常从他们的友伴网络中创造出“选择的家庭”（family of choice）（Johnson & Keren，1998）。就像琼 · 莱尔德（Joan Laird，1993）指出的，这些家庭教给我们很多东西，如“性别关系、父母养育、适应社会中的压力，尤其是他们的毅力和韧性”（p.284）。幸运的是，社会越来越愿意学习这些知识。

// 灵性和宗教信仰

在整个 20 世纪，心理治疗师会尽可能避免在咨询室谈论宗教信仰问题。他们也会尽力去避免说教，并且努力保持中立，好让来访者能够为他们的生活做出他们自己的决定。

然而，在 21 世纪，随着越来越多的人觉得现代生活孤立和空虚，灵性和宗教信仰逐渐作为一种缓解这种疏离感的解药出现在大众媒体和家庭治疗文献中

（Doherty，1996；Maxwell, Davis, Miller, & Woolley, 2018；Walsh，2010）。大部分美国人认为，灵性是他们生活中的重要部分（Gallup，2007），治疗师需提供灵性敏感治疗的压力也在增加。但是，心理健康专家们中相信灵性和宗教的比例往往低于普通人（Erickson, Hecker, & Kirkpatrick，2002）。毕业后，大多数婚姻和家庭治疗师都感到还没有准备好去解决来访者与灵性相关的问题，大多数培训项目也没有做足够多的工作让治疗师讨论这些重要的问题（Ahn & Miller，2009）。但是，当来访者的灵性和宗教信仰与治疗相结合的时候，来访者往往反馈治疗更加深刻和有意义（Hook，Worthington，Davis，& Atkins，2014）。

治疗师如何才能有效地与相信灵性或者宗教的来访者一起工作呢？构成文化敏感治疗基础的那些原则：开放、尊重和好奇，在这里同样适用（Richard & Bergin，2005）。在会谈初期，要评估来访者的灵性或者宗教信仰对其生活的影响程度，以及探讨来访者是否愿意将其纳入咨询中。有些人愿意，有些人则不愿意。你并不需要成为灵性实践领域的专家去询问来访者他们的收获，或是他们会提取哪些部分来处理当前的挑战等。如果你有宗教信仰，不要去假定你和你的来访者看待事情的方式是相同的，即便你碰巧和来访者拥有同样的信仰。如果你没有宗教信仰，不要去预设你的来访者所面临问题的根源在于他们的宗教信仰——真正的原因可能在于你对宗教缺乏理解。在宗教信仰和灵性方面，反移情现象经常发生。当你意识到你自己对这样一个来访者产生了情绪化的反应时，请务必寻求督导。

/ 新领域

// 神经科学的进展

科学家们从观察头骨上的突起来寻找大脑功能的线索方面已经取得了相当大的进展。现在，代替颅相学的技术层出不穷：fMRI——功能性核磁共振成像，用来测量流向大脑活跃区域血流量的增长；PET扫描——正电子发射断层扫描，用来提供大脑和它活动的剖面图；ERP——事件相关电位，通过电信号来测量大脑活动；以及 TMS——经颅磁刺激，给予大脑皮层磁场来诱导一个虚拟的病变，或者通过单脉冲预先激活神经系统。

这些技术的发展发现了越来越多的证据，表明人们一直在做一些他们不应该做的事情，没有完成他们应该做的事情，因为他们的大脑是按他们做决定而编程的。关于杏仁核、海马体和前额叶皮质的研究表明，通过激活驱使人们程式化思维和行为模式的神经反应回路，大脑对特定线索形成了条件化的自动反应（LeDoux，1996；Siegel，1999）。

这些条件化的模式与认知行为治疗师提到的图式（见第 9 章）很相似，通过认知构建，我们在以往经验的基础上来解读当下的经验；但区别在于，很多图式都被编码在内隐记忆[①]中，因此无法被有意识记起，或者进行理性的重新评价。

来自神经科学的证据表明，人类经验的最初组织者是情绪而不是认知。认知也起作用，但是并没有我们想象的那么多。

很多证据表明，在幼年，大脑就开始接受一些特定种类的神经激活，一旦这些激活被建立，它们会在人的一生中持续存在。对于大脑神经操作系统的发现可以帮助解释为什么有些人会坚持一些自我挫败的互动方式，即便他们知道应该改变。“在大多数情况下，情绪反应是无意识产生的。”（LeDoux，1996，p.17），这证明了弗洛伊德所描述的“意识是冰山一角”是正确的。

杏仁核就像情绪的“看门狗”，它对威胁信号时刻保持警觉。如果某一种经历被认为具有潜在的危险，杏仁核会将痛苦的信号传送到整个大脑，引发强烈的生理反应，从肾上腺素和去甲肾上腺素的分泌，到心跳加快，再到为或战或逃做准备的血压上升和肌肉活跃。仅仅在几毫秒的时间内，我们就可能爆发出怒火或者因恐惧而僵住，这些早于我们的意识能够评估正在发生的事情，更不用说让我们停下来足够长的时间思考该做什么。

华盛顿大学的约翰 · 戈特曼已经证明了这种一触即发的大脑机制在造成婚姻痛苦中的作用。戈特曼（1999）发现大脑原始的情绪反应与批评、蔑视及石墙行

① 内隐记忆是一种基于情绪、行为和认知启动的记忆形式，而非意识觉察启动的记忆。

为（stonewalling）存在高相关。情绪脑的新兴模型为解释“许多来访者发现在亲密关系中很难去克制他们的反应”这一现象提供了一个富有启发性的视角。人们发现离婚通常起源于频繁的、令人不愉快的争吵，这些争吵最终导致夫妻之间形成生理—情绪上对彼此的高度敏感性。

对于那些希望人们学会好好相处的人来说，需要记住的是杏仁核通常在大脑皮层发挥作用之前就已经引起了情绪的爆发。这就是为什么一个治疗师可能花了几个小时让一对夫妻更好地交流，却发现当一方说了令另一方伤心的话，或者触发了对方原始神经回路的话时，所有努力都化为乌有。

这些神经科学的发现令人振奋，但它们也可能导致一些不好的结果。当我们用“她失去控制”“他固执己见”这些通俗术语去描述个体的行为时，我们常常认为人们是应该承担责任的，并且我们相信心理治疗能够有所帮助。但是转而用生物学来解释似乎就剥夺了人们的自由意志。我们如何为一个已经事先编排好了的神经反应回路解释理由？目前流行的生物决定论认为大脑活动是人类行为的原因。这是错误的。

生物事件不会导致人类的行为，它们发生在不同的分析水平上。理解了“杏仁核的原始反应可以压倒前额叶皮质的逻辑思考”这一点，就可以明白为什么在一些情况下避免情绪化的反应是困难的。但是我们还是相信人们可以为他们的行为负责。

如果一个男人在争吵中打了他的妻子，杏仁核触发了他大脑的情绪回路这个事实并不能成为他的行为的借口。这点可能从生物学角度解释了发生的事情，但是不管我们是从生物学还是行为学水平去解释这一过程，我们还是希望这个男人能够学会去控制自己攻击的冲动。从人类行为的角度来看，我们似乎可以说，即使在这个男人感到非常心烦意乱的时候，他也能够学会去控制自己打妻子的冲动。从生物学角度来说，包括理查德 · 戴维森（Richard Davidson，2001，2003）在内的具有影响力的神经科学家已经发现前额叶皮质可以缓和情绪反应，并且人类可以学习去激活前额叶皮质以及控制他们的情绪反应。

或许只有在来访者冷静的状态下，也就是在杏仁核使前额叶皮质短路之前，认知干预才会起到作用（Atkinson，2005）。但这不就是默里·鲍恩在50年前教给我们的吗：家庭成员无法在一起理智地沟通，除非治疗师已经帮助他们降低了焦虑水平。

神经回路控制着意义创造、身体状态管理、情绪调节、记忆组织，以及人际沟通能力。但是，因为这些功能也受到人际关系经历的影响，所以我们可以知道，人际交往经验和大脑结构以循环的方式互动。换句话说，大脑会影响经历，并且经历反过来造就了大脑的结构和功能。

// 性和互联网

没什么能像这些电子科技那样——电子邮件、手机、电子游戏和社交媒体，当然还有互联网——改变21世纪的面貌了。互联网使研究和交流变得便利：它可以传播信息，帮助人们建立联系，同时也帮助人们断开联系，以逃避关系，实现个体对孤独的追求。

当代科技带来了很多好处，但是对于每一个从事婚姻家庭治疗领域的人来说，意识到至少有一个领域的技术给家庭关系带来麻烦非常重要。这个领域就是网络色情。无论是观看色情作品还是参加露骨的网络视频会面、玩虚拟现实游戏、发色情信息，秘密的、色情的和露骨的网络行为比比皆是。

大部分美国婚姻家庭治疗师都发现来访者有网络色情的问题，并且这样的案例的数目一直在增长（Goldberg，Peterson，Rosen，& Sara，2008）。那些来访的青少年家庭可能会请求治疗师去解决有关青少年观看色情作品和不当性接触的危险等问题，而对于夫妻治疗的治疗师来说，他们几乎都会遇到沉迷网络色情和有更为主动的不忠行为问题的案例。

让临床治疗师的任务更加复杂的事实是，即便网络色情问题十分普遍，但这仍然是可耻的，因而不太容易就相关问题进行讨论。因此，知道问哪些问题非常重要。

虽然还有其他的诱惑，但互联网通常是美国青少年尝试在线性活动的场所。

社交网站、视频和照片分享技术以及在线游戏全部都为不当性活动提供了机会。这些性活动包括展示性挑逗的照片和视频，通过聊天室、电子邮件或者其他方式进行性方面的交流（Gillispie & Gackenbach，2007）。

除了了解青少年可能参与问题性行为的各种在线场所，对于网络俚语的了解也很重要。

当和家庭讨论这些科技时，很重要的一点是要去询问所有的上网方式，因为智能手机、游戏机和笔记本电脑都可以用来接触到网络及其诱惑。对于父母来说，监督孩子使用电脑是很困难的，因为在大多数家庭里，通常是最小的家庭成员最精通电脑。此外，可移动储存设备的发明和智能手机存储容量的增加也使得用户可以将从互联网或其他来源获得的信息储存在一个很容易藏起来的小型设备里。

儿童电脑上设计出了各种各样可以过滤与性相关内容和对话的软件，但是这些软件或许只对于那些较小的孩子有用，对于稍大的青少年来说，这类软件是非常容易被关闭的。尽管父母可能会感激这类预防问题出现的软件推荐，但这些软件不应该给人们带来青少年的网络使用是安全的这样一种虚假感受。

即便使用了这些限制软件，大多数美国青少年在互联网上还是会暴露在色情图片、视频、故事或者色情对话中。事实上，70% 的 10~17 岁的孩子承认他们在互联网上看到过某种形式的色情内容。下面是一些上网行为可能出现问题的预兆（Delmonico & Griffin，2008）。

- 为了玩电脑更久一点，放弃以前喜欢的活动。
- 对上网的频率和内容保密。
- 有沮丧或焦虑感，尤其是在上网后或者网络无法连接时更加明显。
- 上网活动中的危险行为增加——在学校用电脑观看色情内容，或在没有任何防备的情况下和网友见面。
- 因为上网影响到重要的活动——出现逃学或者迟到、人际关系破裂等等。

互联网给孩子们带来的危险不仅仅是色情内容，还包括网络欺凌、网络骚扰，更加严重的是，与真实世界中的人进行不当的性接触。

青少年在网络聊天室内遇到的朋友很可能是寻找性刺激的成年人。在 2010 年，大约有 9% 的美国青少年成为性引诱的目标。女孩、青少年、问题青年、经常无人监管的社交媒体使用者以及与陌生人网聊的人都是高危群体（Mitchell，Jones，Finkelhor，& Wolak，2010）。治疗师应该为教导年轻孩子面对这些危险做准备，包括鼓励他们去和自己的父母或者其他监护人说出这些经历。

这里有一些帮助孩子远离网络性刺激寻求者的建议（Weiss & Schneider，2006）。

- 把能上网的电脑放在易监控的地方来限制电脑隐私。
- 查看电脑里的书签、访问网站的历史记录和缓存来监控孩子的网络使用情况。可以考虑使用可以记录电脑所访问过的全部网站的软件。
- 安装限制软件，它可以禁止对不良色情网站进行访问，包括即时通信。
- 考虑使用一种“家庭导向”的互联网服务商，它可以使那些少儿不宜的色情内容远离你的电脑。
- 监控并限制儿童的智能手机使用和社交媒体账户。许多手机供应商提供跟踪服务，在这方面会有帮助。
- 教育孩子永远不要向任何人透露他们的真实姓名、地址、电话号码，及任何有助于找到他们的信息（如学校名称）。一定要明确地让孩子知道，绝对不允许孩子在没有父母监督的情况下单独会见网友。
- 和孩子谈论他们的上网活动。鼓励孩子讨论任何让他们感到内疚和不愉快的上网经历。
- 如果你认为孩子正在被性骚扰或者有人想性骚扰你的孩子，要考虑到这是性犯罪，并且报警。

最后，虽然科技可能使问题性行为的发生更加便利，但是如果认为这类问题的解决也仅仅是技术问题，那就大错特错。父母可能想在孩子的电脑上安装保护软件，但是对于治疗师来说，更重要的是要鼓励父母与孩子沟通关于网络使用和性的问题。此外，治疗师也需要帮助父母明白，预防孩子发生错误性行为，不能完全依靠大人的监督和控制。一旦孩子到达了一定年龄，父母的管教（特别是让孩子感到不公平的控制）或许会在产生顺从的同时，也带来同样多的反叛。如果是关于家务或者宵禁的问题，孩子们的反抗或许是很明显的，他们会采取争吵的方式来表达；但如果是一些像性这样很容易让人感到羞耻的问题，孩子的反抗或许就是“无声的抗议”（Nichols，2009）。这就是说，孩子会表面上表示顺从，但是私下里会做出反抗。因此，和孩子一起探讨电脑使用的限制是比较合适的做法，因为孩子更可能接受他们自己有机会参与的决定，而不是父母独自做出的决定。

对于成年人而言，色情内容或者其他形式的性经历是个人行为，然而，总的来说，色情、网络关系和性行为被认为是有问题的，因为它们可能会演变为冲动，并且往往具有私密和人格物化的特征，这些会损害伴侣间的信任和亲密（Copper，2002）。治疗师会遇到越来越多的冲动性色情观看和网络出轨的案例（Gonyea，2004）。下面这些具有性倾向的活动是有问题的。

- 观看色情内容并且手淫。
- 阅读、书写关于性的故事或者信件。
- 用私信来约会。
- 在社交媒体上旧情复燃。
- 发布广告吸引性伙伴。
- 进入有关性的聊天室。
- 有互动的性活动（包括通过网络摄像头进行裸聊和发生性行为）。

随着数字视频流媒体和智能手机上摄像头的无处不在，图像可以被实时捕捉并实时收发。随着互联网技术的发展，网络色情体验已经超越了照片和录制视频，转为真人图像和按需给予的性回应或者虚拟性爱。这些发展使得这些体验变得更加真实、强烈，同时也会带来更为深重的对配偶的背叛感。考虑到越来越多的案例都与网络色情有关，治疗师应该对这些新的科技足够熟悉，以便知道该问什么问题和如何向来访者提出这些问题。

下面的问题改编自韦斯和施耐德（Weiss & Schneider，2006），用于探讨来访者的网络性行为的性质和程度。

1. 你有没有发现自己在网上观看色情内容的时间越来越多？或者有肉体或精神上的出轨？

2. 你有过网恋或者虚拟性爱的经历吗？

3. 色情内容与网络性行为违反了你对婚姻的承诺吗？

4. 你认为应该减少网络性行为的频率，但还是无法做到吗？

5. 你无法远离那些让你感到内疚和羞愧的与性相关的内容、网站或者交流吗？

6. 你对色情内容的接触是否影响到了你的家庭生活、工作或学校生活（包括使你对该做的事情感到厌倦或者拖延）？

7. 色情内容的接触干扰到你认为重要的关系了吗？

8. 你会收集色情内容吗？

9. 你参与过在线幻想行为或者观看过描绘违法或暴力性行为的色情作品吗，例如强奸、人兽杂交或者儿童色情？

10. 你是否因为观看色情作品或者参与幻想行为而减少了陪伴家人、朋友和爱人的时间？

11. 你会对观看色情作品的时间、种类或者在线参与的活动种类撒谎或者保密吗？

12. 你曾经与不是你配偶的人进行过虚拟性爱或者线下真实的性行为吗？

13. 你的朋友或家人是否曾对你观看网络色情的时间或者内容有过抱怨？

14. 你被要求放弃或减少观看色情内容时会感到愤怒吗？

15. 你的性生活或浪漫关系中的主要关注点和网络上的图片、视频或上网活动越来越相关了吗？

只要有3个或3个以上问题是肯定的回答，就是令人担心的情况了。

和传统形式的不忠行为一样，认为网络不忠行为是由于关系出现问题引起的说法是不公平的。但是从系统论的循环思维来看，到底是一段关系中的问题引起了网络上的性问题，还是反过来，其实并不重要。它们是互相影响的。一个治疗师应该能够同时解决前面的两种问题，而不是发愁哪一种是先出现的：鼓励去结束一段令人着迷的性活动，观察关系中可能会刺激这种活动发生的关系问题。例如对配偶的愤怒，特别是没有表达出来或者至少没有消退的愤怒，会使人们感觉他们拥有在这段关系之外寻求安慰和刺激的权利。

与毒品和酒精成瘾一样，性成瘾同时影响着男性和女性。大约25%参加性瘾治疗项目的是女性（Cooper，2002）。相比之下，男性更喜欢去下载色情内容，女性则更喜欢聊天室和社交媒体，在那里她们更容易去获得自己感兴趣的内容。

在没有外界干预的情况下，大多数冲动性行为会随着时间而升级。对于像吸毒和性行为这样高度强化的活动来说尤其如此。大多沉迷于冲动性自我满足的人只有在后果足够严重时才会寻求帮助。冲动性行为可能的后果包括关系问题、失业、公众羞辱、性病、拘留，甚至入狱。

虽然有很多不同的治疗方法，而且不是所有的疗法都把冲动性性行为看成是性成瘾，也不是都需要遵循12步的治疗模式，但是要记住的是，治疗师不应该尝试在自身的专业知识范围之外开展治疗。如果一个治疗师并不理解性虐待和冲动性行为或者没有治疗这些问题的经验，就应该把案例转介给那些理解或者有经验的治疗师。性健康促进协会的网站上提供了一份根据国家和地区来呈现的具备冲动性行为相关知识的专家名单。

夫妻关系中与出轨相关（作为因或果）的问题包括沟通、界线和承诺。在解决夫妻沟通的问题时，治疗师应该鼓励夫妻去谈论他们的需要以及应该如何满足彼此的需要。在源于网络色情的出轨行为中，一个明显的界线问题是：不适当的界线无法保护关系不受一方或者双方出轨的影响。然而，就像所有的界线一样，这个界线是相互的。与夫妻周围界线弥散相对的是夫妻之间的疏离。夫妻间的疏离是有原因的。如果一对夫妻存在疏离，他们其中一方或者双方都有可能笼罩在没有消解的愤恨当中。

如果配偶一方在关系之外去寻求性刺激和性行为，或者表现出明显的关注，显然其中存在着有关承诺的问题。治疗师需要思考的问题是这些事情为何会发生。

// 科技和家庭

关于网络色情和网络欺凌的讨论，使得网络及网络技术看起来是件坏事。但就像这么多年来大多数的科技发展一样，其相对价值取决于如何去使用。例如，视频通话可以将因为出差或当兵而被迫分开的家庭成员联系起来，短信的便捷性促成了无数可能不会发生的讨论，社交媒体让我们和老朋友重新取得联系，也使得我们现在的朋友圈得到巩固。由于青少年整天在房间里玩手机，他们的社交活动减少，使得自 1991 年以来九年级学生的性行为下降了近 40%，青少年怀孕率也大幅下降，涉及青少年的交通事故也在减少（Twenge，Sherman，& Wells，2017）。

即便如此，科技也并非让人事事满意。如果在科技使用上没有一个合理的界线，技术就可能会对家庭关系和个人心理健康造成危害。《精神障碍诊断与统计手册》（第 5 版，*DSM-5*）认为，游戏成瘾是一个需要进一步研究的问题。当谈到屏幕使用时间对被她称为“i 一代”（出生于 1995—2012 年的人）的影响时，研究者简 · 特温格（Jean Twenge, 2017）指出：

> 无一例外，所有与屏幕有关的活动都与低幸福感相关，而与屏幕无关的活动与较高的幸福感相关。每周在社交媒体上花费10小时以上的八年级学生，与那些花费较少时间的学生相比，报告自己不快乐的可能性要高56%。不可否认，每周10小时确实很多。但是那些每周花6~9小时在社交媒体上的人仍然比那些更少使用社交媒体的人报告不快乐的可能性高47%。而面对面交流的情况则正好相反。那些与朋友面对面相处时间高于平均水平的人，要比那些低于平均水平的人报告不快乐的可能性低20%。

特温格认为，2012年美国的智能手机拥有量达到50%后，青少年的孤独、抑郁、焦虑和自杀率上升得比历史上任何时候都要快。尽管她研究的是相关性而不是因果关系，但一些研究表明，屏幕使用时间与这些负面症状确实存在因果联系（Twenge，2017）。

这对家庭来说意味着什么呢？智能手机和平板电脑不会消失，所以父母最好的办法就是建立适度使用科技设备的界线，同时教会孩子如何负责地去使用屏幕。每天2个小时似乎是一个神奇的数字，超过这个时间，负面影响就会开始加重。既然社交媒体软件是一个新的游乐场，那么对父母来说了解自己的孩子和哪些人交往也是很有意义的。

成年人经常会指责孩子花了太多时间在移动设备上，但家长也同样有问题。父母或配偶整天埋头于手机，因而错过了很多和家庭成员沟通交流的机会。最新研究表明，母亲在哺乳时如果只看手机而不回应孩子的眼神的话可能会产生负面影响，因为母亲的回应是亲子依恋形成的关键因素（Myruski et al.，2016）。与大多数新兴科技一样，我们与智能手机的关系很可能会随着时间的推移而调整。电话被发明出来的时候，许多人因为失去了自发的邻里互访而感到惋惜，而这种情况确实发生了。但即使与以前情况有所不同，我们仍然逐步适应了变化并继续保持联系。可以预见，同样的事情也会发生在数字技术领域。因此，治疗师应该了解趋势的发展，鼓励并支持家庭围绕科技来建立一个健康的界线。

/ 小结

家庭治疗师教导我们，要从过去看到家庭成员的人格特点转向看到把家庭成员组成一个家庭的模式，即受到很多严格但又无法言明的规则统辖的相互关联的生活组织形式。但是在这个过程中，家庭治疗师创造出了一个类似机械的实体——家庭系统——然后，与之斗争。大多数重塑家庭治疗的挑战都是对这个机械装置做出的反应。但是如果说这个系统性革命在某一个方向上走得太远的话，某些对它的批评也可能存在同样的问题。

女性主义者的批评是对家庭治疗传统的第一次挑战，也可能是最有影响力的一次挑战。女性主义者反对抨击母亲，对系统思维的本质提出了挑战，并指出，类似于互补性和循环因果的系统思维可能意味着被压迫的女性和她们的压迫者一样该受到责备。

社会建构主义是家庭治疗通往 21 世纪的桥梁。正如家庭治疗的先驱们将关注的焦点从个人转移到家庭一样，最近，从行为到认知、从挑战到合作的转变开创了一个充满可能性的新世界。我们将在之后的第 12 章和第 13 章中看到其中的一些可能性是多么令人振奋。

纵观家庭治疗发展历史上的重大事件，从一阶控制论到二阶控制论，从 MRI 到焦点解决治疗，从米兰系统家庭治疗到霍夫曼和古里西恩，从建构主义到社会建构主义，再到现在的叙事家庭治疗已经处于智慧探索的前列。在发生这些重大进展的同时，那些不赶时髦的家庭治疗师（行为主义疗法、精神分析疗法、结构主义疗法、鲍恩主义疗法、经验主义疗法治疗师）继续着他们的工作，因此，如果你认为那些新东西是这个领域唯一正在发生的事情，那可能就错了。

合作运动就治疗师的领导风格提出了新的问题。当哈琳 · 安德森和哈里 · 古里西恩倡导协同合作的方法时，遭到反对和拒绝的是权威性角色的医学模式，即临床医生在里面扮演专家，而患者向专家寻找答案。但是作为专家并不意味着成为一个威权霸凌者。目前的最新进展正在挑战医学模式。具有讽刺意味的是，这些进展又在诸如策略派家庭治疗和米兰家庭治疗这些前卫的治疗模式之中得以延续。我们不再将治疗师视为变革的技术专家，但这并不意味着治疗师不应该成为变革过程中的专家领导者。

// 推荐阅读

American Psychiatric Association.（2013）. Diagnostic and Statistical Manual of Mental Disorders（5th ed.）. Washington, DC: American Psychiatric Publishing.

Fontes，L. A.（2008）. Interviewing clients across cultures. New York，NY：Guilford Press.

Fowers，B.，& Richardson，F.（1996）. Why is multiculturalism good? American Psychologist，51，609-621.

Gergen，K.（1985）. The social constructionist movement in modern psychology. American Psychologist，40，266-275.

Goldner，V.（1985）. Feminism and family therapy. Family Process，24，31-47.

Goodrich，T. J.（Ed.）.（1991）. Women and power：Perspectives for family therapy. New York，NY：Norton.

Greenan，D. E.，& Tunnell，G.（2002）. Couples therapy with gay men：A family systems model for healing relationships. New York，NY：Guilford Press.

Hare-Mustin，R. T.，& Marecek，J.（1988）. The meaning of difference：Gender theory，postmodernism and psychology. American Psychologist，43，455-464.

Held，B. S.（1995）. Back to reality：A critique of postmodern theory in psychotherapy. New York，NY：Norton.

Kellner，D.（1991）. Postmodern theory. New York，NY：Guilford Press.

Krestan, J., & Bepko, C. (1980). The problem of fusion in the lesbian relationship. Family Process, 19, 277-289.

Laird, J. (1993). Lesbian and gay families. In F. Walsh (Ed.), Guilford Family Therapy Series. Normal family processes (pp. 282-328). New York, NY: Guilford Press.

Laird, J., & Green, R. J. (1996). Lesbians and gays in couples and families: A handbook for therapists. San Francisco, CA: Jossey-Bass.

Luepnitz, D. (1988). The family interpreted: Feminist theory in clinical practice. New York, NY: Basic Books.

Mirkin, M. P. (Ed.). (1990). The social and political contexts of family therapy. Needham Heights, MA: Allyn & Bacon.

McGoldrick, M., Pearce, J., & Giordano, J. (2007). Ethnicity and family therapy (3rd ed.). New York, NY: Guilford Press.

Walsh, F. (Ed.). (1993). Normal family processes (2nd ed.). New York, NY: Guilford Press.

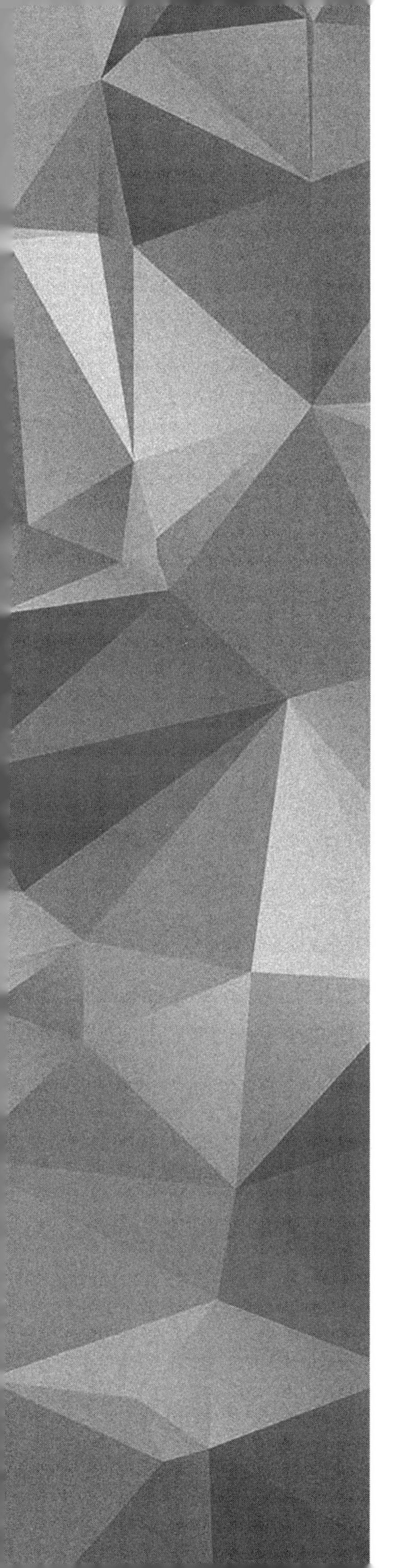

第 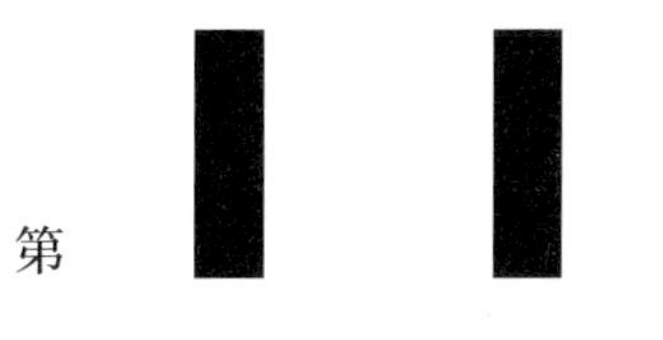 章

特定人群与问题的治疗

——精进我们的方法

- 如何针对不同的家庭和情境量身订制治疗方案
- 美国少数族裔家庭的特殊需求
- 治疗具体问题的临床方法

家庭治疗传统观念遭到威胁的原因之一是，人们逐渐认识到处理特殊人群和特定问题需要采用专门的方法。曾经，家庭治疗师非常看重他们的模型；如果某个家庭不太符合这一模型，该家庭也许就不是一个“合适的治疗案例”。而今天，一刀切的治疗方式已经远远不够。

/ 为特定人群与问题量身打造治疗方案

当家庭治疗师走出机构的象牙塔，着手处理现实世界中的混乱问题时，他们发现，有必要让他们的治疗方法适应来访者的需求，而不是相反。我们也能从文献资料中看出家庭治疗的发展越发成熟。一开始，大部分的文献都在阐述经典模型，以及如何在一般家庭中应用这些模型（e.g.，Haley，1976；Minuchin & Fishman，1981）。但从 20 世纪 80 年代开始，相关文献书籍不再局限于某一流派，而是关注如何针对一系列特定的问题和家庭开展家庭治疗。

当前已有相关书籍介绍了如何与存在特定问题的家庭一起工作，包括：

- 药物滥用（Barth，Pietrzak，& Ramier，1993；Reiter，2014），
- 酗酒（Elkin，1990；O'Farrell & Fals-Stewart，2006），
- 进食障碍（Forsberg，Lock，& Le Grange，2018；Schwartz，1995），
- 相互虐待的家庭（Friedrich，1990；Madanes，1990；Stith，McCollum，& Rosen，2011）。

也有书籍介绍如何治疗：

- 单亲家庭（Morawetz & Walker，1984），
- 继父母家庭（Visher & Visher，2013），
- 离异家庭（Emery，1994；Lebow，2018；Sprenkle，1985；Wallerstein & Kelley，1996），
- 重组家庭（Papernow，2013；Sager et al.，1983），
- 在上述状态中转换的家庭（Falicov，1988；Pittman，1987）。

还有书籍介绍如何治疗：

- 有幼儿的家庭（Bailey，1999；Freeman，Epston，& Lobovits，1997；Gil，1994；Lowenstein，2010；Nichols，2004；Selekman，1997；Smith & Nylund，1997；Sori，2015），
- 有问题青少年的家庭（Alexander，Waldron，Robins，& Neeb，2013；Diamond，Diamond，& Levy，2013；Micucci，2009）和有问题青年成人的家庭（Haley，1980），
- 兄弟姐妹间存在问题的家庭（Caffaro & ConnCaffaro，2014；Greif & Woolley，2015）。

甚至有书籍介绍如何治疗所谓的"正常家庭"（Walsh，2015）和高功能家庭（Beavers & Hampson，1990）。

有些书籍说明了如何与以下家庭工作：

- 有精神分裂症患者（Anderson，Reiss，& Hogarty，1986）、双相障碍患者（Miklowitz，2018，2019）及艾滋病患者（Boyd-Franklin，Steiner，&

Boland，1995；Walker，1995）的家庭，

- 有经历精神创伤者（Anderson，Sweezy，& Schwartz，2017；Johnson，2005）、慢性疾病患者及残疾人的家庭（Hodgson，Lamson，Mendenhall，& Crane，2014；McDaniel，Doherty，& Hepworth，2013），

- 丧亲哀伤（Walsh & McGoldrick，2004）、有孩子残疾的家庭（Seligman & Darling，2007），

- 有寄养孩子（Pickover & Brown，2016）或领养孩子的家庭（Waterman，Langley，Miranda，& Riley，2018），

- 贫穷的家庭（Minuchin，Colaptinto，& Minuchin，2006）、有老年人的家庭（Peluso，Figley，& Kisler，2013），

- 跨种族的家庭（Boyd-Franklin，2006；Falicov，2015；Lee，1997；McGoldrick，Pearce，& Giordano，2007；Okun，1998）。

此外也有一些书籍涉及男、女同性恋家庭（Bigner & Wetchler，2012；Greenan & Tunnell，2003；Prouty-Lyness，2013）。

除了这些专门的书籍，该领域还将系统思维扩展到家庭之外，以纳入更大的系统带来的影响，包括其他的援助代理人、社会机构和学校（Elizur & Minuchin，1989；Imber-Black，1992），家庭仪式的重要性及其在家庭治疗中的应用（Imber-Black & Robert，2003），以及家庭所处的社会政治背景的影响（MeGoldrick，1998；Mirkin，1990）。

目前已有不专属于某个流派的家庭治疗实践指南（Patterson，Williams，Edwards，Chamow，& Graul-Grounds，2018；Taibbi，2015），还有基于各个流派编写的聚焦于特定问题或情境的书籍（Dattilio，1998；Donovan，1999）。早期追随特定模型的家庭治疗师几乎从不阅读其他流派的书籍，而如今恰恰相反，家庭治疗领域依据情境而不是按门派分类的专业化趋势使家庭治疗在后现代时期越发多元化。

单亲家庭、非裔家庭和同性恋家庭是美国最常遇到且存在独特挑战的家庭群体。下面将介绍治疗这些家庭时可能会遇到的问题，并提供相应的建议。[①]

// 单亲家庭

和双亲家庭相似，单亲家庭中存在普遍的结构性问题：负担过重的母亲和她的孩子过分缠结，以至于阻断了她和其他成年人的人际关系，而父亲是游离在外或缺位的。从这个角度来看，治疗的目标就在于加强母亲在亲子关系中的等级地位，帮助她充实自己的个人生活，同时帮助父亲更多地参与育儿。然而，必须明确的是，在结束一整天的工作，晚上回到家照顾孩子、做晚饭、洗碗和洗一大堆衣物之外，单亲父母很难再有精力去开展社交关系了。单亲家庭有很多种类（U.S. Bureau of the Census，2017），每个家庭也有独特的需求。与单亲孩子一起生活的可能是未成年母亲及其父母，或是一位离异的大学教授，抑或是妻子死于癌症的父亲。接下来，我们将集中讨论临床中遇到的最常见的情况：经济困难的母亲独自抚养孩子。

在和单亲家庭一起工作时，治疗师应当谨记，支持母亲照顾孩子和帮助她提升个人生活满意度这两者之间会起到互惠的作用。对单亲父母的有效治疗要从建立积极的支持性治疗关系开始。共情的治疗同盟有助于增强单亲母亲做出积极改变的信心，这种信心将在之后成为帮助她和其他人建立联系的桥梁。因而，首先我们应该意识到，单亲母亲常常会因为关系破裂、经济困难、疲于应对工作和孩子的要求而感到愤怒和沮丧。

贫穷可能是单亲父母及其孩子最沉重的负担（Duncan & Brooks-Gunn，1997）。治疗师不应该低估经济困难对一个单亲母亲的影响，包括自尊、抑郁、独立自主。此外，经济困难还会影响单亲母亲是否做出这样的决定——选择忍受一份令人精疲力竭的工作，或是一段虐待关系。很多单亲家庭生活在危机的边缘，虽然大部分时候能够勉强应付，但是他们始终知道任何突发的紧急情况都可能是压垮骆驼的最后一根稻草。支持性的治疗师能够理解经济困难的负担，并根据单亲父母的

---

① 下文讨论的几类家庭群体基于作者所在的美国社会文化背景，与我国国情有别，读者须注意在我国的适用性。——编者注

工作安排调整治疗安排，在某些情况下还会帮助他们考虑各种有助于使收入稳定的选择，如回到学校继续读书。

通常情况下，对单亲父母而言，最便利、最容易获得的支持资源来自他/她的家庭。这种情况下的治疗任务主要包括两个方面：促进支持性联系和减少冲突。有些时候，发展可靠的支持来源比解决冲突更加容易。住在20英里（约32千米）外的姐妹可能会比抑郁的单亲母亲所想象的更加乐意照顾她的侄子或侄女。单亲父母的原生家庭可以提供经济支持、栖身之所并帮助照看孩子。然而，由于大多数父母较难再将成年子女当作孩子来看待，特别是当他们寻求帮助时，因此治疗师可能不得不与祖父母会面并与其发展成同盟，帮助他们与他们的成年子女协商如何形成有效运作的关系。

为单亲父母指出这些潜在的支持资源并不意味着家庭治疗师的唯一功能就是提供支持性咨询。大多数家庭——包括单亲家庭和其他家庭——寻求临床帮助是因为他们为冲突所困——心理上的，人际关系上的，或者两者兼有。在和单亲父母一起工作时，治疗师最重要的任务就是识别并消除那些妨碍来访者利用他们自身和人际资源的障碍。

有些时候，对于单亲母亲的家庭而言，最大的冲突并不明显，那就是孩子父亲的缺席，他常常被描述为“局外人”。他也许的确置身事外，但是在许多时候，他本不应该如此。

如何促进青少年父亲的持续参与是值得特别关注的，因为这项工作非常具有挑战性（Lehr & MacMillan，2011）。对青少年父亲而言，抛下孩子是相对容易的，因此接触父亲，建立融洽的关系，并鼓励他们成为负责任的父亲非常重要（Ngu & Florsheim，2011）。

即使是缺席的父亲也可能渴望多陪伴孩子，并愿意为孩子承担更多的责任。在得到母亲的同意后，治疗师可以考虑联系无监护权的父亲，评估他对孩子的情感以及在经济方面提供的支持。

需要注意的是，三角关系会使情况变得更加复杂。出于对伴侣的同情和理解

（有时是出于无意识的嫉妒），单亲父母的新伴侣常常会煽动与无监护权父母之间的冲突，这只会强化父母切断联系。

案例研讨

艾拉娜·桑托斯联系了诊所，因为她10岁的儿子托尼抑郁了。“他很难走出我离婚的阴影，”她说，“我觉得他是太想念他的父亲了。”在两次治疗之后，治疗师认为托尼并没有抑郁，虽然他的确很想念他的父亲，但是没有走出离婚阴影的并不是托尼，而是他的母亲。托尼放学后不再和他的朋友们一起出去玩了；然而，他将自己封锁在家中并不是因为抑郁，而是因为他担忧痛苦而孤独的母亲。

治疗师的假设是，桑托斯女士和她的儿子产生了缠结，而且他们都脱离了与家庭之外的人际联系。治疗师告诉桑托斯女士，她的儿子由于担心她而抑郁。“你需要你的儿子来做你的保护者吗？”治疗师问。

“不。”桑托斯女士坚决地说。

“那我认为你应该把他‘辞退’。你能说服托尼吗？让他知道你不需要他来照顾，他可以去找朋友玩，而你会没事的。”

桑托斯女士的确将儿子“辞退”了，儿子不再做她的守护天使。治疗师接着说要让托尼多参加一些课后活动，这样他就可以认识更多的朋友。“谁知道呢？”治疗师说：“也许当托尼开始交朋友了，你也会有时间去做同样的事情了。”

桑托斯女士想到的唯一能帮忙照顾托尼的人便是孩子的父亲，这样她就能有一些属于自己的时间，但“他根本指望不上”。治疗师并没有接受这个说法，而是对“一个父亲竟然对自己的儿子毫不关心”表示惊讶。当桑托斯夫人坚持说她的前夫不愿意陪伴托尼时，治疗师请求允许自己打电话给孩子的父亲。

治疗师告诉桑托斯先生，自己很担心他的儿子，这个男孩需要父亲的参与和陪伴，桑托斯先生对此似乎做出了回应。但是随后治疗师听见电话里有另一个人在说话，然后桑托斯先生开始表现出了退缩。

“我的儿子抑郁了”——这个从开始就牢牢嵌入父亲脑海的问题，不仅与孩子和母亲之间的互动有关，还涉及一个复杂的三角关系：孩子父亲的女友反对他参与，因为她不想让他的前妻利用他。接下来是一系列的会面——父亲和他的女友，父亲和母亲，父亲和儿子，最后他们四个人在一起——治疗师集中精力帮助他们消除误会，说出阻碍他们合作的怨恨情绪。

当我们爱的人抱怨某些人对待他们的方式时，我们往往都会犯一个错误，而孩子父亲的女友也犯了这个错误。桑托斯先生抱怨前妻那通愤怒的电话，作为回应，女友劝他别再和前妻扯上关系。为了处理这些感受，以及桑托斯先生自身的怒气和不满，治疗师帮助他们理解离婚家庭中存在的两个子系统之间重要的差别。第一个系统（夫妻）已经消亡了，应该被埋葬；第二个系统（父母）依然需要为了孩子的利益而谋求合作。在这个案例中，桑托斯女士有机会疏解她被所爱之人抛弃的痛苦和愤怒，这有利于“埋葬”离婚后的夫妻关系，虽然这些讨论大都是在和治疗师的个体治疗中发生的。

同居伴侣可以提供额外的支持，但也会带来额外的冲突。很多伴侣会和孩子争夺母亲的注意。一些伴侣想要破坏母亲的权威，另一些伴侣则试图制订自己的规则，从而建立起一个三角关系。在这个三角关系中，母亲被迫在男友和孩子之间做出选择。同居伴侣制订自己规则的企图常常会遭到拒绝，尤其是遭到青少年的拒绝。他们的职责并不是成为父亲，而是当孩子母亲的后盾，支持其作为母亲角色的权威。

孩子们会从增加的社会交往中获益，这有助于他们平衡单亲父母与孩子之间联结的强度，可以考虑的社交资源包括老师、教练、大哥哥大姐姐俱乐部[①]、活动

① Big Brothers and Big Sisters，美国重要的非营利组织之一，主要工作为青少年义务辅导。——译者注

小组的领导者们、社区团体（单亲父亲协会、单亲母亲协会）、青少年俱乐部[①]、宗教团体、手工课程和职场关系。

家庭有很多种类型，单亲家庭只是其中的一种。家庭不会破裂或者消亡，但是会改变形式。不幸的是，从在一起到分离的转变是一段没有地图的旅程，也难怪会有如此多的伤痛和困惑了。

// 非裔美国人家庭

和非裔美国人家庭一起工作的治疗师应该扩大有关家庭的定义，使之囊括一个扩展的亲属系统（extended kinship system）。非裔美国人家庭可能包括很多的叔叔阿姨、男女朋友、哥哥姐姐、堂（表）兄弟姐妹，教会的执事、牧师，以及其他与家庭有来往的人（White，1972，p.45）。

然而，许多来寻求心理健康治疗的家庭都已经脱离了他们传统的社会支持系统。治疗师的部分工作就是，在家庭或者亲属网络中寻找那些拥有力量的人，并争取他们的支持，从而帮助家庭。找到这类人的方式之一就是询问："在你需要帮助的时候，你可以指望谁？"这些潜在的联结是由家人和朋友组成的广泛的亲属关系网络（Billingsley，1968；McAdoo，2002）。这些扩展的联结是潜在且真实的，也意味着家庭的边界和权力界线会变得模糊，正如下面的案例所示。

案例研讨

胡安妮塔·威廉姆斯参加一个住院戒毒治疗项目，幸运的是，她的邻居兼朋友蒂娜愿意收留她的3个孩子。6个月后，胡安妮塔准备离开戒毒所回家。此时，她的3个孩子已经习惯了和"蒂娜阿姨"以及她的两个十几岁的孩子共同生活了。

当儿童社工安排胡安妮塔以及她的孩子们和"蒂娜阿姨"见面时，蒂娜对胡安妮塔完成康复计划，并且准备重新"承担起对孩子的责任"表示称赞。

① Boys and Girls Clubs，非营利组织，主要致力于为青少年提供课外活动。——译者注

她对胡安妮塔说道："你知道我真的很爱他们，对他们视如己出，"胡安妮塔点点头，蒂娜接着说，"现在，他们应该回到他们亲生母亲的身边去了。"但在社会工作者看来，蒂娜实际上已经接管了这个家庭，而胡安妮塔则已失去作为母亲的权威地位。整个谈话中，蒂娜说了很多，而胡安妮塔只是安静地坐着，眼睛望着地面。14岁的马丁、12岁杰西和11岁的科雷塔什么也没有说。

社工推断，当胡安妮塔缺位时，蒂娜已经和胡安妮塔的孩子们形成了缠结关系，社工认为她的工作是帮助胡安妮塔和她的孩子们重新建立联结，同时让蒂娜退回到一个具有支持性但是控制较少的角色。为此，社工表示胡安妮塔很幸运，拥有这样一个愿意做她孩子养母的好朋友，但现在是时候让胡安妮塔重新担任一家之主的角色了。随后社工布置了一个任务，让胡安妮塔和孩子们谈论近期的计划。

当胡安妮塔告诉孩子们她有多么思念他们时，蒂娜站出来说孩子们也很想她。蒂娜的意图是好的，但是她的打断体现出她过度中心的角色。治疗师称赞了蒂娜的热心肠，但同时也表示，现在蒂娜应该支持胡安妮塔自己和孩子们交谈。胡安妮塔继续和她的孩子们说话："我知道我不能保证什么，但是每一天我都会尽我所能，做一个让你们满意的妈妈，并且绝不向我的疾病屈服，而且……"她眼中带泪继续说道，"我相信，有上帝的帮助，我们一家人还可以和过去一样。"

马丁低头望向地面，杰西和科雷塔眼里浮现泪花。随后马丁望向治疗师，并询问："我能说话吗？""当然可以，马丁，你可以畅所欲言。"治疗师说。

"我爱你，妈妈，"马丁说，"我向上帝祈祷，希望你不要再吸毒了。但是我将永远、永远都不会再住进一个不得不目睹我的母亲再次跑到街上去吸毒的房子里。那个时候因为你出去吸毒，我都不知道我们是否能吃上晚饭。你不能再让我过那样的生活了。"

"马丁……"蒂娜再次试图打断，但是社工又一次制止了她。

马丁继续说了 15 分钟，讲述了在母亲吸毒期间，自己心中的痛苦和愤怒。他毫无保留地倾诉着自己。胡安妮塔哭得很厉害。当马丁说完后，长久的、沉重的沉默笼罩着所有人。

随后胡安妮塔开口道:“我知道我让你受了很多苦，马丁。我让我的孩子们都遭了很多罪。而且我知道我将永远无法弥补这些。但是，我向上帝发誓，我会尽全力做任何事，我再也不会让你失望，或者让你以我为耻。我只希望能够再给我一次机会。”

这是场震撼人心的交流。马丁表达了他内心所有的想法和情绪，在没有好心朋友插手，也没有急于摆平一切的专业人士帮忙的情况下，他和他的母亲都已经理解了对方。

宗教和灵性在许多非裔美国人的家庭生活中占据着突出地位（Hines & Boyd-Franklin，2005），这些可以成为另一种潜在的资源。与黑人家庭一起工作的治疗师可以与社区牧师建立联系，并从中受益，因为牧师可以经常发动力量来帮助离群索居的单亲母亲、药物滥用的青少年，还有由于照顾者去世而得不到支持的成年心理疾病患者（Boyd-Franklin & Karger，2015）。

美国人口普查局（U.S. Bureau of the Census，2014）调查显示，黑人社区中的男性数量要比女性少。造成这一现象的可能原因包括物质滥用、死于危险职业、延迟寻求医疗服务、服兵役、杀人和服刑（U.S. Bureau of the Census，2014）。除此之外，非裔男性较少参与家庭生活还因为工作机会有限，以及心理健康领域倾向于忽视扩展系统中的男性，包括可能参与到孩子生活中的父亲的亲属系统，以及母亲的男性朋友。

许多治疗师会勉强自己接受家庭中没有父亲参与的局面。但如果得到母亲的同意，治疗师可以直接联系“没空”的父亲，他也有可能同意参与。即使这位父亲工作缠身，但当他确信自己真的很被需要时，他也可能会同意参加一两次治疗。

治疗师也可以使用电话或信件来让父亲持续参与家庭治疗。尊重父亲的家庭角色会降低他破坏治疗的可能性（Hines & Boyed-Franklin，2005），即便是比较有限的参与也可能会促成家庭结构的转变。

由于父亲的缺席，很多非裔美国家庭是由母亲、孩子、（外）祖母三代人组成的。管理家庭的（外）祖母很难做到对子女放手。她们认为年轻的成年子女经常靠不住，所以她们依然沿用之前的方式对待子女。很不幸的是，这就会陷入典型的控制 / 反抗模式，导致很多年轻成年子女陷入与他们父母的纠缠之中。面对这种僵局，治疗师总是很难保持中立。支持年轻成年子女承担起父母的责任可能是很有帮助的，但同时也要尊重（外）祖母在提供建议和支持方面的贡献和可获得性（Minuchin，Nichols，& Lee，2006）。

由于美国结构性的不平等，贫困对黑人家庭和其他有色人种家庭的影响不同（Assari，2017）。并非所有黑人家庭都存在经济危机，但相比白人家庭来说，他们想获得经济回报就得付出更大的努力。即使是最健康的家庭，在经济困难的重压下也难以有效运转。解决关乎生存的问题——比如食物、住房和生活必需品——应优先于解决家庭冲突。治疗师可以作为求助资源之一，鼓励家庭成员与可靠的社区和社会机构的合作，解决住房、职业培训、就业以及儿童照顾等问题（Rojano，2004）。

种族主义和贫穷的双重打击可能会导致一些非裔美国人的强烈愤怒。心理健康服务者一定要意识到，有些愤怒的矛头可能会指向你们。因此，保持友善，避免带有攻击性是很重要的。南希 · 博伊德 – 富兰克林（2006）建议，心理健康服务者应当对一定的不信任做好心理准备，在治疗的初始阶段，要和非裔来访者形成联结，建立信任。在交流中保持尊重是与家庭建立密切关系的关键。

在与市中心区域的非裔美国家庭合作时，治疗师必须考虑到他们可能会与各种各样的组织联系在一起，包括学校、医院、警局、少年司法系统、福利系统、儿童保护服务机构，以及心理健康服务机构等（Henggeler & Borduin，1990）。治疗师可以通过以下方式来给家庭赋能：①与涉及家庭的各个机构开展会谈；②给家庭写信表达支持；③与机构中存在阻抗成员的主管开展会谈（Boyd-Franklin & Karger，2015）。这些方式主要是想通过鼓励家庭为自己的问题负责，从而增强家庭的力量感。治疗师可以提供帮助，但不能接管一切。

// 同性恋家庭

和所有亲密伴侣一样，同性伴侣也经受着痛楚和渴望。但是，在美国，同性伴侣同时面临着独特的挑战，包括恐同主义，解决关系承诺上的不确定性、界线、与性别相关联的行为，职业与社交场合中“出柜”的差异，发展社会支持系统（Green & Mitchell，2002）。为了更有效地与同性恋来访者工作，很重要的一点是既不忽视也不夸大同性关系的独特性质。

尽管异性恋治疗师可以放心地与文化中公开的恐同偏见划清界限，但是解决内化的恐同却没有那么简单。治疗师如果对两个男人或两个女人之间的性与爱感到不适，那么他是无法与同性伴侣坦诚交谈的，要不就会表现出屈尊俯就的尊重。这类治疗师在和相处不融洽的伴侣一起工作时，如果急于表达自己进步的态度，就可能会发现自己很难推动改变，也很难询问一些必要的尖锐问题。

案例研讨

斯蒂芬和大卫因为一场危机前来寻求治疗师的帮助。斯蒂芬想向其他伴侣开放他们的关系，而大卫非常拒绝，甚至不愿讨论这种可能性。他们的治疗师急于摆脱人们对男同性恋性关系混乱的刻板印象，因此试图解决斯蒂芬无法做出承诺的问题，而不是探索伴侣之间沟通与决策困难等更为广泛的问题。如果治疗师此时面对的是在买房还是租房上发生争吵的异性伴侣，那么他就不太可能这么快地选边站队，把治疗简化为如何解决问题的练习。

在与同性伴侣一起工作时，检验自己是否在不自觉间流露出对同性伴侣关系的负面印象是很重要的。

和很多其他的问题一样，对于治疗师来说，检验自己本身的态度如何可能比想象自己没有偏见更有用。准确识别出自己的心理预设会让你更容易控制它，而如果假装自己没有任何预设，反倒会让预设在毫无防备的情况下影响你的工作。

与同性伴侣一起工作时需要对传统性别规范的内化保持敏感性。异性伴侣通常拥有互补的社会化角色。虽然女性和男性不再想成为电影《天才小麻烦》（*Leave It to Beaver*）中那样的父母，但不论喜欢与否，女性仍旧被教育要更关心他人、有更少的自我中心意识（Jordan et al.，1991），而男性则被培养成了自我掌控、有领地意识、能忍受孤独、在竞争中生存的人。那么，当相同性别的两人作为伴侣走到一起时会发生什么呢？谁去捡浴室地板上的毛巾？谁来主导性爱？

在是否要孩子以及何时要孩子的问题上，很多同性伴侣和异性伴侣一样纠结。但与异性伴侣不同的是，同性伴侣必须解决哪一方（如有）将成为孩子的亲生父母这个问题。

案例研讨

瑞秋和简已经在一起10年了，她们正在考虑要一个孩子。双方都同意要一个亲生孩子。然而，两个女人都想要成为精子的受体，做孩子的亲生母亲。

瑞秋和简在这个问题上陷入了僵局，看到两人筋疲力尽，非常沮丧，治疗师建议她们考虑领养。然而，当她们发现她们所居住的州并不允许同性伴侣领养孩子时，释然转变成了愤怒，她们对治疗师失去了信心，并退出了治疗。

同性伴侣没有代代相传的限定每个人的角色的文化规范。这可以让同性伴侣摆脱僵化的性别规范，但也要求他们就承诺、界线和角色达成明确协议。为了促进这些对话，治疗师可以提出以下可能有效的问题：

- “你们的关系是怎么体现单配偶制的规则的？”
- “你们在财务、资源共享以及家庭共有财产方面达成了哪些协议？”
- “你们是怎么分配家务的，这种分工是怎么决定的？”

异性恋个体对于婚姻的一些惯常期待并不一定适用于同性伴侣，除非双方对此进行了讨论并达成一致（Green & Mitchell, 2002）。这些惯常的期待包括单配偶制、共同理财、在重病期间照顾彼此、因事业发展而搬到一起居住、照顾彼此家中的老年人、彼此的继承权，等等，在此无法穷举。因为可供借鉴的同性伴侣相处模式较少，同性伴侣可能会在解决这些问题时发生分歧。我们建议治疗师要对这些问题保持觉察，并准备好帮助来访者对这些问题进行探讨，但不要急于讨论那些来访者尚未准备好去解决的问题。

一些男同性恋者在维持稳定的亲密关系的同时，是允许对方发生关系之外的性行为的（Kimmel，2017）。在对这一现象的研究中，迈克尔 · 拉萨拉（Michael LaSala，2004a）发现单配偶制和非单配偶制的同性伴侣在伴侣适应量表上的得分并不存在显著差异。然而，如果伴侣双方均认同单配偶制，但其中一方或双方都发生了关系之外的性行为的话，这类伴侣的适应水平较差。拉萨拉（2004b）发现，那些保持良好开放关系的男性，建立了既能够保护自己的健康，同时又能确保伴侣亲密性的准则。显然，治疗师需要尊重来访者的选择，并帮助他们决定哪种类型的关系最适合他们。

异性恋治疗师或许低估了向家人和朋友出柜的复杂性（LaSala，2010）。需要记住的是，治疗师的任务并不是推着人们到他们感到害怕的地方去，而是帮助他们识别和解决那些阻碍他们前进的恐惧。

异性恋治疗师在同性关系治疗中可能忽视的另一个问题，就是伴侣中一方出现嫉妒的普遍性（Green & Mitchell，2002）。这种将他人视作威胁的嫉妒，来源于缺乏对彼此承诺的尊重。

案例研讨

吉姆很喜欢在酒吧的感觉，他将其作为在男同性恋圈中社交的一种方式。但他的伴侣凯尔不喜欢酒吧。据凯尔所说，他绝大部分反对的并不是吉姆在那儿享受欢乐时光，而是俱乐部里的其他男性没有尊重吉姆已有伴侣这样一个事实。凯尔同时还担心酒吧里的药物泛滥。吉姆坚称自己对别的男人并不感兴趣，且从不嗑药。他只是想跟自己的朋友出去玩。

虽然有些治疗师可能会认为吉姆坚持去酒吧是因为他不愿意接受自己不再是单身的事实，但是在这个案例中，治疗师意识到，不去酒吧会导致和很多男同性恋社群的脱节。因此，这对伴侣陷入了僵局——要么吉姆放弃，选择待在家里；要么凯尔让步，吉姆可以继续去酒吧。对此，治疗师非常想知道，对于男同性恋群体来说，有没有其他的社交方式可供选择。

也许，对治疗同性伴侣的治疗师来说，最好的建议是问问自己：我向这对伴侣传递了关于同性关系什么样有价值的信息？治疗师不仅要关注那些负面信息，还要警惕美化同性关系的危险。诋毁和理想化具有同等的潜在危害。

// 跨性别个体及其家庭

虽然时代在改变，但美国的跨性别者和他们的家庭仍面临着许多问题。在美国，跨性别者仍然经常被认为是耸人听闻的、病态的、需要接受医学治疗的、边缘化的。就像同性恋者一样，跨性别者面对的是一个不能容忍任何偏离传统性别规范的世界。因此，父母很难接受这样的消息：他们的孩子感觉他们的心理性别似乎与他们与生俱来的身体不一致。马伦（Mallon，1999）和阿琳·伊斯塔·列夫（Arlene Istar Lev，2006）描述了孩子这样的坦白对父母造成的痛苦有多大，以及出柜的跨性别孩子会受到家庭怎样的排斥。对夫妻来说，发现自己的妻子或丈夫是跨性别者就像是遭到了毁灭性的背叛（Lev,2006）。当跨性别者尝试面对自己时，他们迫切地需要来自家人的支持，然而家人可能正是那些最难以接受他们的人。

幸运的是，像同性恋个体的父母一样，跨性别者的父母也会随着时间的推移逐渐适应，如果他们能够获得一些恰当的信息和指导，那么这个适应过程将会变得更容易些。列夫（2004）提出了阶段模型来描述家庭成员发现配偶、儿子或女儿是跨性别者后的反应。这个阶段从发现到混乱，再到协商，最后是平衡。在一项针对 18 名男女变性孩子母亲的研究中，受访的母亲谈到了失落感，她们需要家庭之外的支持，而看到孩子的快乐将促进她们适应变性这个事实（Pearlman，2006）。跨性别者的家庭面临巨大挑战，需要做的事还有很多。不过，具备正确的方法与信息的家庭治疗师可以带着共情与理解，帮助极度痛苦的家庭成员克服跨性别者面对真实自我时引起的情绪挑战。治疗师或许可以参考列夫（2004）撰写的开创性书籍《跨性别者的出现：与跨性别者及其家庭工作的治疗指南》（*Transgender Emergence：Therapeutic Guidelines for Working with Gender-Variant People and Their Families*），来寻求进一步的指导。

// 基于家庭的服务

与传统家庭治疗相似，基于家庭的服务将家庭作为心理健康服务的主要受用者（Friesen & Koroloff，1990）。然而与传统模式不同的是，基于家庭的方式更多聚焦于扩大家庭资源网络，而不是修复家庭的功能障碍（Henggeler & Borduin，1990）。基于家庭的服务在识别并解决家庭系统问题时，其主要的侧重点在于构建家庭与社区资源之间的关系。

基于家庭的服务通常包含四个要素：家庭支持、治疗干预、个案管理，以及危机干预（Lindblad-Goldberg，Dore，& Stern，1998）。家庭支持包括临时看护及食物、衣服和住所方面的援助。治疗干预可能包括个体、家庭或夫妻治疗。治疗的首要目标是增强和稳定家庭结构。要帮助家庭利用自身资源来解决问题以获得力量感，而不是依赖于将孩子安置在家庭之外的地方。个案管理涉及与社区资源建立联系，包括药物治疗、福利、教育、就业指导以及法律服务。危机干预意味着提供 24 小时的应急服务，要么由为家庭提供服务的代理人来提供，要么与外部的心理健康应急服务机构签约，并由其提供此类应急服务。

拜访家庭可以帮助治疗师表达对与家庭认同感相关事物的兴趣，如孩子、宠物、宗教器物、纪念品及奖励等。翻看相册也会是一个难得的融入家庭、了解家庭历史和他们的期待与梦想的机会。

一旦建立了积极的关系——但不是在此之前——治疗师就可以要求家庭成员减少各种可能分心的事情，比如吸烟、嘈杂的电视声，以及狂吠的狗（狂叫的猫通常不是问题）。也许需要再次明确指出在治疗室开展工作时默认的角色和界线。明晰角色首先要确定治疗过程的内容、会谈的基本原则，以及治疗师和家庭成员的角色。下面的话语进一步阐释了明晰角色的过程（摘自 Lindblad-Goldberg，Dore，& Stern，1998）。

案例研讨

“在我们开始治疗之前，我想说我无意来告诉你们应该如何经营自己的生活。我的工作是帮助你们弄清楚你们究竟想如何与孩子相处。我不能帮你们解决问题，只有你们自己才能解决问题。”

“在我们的会谈中，无论想到什么、感受如何，请都说出来，这点非常重要。我们需要坦诚相对。请告诉我，你们对我的期待是什么，然后我也会告诉你们，我对你们的期待。我不会假装自己无所不知，因为我的确有不知道的地方。”

“奶奶今晚会过来吗？如果她不能过来，那也没问题，但是我更希望以后她能够来参加会谈，因为我相信她能提供非常宝贵的意见。”

“今晚，我想要了解你们每一个人。在这之后，我想要听你们每一个人说说自己关于家庭生活的困扰和担心，以及你们想要改变什么。”

家庭治疗师常常提及他们的“生态系统”取向，基于家庭的工作者则真的要使自己的工作与其他的服务系统相协调（Boyd-Franklin & Bry，2000）。与其批评那些似乎不支持家庭和孩子的学校工作人员或青少年司法工作人员，以家庭为基础的工作者必须学会认可其他机构也一样关切来访者的需要，只是采取的方式不同。服务于一个家庭的多个机构如果不能达成一致，那就无异于父母无法进行团队合作，而将孩子置于父母之间的三角关系中。

多项研究发现，家庭治疗成功的最重要因素是治疗关系（e.g.，Cortes，2004）。温暖、非评判性的治疗师是最有帮助的（Thompson，Bender，Lantry，& Flynn，2007）。来访者同样也希望治疗师真诚相对。这就意味着治疗师不必暗示自己“理解”来访者正在经历什么，也意味着治疗师愿意分享自己的个人经历。但是来访者希望治疗师不仅仅是友好的，他们还希望治疗师有话直说，以一种能让他们明白“事情就是这样”的方式（McWey，Humphreys，& Pazdera，2011）。

所有心理治疗都可能发生的最具破坏性的一件事，就是来访者与治疗师之间重现了他们与大多数人之间不满意的关系。可能治疗师能做的最重要的事情就是避免陷入惯有的模式当中。对基于家庭的工作者来说，最危险的做法就是试图接近来访者，并推着他们走向他们害怕去的地方。相比立刻推动他们做出改变，更有效率的方式是识别家庭改变的障碍。

陷入困境的家庭害怕遭到抛弃，缺乏安全感的治疗师害怕无法帮上忙。迫切想为来访者做所有事情的治疗师会被家庭的需求压垮，随后他会通过设置严格的限制和拒绝支持来逃避。“拯救者”最终变成另一个“抛弃者”，这一将来访者推开的过程不可避免地重新激活了他们的焦虑。如此一来，这些被“抛弃的”家庭最终获得的是一个深刻的教训：没有什么事情是能够改变的，不要相信任何人。

// 心理教育和精神分裂症

20 世纪 50 年代，家庭治疗开辟了针对精神分裂症治疗的新领域。讽刺的是，虽然我们现在知道精神分裂是一种生理性疾病，家庭治疗，或者至少说是心理教育模式，却再一次被认为是针对这种疑难障碍最为有效的治疗方法之一。

心理教育模式（psychoeducational model）源于对精神分裂症传统家庭治疗和精神病学治疗方法的不满。正如卡罗尔·安德森、道格拉斯·赖斯和杰拉尔德·霍格蒂（Carol Anderson, Douglas Reiss, & Gerald Hogarty，1986）所悲叹的那样：

> 我们常因为这些障碍的病因和可怕的过程而相互指责，指责患者自身，指责他们的父母和祖父母，指责政府当局和社会。当希望和金钱耗竭的时候，我们常常将精神分裂症患者从他们的家庭中剥离出来，将他们置于人类生存的恐怖之境、旅馆的单人间，而最近他们更多地流落于美国城市的街头巷尾。（p. vii）

当家庭治疗师试图了解精神分裂症患者症状的作用时，他们会鼓励家庭成员表达压抑的情绪，这使得会谈中个体的情绪被高度唤起，而这无疑会挑起家庭成员之间的紧张气氛。与此同时，研究发现，在住院治疗之后康复得最好的患者，恰恰是那些家庭中紧张程度最低的。一个英国团队，包括乔治·布朗（George Brown）、约翰·温（John Wing）、朱莉安·莱夫（Julian Leff）和克里斯汀·沃恩（Christine Vaughn），专注于精神分裂症患者家庭成员的情绪表达（expressed emotion）——批评、敌意、情绪的过度卷入，他们发现患者回到高情绪表达的家庭中会有更高的复发率（Brown，Birley，& Wing，1972；Vaughn & Leff，1976；Vaughn，Snyder，Jones，Freeman，& Falloon，1984）。

针对情绪表达的相关研究表明，精神分裂症是一种思维障碍，这种障碍使个体对于批评和敌意格外敏感（McFarlane & Cook，2007；Rylands，McKie，Elliott，Deakin，& Tarrier，2011）。强烈的情绪输入使患者难以有效应对那些困扰他们的混乱思绪。当康复中的患者回到紧张的、高情绪表达的家庭环境中，侵入性的过度忧虑和批判性的议论会导致情绪唤起增加，而正是这种超负荷的情绪导致了复发。

减少情绪表达可以帮助患者家庭应对精神分裂症，这一点已被反复证实（Amaresha & Venkatasubramanian，2012）。此外，减少情绪表达也有助于降低重度抑郁症和双向情感障碍的复发率（Thonse，Behere，Praharaj，& Sharma，2018）。

考虑到这一点，20 世纪 70 年代末，有三个团队开始探索可以帮助精神分裂症患者在最为常见的环境，也就是家庭环境中减少压力的途径。加州大学洛杉矶分校的迈克尔 · 戈德斯坦（Michael Goldstein）带领了一个团队，设计了一个简单的、结构化的模型，该模型着重于预测家庭可能要面对的压力，并减少与患者的冲突（Goldstein, Rodnick, Evans, May, & Steinberg，1978）。跟随其后的是南加州大学的兰 · 法伦（Lan Falloon）领导的团队（其模型主要为行为层面）和来自匹兹堡西方精神病学研究所的卡罗尔 · 安德森基于心理教育模型进行的实验。

心理教育工作者寻求建立一种合作关系，在这种关系中，家庭成员感受到支持，有能力照顾患者。安德森及其同事（1986）发现，为了实现这种合作关系，他们必须对专业人员进行再教育，改变他们所持有的“家庭在某种程度上应该对精神分裂症负责”这一观点，以此强化家庭的力量，并且与家庭分享关于这一疾病的信息。这种信息共享构成了心理教育中的教育元素。关于精神分裂症性质和病程的信息帮助家庭成员形成了一种掌控感——这有助于理解和预测常常混乱且不可控的过程。

心理教育的关键干预步骤之一就是要降低期望——降低患者想要表现得正常的压力。比如，急性发作后的第一年，目标主要是避免复发，并逐渐承担起一些家庭责任。家庭成员应该把患者看作是患有重病且需要疗养的人。患者在发作后的一段时间内可能需要大量睡眠、独处，然后穿插少量的活动；他们可能看起来焦躁不安、难以集中注意力。心理教育者尝试通过预测这些发展过程预防患者与家人的冲突。

安德森的心理教育模式看起来很像结构派家庭治疗，只是在这里家庭的结构性缺陷被看作是当前问题的结果，而不是原因。大部分的治疗遵循类似的主题：强化代际界线，促进家庭与外界融合，发展支持网络，鼓励父母重新经营他们的婚姻，以及让家庭成员不要代替患者说话或做事。

安德森及其同事开启了一个为期一天的生存技能工作坊，他们向家庭成员传授了关于精神分裂症的患病率和病程、生物学病因、目前的药理学和心理社会治疗模型、常用药，以及预后的相关知识。他们也讨论了患者和家庭的需要，介绍了家庭的应对技巧。此外，他们还展示了情绪表达的相关研究结果，并且提供了控制情绪表达的方法。他们鼓励家人不要给正在康复的患者施加压力，或是催促患者尽快恢复正常功能。他们还建议家人尊重界线，并且要允许恢复中的患者在任何一个时候发生倒退。

对患者的期望应是症状的减少而非痊愈。家庭成员应给患者提供一个安静的环境，这样患者不会觉得自己受到了批评或指责。在康复期间，家庭成员也不应对患者期望过高。家庭的目标应是习得应对技巧，更好地应对与精神分裂症患者一起生活的困难和长期挑战，从而预防或延缓患者的复发和再次住院治疗。表 11-1 呈现了一系列典型的精神分裂症患者发作后康复管理的心理教育指南。

表 11-1　对精神分裂症患者家人和朋友的心理教育指南

以下是一个简单易行且能使事情发展更加顺利的行为清单
1. **放慢节奏**。康复是需要时间的。休息也很重要。相信事情会随着时间推移向好的方向发展。
2. **保持冷静**。情绪激动是正常的。冷静下来。有分歧也是正常的，也需要冷静下来。
3. **留出空间**。对于每一个人来说休息时间都是很重要的。可以提供帮助，也可以选择拒绝。
4. **设立规则**。每个人都需要明确规则。一些好的规则可以使事情发展得更顺利。
5. **忽视你无法改变的**。让一些事情随风而去。但不要忽视暴力和药物滥用。
6. **让事情简单化**。清晰、冷静、积极地表达你所要讲的东西。
7. **遵从医嘱**。按照规定服用药物。只服用药方规定的药物。
8. **如常处理事情**。尽快地重建家庭秩序，保持与家人和朋友的联络。
9. **远离毒品和酒精**。它们会使病情恶化。
10. **注意早期症状**。记录症状的改变，并咨询你的家庭医生。
11. **逐步解决问题**。逐步改变，一次只做一件事。
12. **暂时地降低期待**。用个人的标准去衡量。将这个月与上个月做比较，而不是与去年或明年比。

资料来源：McFarlane，W. R.（1991）. Family psychoeducational treatment. In *Handbook of family therapy*，vol. Ⅱ，A. S. Gurman & D. P. Kniskern eds. New York，NY：Brunner/Mazel. p. 375.

心理教育模式是否有效？当然有效。以下是安德森及其同事（1986）的研究结果。

> 在所有接受治疗的患者中（n=90），单独接受家庭治疗的患者中有19%在之后的一年内复发。接受了个人行为疗法的患者中，复发率为20%，但是接受了家庭治疗和社交训练的患者中没有人复发。相比于只接受药物疗法的患者中40%的复发率，家庭治疗和行为疗法被证明是有显著效果的。（p.24）

其他研究也发现了同样惊人的结果（Falloon et al.，1982；Leff，Kuipers，Berkowitz，Eberlein-Vrives, & Sturgeon，1982），毫无疑问，在延缓复发和再入院方面，心理教育比其他治疗精神分裂的方法效果更好。

// 医学家庭治疗

慢性疾病具有毁灭性的影响。它能颠覆一个家庭的正常生活，破坏健康、希望和内心的平静。正如彼得·斯坦格拉斯（Peter Steinglass）所说，它就像夜里的小偷，“出现在门阶上，闯入屋内，索取这家人拥有的一切”（转引自 McDaniel et al.，1992，p.21）。

在医学家庭治疗中，系统不仅仅包括患者的家庭，还包括参与患者治疗的医生和护士。因此，治疗的目标是要促进沟通和支持，不仅要在家庭内部，还要在家庭和医务人员之间达成这些目标（Atwood & Gallo，2010；Mendenhall，Lamson，Hodgson，& Baird，2018；Wright & Bell，2009）。疾病让人们感到无助和困惑，而医学家庭治疗就是通过促进沟通和增强能动性，来减轻这种感觉。

医学家庭治疗师会与儿科医生、家庭医生、康复师和护士建立合作。他们主张在诊断时，家庭成员应该接受例行的咨询，以获取他们需要的关于疾病或残疾的信息。大量研究结果证明了家庭互动和临床病程之间有着紧密的联系（Hodgson et al.，2014），最近也有越来越多的研究表明，家庭治疗对于身体健康和医疗保健都有积极的影响（Law，Crane，& Russell，2000）。

心理教育模式和医学家庭治疗与本章介绍的其他模型的原理是共通的，这体现出一个重要的趋势：朝着与家庭合作的方向发展。现在会鼓励治疗师去寻找家庭的优势而不是缺陷，并设法帮助家庭从伴随问题而来的内疚和责备中解脱出来。

// 关系提升课程

心理教育方法也被用来解决夫妻和家庭成员间的日常关系问题。一些治疗师怀疑自助课程是否可以替代训练有素的专业治疗师给予个体的个人关注，然而这些自助课程却大受欢迎，相当重要的原因是参与婚姻关系提升课程的人更少感到“正在接受治疗”的羞耻感。

在这些课程体系中，最著名的课程方案之一是小伯纳德·格尼（Bernard Guerney Jr.，1977）开发的关系促进系统。课程教会参与者澄清他们之间的冲突、表达自己的感受、接纳彼此的感受、协商和解决问题，并学会成为情感上的伴侣以获得满足感（Ginsberg，2000）。每次授课都会有理论和实践的训练；此外，课程会通过布置家庭作业让参与者在他们的日常生活中实践和拓展学习到的技能。

关系促进方案为伴侣提供了3套核心技能的培训（Ginsberg，2000）：

- **表达（抱持）技能**——了解自己的感觉并对自己的感觉负责，而不是把它们投射到他人身上。
- **同理性回应（倾听）技能**——学会倾听他人的感受和动机。
- **转换（讨论—协商 / 参与）技能**——学会确认所听到内容的含义；伴侣可以在倾听者和表达者之间转换身份。

为了帮助伴侣们评估他们为结婚所做的准备，大卫·奥尔森（David Olson）及其同事编制了婚前个体和关系问卷。这份问卷包含165个问题（Olson，1996），旨在让伴侣了解和讨论各自的背景、期望和他们可能会遇到的困难。问卷从11个方面测量了他们的态度和期望，包括婚姻期望、沟通、性关系、人格差异、财务管理、冲突解决、孩子养育、休闲活动、家庭和朋友、婚姻角色、精神信仰。该问卷在帮助伴侣发现潜在冲突、促进对将来可能遇到的问题的讨论等方面起到的效果已经得到了证实（Stahmann & Hiebert，1997）。

目前为止，在关系促进方案中最受欢迎的是周末夫妻恳谈会（marriage encounter weekend），最早由耶稣会牧师加百利·卡尔沃神父（Father Gabriel Calvo）引入巴塞罗那（Chartier，1986），20 世纪 60 年代末传入美国。周末夫妻恳谈会为信仰天主教的夫妻提供了支持，促进其关系的改善，目前它被各种各样的教会团体广泛采用（Stahmann & Hiebert，1997）。数以千计的伴侣利用这些周末的关系促进项目来改善他们在沟通、问题解决技能、性亲密和精神层面的问题。一些教派甚至规定，伴侣必须先参加这类项目后才可以在教堂里结婚。

对关系促进进行更细致研究的项目之一是预防和关系促进方案（Prevention and Relationship Enhancement Program），该项目由丹佛大学的弗洛伊德、马克汉姆、凯利、布隆伯格和斯坦利（Floyd, Markham, Kelly, Blumberg, & Stanley, 1995）开发。这种社会学习方法在 20 世纪 80 年代发展起来，主要是教给伴侣沟通和冲突解决的技巧，并探讨了关于婚姻的态度和期望。这个方案的首要目的是帮助伴侣面对和解决冲突，从而避免他们在关系中形成不健康的防御模式（Siliman，Stanley，Coffin，Markman，& Jordan，2002）。

表 11-2 是为伴侣关系的有效运转提供的一些指导。

表 11-2　伴侣关系有效运转的关键技巧

A. 结构
1. 和解 学会接受和适应彼此的偏好和期望，在一些问题上让步，但不要总是妥协，以免产生怨恨。 她学会接受他想要早点吃晚饭的愿望，他也同意加入她每周的宗教仪式。但是她不同意把自己的事业变成兼职；他继续和他的兄弟们进行每年一次的钓鱼之旅，即便她讨厌被留在家里。 2. 确立边界 围绕你们的关系创建一个保护性的边界，用来减少但不消除与外人的联系。 他不再每周有三个晚上和朋友出去玩；她开始问他是否可以，然后才同意让她的父母来过周末。

续表

证明你对伴侣的承诺，这能够建立安全的依恋基础和长久关系的信心。确保你的伴侣知道你在意你们的关系，并且愿意为你们的长期关系做出承诺。

他不再说“如果你不喜欢，为什么不找其他人呢”这样的话来进行自我防御，因为这会让她感到不安和愤怒。她会特意告诉他，她和谁共进了午餐，因为她知道他会因为妒忌而感到担心。

B. 沟通

1. 倾听并且确认伴侣的观点。

她发现，在提出自己不同的观点之前，真诚地尝试说出诸如“所以你更喜欢那个，因为……”的话会使他感觉到她尊重他的观点。他发现，当谈论到最具争议的问题时，首先询问她的感受，然后仔细倾听是必要的。甚至在某些情况下，最好是过一段时间再表达他对问题的看法。

2. 学会在负面情绪变得更糟糕之前做出让步，避免争吵升级。采取“暂停”策略，并且同意在之后某个时间再谈论。

“我有些累了，先暂停一下吧，今天晚饭后我们再来讨论这件事情，好吗？”

3. 避免否定和贬低。

“你太不负责任了”可能是无效的，但是“我认为你反应过度了”更加无效。不要评判你的伴侣的人格或是否认他或她的感受。

C. 问题解决

1. 提出积极的请求，比如“你愿意……吗？”，而不是批评，如“你从不……！”。

2. 如果你想要得到一些东西，就要做好给予回报的准备。

她发现，如果她提议让他做些自己喜欢的事，那么让他陪她或孩子做一些事情就会更容易些。他学到了偶尔自告奋勇去购物或是做晚饭，会使她更愿意为他做一些事情——而且自愿做事是一个比试图做交易更好的方法。

3. 等你不生气了再提出一个需要解决的问题。直接而温和地表达自己的担忧。

在争论中，他站在她父亲的一边而反对她，这使她非常愤怒。但是她决定等自己冷静下来了再说这件事。在第二天晚饭后，她说：“亲爱的，我想谈谈一下我的感受，但我害怕你可能会生气。”强调这是她的感受，并且表达她在意他可能的反应，这样可能会使他更容易接受。

4. 把你们两个人当作一个共同解决问题的团队。

他们不再因为他的“冷漠”和她的“依赖”而争吵，而是开始谈论他们应当如何协调彼此“不同水平的舒适感”。讨论的结果是，他们计划下个假期一起打高尔夫和网球，她可以去拜访朋友，而他可以请一天假去钓鱼。

续表

5. 在尝试解决问题之前，一定要了解对方的担忧。 他很不高兴，因为她只想为他们的新房支付最低限度的首付款，而这将导致高额的抵押贷款。对他来说，为了尽可能降低月供，就有必要尽可能多地付首付。但他没有继续争论，而是问她在担心什么。她的顾虑是如果没有积蓄存款，他们将来或许会因为突如其来的危机事件而精疲力竭。现在至少他了解了她的感受。
D. 体贴
为你的伴侣和这段关系做些令人愉快的事情。 自发的举止——比如说赞美、拥抱、小礼物；在一天中的某个时间给对方打电话说“我爱你”——能让你的伴侣确认你是在意的，并帮助维持一种积极的关系感受。
E. 乐趣
努力共度愉悦时光，别用娱乐的时间去讨论困难的议题或冲突点。 他养成了一个习惯，邀请她一起看电影，在公园散步，去博物馆参观，然后周六在外面吃晚饭。她明白了在这些时候提出问题只会破坏气氛。

资料来源：Nichols, M. P.（2009）. *The lost art of listening*, 2nd ed. New York, NY: Guilford Press.

// 离异辨析咨询

任何长期从事婚姻治疗工作的婚姻治疗师都遇到过这样的夫妻：一方倾向于离婚，而另一方想让婚姻继续下去。于是就出现了两难的境地：如果支持倾向于离婚的一方（这一方经常会处于风暴的中心，且可能还没有考虑清楚），这对夫妻可能会被动地结束一段可能值得挽救的关系。你可能也认识某个像这样因一时冲动而离婚却又追悔莫及的人。另一方面，如果支持维持婚姻的一方，想要离婚的伴侣可能就不会对治疗太上心；于是乎，离婚要么只是被痛苦地推迟了，要么夫妻双方可能会将就着接受当前寡淡的婚姻现状。

那么我们应该怎么做呢？明尼苏达大学的威廉·多尔蒂（William Doherty）、史蒂文·哈里斯（Steven Harris）和同事们开发了离异辨析咨询（discernment counseling），帮助意见不合的夫妻在婚姻的十字路口做出决定时获得清晰的思路和信心（Doherty, Harris, & Wilde, 2016）。

离异辨析咨询遵循一个明确的协议：每周进行 1~5 次 90 分钟的谈话，包括在开始时与夫妻双方确认情况，在大部分时间与双方分别交谈，并在结束时与双方共同进行简短的情况确认。离异辨析咨询不是婚姻咨询——事实上，在整个治疗过程中，夫妻都会被反复提醒到这一点。相反，离异辨析咨询的目标是帮助他们从三条道路中选择一条向前走：（1）维持婚姻关系；（2）离婚；（3）开始为期 6 个月的双方共同参与的婚姻咨询，且离婚这一选项不再被考虑或讨论（Doherty & Harris，2017）。

在每次咨询过程中，治疗师会帮助想要离婚的一方从更广阔的角度看待导致两个人陷入僵局的婚姻问题。对于大多数人来说，如果他们知道自己已经穷尽了所有的选择，那么他们会更愿意做出结束婚姻的决定。但许多人不知道自己在破裂的婚姻中所扮演的角色，结果会在随后的婚姻中重复同样的错误，只是现在还多了一些前任和再婚家庭的复杂性。个体咨询的环节旨在帮助选择离婚的一方系统地了解自己离开的原因，包括自己在婚姻问题中所扮演的角色。由此产生的洞察力会让来访者为离婚做更好的准备（如果他们的确选择了离婚的话）或者能让他们清楚地知道可以做些什么来改善当前的婚姻关系。

在夫妻危机中，没有一方会是完全获胜的。试图挽回的一方，带着恐慌的情绪，用恳求来压制想要离开的另一方，或用伤害和愤怒推开另一方，这都是很常见的。遗憾的是，这两种方法只可能会把伴侣推远。因此，试图挽回婚姻的一方需要学会如何在婚姻中展现最好的自己。这可能很难做到，但那些将危机视为一记警钟，并为自己和婚姻关系努力的人，可以为之后的婚姻咨询奠定基础。

倾向于结束婚姻的一方可以在 5 次会谈的时间内做出决定。这给整个过程增加了紧迫感；但如果不这样的话，来访者很容易摇摆不定地拖上多年。一旦想要结束的一方决定好了选择三条道路中的哪一条，这对夫妇就会转移到婚姻咨询，或者获得使他们能够正常离婚的方法，或者直接回家。如果他们选择婚姻咨询，在离异辨析咨询过程中揭露的任何隐私都可能被带入咨询过程。如果想了解更多内容，我们推荐多尔蒂和哈里斯的《帮助处于离婚边缘的夫妇：问题关系的离异辨析咨询》（*Helping Couples on the Brink of Divorce: Discernment Counseling for Troubled Relationships*，2017）。

/ 小结

当出现任何新的变化时，就不可避免地需要重新进行评估。由此一来，家庭治疗的基本概念会受到评判，坚定的信念也会遭到质疑。但这其实证明了家庭治疗的力量，证明该领域已扩展到可以包容那些呼吁更广泛治疗实践的批评。就像孩子离开了家在外闯荡一样，虽然家庭治疗遭遇了一些挫折，但最终会变得更好。如今的家庭治疗师更能满足不同人群的需求，还可以针对特定问题提供针对性的治疗。

正如家庭治疗并未停滞不前一样，家庭也是如此。当今的家庭不断地发展变化，压力重重。家庭早已经不再适配于 20 世纪 50 年代的互补家庭模式了，如今的家庭更加均衡，不过我们还未能与新的模式达成融合。或许是时候提出这样一个问题：21 世纪，家庭进化出前所未有的多样形式，家庭治疗能提供什么样的概念和方法来帮助我们理解和处理千变万化的家庭模式呢?

// 推荐阅读

Anderson, C. M., Reiss, D., & Hogarty, B.（1986）. Schizophrenia and the family: A practitioner's guide to psycho education and management. New York, NY: Guilford Press.

Avis, J. M.（1992）. Where are all the family therapists? Abuse and violence within families and family therapy's response. Journal of Marital and Family Therapy 18, 225-232.

Boyd-Franklin, N.（2006）. Black families in therapy: Understanding the African-American experience（2nd ed.）. New York, NY: Guilford Press.

Doherty, W. J., Harris, S. M., & Wilde, J. L.（2016）. Discernment counseling for "mixed-agenda" couples. Journal of Marital and Family Therapy 42, 246-255.

Fontes, L. A.（2008）. Interviewing clients across cultures. New York, NY: Guilford Press.

Fowers, B., & Richardson, F.（1996）. Why is multiculturalism good? American Psychologist 51, 609-621.

Kimmel, M. D.（2017）. The gay man's guide to open and monogamous marriage. Lanham, MD: Rowman and Littlefield.

McDaniel, S., Hepworth, J., & Doherty, W.（1992）. Medical family therapy. New York, NY: Basic Books.

Rolland, J.（1994）. Helping families with chronic and life-threatening disorders. New York, NY: Basic Books.

U.S. Bureau of the Census.（2014）. Statistical abstract of the United States（133rd ed.）. Washington, DC: U.S. Government Printing Office.

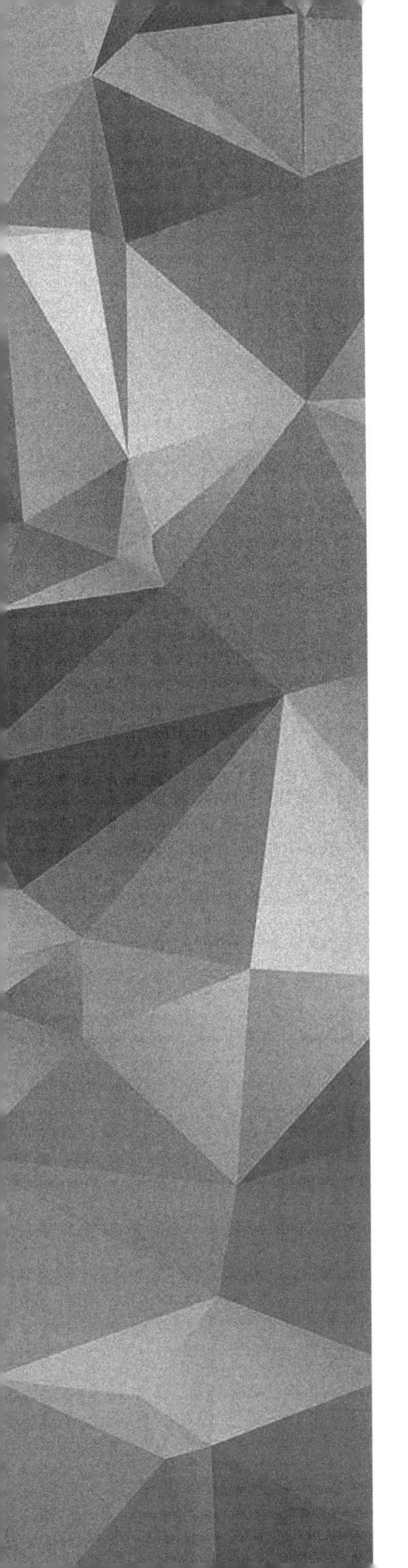

第12章

焦点解决治疗——突出积极面

- 焦点解决治疗的发展历程
- 焦点解决治疗的主要原则
- 焦点解决治疗视角下健康与不健康家庭的发展过程
- 焦点解决治疗的目标和达到这些目标的必要条件
- 焦点解决治疗的评估与干预技术
- 焦点解决治疗的研究证据

大多数治疗都基于这样一个假设：当来访者提出一个问题——例如抑郁，或者是有一个行为不端的孩子——的时候，治疗师的工作便是去寻找引起这个问题的原因，从而让来访者知道如何解决这个问题。而焦点解决治疗师则认为，要想使问题好转，并非一定要弄清楚导致问题的原因。

焦点解决治疗师假设，前来咨询的来访者具备做出有效行为的能力，但其有效性被消极的思维定式减弱了。将来访者的注意力引导至被遗忘的能力上，能帮助他们从对失败的专注中解脱出来，修复产生更有效能的自我。这些问题之所以把来访者压得喘不过气来，是因为来访者认为问题总在不断地发生，问题没有发生的那些时刻却没有被注意到，或是被当作微不足道的事情忽视了。焦点解决治疗的艺术就在于帮助来访者看到他们的问题里还有**例外**（exception）——即问题没有发生的时刻——而这些例外是来访者原本就具备的问题解决方法。

/ 代表人物

焦点解决治疗源于美国密尔沃基市短期家庭治疗中心的史蒂夫·德·沙泽尔（Steve de Shazer），因苏·金·伯格（Insoo Kim Berg）及其同事们的工作。这个培训机构起源于 1979 年，一些被 MRI 模型吸引的社区机构工作人员开始不满机构的限制，从机构脱离出来建立了短期家庭治疗中心。最初的团队包括史蒂夫·德·沙泽尔和因苏·伯格夫妇，吉姆·德克斯（Jim Derks），伊莱恩·努纳利（Elaine

Nunnally)，玛丽莲 · 拉科特（Mariyn LaCourt）和伊夫 · 利普奇克（Eve Lipchik）。他们的学生包括约翰 · 沃尔特（John Walter），简 · 佩勒（Jane Peller）和米歇尔 · 韦纳 - 戴维斯（Michele Weiner-Davis）。

已故的史蒂夫 · 德 · 沙泽尔是焦点解决治疗的创始人，他的著作是该取向中最具创造性的（e.g.，de Shazer，1988，1991）。作为一名学者和治疗师，德 · 沙泽尔对贝特森的沟通理论和米尔顿 · 埃里克森关于如何影响改变的实用主义观点很感兴趣。德 · 沙泽尔早年曾在帕洛阿尔托采用 MRI 方法工作。2005 年 9 月 11 日，德 · 沙泽尔在维也纳逝世。

因苏 · 金 · 伯格与史蒂夫 · 德 · 沙泽尔一样，是焦点解决治疗取向的主要创立者之一。她在世界各地培训治疗师，著有大量书籍和文章，将该模型应用于各类不同问题与服务中，包括酗酒（Berg & Miller，1992）、婚姻治疗（Berg，1994a）和面向贫困人群的家庭服务（Berg，1994b）。她于 2007 年逝世。

米歇尔 · 韦纳 - 戴维斯受训于德 · 沙泽尔后，将伊利诺伊州伍德斯托克的一个机构项目转变为焦点解决治疗模式。韦纳 - 戴维斯（1992）在她广受欢迎的著作《离婚克星》（*Divorce-Busting*）中将焦点解决模型用于婚姻问题。

尽管比尔 · 奥汉隆（Bill O'Hanlon）从未在短期家庭治疗中心正式学习过，但他师从米尔顿 · 埃里克森学习短期问题解决治疗，因此迈向焦点解决治疗就变得非常容易。奥汉隆曾与韦纳 - 戴维斯合作撰写了一本关于焦点解决治疗的早期的著作（O'Hanlon & Weiner-Davis，1989），因此他与焦点解决治疗有着重要的联系。他是个广受欢迎的工作坊主持人，也著有大量书籍和文章来介绍他称之为可能性疗法（possibility therapy）的实用方法（O'Hanlon，1998）。

从 20 世纪 80 年代中期起，伊冯 · 多兰（Yvonne Dolan）师从于伯格和德 · 沙泽尔，她将焦点解决治疗模型应用于创伤和虐待问题（Dolan，1991），并与伯格合著了一册有影响力的个案研究（Berg & Dolan，2001）。她还有介绍该模型在机构中的应用情况（Pichot & Dolan，2003），以及焦点解决治疗技术的最新现状（de Shazer，Dolan，Korman，Trepper，Berg，& McCollum，2007）的作品。

其他著名的焦点解决治疗师还包括伊夫·利普奇克、斯科特·米勒（Scott Miller）、约翰·沃尔特和简·佩勒。利普奇克在短期家庭治疗中心工作了 8 年，直至 1988 年离开，她是将焦点解决治疗模型应用于虐待妻子问题的先驱（Lipchik & Kubicki，1996），她还出版了有关如何开展焦点解决治疗的最实用的著作之一（Lipchik，2011）。斯科特·米勒在短期家庭治疗中心工作了 3 年，指导酒精和药物治疗服务，并广泛撰写有关焦点解决治疗模型的著作。约翰·沃尔特和简·佩勒在芝加哥一起执业，他们都受训于短期家庭治疗中心，并在写了一本讲解焦点解决治疗步骤的书后（Walter & Peller，1992），成为广受欢迎的巡回工作坊的主持人。

/ 理论要素

跟 MRI 小组一样，焦点解决治疗师相信，人们在看待问题时，常陷于持久僵化的错误问题解决方法模式中，被这些狭隘的观点所束缚。当你把所有的鸡蛋都放进一个篮子里，为了生活你就必须抓紧这个篮子。正如奥汉隆曾与韦纳-戴维斯（O'Hanlon & Weiner-Davis，1989）写道：

> 所以，人们赋予行为的意义限定了他们解决问题时可选择方法的范围。假设所选用的方法没有得到一个让人满意的结果，最初关于行为意义的假设也通常不会受到质疑。相反，人们不断怀疑他们用这种无效方式来解决问题的努力是否足够，觉得要是做得更多一点、更努力一点、更好一点（例如，更多惩罚、更多心与心的交流等），他们终将解决这个问题（p.48）。

MRI 模型受米尔顿·埃里克森的观点启发，认为人们本身就是一个具有大量尚未使用的创造性资源库。根据这一观点，人们可能仅仅需要改变视角就能释放潜力。这种改变包括改变人们谈论他们问题的方式。

问题表述不同于问题解决表述。正如路德维希·维特根斯坦（Ludwig

Wittgenstein，1958）写道："幸福世界与不幸世界是两回事。"（p.43）问题表述通常是消极的，关注于过去，并暗含有永恒性的意思。问题解决表述则更充满希望，更指向于未来。治疗师工作的一部分就在于引导来访者从问题表述转向问题解决表述。在焦点解决模型中，未来是可商量的。

/ 家庭动力

在讲述焦点解决模型时，很容易跳过家庭动力，因为焦点解决治疗师对这个主题并没有多少要讲的。但他们这样做是有原因的。因为你越强调家庭动力，你就越相信人们植根于限制其行为的人际联结网中。焦点解决治疗师较少关注这种控制家庭成员的外力，因为他们认为人是相对灵活和可改变的，在治疗中治疗师也是这样看待来访者的。

// 正常的家庭发展

焦点解决治疗模型将来访者看作是他们自己生活的专家。正如来访者知道什么在困扰他们一样，来访者也清楚他们需要的是什么。这一哲学观在咨询实践中表现为治疗师常常询问来访者"还有别的什么我应该问你，或是你需要告诉我的吗？"正如彼得·德·容与伯格（Peter De Jong & Berg，2002）所描绘的那样，"作为一名从业者，如果你希望把来访者摆在他们自己生活的专家的位置上，你就必须了解如何尽可能多地把你自己的参照系放在一边，并探索来访者的参照系"（p. 20）。

焦点解决治疗师认为人们是充满资源的。人们的问题不应被视为失败的证据，而应被视为正常生命周期的混乱。这种乐观的观点并不需要被当作过于天真而摒弃。然而，它可以被视作一种信念，即相信家庭有能力找出改善他们生活的解决方法。

焦点解决治疗模型隐含着对正常家庭的无症状观点，即正常家庭只是那些从所存在问题中解放出来，回归到其独特的、正常发挥功能的生活方式中的家庭。

> 问题解决取向的治疗师不相信人的生命中有任何唯一“正确”或“有效”的方式。我们已经开始认识到，在某个家庭中或对某个人而言不被接受的行为可能在另一个家庭或另一个人身上是可取的。因此，治疗要实现的目标应由来访者而非治疗师确定。（O’Hanlon & Weiner-Davis，1989，p.44）

// 行为障碍的发展

在焦点解决治疗模型中是没有这个主题的。将人们归类就意味着他们一贯如此。当我们说一对夫妻“疏离”，是否意味着他们从来没有不疏离的时候？不幸的是，这种贴标签的行为使得我们很少关注其他不是这样的时候。

正如焦点解决治疗师引导来访者不再猜测问题成因，治疗师自己也避免去做推测。他们确信问题解决通常与问题发展的方式无关，而探索病因会导致问题表述——这正是治疗师所回避的。他们相信聚焦问题的思考会阻碍人们发现有效的问题解决方法，问题靠人们定义情境的方式以及坚持采取的错误行动而维持下来。

/ 改变的机制

焦点解决治疗师通过设立清晰的目标，建立问题的例外来工作。在后面的部分，我们将强调这些焦点解决治疗中最典型的特征。但是谨记，好的治疗绝不是实施一系列具体技术那般简单的事情。好的治疗是——或应该是——一项囊括使助人关系起效的所有要素的复杂工程。

// 治疗目标

焦点解决治疗的目标是尽可能迅速而有效地解决来访者所呈现的问题，而无须探索问题背后潜在的缺陷。正如德·沙泽尔（1991）写的那样，“结构学派认为症状是一些潜在问题所导致的结果，诸如不适宜的权力等级、潜藏的父母冲突、低自尊、不良的沟通、压抑的情感、‘肮脏游戏’等心理或结构问题”。焦点解决治疗师则并不认为必须深挖这些更深层的议题才能解决人们的问题。目标从来就不是家庭应该如何被组织，而只是人们希望他们的生活中有何不同。

在焦点解决治疗取向中，设立目标的过程本身就是一种重要的干预。沃尔特与佩勒（1992）强调协助来访者建立界定清晰的目标是很重要的，目标应以积极语言表述，要适度、能实现。帮助人们达到目标的第一步便是使他们不再谈论各种不满，而是设想他们后面想要做些什么。因此，尽管来访者常常带着抱怨而来，用消极语言表达——“我想少点抑郁”“我希望罗杰不再抽烟”——但焦点解决治疗师通过询问“那相反，你（或他）可以做些什么呢”，帮助来访者将这些抱怨重构成积极目标。如果你尝试过减肥，你可能已经发现采取诸如锻炼、吃低脂肪食物这些积极的方法比聚焦于不吃巨无霸、法式炸薯条要有效得多。

// 行为改变的条件

焦点解决治疗通过帮助来访者放大他们问题中的例外来工作——有效的解决方法原本就在人们自身的资源之中。根据伯格与德·沙泽尔（1993）的观点，发生改变需要的条件是问题表述方式的变化：

> 我们认为来访者和治疗师所表述的本身就是继续工作的全部内容，而无须再审视其表述背后的含义。我们说些什么与我们如何说是不同的，正是这些不同可以被用来产生（对来访者的）改变……我们发现在治疗性的会谈中，发生有价值的改变的过程更像是协商，而不是理解或发现“真正”在发生什么。（p.7）

改变人们谈论其问题的方式就是需要完成的全部任务，因为“随着来访者和治疗师越来越多地谈论想要一起找出的解决方法，他们开始相信正在谈论的就是真相或现实。这就是语言自然而然起作用的方式”（Berg & de Shazer，1993，p. 9）。这也是为什么焦点解决治疗可以如此简单的原因：比起让人们改变他们的行为，让他们改变谈论问题的方式要容易得多。我们的假设是，让人们做积极的表达将帮助他们积极地思考——最后用积极的行为解决他们的问题。

/ 治疗

// 评估

在得到关于问题表现的简要描述后，焦点解决治疗师会直接开始询问来访者，如果他们的问题得到了解决，他们的生活将会有哪些不同。接下来，治疗师不会建立干预计划，而是询问来访者当问题没有发生或不那么严重时他们的生活是什么样子。下面的提问（改编自 Lipchik，2001）展示了焦点解决评估积极属性。

- “你认为现在的问题是什么？”
- “你怎样才知道问题已经解决了？”
- “怎样才知道你不再需要来咨询了？会有什么信号？”
- “你的行为、想法与感受方面必须发生哪些变化才能使那个结果发生？”
- “你会发现这个与事情有关的人有什么不同？”
- “你对自己期待发生的事情的最疯狂的想法是什么？”

因为焦点解决治疗师并无兴趣评估家庭动力，因此他们不认为会谈有必要召集任何特定的人群。相反，他们认为只要是关心这个问题的人都应该参加会谈。他们也不太需要预约信息，因为他们想要听到来访者建构他们问题的第一手信息。焦点解决治疗师更多地询问看法而非感受，他们也肯定来访者的立场。所有来访者都想看到某些表示治疗师已经理解了指引他们行为的观点的迹象。

该模型的评估过程与问题解决疗法有根本上的不同。焦点解决治疗师不会像专家般确定哪里出了问题（缠结、三角关系），并计划如何修正问题。在焦点解决治疗中，来访者是确定他们想要如何改变的专家（Walter & Peller，1992）。尽管焦点解决治疗师并不扮演权威的角色告诉家庭谁将帮来访者解决他们的问题，但他们会主动地引导来访者不去担心他们的困境，引导其朝向问题解决的方向发展。

以下问题是形成治疗目标的基础。

- “你想要通过咨询来发生些什么，才会让你事后回想起来觉得来咨询是对的？”
- “要发生些什么，你才会觉得咨询不是在浪费时间？”
- “我们经常会发现，在安排预约和前来咨询之间，会发生一些有助于改善问题的事情。你有没有发生一些使你前来咨询的问题得到改善的事情？

基于这些问题的回答，治疗师与来访者开始设立更加具体的治疗目标。一旦设定好治疗目标，治疗师就会让来访者在 10 点量尺上评估他们当前朝向目标的进展状况，1 代表问题最糟糕的状态，10 代表问题已经不复存在或来访者能很好应对，不再是问题了。

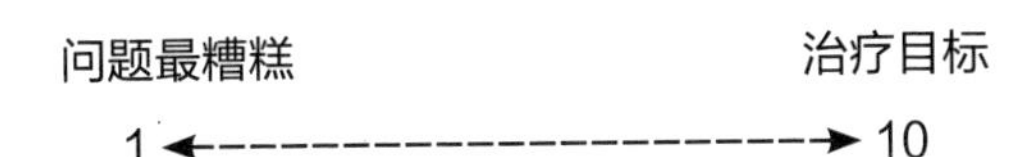

来访者的评分使得我们可以评估他们离目标还有多远。后续将会使用这个相同的评定方法判断哪些具体行为能帮助来访者接近目标，以及评估来访者的进步。如果来访者提出新的问题，治疗师再用一个新的等级评定来描绘来访者期待达到的结果，并评估朝向新的问题解决的进展。

在焦点解决治疗这种直接的疗法中，评估来访者改变的动机是很重要的。德·沙泽尔指出（1988），从业者需要区分旁观者、抱怨者和消费者三类来访者。

旁观者（visitor）是指那些并不是真的想接受治疗的人。旁观者来咨询是因为有其他人坚持要他们来——法官、父母、校长——但他们并没有什么要解决的问题，也不想来这儿。治疗师不应该向这类来访者提供任何建议去试图说服他们真的需要治疗。

对待旁观者，重要的是关注他们是如何被转介来的，以及考虑谁才是真正的来访者——即想要问题有所改变的人。如果你咨询室里的这个人仅仅是因为有人强行要求才来咨询，那有效的策略是询问他们需要做些什么才能让强迫他们来治疗的权威者满意。

- “那么，要怎么做才能让你妈妈不再烦你？”
- “我们至少要达到什么状态，才能让你不用再来咨询？”

抱怨者（complainant）确实有明确的问题，但他们的问题通常是针对别人。父母经常因为他们的孩子有问题来寻求咨询。年幼孩子的父母还有可能看到自己参与问题解决的必要性，但年长孩子的父母通常认为只有孩子是有问题的——药物滥用、抑郁、羞怯——并不认为他们自己是问题的一部分。妻子寻求咨询因为“丈夫不沟通”，而丈夫前来咨询通常是为了安抚妻子。

对抱怨者而言，有用的方法是建议他们注意其他家庭成员问题行为的例外情况。焦点解决治疗师接纳抱怨者的观点，给予赞赏，并建议其观察问题模式的例外情况。来看下面的例子。

来访者：“问题出在我的女儿。她成天做的事情就是跟朋友出去。她从不做家庭作业，也不帮忙收拾屋子。”

治疗师：“那我该怎么帮你呢？”

来访者：“我做的所有事似乎一点用都没有。她就是不想长大，不想对自己负责任。”

面对这样的来访者，焦点解决治疗师尝试将会谈从问题表述转变为问题解决表述。

治疗师：“你认为需要发生些什么，才能让你的女儿稍微好相处一点？”

来访者：“她必须做家庭作业。我不断告诉她，不读完高中，她哪儿也去不了。”

治疗师:“那看起来是个大改变。但假设它实现了——假设她开始做家庭作业了，那时你女儿会说你对她会有哪些不同？”

来访者:“她讨厌我对她唠叨。所以她可能会说我不那么唠叨了。”

注意治疗师丝毫没有质疑来访者的想法——问题出自她女儿，但在谈论问题解决时，他们开始探讨母亲可以做哪些改变作为问题解决方法的一部分。这开启了一扇大门，让她看到少一点抱怨可能对她女儿是更有效的方法。

一些属于抱怨者的来访者可能没有这个例子中的母亲这么灵活。我们都遇到过坚持认为一切都是别人的过错的人。对待这类来访者，你可以一直问“你希望我可以怎样帮到你？”接下来与他们商量他们可以如何通过改变自身行为来影响顽抗的其他人。

消费者（customer）则有明确的问题，也准备好有所改变。面对消费者，你可以直接开始设立目标和寻找解决方法。与这些已经做好改变准备的人工作要容易得多。需要指出的是这三种类型——旁观者、抱怨者和消费者——不是性格的特性，而是治疗关系的特性，因此，类型是灵活可变的。对于一个明显没有改变动机的抱怨者，治疗师的工作在于将会谈聚焦于问题解决，赞赏来访者，给他们布置些观察问题例外情况的任务。不施压改变，而是通过将注意从问题转向问题解决方法，关系就可能发生进展，来访者就可能变成寻求改变的消费者。

// 治疗技术

焦点解决治疗技术是围绕两大基本策略来组织的。一是在来访者谈及的框架内发展聚焦的目标，二是基于例外创立解决的方法（De Jong & Berg，2002）。治疗通常很简短（3~5 次会谈），每次都只预约一次咨询，这种做法是基于再有一次就足够了的假设。

/// 问题描述

治疗以描述来访者的问题开始:“你希望我怎么帮你？”焦点解决治疗师尽力

在来访者谈及的框架内工作。他们询问来访者的看法，并尽可能多地使用来访者自己的语言小心地认识他们。

治疗师：所以你是在说，对于现在这种混乱，你想要做点什么？

来访者：是的，该做的事里有一半我都记不住，因此，总是在最后时刻才仓促地完成任务。我讨厌自己这样。有时我在想，我之所以这样或许是因为我不想做这份工作。

治疗师：所以你认为这种混乱可能跟你不是真的喜欢现在做的工作有关。你感到气馁，对自己不满意，是这样吗？

一个好主意是询问来访者他们已经尝试过哪些方法来解决其问题。人们通常会尝试各种方法来处理他们的问题，这些努力或多或少会有些用。无论如何，以前这些解决问题的尝试对来访者洞悉什么是有效的、什么是无效的具有重要作用。

/// 目标设定

在倾听和认识来访者对于他们问题的描述，以及他们曾做过哪些尝试来解决问题之后，下一步就是建立清晰而具体的目标。通过询问以下问题，焦点解决治疗师帮助来访者将模糊的、不明确的目标转化为具体的、行为的表述。

- “具体来说，你将如何做到这一点？”
- “你们俩怎么知道你们的问题已经解决了？问题解决后，情况将有哪些不同？”
- “什么将会是告诉你前进方向正确的第一个信号（或最小的进步）？还有呢？”

目标越清晰，就越容易评估取得的进步。例如，假设一位女性说她想和丈夫相处得更好一些，治疗师可能会问：“能不能更具体点告诉我，当你们俩相处变好些时会发生什么？你会做些什么不同的事？什么情况将使你丈夫意识到你们俩的相处正在往好的方向变化？”

注意这个例子中治疗师是如何询问来访者谁想要关系变好的：“你会做些什么不同的事？”焦点解决治疗过程的一部分就是，帮助来访者思考他们可以采取的有建设性的行动，而不是他们如何让其他人改变。有用的目标是具体的、包含积极行动的，通常也是适度的、可实现的。

一个刚离婚的女性急于让生活步入正轨，想要戒烟、找工作、减肥 10 千克、开始约会。治疗师建议她首先聚焦于找一份工作，而把尝试减肥和戒烟推迟到她生活压力减小些之后才去做。

因苏·伯格在与一位看似生活失去控制的来访者进行的一次会谈中，她询问这位女性，想要情况变好需要发生些什么才行。来访者回答她不确定——她有如此多的问题。“或许只有奇迹发生才有用，但我知道那是种妄想。”借用来访者的原话，伯格问道：“好的，假设奇迹发生了，把你前来咨询的问题解决了，你的生活将会有哪些不同？”（De Jong & Berg，2002，p.85）

出乎伯格的意料，这个看似被问题淹没、无助的女性开始描绘一幅清晰而现实、功能良好的家庭画像。由此产生了焦点解决治疗的支柱之一：**奇迹问题**（miracle question）。德·沙泽尔（1988）是这样描述它的：

> 现在，我想要问你一个奇怪的问题。**假设**今晚你睡着了，整个屋子都很宁静，一个奇迹发生了，**把你前来这里咨询的问题解决了**。然而，因为你睡着了，你并不知道奇迹已经发生了。那么，明早醒来的时候，**会有些什么不同**，让你知道奇迹已经发生了，你来咨询的问题已经解决了？（p.5）

奇迹问题邀请来访者想象积极的结果，通过给予他们一幅关于其目标的心理画面来激活问题解决的心态——正如想象完美发球能帮到网球运动员一样。奇迹问题还能帮助来访者审视问题，看到他们真正想要的或许不是消除这个问题，而是能够做那些被问题所阻碍的事情。如果治疗师能够鼓励来访者不管问题而开始做那些事情的话，问题就突然变得不那么重要了。

例如，玛丽说如果她没有贪食症，她就可以跟别人更亲近，玩得更开心。假设在治疗师的鼓励下，玛丽开始承担人际交往的风险并获得了更多乐趣，贪食症在她生活中可能就不是那么大的问题了。

/// 探索例外

探索例外——来访者的问题没有出现的时候——就是邀请他们认识到一些可能的问题解决方法已经在他们手里了。这种探索包括询问以下这些**例外问题**（exception question）。

- “最近什么时候问题本可能出现，但却并没有发生（或不那么让人紧张、更可控）？”
- “问题没有出现的时候有什么不同？”
- “当你的伴侣做了对你有积极影响的事，你如何让他或她知道？”
- “如何让伴侣知道他或她做了什么事情对你来说是积极的变化？”

找出最近发生的例外是最有用的，因为来访者能记清更多细节。同时，因为这些例外刚发生过，有理由相信它们可能再次发生。通过探索这些例外及其不同之处，来访者可以找到线索，知道做些什么能增加这些例外。

例如，有贪食症的玛丽，可能回想起前几周当她很想暴饮暴食，但最后并没有那样做的情况。她可能发现那段时间她远离父母，所以不会感觉自己让他们失望了。她可能会决定是时候要变得更加独立了。

探索例外可以使治疗师和来访者在过去成功经验的基础上工作。如果无法找到例外，治疗师可以询问为什么问题没有变得更糟糕——“你是怎么做到的？”——再以这个成功应对为基础来工作。**应对问题**（coping question）能帮助来访者认识到，哪怕仅仅是靠忍耐，他们也比自己所认识到的要更有资源：

- “是什么让你在如此艰难的环境下继续走下去的？”
- “事情为何没有变得更加糟糕？”
- “你做了些什么使问题没有变得更加糟糕的？”

如果来访者做出了回答，治疗师就可以以此为基础探讨如何维持这种忍耐，以及如何做更多这种努力。

焦点解决治疗师用会谈的大部分时间来倾听寻找来访者过去的解决方法、例外和目标。当发现这些迹象时，治疗师以热情和支持的态度加以强调。接下来治疗师的工作是保持后面继续讨论问题解决方法。这与传统问题焦点治疗使用的技巧有所不同。问题焦点治疗师担心错过有关引发或维持问题的线索，而焦点解决治疗师担心错过有关进步与问题解决方法的线索。伊冯·多兰（私人通信）在下面的个案研究中展示了这一过程。

案例研讨

母亲：“她回家后就无视我，就好像我不存在一样。从学校回来就直接跑进她的房间，谁知道她在里面做什么？但我感觉她在里面没干什么好事。”

女儿：“你说我们总是在吵架，所以我进自己房间我们就不会吵了呗。”

母亲：“看见没？她承认了她就是想避开我。我不知道为什么她就是不能回家后跟我谈点学校或别的什么事，就像她以前那样。”

治疗师：“稍等一下，她‘以前那样’是什么时候？谢丽尔，你什么时候回家会跟妈妈谈起学校的事？”

女儿：“我以前经常这样做，上个学期就是那样。”

治疗师：“你能举例说一下上一次你那样做的情况吗？”

母亲：“我可以告诉你。实际上就在上周。她特别兴奋她的科学项目被选中了。”

治疗师：“再跟我多说一点。上周哪天？”

母亲：“我想是上周三。”

治疗师：“她回到家里……？”

母亲：“她回到家里，兴奋极了。”

治疗师：“你当时正在做什么？”

母亲：“我想我正在准备晚饭。她非常兴奋地进来，我问她发生了什么，然后她告诉我她的科学项目被选中在学校做展示了。”

治疗师：“哇，那确实很荣幸。”

母亲：“是的。”

治疗师：“然后发生了什么？”

母亲：“嗯，我们就聊这件事，她跟我讲了相关的一切。”

治疗师：“谢丽尔，你记得这个事吗？”

女儿：“当然。就发生在上周，我特别开心。”

治疗师：“你会认为这是场愉快的谈话，属于你俩之间的愉快谈话吗？”

女儿：“当然。这就是我想说的，我并不总是回我的房间。”

治疗师：“上周有什么不同，让你们彼此间谈话要容易些？”

母亲：“这个嘛，她很兴奋。”

女儿：“我妈会认真听。她没有在做别的什么事。”

治疗师：“哇，这是个很棒的例子，谢谢。我想问，如果这样的情况更多一些：谢丽尔跟你讲她觉得感兴趣和重要的事情，而妈妈，你不做别的事，专心听她讲。这就是你们俩所说的‘更好的沟通’吗？”

女儿:“对，很准确。”

母亲:“是的。”

在这个例子里，治疗师用了多种焦点解决的干预方法。首先，她仔细倾听，找到了问题的一个例外情况——一个问题本可能发生却并没有发生的情况。其次，她通过获取更多细节来强调了这个例外情况，并就此赞赏了来访者。最后，她通过询问如果更多出现这种例外，她们的目标会如何实现，来把这个例外与来访者的咨询目标联结起来。

/// 等级评定问题

等级评定问题（scaling question）被用来帮助治疗师和来访者谈论诸如抑郁、沟通这些模糊的话题。伯格与德·沙泽尔（1993）对等级评定问题的使用描述如下。

> 治疗师询问抑郁的来访者，例如“在 1–10 的量尺上，1 代表你刚打电话要来咨询时感觉到的抑郁水平，10 代表奇迹发生后你的感觉。你现在感觉怎么样？”来访者可能回答 2，治疗师可以说:“所以你感到比刚打电话来那会儿要好些了。你是如何实现这个进步的？”也可以问：“你觉得你需要做些什么来达到 3？”通过这种方式，治疗师和来访者就可以识别并滋养趋向目标的那些小的改变，而不是被困在“我抑郁或不抑郁”这类典型的问题思维中。（p. 31）

等级评定问题也被用于让来访者量化维持对问题解决的信心:“在 1–10 点量尺上，你有多大信心这周能避免发火？”这一策略带有一种“证实它”的蕴意。来访者作答后，接着问可以做些什么事来增加成功的概率:“这次你必须做些什么来坚持？”询问等级评定问题是一种有效的方式，可以预期阻力，减缓退步，鼓励来访者做出改变的承诺。

下面是运用等级评定问题处理想要改善沟通问题的一例夫妻个案。

案例研讨

治疗师："我现在想做的是给问题和目标评个分。我们用1代表问题最糟的情况——你们从不交谈，只有争吵，或总是回避。我们用10表示你们总是交流，沟通完美，从不争吵。"

苏珊："那相当不现实。"

治疗师："那是理想的状况。那么你们俩会认为问题糟到什么地步呢？就说你们刚刚进来见我之前。"

苏珊："相当糟糕……我不知道……我会认为在2或3的样子。"

吉姆："对，我觉得是2。"

治疗师："好的（写下来）……你是2或3，你是2。现在我想知道咨询结束时达到什么水平你们会觉得满意或成功？"

吉姆："达到8我会很开心。"

苏珊："我当然想要10，但那不现实。对，我同意8就不错了。"

治疗师："你们认为现在在什么位置？"

苏珊："我觉得现在好一些了，因为他跟我来这儿了。我看到他在努力。我认为可能到4？"

吉姆："嗯，听起来不错。我没想到她会打那么高的分。我会认为在5。"

治疗师："好的，你是4，你是5。你们都希望咨询最后能达到8，对吗？"

等级评定问题有两个主要部分。首先，它是焦点解决治疗的评估工具。如果在每次会谈中使用，治疗师和来访者就能获得对进步的持续评估。其次，它本身就是一种强有力的干预，因为它使治疗师聚焦于过去的问题解决方法与例外情况，强调发生的新改变。就像第一次会谈前发生的改变一样，每次会谈前都可能会发生三种情况中的一种：变好，保持原样，或变得更糟。

如果从一次会谈到下一次会谈时情况变好了，治疗师可以赞赏来访者并获取更多关于他们如何实现这些变化的细节。这不仅支持与强化了改变，也会推动来访者做更多相同的事。如果情况保持原样，治疗师可以从保持既有改变或没有让事情变得更糟的角度来肯定来访者："你是怎么保持这个状态没有变糟的？"有趣的是，通常这个问题会引出来访者描述他们所做的改变，对此治疗师可以再次肯定、支持与鼓励他们做出更多这样的改变。

案例研讨

治疗师："苏珊，上周你在良好沟通维度上处于 4 的位置，我想知道这个星期如何？"

苏珊（停顿）："我认为在 5。"

治疗师："5！哇，真的吗？仅仅过了一周？"

苏珊："是的，我认为我们这周的沟通好些了。"

治疗师："你们是怎么沟通的？"

苏珊："这个嘛，我觉得是吉姆。他似乎在尝试要听我说。"

治疗师："很好。你能举个他更多地在听你说的例子吗？"

苏珊："好，比如说昨天，他通常每天工作时候给我打一个电话。而……"

治疗师："不好意思打断一下。你是说他每天给你打一次电话？"

苏珊："是的。"

治疗师："我只是觉得有一点惊喜。不是所有丈夫都会每天打电话给妻子。"

苏珊："他总是这么做。"

治疗师："这是你喜欢的吗？你不想让他改变的？"

苏珊："当然是。"

治疗师："对不起，请继续。你刚说起昨天他打给你的时候。"

苏珊："嗯，通常都是那种很短的电话。但昨天我跟他说了我遇到的一些问题，他听了很久，似乎很关心，还给了我一些好的建议。感觉很好。"

治疗师："所以这是一个你想要的状况的例子——你可以谈论某些事、问题，他倾听并给些好的建议与支持？"

苏珊："是的。"

治疗师："吉姆，你知道苏珊喜欢你工作时打电话给她并听她说吗？"

吉姆："嗯，我猜是这样。这周我真的在尝试。"

治疗师："很好。你们这周还做了些什么让沟通变得更好？"

这个例子展示了如何以等级评定为工具来跟踪这对夫妻的进步。治疗师收集到越来越多来访者使等级评分有所进步的小改变，这将自然地让这对夫妻看到他们坚持做的事是有效果的。

/// 赞赏

赞赏（compliment）是靠"你是怎么做到的？"这种形式的问题来传递的。或者更准确地说，是"哇！你是怎么做到的？"。注意，这个表达让人注意到来访者已经完成了某件事情这一事实。所提问题应该是诸如"你以前做过什么样的工作？"而不是"你以前做过工作吗？"。这样做可以邀请来访者描述他们的成功经验，由此帮助其建立自信。

为了有效，赞赏应该指向要多做些什么，而不是要消除些什么。大多数来访者知道什么是错的，但没有办法避免重复同样的错误。可以用赞赏来突出成功的策略，并使来访者聚焦于那些有用的方法。

下面这个是伊冯·多兰（私人通信）做的案例，它展示了赞赏可以如何充满艺术性地支持与促进来访者努力把生活变得更好。

案例研讨

第一次会谈

治疗师："来这边咨询需要发生些什么，才能让你今天离开的时候认为它是有效的？"

来访者："问题是我妈妈。她有老年痴呆（阿尔茨海默病）。她快把我逼疯了。"

治疗师："这听起来很艰难。"

来访者："你不知道！她会忘记关煤气这种事，有时不关大门，如果我不提醒她，她会忘了穿衣服。我必须时刻看着她。"

治疗师："所以你全职陪她吗？"

来访者："这个嘛，我找了个护工每周来几次，这样我可以去下杂货店，还有，你知道，办点事，比如剪个头发，干点杂事。偶尔我也去见见朋友。其他时候我不是在工作就是照顾我妈。"

治疗师："噢，所以你也是在外面工作的？"

来访者："是的。我是个美甲技师。我做兼职。"

治疗师："我钦佩你做全职看护的同时还能保持工作。听起来你要做的事多得可怕。我不敢想象你是怎么应对这一切的。"

来访者："这个嘛（犹豫），我想这是为什么我来这里的原因。这太艰难了。"

治疗师："听起来这需要许多持续的努力。我想大多数人都会感觉被压垮了。"

来访者："嗯，听到你这样说挺好。但我得做些什么。"

治疗师："好，我有一个奇怪的问题，有时对这种情况有帮助。但我必须提醒你，是个相当诡异的问题。我可以问你这个奇怪的问题吗？"

来访者："可以。"

治疗师："好的。我们假设今晚你回到家，吃了晚饭，可能再看会儿电视，做诸如此类的事——你平常做的各种事（来访者点头）。渐渐地外面变黑了，你准备好要睡觉。天色更晚了，渐渐地屋里安静了，你妈妈睡着了，你也渐渐睡着了。在夜里你熟睡时发生了许多奇迹，不仅仅是某一种奇迹，因为这里的奇迹是你找到了一个真的让你满意的方法来应对与改变你和妈妈的这种状况。好，让我们假设现在是奇迹发生后的第二天早上，你醒来后并不知道奇迹已经发生了。什么将会是你留意到的第一件事，提示你事情有所不同了——奇迹发生了，情况变好了？"

来访者："哎呀，我真的不知道（长久地停顿，低头看。接着凝视远方开始讲）。嗯，首先我会很高兴醒来，我会很盼望这一天。"

治疗师："那会有什么表现呢？"

来访者："我将会立刻起床，穿上有色彩的外套，嗯，我可以这么做，因为我洗了衣服。"

治疗师："所以你穿好外套，外套会是有色彩的。接下来呢？"

来访者："这个嘛，我猜我妈妈还会在那儿，但我不会对她感到生气，我不会怨恨她在我家里。我的意思是，老年痴呆并不是她的错，所以我会为我们俩都煮好咖啡，会出去遛遛狗，或许我们都会走出屋外，在后门廊吃个早餐。"

治疗师："听起来不错。"

来访者:“我们后门廊的风景非常好。”

治疗师:“还有别的什么?”

来访者:“嗯,我将不必去工作,因为这是个奇迹,对吗(笑)?”

治疗师:“那接下来你会做些什么?”

来访者:“我猜我会出去散步,只是我不能和我妈一起去。我猜,嗯,我不想说她不在那儿了,但如果她不在那儿,或许我可以散个步。”

治疗师:“所以你将散个步——那是你奇迹的一部分。还有别的吗?”

来访者:“嗯,散完步后,我会给我的朋友打电话。我已经几乎有一个月没有跟朋友说过话了。”

治疗师:“你会打电话给你的朋友。我想知道你会谈些什么。”

来访者:“这个嘛,我不会一直抱怨我妈妈,也不会一直抱怨我的体重。”

治疗师:“我想知道你还会做些其他什么。”

来访者:“这个嘛,这是个奇迹,所以我已经减掉了医生让我减肥的重量。”

治疗师:“所以多余的体重已经减掉了。还有别的什么?”

来访者:“嗯,我有时晚上会出去,甚至可能约会。”

治疗师:“约会?”

来访者:“是的。”

治疗师:“还有别的什么?”

来访者:“算不上。我是说,我假设自己已经有了很多钱,但除此之外……我不知道(向下看着地板,叹气)。我猜我现在的生活离那些太遥远了。”

治疗师:“让我们看看我是否理解了。我想要你想象一个量尺(拿起一支笔，在纸上画了一条线和数字）。在直线的一端是1，代表这个问题是最糟糕的情况，而10则代表你正做着能想象到的最好的应对和回应。确切地说，你达到了那样的生活，就像这个奇迹真的发生了一样。你会认为你现在在等级评定的什么位置？”（治疗师把笔递给来访者，她轻轻地在直线的中间偏左的位置画了个点。）

来访者：“我想我在4的位置。”

治疗师：“4的位置。是怎么到4，而不是3或是2的？”

来访者：“嗯，我已经让护工每周过来两次照看我妈妈，而且我还可以让我姐姐周末晚上过来把妈妈带去她家里。我的意思是她做过……”

治疗师：“所以这是你可能做的事？如果你能做这些的话，情况是否会有些什么不同？”

来访者：“这个嘛，应该是的。如果我知道我可以在周末出去，哪怕只有一个晚上，我在等级评定上的位置应该都会更高些。当然，我得找到某个能一起出去的人。我的意思是，我那些朋友好多都有孩子、有丈夫……”

治疗师：“假设你这么做了，会让情况有所不同吗？”

来访者：“是的。我猜这会让我……到像4.5的位置。”

治疗师：“这会让情况有所不同。嗯，我想知道，我知道10会是理想状态——你知道的，奇迹状态。你认为你能接受的最低数字会是几——我是说相对满意。会是10吗，或是你认为可以稍低一点？”

来访者：“你在开玩笑吗？能有7我就很高兴了。”

治疗师：“真的吗？跟我说说7会是什么样的。”

来访者：“这个嘛，我会减5千克的体重，洗好衣服，周末有人照顾我妈，而我有自己的周末安排，我会请一个清洁工，每周来一天打扫卫生，同时还照顾我妈，还有我和姐姐会有一些计划，知道当妈妈的精神状态开始恶化的时候我们需要做些什么。”

治疗师:“看起来似乎很多啊。这是 7 的所有内容了吗? ”

来访者:“这个嘛，我觉得这会是 8 了。”

治疗师:“我明白了……我要有个短暂的休息来思考我们谈论的所有事，之后我会回来。但在这之前，还有别的什么我本该问你，或你认为是重要的、我应该知道的吗? ”

来访者:“没有了。”

治疗师:“好的，我十分钟后回来。”

（休息）

治疗师（重新进入房间）:“你好。我花了些时间来思考你所说的一切。我把一些事情写了下来，以免我忘了。”

来访者:“真的吗（看起来很好奇）? ”

治疗师:“这是我想到的，我可以读给你听吗? ”

来访者:“当然。”

治疗师:“好的，我想到的第一件事是你是个多么不寻常的女性: 设法保住工作，照顾着年迈的老年痴呆母亲，还照料两条狗。你有朋友这个事实也告诉我，其他人也从你身上看到一些东西——可能是跟我看到的一样的品质，也可能是些不同的。同时，你还有一些十分现实的情况。你认识到家里的事情很困难，有很多压力，你决定来咨询，尝试找到一个可能的最好的方法来应对。你决定要采取行动。”

来访者:“嗯，事实上，我是很现实的。我妈妈总是非常现实。她不得不这样。她独自把我们养大。我在想，在这个方面我有些像她，尽管小时候我从不愿去想我像我妈妈。天啊，不! 但我想那并不是我朋友眼中的我。我认为他们看到的应该是我的另一面。他们可能认为我真的很坚强，还有我很幽默。”

治疗师：“噢，是吗？这个，事实上我能，我能想象……我敢打赌，在你做了些什么让他们觉得你很坚强这点上，他们会有很多要说的。”

来访者：“是的，我猜是，这个，可能是吧（笑，看上去有些不好意思）。”

治疗师：“总之，我在想也许如果你想要的话，可以在下周留心你所做的一切能帮助你朝向8前进的事情，哪怕是一点点进步都可以。你觉得怎么样？”

来访者：“好的，我试试看。”

第二次会谈：一周后

来访者说上周六晚上她让姐姐和姐夫照看妈妈，自己一个人去看了电影，因为她所有的朋友都没空。她和妈妈有两次在后门廊吃了早餐。她联系了当地的减肥中心，考虑去减肥。当治疗师问起她是否找到其他新的有效的办法时，来访者回答回忆小时候她妈妈为她做的所有事情会有帮助，因为回忆这些会让她感觉爱而不是怨恨她的妈妈。她给自己打分4.5。治疗师赞赏了她，并邀请她继续坚持现在做的这些事。

第三次会谈：两周后

来访者加入了减肥中心。她有些挫败，说她现在放弃了一个为数不多的娱乐：晚上看电视时吃巧克力。她妈妈有两次出现难以相处和生气的情况。尽管如此，来访者再次评价她自己在4.5的位置。治疗师询问她是如何应对并维持在4.5的水平的，来访者回答她正在进行的减肥对此有所帮助。

第四次会谈：两周后

来访者评价她自己在 5 的位置。她减肥了 1 千克多。她正在探索护工不能来家里时为母亲找成人日托的可能性。她说这是“相当好的一周”。治疗师赞赏了她关于减肥和开始找成人日托的努力。

第五次会谈：三周后

来访者评价她自己在 6.5 的位置。她将此归功于减肥，以及与姐姐讨论妈妈的长期照料问题，慢慢对当前的状况感觉“少了些孤单”。她还在继续寻找成人日托。她说对自己的处境不那么怨恨了，尽管有时候她确实对自己感到遗憾。治疗师回应说这是个大多数人都会感到很挑战的事情。治疗师问还有什么能使评分再提升哪怕一点点的。来访者说她真的不知道，但她会想想看。她说她感觉事情正在“较好”地发展，决定一个月后再回来咨询。

第六次会谈：四周后

来访者笑着走进来。她瘦了，还剪了个新发型。她带来了一张妈妈的照片。上个周末她姐姐和姐夫在照顾妈妈，而她和一个朋友去附近一个城市旅游了。她给自己评分在 6.75 的水平。姐姐同意每个月有一个周末照顾妈妈，这样她可以有些喘息的时间。来访者说尽管情况仍然很艰难，但她感觉好些了。同时，她会去当地的青年宗教团体，每周下班后会有一天去游泳，她认为这也让情况有所不同。她还参加宗教团体的一些社交活动，这些活动还能带她妈妈一起去。这些事情一起使得她给自己的评分达到 6.75。她决定尽管最初她将目标定在 7 的位置，事实上，6.75 已经足够好了，她可以暂时停止咨询了。她说如果她开始滑到 5 分以下，她会打电话来继续预约咨询。

三年后

三年后，治疗师在当地的一家杂货店偶然遇到了来访者。互相寒暄问好后，来访者告诉治疗师，她和姐姐最终不得不把妈妈送去了养老院，但她很高兴她能尽可能长地在家中照顾她。回首过去，尽管那时候真的很艰辛，但能够在妈妈对她做了所有的付出后对妈妈有所回报，这对她而言意义真的很重大。

治疗师赞赏了她，说道："我想知道你是如何成为这样一个仁慈、有爱、宽容的人的？"

来访者停顿了一会儿，然后带着笑容回答道："或许是从我妈妈那里得来的。"

// 休息与给予反馈

焦点解决治疗常常以小组工作的方法进行。治疗师在会谈室咨询，其余小组成员在单向玻璃后观察。无论是小组还是单独咨询，治疗师常在临近会谈结束时休息十分钟，在这段时间里，治疗师（与小组一起或单独）会总结一段信息给来访者。

焦点解决认为，来访者才是做真正工作的人。基于这样的理念，有人（Sharry，Madden，Darmody，& Miller，2001）这样描述如何使用休息来促进合作态度。

> 我们临近会谈结束了，我想要休息十分钟。这将给你时间去思考和反省我们所讨论的内容；去挑出其中的重要观点，或是做决定或计划。你也可能去想想这次会谈是否有效，以及你希望我们在以后还谈些什么内容会对治疗有所帮助。在你思考的时候，我将咨询我小组成员的想法。我们将一起思考你所谈的内容。当我们休息回来时，我很想听到哪些是今天对你来说重要的内容。我也会跟你分享小组成员的想法。接下来我们可以一起把有用的信息总结出来。（pp. 71–72）

总结信息以治疗师概括本次咨询中听到来访者谈论的内容开始，包括问题是什么，问题的背景，来访者的目标，会谈前的过程与来访者具有的力量："某先生和太太，我听到你们今天跟我讲的是……""我准确地听到了你们谈的全部内容了吗？""还有别的什么是我遗漏了或是你们想要补充的重要内容吗？"

紧随其后的是反映治疗师反应的陈述，包括共情的表达（"我不惊讶你为何这么抑郁"），对情绪影响来访者的反馈（"我感觉你一定是真的受到了伤害"），对会谈前的变化或优势的赞赏（"我很钦佩你尝试了这么多事来让情况变得好些"），以及一些对来访者目标的评论。

治疗师接下来提出建立于积极基础上的建议："我建议你注意帕特里克在学校做了哪些你要他坚持做的事。""帕特里克，我建议你注意在学校和老师、同学们一起时发生了什么你喜欢并想要以后继续发生的事。"

焦点解决治疗中常用的建议如下。

1. **首次会谈惯用任务**（de Shazer，1985）。"从现在到下一次我们见面，我想要你观察家庭中发生了哪些你想要继续发生的事。"

2. **做更多有帮助的事**。"既然你说通常当你们一起散步时你们可以互相交流，或许你们应该试一两次看看会发生什么。"

3. **做与以往不同的事**。"你提到当你信任珍妮能对她自己的家庭作业负责任时，她常常不能做到，或许你应该试试别的办法？"可以把做不同事情的建议作为试验。因苏·伯格在其做的为儿子大便失禁恼火的父母的案例中展示了这个方法。当建议做不同的尝试时，他们开始给男孩的坐便器加水和玩具船，并告诉他，他的任务是将船淹没（Berg & Dolan，2001）。这个尝试奏效了！

4. **慢慢来**。这个源自 MRI 模型的建议被用来帮助来访者克服对改变的恐惧，询问来访者改变可能带来的积极与消极结果，提醒他们不要尝试过快改变。"我有一个似乎有点奇怪的问题：事情保持原样可能会有什么好处吗？"

5. **做相反的事。**这一建议基于这样的观念，即许多问题是因为无效的解决方法而得以维持的。建议来访者尝试一些与他们一直在用的办法相反的方式，这对于仅存在于两人间的问题尤其有效（夫妻中的一方或是与孩子有矛盾的父亲或母亲）。如果斥责孩子做得不好没有用，那么可以鼓励父母尝试表扬孩子做得好的地方。如果丈夫回避与妻子讨论“他们的关系”是无效的，他可以在他有心情时尝试由他自己开始讨论关系的话题。

6. **预测任务**（de Shazer，1988）。“在你今晚睡觉前，预测下明天问题会变好还是维持原样。明晚评估这一天的状况并与你的预测作比较。想想预测正确或错误的原因是什么。每晚重复这样做，直到我们下次见面。”

正如你所看到的，总结信息中的赞赏与建议延续了焦点解决治疗的基本要旨，关注家庭的资源，鼓励他们利用其优势来专注于问题解决而不是问题本身。

// 后续会谈

后续会谈致力于寻找、放大与评估取得的进步。当一个家庭回来做后续会谈，焦点解决治疗师会努力创造一种合作性的态度，并接着询问其进步，寻找一切朝向家庭目标进步的细节描述，以及来访者在进步中扮演的角色。接下来治疗师协助来访者期待他们将如何计划下一步的解决方案。

- “什么变好了？”或“发生了什么你喜欢的事？”
- “给我多讲一些。让我看看你们俩是如何做到这样的。”
- “哇！听起来很棒。你尤其喜欢哪个部分？”
- “还有别的什么变好了吗？所以你认为下一步会是什么？在1–10点等级评定上，你说你的进步现在处于5的位置，那6会是什么样？”

如果没有明显的进步，可以问一些他们是如何应对的问题。

- "你是如何保持现状，没让它变得更糟的？"
- "你认为什么可能会有帮助？"
- "你认为下一步应该做什么？"
- **"当然，如果你告诉他们，我们做了大部分的工作。"**

为了展示焦点解决治疗用于夫妻咨询的过程，我们概述了迈克尔·霍伊特（Michael Hoyt，2002）做的一个个案。

案例研讨：1–10 级的评分

弗兰克，29 岁，瑞吉娜，30 岁，他们已经同居了 7 个月。自从瑞吉娜怀孕 3 个月以来，他们就总是争执。

治疗师开场说道："欢迎你们。我们会谈的目的就是通过短暂的共同工作，找到一个可以解决今天把你们带来这里的问题的方法。你们怎么了？"

瑞吉娜说她对他们无休止的争吵感到厌倦了。最近，似乎她和弗兰克一直都在争吵。

弗兰克回应道："一切都是我的错，嗯？"

在他们吵了几分钟后，治疗师打断道："等一下！你们来这里是因为想让事情变好，是吗？"他们点头。"这是为何你们会来这儿的原因。你们过去曾经相处得很好，所以你们是知道如何相处的。看起来你们来这儿是因为你们想要得到些帮助，来找出如何回到过去快乐的日子，是吗？"

他们同意，但并不太热情。

治疗师接下来让他们各自评估他们现在的关系在什么位置，从 1（糟透了）到 10（非常好）。他们都给评了 2 分。

"好的，"治疗师说道，"这给了我们一些工作的空间。"他接着问夫妻双方各自必须要做些什么才能将他们的满意水平提高到 3 或 4 分。

两个人都没有任何想法，所以治疗师提了奇迹问题："假设今晚当你们睡着时，一个奇迹发生了……把你们带来这里的问题解决了。明天早上你们醒来时，哪些事会让你们注意到，'呀，情况变好了？'"他们俩都笑了。

然后瑞吉娜说："我们会相处得很好，不会争吵。"

"是的，"弗兰克说道，"我们会交流，她不会对我那么生气。"

治疗师迅速采取行动，把这个目标具体化。"你们会相处得很好，那你们会说些什么，做些什么？"

在后面的讨论中，这对夫妻描绘了他们约会和恋爱时的情况，他们共度假期，以及他们对共同养育一个快乐孩子的期望。当他们滑落回争执时，治疗师再次引导他们朝向其积极的经验。在治疗师的推动下——"最近一次你们相处得还可以是什么时候，即便只有几分钟？"——这对夫妻找出了一些近来他们俩之间情况还算大概可以的时刻。治疗师询问了许多问题来放大这些例外，渐渐地把会谈变得更加积极了。

当本次会谈临近结束时，治疗师询问来访者本次会谈是否有帮助。如果有的话，是如何起作用的。夫妻一致认为没有争执的交流，以及被提醒过去他们是如何很好相处的是有帮助的。治疗师赞赏了他们前来咨询的行为，把这描述为他们彼此关心，以及想为他们的孩子营造一个快乐家庭的表现。他接着问这对夫妻是否想要预约下一次咨询。他们预约了。治疗师布置给他们一个家庭作业，去观察他们双方做了什么事来让事情变好："可能做得不够完美，但试着记录所有你或对方做的，或尝试做的积极的事。"

思考

- 有些人不会这么轻易地放弃争吵。如果弗兰克和瑞吉娜坚持谈论他们的婚姻出了什么问题，而非什么是正确的，焦点解决治疗师会怎么做？

● 从表面上看，焦点解决治疗似乎只不过是一些简单技术与积极思维的结合。然而，这种疗法和其他治疗形式一样，都是一门艺术。这个案例里，在保证夫妻融入治疗方面，你注意到了哪些细微差别？

● 如果弗兰克和瑞吉娜成功地完成了他们的家庭作业，你会在第二次会谈中怎么做？

在第二次会谈中，弗兰克和瑞吉娜说他们这几天真的过得很好。治疗师赞赏了他们，并询问道："你们是怎么做到的？"然而，接下来他们描述了一天晚上因为弗兰克下班回家晚而引发的争执。治疗师打断说他犯了个错误，并继续讲道，尽管一些治疗师尝试找出来访者做得不对的地方，但他的取向是通过找出来访者正在做的正确的事情，并帮助他们做更多这样的事来帮到他们。

弗兰克接着说他们吵架后的第二天，瑞吉娜在他上班时打电话来道歉。"我知道晚回家是我不对，但她吼我的方式真的让我感觉很受伤。"

"她打电话给你道歉？"

"是的，我也很欣赏她这么做。"

"你打了电话？"

因此，尽管弗兰克和瑞吉娜还是对他们的吵架感到沮丧，但治疗师能帮他们聚焦于如何做建设性的努力来克服它。在帮助他们找到更多对彼此的积极感受后，治疗师继续往下询问他们对彼此的欣赏，以及是如何表达欣赏的。

弗兰克承认当他感觉受伤时他会很退缩，而这只会让瑞吉娜更加生气。到这里，他从一个抱怨者转变成了消费者。

治疗师接着问这对夫妻他们有什么办法来更好地应对紧张的情况。他们就此做了讨论，并就一些例子做了角色扮演。

在本次会谈的尾声，治疗师再次赞赏了瑞吉娜和弗兰克的努力，并建议他们记录发生了哪些他们希望继续发生的事。当问及他们想什么时候再回来咨询，夫妻回答三周后，这将给他们时间来实践练习。

第三次会谈一开始夫妻就描述了他们两个人做的一系列积极的事。瑞吉娜赞赏弗兰克帮她做了更多的家务，而弗兰克则对赞赏笑容满面。他们各自评估关系现在 5 和 6 之间的位置。

但是，夫妻间确实有一次在为新婴儿房买东西时发生了明显的争执。瑞吉娜对弗兰克的不够热情而生气，弗兰克则反过来觉得她不理解自己所做的所有努力。治疗师并没有继续探查这些抱怨背后的感受，而是询问夫妻有没有成功互相妥协的例子："在那个时候，你做过哪些不同的事，能有效地应对你的挫败感？"这一重新引导帮助他们更多思考他们如何才能共同工作，不让受伤与愤怒吞噬他们间的美好。

这次布置的家庭作业是记录双方做的所有表明他们在共同工作的事。治疗师同时建议他们各自选一处有趣的短途旅行然后一起去。

第四次会谈是在三周之后，夫妻说这是从瑞吉娜怀孕以来最好的三周。治疗师给予了赞赏（"哇！"）并询问了一些细节来帮助他们聚焦于他们所做的建设性的事。这一次，瑞吉娜给关系评 9 分，弗兰克评了 10 分。治疗师恭喜了他们的协同合作，之后他们又预约了三周后的下一次会谈。

在第五次会谈中，瑞吉娜抱怨感觉累，弗兰克也感觉加班工作累，但他同时表达了对瑞吉娜的同情和支持。他们一致表示他们相处得很好，甚至想过要取消本次会谈。但他们后来决定还是过来，回顾下他们的进步，并谈谈如何保持下去。当夫妻谈到他们所完成的事时，治疗师赞赏了所有他们提到的有建设性的事。

治疗师接着询问当未来问题再次困扰他们时，他们要记得如何作为一个团队来协作。“现在当我们开始争吵时，我们会停下来并回忆……我们在这儿谈论的内容——如何使用你称之为‘问题解决表述’的那些东西，我们过去是如何努力的，我们怎样尊重彼此，还有如果我们需要的话怎样抽出时间来，以及如何倾听对方，诸如此类。”

当治疗师询问是否想要预约下一次咨询时，他们回答现在不用了，如果后面需要的话他们会再来。

“我祝福了他们，并询问是否可以让我把他们的故事写进书的章节。‘当然，’他们回答道，‘但前提是你告诉他们，我们做了大部分的工作。’”

思考

- 你把弗兰克和瑞吉娜的成功归因于什么？
- 治疗师允许来访者来决定咨询会面的间隔时间。这与焦点解决治疗的哪些方面是一致的？
- 你认为什么类型的来访者或问题不适宜用焦点解决治疗？
- 焦点解决治疗被批评为“创可贴式”疗法。这公平吗？你认为弗兰克和瑞吉娜问题复发的可能性有多大？
- 焦点解决治疗师不相信传授技能或是以其他方式提供信息，这是其他许多治疗模型的主要内容。你是否认同，如果能帮助人们将其注意力从问题转向问题解决，他们通常是有智慧去解决自己的问题的？

// 访谈儿童

彼得·德·容与因苏·伯格（2008）对儿童访谈提出了以下一些建议。

- 注意孩子的一些积极方面：她的彩色运动鞋，他的队帽。

● 使用关系问题："妈妈会告诉我你在学校学得最好的科目是什么吗？""还有哪些你不好意思告诉我的，妈妈喜欢你的部分？""妈妈需要看到什么才会知道你不必再来这里了？"

● 避免"为什么"的问题：尝试问"怎么会"；这没那么让人紧张害怕。

● 回应"我不知道"：承认这是一个困难的问题，接着说"假设你知道的话，你会说些什么？"或是"你最好的朋友会说什么？"

● 假设能力："我敢打赌你一定有好的理由才……你能跟我讲讲你的理由吗？"

/ 治疗理论和效果评估

从焦点解决治疗受欢迎的程度来看，它可能是为我们时代而生的治疗方法。作为现在世界上最广泛使用的心理治疗方法之一（Trepper，Dolan，McCollum，& Nelson，2006），其快速解决问题的宗旨深受管理性治疗的青睐，咨询人员也都努力证明他们自己是焦点解决取向的。焦点解决治疗的应用包括夫妻治疗（Hoyt & Berg，1998；Hudson & O'Hanlon，1992；Murray & Murray，2004）、家庭治疗（Campbell，1999；McCollum & Trepper，2001）、儿童行为问题（Conoley et al.，2003；Corcoran，2002；Lee，1997）、有成员自杀的家庭（Softas-Nall & Francis，1998）、家庭暴力（Lipchik & Kubicki，1996）、性虐待（Dolan，1991；Tambling，2012）、酗酒（Berg & Miller，1992；de Shazer & Isebaert，2003）、性治疗（Ford，2006）、严重智障儿童家庭（Lloyd & Dallos，2008；Zhang，Yan，Du，& Liu，2014）、精神分裂症（Eakes，Walsh，Markowski，Cain，& Swanson，1997）。

此外，还有大量从焦点解决视角撰写的自助书籍（Dolan，1998；O'Hanlon，1999；Weiner-Davis，1992，2011，2017）。还有人提出将焦点解决技术（例如等级评定问题、奇迹问题）用于其他家庭治疗形式，最常见的是用于结构家庭治疗来治疗青少年物质滥用（Spinger & Orsborn，2002）、收养（Becker，Carson，Seton，& Becker，2002）、低冲突离婚（Ramish，McVicker，& Sahin，2009）。焦点解决模型还被用于传统治疗实践以外的干预中，包括家庭医疗诊所（Park，1997）、社会工作机构（Pichot & Dolan，2003）、护理机构（Tuyn，1992）、教育环境与模范学校（Franklin & Streeter，2004；Rhodes & Ajmal，1995）、商业系统（Berg & Cauffman，2002）。

焦点解决治疗除了非常有吸引力的名字之外，还有什么使其如此受欢迎呢？它简短而实用，但许多其他取向的家庭治疗也是这样的。可能焦点解决治疗中两个最强有力的要素是它建立在什么起作用的基础之上，以及帮助人们认清他们想要的是什么而不是他们不想要什么。

寻找例外被证实是一种简单而有力的干预。前来寻求帮助的人们通常认为问题没有发生的时候是不重要的，因为这些时刻似乎是偶然的或变化无常的。引导来访者关注过去的成功或潜在的能力，能帮来访者重新发现他们自己最好的应对策略。

第一次读到奇迹问题时，你可能觉得这只是另一个噱头，但它是一种有力的工具，因为它利用了人类的奇妙能力，人类不仅可以看到事情的本来面目，还可以想象事情可能的样子。想象的好处之一是不用多少鼓励，人们就能把自己看作是成功的，而不是笨拙失败的（Singer，1981）。这种积极思考比乐观空想更重要的是，在焦点解决治疗中，来访者有一个教练，帮助指引他们朝向这个更光明的未来努力。

对批评者而言，焦点解决治疗似乎太过简单，而且它强调的以问题解决表述取代问题表述被认为是有操纵性的。和其他治疗取向在发展初期一样，焦点解决治疗有时以菜单形式呈现，导致一些人臆想这种治疗可以被简化为一系列程式化的技术。

在治疗中你所要做的真的只是问奇迹问题，然后讨论问题没有发生的时刻吗？不，当然不是。对任何新的治疗模型而言，都有一种强调其独特之处的倾向——在焦点解决治疗的例子中，就是奇迹问题、寻找例外、等级评定问题、赞赏。焦点解决治疗的独特性看似简单，但和所有治疗一样，都需要很好的技能才能有效实施。

对焦点解决治疗的第二大批判是它坚持要求用问题解决表述，这可能破坏对来访者的共情和理解。人们想要倾诉他们的故事。来访者前来咨询时，希望有人能明白他们的问题，并愿意帮忙解决。告诉担忧的人去放心，没什么好担忧的，这实际上并不那么让人安心。这可能让你认为你的感受是无效的，因为如果你只看事物的光明面，你就不会有这些感受。而大多数人不太愿意被他们认为不理解自己的人改变。

焦点解决治疗是不是真诚合作的这一议题也常常被提出（Efran & Schenker, 1993；Efron & Veendendaal, 1993；Miller, 1994；Nylund & Corsiglia, 1994；O' Hanlon, 1996；Storm，1991；Wylie，1990）。因为感觉治疗师有施压给来访者只讨论积极面的倾向，焦点解决治疗取向甚至被一些人称作“强迫解决治疗”。正如伊夫兰与辛克（Efran & Schenker，1993）所质疑的：“如何保证焦点解决治疗的来访者不是仅仅在治疗师的面前把自己的抱怨隐藏起来而已？”

近来，焦点解决治疗师已经开始强调治疗关系的重要性。例如，伊夫 · 利普奇克提道：“形成问题解决方案的速度和成功依赖于在整个治疗过程中，治疗师保持与来访者的现实联结的能力。这是整个协同合作过程的基础，是维持轴承运转的润滑油。”（Friedman & Lipchik，1999，p.329）和其他治疗一样，如果治疗师着急要达到他们自己设定的议程，不能倾听来访者并让他们感觉得到了理解，焦点解决治疗也不会有效果。

遗憾的是，与焦点解决治疗的名气相比，没有更多的研究来验证它的有效性。至今为止，大多数研究都是焦点解决从业者自己完成的。最初，德 · 沙泽尔与他的同事们在密尔沃基短期治疗中心做的追踪研究调查了来访者的进步，结果发现来访者评价很成功（e.g.，De Jong & Hopwood，1996；de Shazer，1985；de Shazer et al.，1986）。后来，德 · 沙泽尔与伊莎贝特（de Shazer & Isebaert，2003）发表了一篇在比利时医院对男性酗酒者进行焦点解决治疗的追踪研究报告。在出院 4 年后通过电话联系的 118 名患者中，84% 都认为情况有改善。在条件允许时，研究者还联系了他们的家人来验证患者的报告。

在一篇系统评估短期焦点解决治疗的文献中，邦德（Bond）与其同事们（2013）综述了 38 篇研究。他们做出结论认为，尽管在大多数研究中都存在方法学的不足，但研究确实初步支持了短期焦点解决治疗在儿童内化与外化行为问题治疗中的作用。结论还指出，焦点解决治疗可能在问题表现还不太严重的早期干预中有更好的前景。

// 模型现状

21 世纪第一个十年的中期，斯蒂夫 · 德 · 沙泽尔和因苏 · 金 · 伯格相继去世，但他们的观念在当时非常流行，他们的思想得以延续。伊冯 · 多兰继续指导威斯康星州斯特金湾的焦点解决治疗研究所，她和她的团队在世界各地开展相关培训。由伯格、德 · 沙泽尔及其同事于 2002 年创立的短期焦点解决治疗协会连续举办年度会议，推动了焦点解决治疗的研究发展。泰瑞 · 皮查特（Teri Pichot）在丹佛短期焦点解决治疗中心举办了许多焦点解决培训。

米歇尔 · 韦纳 - 戴维斯坚持临床实践，并活跃于巡回工作坊中。尽管她仍然坚持焦点解决治疗的指导原则，但她现在形容自己不再是纯粹正统的焦点解决治疗。来访夫妻不再是做一些短期会谈，而是从世界各地飞来参加为期两天的马拉松式会谈，并进行更简短的随访会谈。当一对夫妻处于危机中，比如外遇，她也会给出更具体的指导，因为她认为他们天生的问题解决能力会在这些时刻被淹没。她也不反对探索一对夫妻的过往，如果看上去这样做对于帮助他们克服困难是必要的话。在过去，模糊这种不相容的理论界线会被视为异端；但在今天，这已是常见之事。

/ 小结

焦点解决治疗继承了 MRI 模型的简洁，并换了个角度来展开治疗：一是帮助来访者少做那些无效的行为；二是促进更多有效的行为。这两种实用主义取向都聚焦于问题表现，旨在尽可能快地解决它。MRI 模型通过找到并消除失败的问题解决方法来实现目标，焦点解决取向则是寻找并重新发现被遗忘的问题解决方法。

这两个模型间的另一个差异在于 MRI 模型聚焦于行为，而焦点解决模型同时强调认知与行为。MRI 治疗师推动来访者以不同的方式“做”事情，焦点解决治疗师推动来访者以不同的方法“看待”事情（Shohan，Rohrbaugh，& Patterson，1995）。问题因人们界定问题情境的方式，以及他们所坚持采取的错误行为而得以维持。人们经常被他们的问题所困，因为试图找出问题的根源，他们忽视了就在他们眼皮底下的问题解决方法。

这一理念催生发展出一系列将问题表述转化为问题解决表述的技术，包括例外问题（“你能想到没有出现这个问题的时候吗？那个时候你在做什么？”）、奇迹问题（“假设你睡着后奇迹发生了，当你醒来时问题已经解决了，将会有些什么不同？”）、等级评定问题（“在 1 到 10 的等级评定上，跟刚打电话来时相比，现在你感觉如何？”）、应对问题（“在那么糟糕的情况下，你是怎样应对过来的？”）、初次会谈惯用任务（“今天离开后，留心观察在下一周中发生了哪些你想要继续发生的事。”）、赞赏（“哇，你太聪明了才会想到那些！”）。治疗中要尽早运用这些技术，从而保证会谈的简短性，以及避免来访者深陷于他们经验中的消极面。

近来，治疗师质疑对技术的重视，指出咨访关系的质量可能对模型的有效性起核心作用。这要求治疗师与来访者建立更好的合作关系，在使用焦点解决技术前让他们的感受被认可和确认。

焦点解决治疗在心理治疗领域继续具有巨大的吸引力。它受欢迎的一部分原因是治疗师在管理性治疗模式有限次数的会谈中努力寻找感觉有效的方法。同时，该取向的治疗相对容易学习（基础内容在几个工作坊就能学会），还有积极向上的特性，受到许多治疗师青睐。但它这种简单易学的程式化性质也让一些治疗师认为过于肤浅。

批评者质疑当治疗师只是哄着来访者看向积极面时，是否真的在尊重地与来访者对话。一味地做这种积极向上的对话有消除人们的疑虑与痛苦的作用吗？焦点解决治疗师能找到尊重那些与其治疗准则不符的来访者感觉的方式吗？来访者能信任那些从不挑战和质疑他们的治疗师的反馈吗？来访者在面对那些想要他们感觉变化的治疗师时，能够坦诚他们的治疗效果吗？

其他问题就是对该模型优势的强调。例如，治疗师具有清晰、明确的指导方向，从而使治疗不会变得模糊而无方向，这难道不重要吗？帮助人们设想他们未来的目标，聚焦于他们的优势，难道不比聚焦问题和缺陷更有力吗？如果人们的痛苦经验与他们思考和谈论它的方式有关，那使用引导人们摆脱而不是深陷痛苦的语言不是更好吗？

// 推荐阅读

Berg，I. K.，& Dolan，Y.（2001）. Tales of solutions：A collection of hope-inspiring stories. New York，NY：Norton.

de Shazer，S.（1988）. Clues：Investigating solutions in brief therapy. New York，NY：Norton.

de Shazer，S.（1991）. Putting difference to work. New York，NY：Norton.

de Shazer，S.，Dolan，Y.，Korman，H.，Trepper，T.，Berg，I. K.，& McCollum，E.（2007）. More than miracles：The state of the art of solution-focused brief therapy. Binghamton，NY：Haworth Press.

Dolan，Y.（1991）. Resolving sexual abuse：Solution-focused therapy and Ericksonian hypnosis for adult survivors. New York，NY：Norton.

Lipchik，E.（2011）. Beyond technique in solution-focused therapy. New York，NY：Guilford Press.

Miller，S.，Hubble，M.，& Duncan，B.（1996）. Handbook of solution-focused brief therapy. San Francisco，CA：Jossey-Bass.

Walter，J.，& Peller，J.（1992）. Becoming solution-focused in brief therapy. New York，NY：Brunner/Mazel.

第13章

叙事治疗

——重写生命故事

- 叙事治疗的主要特征及其贡献
- 叙事治疗的主要原则
- 叙事治疗视角下健康与不健康家庭的发展过程
- 叙事治疗的治疗目标和达到这些目标的必要条件
- 叙事治疗的评估与干预技术
- 叙事治疗的研究证据

叙事方法是后现代变革的完美诠释。既然所有的知识都被视为被建构的而非被发现的，那这样说是合适的，即家庭治疗的主要方法也应关注人们解释其行为的方式而非他们如何行为。

叙事治疗基本的假设是个人经验从根本上讲都是模糊不清的。这并不是说经验不是真的，或它一定是模糊的。相反，这意味着理解人类经验，包括我们自己的经验，绝不仅仅是靠观察就够了。只有通过组织这些元素，将其汇聚到一起，赋予其意义并按优先顺序排好，才能理解经验。我们说经验是模糊的，是指经验的意义并非确定不变的，相反是可以给予它多种解释的。

想想把大多数人在公开演讲前感受到的令人心跳加速的紧张感称为“怯场”或“兴奋”有什么区别。第一种描述使得这种焦虑成为一个需要克服的问题。第二种描述则暗示这是你站在众人前，想要赢得其认可的一个自然反应。

人们体验到焦虑还是兴奋取决于他们如何解释其生理唤起。策略治疗师帮来访者重新定义经验，或给予其新的解释：“下一次当你讲话时，把自己看成是兴奋的，而不是害怕的。”叙事治疗师认为，除非这种解释符合人们自身的故事，否则是不会被人们采用的。一个认为自己是一个没有什么有趣的事情可说的人，无论别人如何努力说服他，他也很难把自己的颤抖归因于兴奋。如果治疗师能帮助他建构一个关于自己的新的、更积极的故事，就不再需要重新定义经验了。一旦他开始认为自己很好，他就会期待人们欣赏他将要讲的内容。

控制论聚焦于“行为”的自我防御模式的隐喻，叙事的隐喻聚焦于自我防御“认知”——人们给自己讲述有关自身问题的故事。在控制论的隐喻下，心理治疗意味着阻断适应不良的互动。然而，叙事治疗的隐喻则聚焦于扩展来访者的思维，让他们思考看待自己和问题的其他方式。

/ 代表人物

叙事运动的奠基人迈克尔 · 怀特居住于澳大利亚的阿德莱德。他与谢丽尔 · 怀特以达利奇中心为基地，开展培训、临床以及怀特治疗取向相关的出版工作。20 世纪 70 年代后期，怀特被格雷戈里 · 贝特森的工作所吸引，但他发现自己更感兴趣的是贝特森所谈到的人们如何解释世界，而非系统模型的行为模式。在贝特森和米歇尔 · 福柯对制度非人性化方面的批判的影响下，怀特发展了他关于问题如何影响人的新理念——将问题视为正影响着人们的东西，而非人们正在做的事情。怀特树立了鼓舞人心的榜样，即便是人们对自己失去了信心，也能看到他们最好的一面。不幸的是，迈克尔 · 怀特于 2008 年离世。

来自新西兰奥克兰的家庭治疗师大卫 · 爱普斯顿（David Epston）是叙事运动第二重要的领军人物。基于对人类学的兴趣，爱普斯顿接触到叙事取向，并成功地让怀特相信它比控制论更有用。他一直对文学充满兴趣，因多年来为《澳大利亚与新西兰家庭治疗杂志》（*Australian and New Zealand Journal of Family Therapy*）撰写“故事角”而闻名。

爱普斯顿在叙事理论和实践的很多方面都有所贡献，尤其是他强调来访者需要一些支持性团体来维持他们的新叙事。他促进了自助联盟的发展，将那些与相同问题做斗争的来访者联合起来形成团体，如新西兰抗厌食症 / 反暴食症联盟等。他还提倡给来访者写信，指出当许久之后治疗师的影响褪去，来访者可以重读那些能支撑他们新故事和坚持决心的信件。

吉尔 · 弗里德曼与吉恩 · 康姆斯（Gene Combs）在伊利诺伊州埃文斯顿开了

家培训中心。在加入叙事阵营前，他们是策略派治疗师和社会活动家。他们的加入在很大程度上受到其所强调的政治重点吸引。策略治疗和政治行为主义成为了许多著名的叙事治疗师的背景特征。弗里德曼与康姆斯的《叙事治疗》(*Narrative Therapy*，1996）一书是很好的叙事治疗入门书籍。

杰弗里·齐默尔曼（Jeffrey Zimmerman）与维姬·迪克森（Vicki Dickerson）联合创办了旧金山湾区家庭治疗培训协会，他们还与约翰·尼尔（John Neal）一起在帕洛阿尔托的MRI教授叙事治疗。这两位极具创造性的治疗师率先使用叙事疗法对问题青少年和夫妻进行工作（Dickerson & Zimmerman，1992；Zimmerman & Dickerson，1993)，并为有关叙事治疗的文献库贡献了《如果问题会说话：叙事治疗进行时》(*If Problems Talked: Narrative Therapy in Action*，Zimmerman & Dickerson，1996）一书。

加拿大温哥华的斯特芬·麦迪根（Stephan Madigan，1994；Madigan & Epston，1995）同样对叙事治疗有很大贡献，同时他还创立了一个草根组织——温哥华反厌食症/反暴食症联盟，支持与鼓励人们抵制引发“身体内疚”的媒体图片。其他著名的叙事治疗师还包括剑桥家庭研究所的凯特·温加顿（Kaethe Weingarten)、萨利安·罗斯（Sallyann Roth)、比尔·梅德森（Bill Madsen）和俄克拉何马州塔尔萨的珍妮特·亚当斯-韦斯科特（Janet Adams-Wescott)。

/理论要素

叙事治疗最先在精神分析的**阐释学**传统中找到了通向心理治疗的途径。受弗洛伊德的影响，传统的精神分析师相信只有一种正确的方式可以解释经验。患者可能无法理解他们的梦或症状，因为他们的动机是无意识的，但真正掌握精神分析理论的分析师能发现无意识的含义，就像考古学家发掘过去埋藏的遗骸一般。

到了20世纪80年代，唐纳德·斯宾塞（Donald Spence)、罗伊·谢弗（Roy Schafer)、保罗·里克尔（Paul Ricoeur）等持修正观点者开始反对这种精神分析现实的实证主义观念。他们指出，经验的真相不是被发现的而是被创造的，治疗目标要从挖掘历史事实转向叙事的可理解性。其挑战在于建构事实来服务于自我一致性，而不是重现过去真实的画面。治疗师开始变得更像小说家而不是考古学家。

家庭治疗师发现这种叙事隐喻极为有用。当治疗师开始询问来访者的故事时，他们认识到叙事对人们的感知有如此大的影响。故事不只是反映生活，还塑造着生活。这就是为什么人们有一个有趣的习惯，即不断实现他们所讲述的故事。

案例研讨

在蒂姆看来，凯拉从不知足。她成天就是抱怨。他们的公寓、家具，她的衣服——从没有什么是足够好的，无论他们拥有什么，她总是想要得更多。

凯拉不知道蒂姆在说什么。她感到非常满足，有一件事除外。每次她在杂志图片上看到一个漂亮沙发或裙子时，她都指给蒂姆看。“哇，看那个。”她会说，“或许我们该买一个。”她只是随便说说，但对从小不能要求任何事的蒂姆来说，凯拉的幻想就像在抱怨。注意，如此伤害蒂姆的并不是凯拉所说的内容，而是他对此的解释。

再往深一些会发现蒂姆对他自己的成就从不满意。蒂姆从小跟随很少给予他表扬的妈妈长大，梦想是有一天能干点大事。不幸的是，他自己真实的成就并不能满足他的梦想。当然，其他人也称赞他，但他仍然偷偷做着儿时宏伟辉煌的梦。

蒂姆除非开始真正接纳自己，否则很难相信其他人能真心欣赏他。试图让这样一个人改变他的行为，而不去处理其支配性的人生故事，必然是无效的。因为无论他获得多少成功，他都能找到办法来忽视这些成功，并继续强调他的失败——以及他伴侣的（假想的）不满。

叙事治疗师反对家庭系统的机能主义要素以及精神分析模型，因为其暗指问题是个人固有的（比如精神分析），或家庭固有的（比如家庭系统）。相反，他们相信当人们被灌输了狭隘的、自我防御的有关自己的看法时，问题就出现了（White，2007）。

为了对抗社会说服人们相信他们自己就是问题所在的方式，叙事治疗师将问题**外化**（externalize）。与“具有”问题或“本身就是”问题不同，治疗师鼓励来访者认为他们是在与问题“做斗争”。患者或其家庭都不是问题；问题本身才是问题。相应地，叙事治疗师对维持问题的家庭互动模式或结构缺陷不感兴趣。他们对问题带给家庭的影响感兴趣，而非家庭对问题的影响。

随着叙事治疗师将注意力从作为问题根源的家庭转移到文化信仰与实践，他们向米歇尔 · 福柯的著作求教（1965，1980）。这位法国社会哲学家毕生致力于揭示社会话语如何使边缘化群体物化和非人性化。福柯相信，不但社会中那些建构主流叙事的人（那些被视为具有专业知识的人）具有征服的力量，而且那些叙事本身也成为内化的真理。人们基于社会审判官（医生、教育工作者、神职人员、心理治疗师、政治家、名人）制定的标准来评判自己的身体、成就、人格。因此，在福柯的影响下，怀特选择了**社会建构主义**公理，即在政治方向上没有绝对真理，是解构（重新审视）既存事实压迫着人们的生活。

/ 家庭动力

叙事治疗师关于家庭动力几乎无话可说，因为他们不认可家庭应对家庭成员的问题负责这一观念。比起寻找来访家庭的失败之处，叙事治疗师更倾向于把责任归结于文化世界的无意识编程。

// 正常的家庭发展

叙事治疗师不仅回避评判什么是正常的，同时也拒绝将人分类。回忆一下福柯是如何批判以常态理论来维持特权和压迫的方式。在人类历史中，以权威者关于正常与异常的判断来征服那些没有话语权的人是再常见不过的了。

尽管家庭治疗师很容易看到简单地以 DSM-V 来诊断问题的风险，但他们很难认识到他们自己的一些概念——诸如僵化的界线、跨代联盟、缠结等——是非人性化的。成为一名后现代治疗师意味着放弃所有这些类别的划分。叙事治疗师不去评断人们是正常的还是异常的，也不认可关于导致问题或解决问题的一般原则。他们尝试不居高临下地（以任何方式）评判人，而是努力帮助人们理解他们自己的经历。

基于合作的精神，叙事治疗师努力将他们自己与来访者相联结。也就是说，要展示他们的治疗信念，以便来访者了解他们在做什么。同时鼓励来访者向治疗师介绍他们的文化困境，并在治疗师做出不符合来访者经验的假设时做出纠正（Freedman & Combs，1996）。

尽管叙事治疗师尝试不去做评判，但也不可能一点关于人，以及人为何兴盛的看法都没有。从前面叙述的部分观念中，我们可以提炼出叙事治疗师对正常家庭的某些基本假设。人们（1）有好的愿望（他们不需要或不想要问题）;（2）深刻地被周围的话语所影响;（3）不是他们自己的问题;（4）一旦与他们的问题及其内化的文化谬见相分离，就能够发展出可替代的、有力量的故事。

// 行为障碍的发展

当人们所接受的故事引导他们以无效的方式解释其经历时，往往就会陷入问题困境。只要这些无效的故事保持不变，这些问题就会一直持续下去，阻碍着其他更有希望的故事版本发生。

案例研讨

一个单亲妈妈努力做到青春期女儿的父母所能做的一切。她认为，作为一个单亲妈妈，她做得再多都不够。因此，当女儿违反宵禁令时，她往往会反应激烈。关于成为完美父母的文化叙事使得她总注意到女儿晚归或是把烟头丢在后门廊这些事情，却不会注意到她按时完成作业或主动提出洗碗的时候。女儿每次犯错都证实了母亲做得不够好这条故事线。

反过来，女儿详细描述了妈妈挑剔她的朋友，或是在些小错误上爆发的频率，却不记得妈妈有多少次尊重她的意见或表扬她的成就。这个女儿逐渐发展出自己总不能让人满意的叙事，而且越来越被“叛逆”所控制。这使她不再关心妈妈怎么想，相反，促使她沉溺于任何能让她感觉好些的事情，比如参加派对到深夜。

总而言之，双方都陷入了困境，不是简单的控制与叛逆的模式，更确切地说是只注意到控制与叛逆的事。

这一分析听起来可能与别的家庭治疗流派提出的母女间不断升级的对抗循环并无太大的差异。差别在于叙事取向并不关注她们的行为。叙事治疗师不认同控制论关于母亲和女儿被困于功能失调的反馈循环中——以无效的方式做事和回应对方——的理念。相反，他们聚焦于母亲和女儿如何叙述她们之间的交流方式。正是她们的故事（需要做个完美的妈妈、被母亲挑剔）不仅影响着她们注意到的内容（晚归、责骂），也影响了她们对此的解释。

叙事治疗师把这种视野狭窄的模式称为**充满问题的故事**（problem-saturated story），故事一旦固定下来，就会鼓励人们以维持问题故事的方式去回应彼此。只要父母聚焦于他们孩子的不良行为，就会专注于批判与控制孩子。只要孩子认为他们的父母是不公平的，就会保持反抗父母和叛逆。他们对彼此的反应将引发更多相同的行为，进而导致更尖锐的问题故事。

这种封闭而僵化的叙事使人们很容易受控于破坏性的情绪状态，叙事治疗师将这种情绪状态称为外来入侵物。治疗师并不是真的将问题感受或信念视为外部实体，但他们确信从社会建构的意义上说，这些情绪反应是外在的。将问题外化能减少内疚与指责。这个女儿本身不是问题，“叛逆”才是问题。妈妈本身不是问题，“过度敏感”才是问题。母女可以联合起来对抗叛逆和过于敏感，而不是彼此对抗。

/ 改变的机制

与大多数临床治疗师不同，叙事治疗师不追求临床上的中立。相反，他们积极主张站在来访者一边，鼓励他们将自己看作充满勇气的战士，与那些试图将他们困在悲观心态中的力量做斗争。

// 治疗目标

叙事治疗师不是问题解决者。相反，他们帮助人们将自己从充满问题的故事中（以及破坏性的文化假设中）分离出来，为新的、更具建设性的自我看法开拓空间。叙事治疗改善认同不是通过让家庭成员直面其冲突，而是通过将人从问题中分离出来，然后团结家庭来对抗这一共同的敌人。这可以通过梳理家庭历史以获得**独特后果**（unique outcome）或“闪光事件”来促进——即家庭成员反抗问题，或以与问题故事相反的方式来行动的时刻。

因此，叙事治疗师将其工作视为一项政治性的事业——让人们摆脱我们时代的僵化教条，并赋予其积极主宰自身生活的权利。一旦从充满问题的故事中解放出来，家庭成员就能彼此团结起来，与支持性团体一起，更加乐观与坚持不懈地应对他们的问题。

如果爱丽丝因为自己与男性相处的方式认为自己很依赖，叙事治疗师不会探索造成这种情况的原因，也不会建议她去改变这种模式。相反，治疗师会问爱丽丝依赖对她来说意味着什么，并给这些对她有消极作用的想法起个名字。

例如，如果爱丽丝说依赖让她责怪自己，治疗师可能会问“自责”在她生活中的作用，让家庭成员帮助她击败自责，并强调生活中那些爱丽丝喜欢与男性相处的时刻。治疗师还可能邀请爱丽丝思考我们社会对女性的看法是如何促成了自责对她生活的控制。

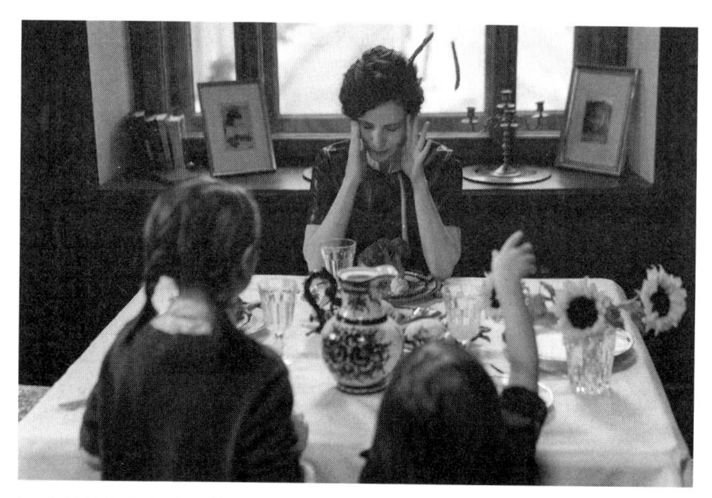

| 有关其他家庭成员的消极故事线助长了家庭争执。

// 行为改变的条件

叙事治疗师帮助来访者**解构**非建设性的故事，从而重构新的、更具建设性的故事。解构，这个从文学批评中借用来的术语，包含着质疑假设的意思。

重构（reconstruction）是指为经验创造新的、更乐观的解释（见表13-1）。叙事治疗师使用外化对话来帮助人们与问题分开。这是解构那些剥夺人力量的假设的一种方式。例如，治疗师不会谈论“萨莉的懒惰”，而会询问当“拖延控制她”的时候。一旦问题被外化，并以更贴近经验的术语重新定义，人们就能开始反抗它。通过将问题视为外在实体，叙事治疗师将家庭成员解放出来，去质疑问题对他们生活的影响。

表13-1 充满问题与叙事外化语言的对比

充满问题	外化
她真是唠叨。	有时唠叨使她不知所措。
我好抑郁！	我正在与抑郁做斗争。
我需要减肥，这样人们才不会认为我胖。	我所生活的社会迫使我变瘦。

在外化对话中，治疗师会询问**效应问题**（effects question）——例如：“这个问

题如何影响到你？”“你持什么态度？”“你对自己有什么看法？”“你的关系呢？”通过这一过程，问题的影响范围被扩宽了，来访者开始注意到，在他们生活中有哪些地方这个问题的影响力会比较小。正是在这些地方，来访者能注意到“独特后果”——那些不受问题故事预测的经历，以及那些不受问题影响的时刻。识别独特后果能为对策创造空间，产生新的、更有控制力的解释事件的方式。

一个自认为抑郁的男人对生活的看法是悲观的。抑郁成了一项职业、一种生活方式。然而如果这个人开始想“自我怀疑是否能胜过他”，那么他可能会记起那些他没有被自我怀疑打倒的时刻。这些新记起的有效时刻为编织一个新的、更乐观的故事提供了机会。

和叙事治疗师使用外化对话来改变来访者对自己的看法一样，治疗师也努力改变家庭成员以“总体观点”来看待彼此，这会将其简化为一系列令人挫败的回应。因此，如果父母认为青春期孩子“不负责任”，就好像那是他们的全部一样，反过来父母很可能会被认为是“不公平的”。同样地，将孩子总括为“懒惰”的父母可能被视为“专横的”或“苛求的”。只要双方都保持两极分化的观点，他们可能会沉溺于这些观点而无法考虑自己的喜好。在不幸福的家庭里，人们常常沉溺于避免成为别人所期望的那样，以至于没有时间弄清楚他们自己想要的是什么。

/ 治疗

// 评估

叙事治疗的评估从了解家庭故事开始，不仅包括人们遇到问题的经验，同时还有他们对于这些问题的假设。了解家庭故事不只是收集信息；它应该是解构式的探究，旨在让来访者从被动和失败主义转向认识到他们已经对困扰自己的问题有了一些力量。

一旦问题被拟人化为外在实物，治疗师首先要描绘“问题对家庭的影响”，接下来再描绘“家庭对问题的影响”。在描绘问题对家庭的影响时，治疗师探索问题对人们生活的痛苦影响。来访者对这些问询的回应通常会突出他们自己的不适感。

案例研讨：杰克逊的家庭（第一部分）

爱尔莎·杰克逊是有 4 个孩子并与男友同居的单亲妈妈，因为她 4 岁孩子在幼儿园的问题前来寻求治疗。在幼儿园，杰曼每周都会发生两三次争执，并导致他打和咬别的孩子。在家里，杰曼也是个麻烦。尽管他与兄弟姐妹相处不错，但妈妈想让他做点事的时候，他常常会大发脾气。爱尔莎羞愧地承认或许是她对杰曼太过宽松，但她感觉确实已经到了无助的地步。

“我不知道该做什么，”她说，“我什么都试过了，做什么都没有用。我男朋友卢克能让杰曼行动起来，但他也会因此变得刻薄。他认为是我宠坏了杰曼。最近，卢克开始发火，晚饭后就自己一个人出去了，留下我一个人跟孩子们在一起。”

思考

- 叙事治疗师如何将爱尔莎的问题外化？
- 比较爱尔莎发现自己在用外化语言与充满问题的语言来谈论现状的差异。如果你是爱尔莎，这两种方法可能对你对现状的感受和处理方式产生什么不同影响？

在描绘家庭成员对问题的影响时，治疗师探索他们曾在多大程度上抵抗问题的压迫。为了找到这方面的信息，治疗师鼓励家庭成员们认识到他们自己的能力。治疗师会问以下这类问题：

- “你是如何避免大多数有类似问题的人都会犯的那些错误的？”
- “最近有没有当这个问题想打败你，但却没有成功的时候？”
- “你是怎么做到的？”

这个过程在治疗师和家庭之间创造了一种共情理解的感觉，对家庭而言是一种赋予力量的体验。

案例研讨：杰克逊的家庭（第二部分）

回到杰克逊一家，治疗师倾听不只是在获取爱尔莎的问题故事，还要探索她从自己的经历中得到了什么结论。治疗师会问诸如此类的问题：

“因为你与杰曼间的问题，你对自己作为母亲有什么看法？”

“因为这个问题，你会怎么看待你和卢克间的关系？”（注意是问题影响着关系，而不是关系导致问题。）

这一系列提问允许爱尔莎讲述她不幸的故事，但同时尝试让她意识到问题正在成为她的负担。爱尔莎开始认识到，不是她和她的家庭如何功能不良；相反，他们正一起对抗敌人。尽管爱尔莎仍然贬低她作为母亲的能力，但她能够描述那些她对杰曼坚定不移、坚持要求他按要求做事的时刻，“即使他很抓狂！”

在评估的这个阶段，治疗师并没有试图引导爱尔莎变得更加乐观。相反，治疗师把自己限定在帮助来访者想起那些有效的、不认为自己任由问题摆布的事件上。

思考

- 叙事治疗与焦点解决治疗有何不同？你认为这些差异重要吗？为什么？
- 为什么更有效的是帮助爱尔莎记起有效事件而不是直接哄她变得更乐观？

我们倾向于认为记忆是存储且可以随意提取过去所发生事情的录音机或照相机。但记忆既不是录音机，也不是照相机，记忆是说故事的人。它通过强调某些事情而忽略另一些来塑造事情的样貌和意义。叙事治疗师的评估会探索来访者记忆的两个方面——问题叙述的开始，一个痛苦的故事（非病态的）。这些问题故事不会被理解为个人的失败，而是关于控制、疏远与挫败的故事。接下来治疗师帮助来访者寻找他们记忆中故事的另一面——尊重其勇气与坚持的一面、赋予其希望的一面。

// 治疗技术

叙事干预是围绕提问展开的。叙事治疗师几乎从不做解释。他们只是在来访者的引领下，询问一个又一个的问题，通常会重复答案并将其写下来。

在第一次会谈时，治疗师首先要了解来访者如何安排他们的时间。这让治疗师有机会欣赏来访者如何看待他们自己，而不会陷入冗长的历史故事及其伴随的指责性归因里。治疗师尤其关注来访者的天赋与能力。作为进一步建立合作氛围的方法，齐默尔曼与迪克森（1996）鼓励来访者询问任何有关治疗师的问题："好的。你还有什么想要了解我的吗？任何专业上或个人的问题都可以问。"

如果来访者愿意，治疗师还可以邀请他们读治疗师做的笔记。治疗师常常会在每个人讲话时做笔记；这样做能帮助治疗师记下重点，并让来访者感觉他们的观点受到了尊重。

/// 外化对话

叙事治疗师从让来访者讲述他们充满问题的故事开始，通过充分地倾听来传递他们对于家庭正在经历的事情的理解。通过使用外化语言，治疗师将来访者与问题分离开来，让问题的破坏性影响变得明显，并建立起与来访者间的合作关系。

每个人都会被问到自己关于问题的看法。治疗师询问问题的作用而非引起问题的原因（因果问题通常会导致指责性归因），描绘问题的影响：

- “内疚如何影响你？”
- “它还有别的什么影响？”
- “内疚‘告诉’你什么？”

治疗师对所认定问题的提问暗示着不是来访者拥有问题，而是问题正试图控制他们。例如，在一个案例中父母描述问题是因为女儿总鬼鬼祟祟，他们无法信任她。治疗师不会回应“所以你女儿的鬼鬼祟祟让你很困扰”。相反，治疗师可能会说：“所以‘鬼鬼祟祟’让你女儿做出令你们不和的行为。是这样吗？”

有时候互动模式也会被外化。例如，在父母以增加控制来回应青春期女儿的鬼鬼祟祟这个案例中，维姬·迪克森选择强调鼓励这种模式的裂痕。在有一件事上所有人的观点是一致的，即大家都不喜欢这种让他们相分离的隔阂。因此，“裂痕”成为敌人，而不是将女儿的鬼鬼祟祟或父母的不信任看作问题。“裂痕”告诉父母他们的女儿不可信任；“裂痕”让女儿更加偷偷摸摸并告诉她离父母远些。“裂痕”正是他们要联合起来去对抗的东西（Zimmerman & Dickerson，1996）。

问题几乎总是被拟人化的——被描述为尝试控制人们生活的不受欢迎的入侵者。例如，在讨论一位女性的进食问题时，治疗师询问她“厌食”是如何说服她让自己忍受饥饿的；询问一个恐惧症儿童“恐惧”让他做它希望的事的频率，以及他能够对抗它的频率；询问一个充满内疚的母亲“自我憎恶”如何让她感觉自己在养育孩子方面很糟糕。

对大多数人而言，谈论家庭中假想敌人的提问可能会让人感觉不安、不习惯。有些治疗师会把外化看作是在耍花招，那他们可能会缺乏必要的信念来克服以这种方式谈话的尴尬。另一方面，如果治疗师真正学会将问题视为靠两极分化和误解为生的敌人，他们就会自然而然地提出外化问题。使自己更适应这种思考方式的一个办法是在生活中开始使用外化问题的方式来思考问题。（不是只有来访者才能从更多同理心中获益。）

尽管外化刚开始是个难以接纳的概念，但它对于减少自责很有帮助。例如，一个认为自己是不安全的，或没有安全感的女性就是将问题内化了，认为她自己就是问题。随着时间迁移，人们开始认同他们的问题，相信问题的存在，这证实了他们有性格缺陷。

这种思考方式会破坏信心。当问题被外化，就好像人们可以从它背后窥视，家庭成员可以看到问题背后那个更健康的个体。帮助一个“缺乏安全感的女性”转变成将自己视为在自我批评中挣扎，能够让她从摆脱对这个问题的认同，并鼓励她发现自己有能力解决这个问题。

外化有助于治疗师发展出对有“不当行为”的来访者更强的同理心。例如，将一个女性视为被诸如害怕抛弃或愤怒的情绪所俘虏，而非她装腔作势、脾气暴躁或有边缘型人格，就会更容易共情来访者。你可以不喜欢这种情绪反应而非这个来访者。由此，你可以寻找她不被情绪俘虏的时刻，或她能够在情绪压力下做出不同反应的时刻。

案例研讨

比尔·梅德森（2007）描述了一个来咨询抱怨抑郁症的年轻女性如何开始谈论自我怀疑。在审视其自我怀疑的经历时，玛丽描述了她对不能达到期待的恐惧：“我不够瘦，我不够有吸引力，我不能挣足够多的钱来让我的中产阶级父母满意，还有在性方面我不能让我的男朋友满意。”

梅德森对促进自我怀疑的期待的提问使得玛丽思考了性别刻板印象的危害作用。当问及如果由期待掌控她的生活，那她的生活将朝向何方时，玛丽说期待会激励她“饿瘦自己，做整形手术，找一份讨厌的工作来迎合父母，成为男朋友的性奴隶”。由此，她开始思考什么才是她更想为自己生活设定的方向。

将期待放在更大的文化背景中不仅帮助玛丽摆脱自我厌恶的负担，还发展出她对父母和男朋友更富同理心的看法，理解他们同样也受着期待的影响。

用玛丽的话说，“父母只是沉迷于那些所谓的中产阶级的成功，而男朋友只是担心如果没有抱着芭比娃娃，他就不是真正的男人”。

萨利安·罗斯与大卫·爱普斯顿（1996）开发了一项练习，以此帮助治疗师领会外化问题的思考是什么样子。他们让一组学员轮流扮演问题——如自我憎恨——而其他人对他们进行访谈。访谈者可以问扮演自我憎恨的人此类问题："在什么情况下，你能设法进入某人的世界？""你如何干涉某人的家人和朋友的生活？"

/// 谁在掌控，是人，还是问题？

在许多会谈里，治疗师会提很多问题来探讨所表现的问题是如何设法分裂或控制一个家庭的，以及，与之相对的，在多大程度上家庭成员又能控制它。这些被称为**相对影响问题**（relative influence question）。通过将所有家庭成员纳入讨论，通常能清晰地看到问题已经成功地扰乱了他们彼此间的关系，分裂并征服了他们：

- “暴食在多大程度上控制了珍妮，使得你们不能按你所想要的方式跟她在一起？”
- “当抑郁打败了爸爸时，对你们家庭生活有什么影响？”
- “当发怒使乔伊大喊大叫，你认为你的回应增加还是减少了发怒的燃料？”

下面的片段选自詹姆斯·多诺万（James Donovan）主编的《短期夫妻治疗》（*Short-Term Couple Therapy*），展示了约翰·尼尔是如何探索问题的相对影响的（Neal，Zimmerman，& Dickerson，1999）。

案例研讨

约翰："你们想要得到帮助的问题是什么？"

拉里："这个嘛，我们有不止一个问题。让我想想，当然钱是一个问题，钱又会引发其他的问题。沟通是个问题。性也是个问题。"

约翰："所以钱是个问题，它引发了沟通和性的问题？"

拉里："是的。"

约翰："关于这些我回头会再多问你些问题，如果可以的话，我想先问问伊丽莎白相同的问题。可以吗？"（他点头。）"伊丽莎白，你的体会是什么？"

伊丽莎白："他说的全对。我们之前做过一些咨询，也取得了一些进步。生气减少了，我们也开始说话了。然后我们就又退回到了老样子。"

约翰："所以曾经有一段时间你体验到生气在减少，并感觉到一些进步。然后就退回到之前的状态了？"

伊丽莎白："治疗师让我们把精力集中在一些事情上面。如果有机会不关注彼此，我们就不会。我们只是变得越来越疏远了。"

约翰："所以这些事一起造成了你们俩之间的距离？"

伊丽莎白："是的。"

约翰："当你注意到这种距离，你发现它是如何影响到你们的？"

伊丽莎白："我觉得很悲哀，我不知道能做些什么。如果我知道我们不得不去咨询的话，我就会把要说的事情先搁置起来，等着把它们带到咨询室来说。我们真的不会彼此交流，除非我们去咨询。"

约翰："所以这种距离让你感觉悲哀，不知道能做些什么，它还让你把要说的事情放在一边？你是指把沟通搁置起来吗？"

伊丽莎白："我把关系搁置起来。我们可以用习惯的方式日复一日地做事，但我不希望我们的关系像那样。这很糟，但又比无法相处要好。"（她开始哭泣。）

约翰："当距离或争执开始占据上风时，它们会促使你用某种特定方式看待拉里吗？"

伊丽莎白："是的，我变得真的很挑剔。他感觉很受侮辱，但那并不是我想做的事。我感觉真的很挑剔、爱评判。我想要从他那儿获得更多，但却得不到。"

约翰："所以你发现你自己想要更多，这些感觉促使你用挑剔和评判的方式看待拉里。这些感觉也会让你用某些特定方式看待你们的关系吗？"

治疗师转回到丈夫，又继续问了几分钟"影响作用"的问题。最后，在努力探索这对夫妻问题的影响作用后，约翰·尼尔用外化的语言总结他们的经验。

约翰："好的，让我来总结一下，以确保我理解对了。难以谈论某些事情造成了你们俩之间的问题，钱的事情是其中最困难的。这些问题造成了距离——这种距离让拉里退缩，而不是把事情提出来，就像伊丽莎白所说的提出来'查看'。这种距离让伊丽莎白处于无法提出问题的境地，将关系放在'次要位置'，因为担心如果提出来，就会说错话。虽然问题以此造成距离，但你们俩还是可以在一些时候找到交流的方式。尽管如此，伊丽莎白还是在过去几年找到了一种方式来说出如何处理钱有多么困难。还有，伊丽莎白，你注意到拉里在那些时候会听你讲，对吗？"（夫妻双方都点头同意。）

/// 阅读问题故事字里行间的意义

当提相对影响的问题时，治疗师会倾听寻找闪光事件或独特后果——来访者能避免受到问题影响的那些时刻——并接着邀请来访者阐述是如何做到的：

- “你能记起当‘愤怒’试图打败你，但你没有让它得逞的时候吗？你是怎么做到的？”

- “有‘厌食’跟你女儿说起她的身体，但你女儿并没有相信它的谎言的时候吗？”

- “当珍妮抵挡住来自‘酗酒’的巨大压力，你理解这一成功的重要性吗？”

这些独特后果正是建构新的、更好的故事的基础材料。

案例研讨

在《多重压力家庭的合作性治疗》（*Collaborative Therapy with Multi-Stressed Families*，2007）中，比尔·梅德森描述了他对一名秘书进行的咨询。这名秘书在与她的上司发生争执后变得狂躁与愤怒，由员工援助计划转介过来。弗兰描述了她的抑郁、紊乱和对上司的恐惧。她有睡眠问题，无法专心工作。

在第一次会谈中，弗兰说她觉得自己一文不值，不讨人喜欢，这些控诉得到了受父亲虐待和在学校被欺负的痛苦历史的支持。抑郁对弗兰的控制很强，少数不受影响的例外很快就被她以这些都微不足道而否定。

第二次会谈是弗兰在看完很长时间的科幻电影后过来的，看上去很疲倦。她是科幻电影的狂热粉丝，如饥似渴地观赏，并熟悉几乎每部科幻电影制作。尽管她精疲力竭，眼睛却在放光，跟第一次会谈时的样子形成了鲜明对比。在上次会谈中，弗兰讲到当她还是个孩子时，通过无休止地看电视上的科幻电影来应对欺负，梅德森原先把这个视为她对痛苦现实的逃避，但现在他开始怀疑看科幻电影可能是进入而非逃避现实。

当弗兰热情地说起即将到来的科幻大会时，梅德森让她描绘人们在这个会上见到的弗兰会是什么样的。

"一个大孩子，"她回答说，"一个穿着离谱服装，享受自己的疯子；一个自信、不害怕人的女孩；一个友好而开放的人。"他们一致同意这个大会就像是远离抑郁的地带，接着发生了下面的对话。

弗兰："你知道，我就像生活在抑郁的海洋里。这里有一些让它无法接近我的避难岛。有一些岛屿比较大，像科幻大会。有一些则非常小；有些甚至都不是岛屿，它们就像珊瑚礁一样仅仅能让我把头浮出水面。"

比尔："你喜欢岛屿的什么？"

弗兰："我会淹没在海洋里。这片海会要了我的命。岛屿让我存活下来。"

他们进一步谈了弗兰在小学时期同欺侮和嘲讽抗争的经历，然后慢慢回到她对岛屿和珊瑚礁的比喻上。

比尔："你说想找到更多像岛屿一样可让你立足的牢固地方。你认为需要发生些什么来把那些珊瑚礁建成岛屿？"

弗兰："我需要做在珊瑚礁身上经常发生的那些事——增加沉积物。沉积物就是我身边的人，他们会帮我记起我是谁，而不会被抑郁冲走。"

在接下来的会谈里，弗兰与她的治疗师具体谈了她感觉生命中什么是牢固的基础，以及那些让她快乐、让她表现出最好一面的人们。在回头再看这段成功的治疗时，梅德森评论道：

"作为治疗师我们在工作中太过聚焦在问题的海洋上，而非来访者能力、本领、实用技能的岛屿上。我们想要有所帮助却导致治疗师与来访者更多地了解到问题的影响作用，更少地看到来访者的反抗与应对，这是个讽刺而悲剧的悖论。再次重申，不忽视问题的影响很重要，但同等重要的是给问题影响下支配性的悲剧故事找到一个对应的充满来访者力量的英雄故事。"

/// 重构故事

从来访者的故事中可以收集其与问题相关的能力证据，这些证据可以作为关于他们是什么样的人的新叙事的开始。为建立这种联系，治疗师首先要询问来访者，过去战胜问题的经历对其意味着什么：

- “在那些你能打败抑郁的时候，它对你来说意味着什么？”
- “你儿子必须拥有什么性格特质才能做到那样？”

治疗师还可以从更大的历史视角来看待与问题相关的情节，以找到更多证据来支持新的自我叙事：

- “你是否可以告诉我在过去还有没有发生过能帮助我理解你如此好地处理愤怒的其他事情？”
- “谁认为你是一个能在这些场合对抗恐惧的孩子？”

当新的自我叙事开始成型，治疗师就可以将焦点转向未来，邀请来访者想象将会发生的改变，以此来填充新的故事：

- “既然你已经发掘出这些关于你自己的事，你认为这些发现将如何影响你跟自我憎恶的关系？”

现在自我故事已经包括了过去、现在和未来，已经成了完整的叙事了。

下面展示了约翰 · 尼尔在与那对由沟通困难导致关系疏离的夫妻工作时，是如何开展重构故事的过程的。

案例研讨

约翰:“所以（转向拉里），你感觉不舒服，而你（转向伊丽莎白）觉得承担了太多的责任妨碍了你们之间的关系。但你（伊丽莎白）说有时候感觉这并不是你？”

伊丽莎白:“是的，有两次这样想的时候，我并没有感觉到防御……我不会感觉生气。总的来说，那两次事情要好一些。”

约翰:“在那两次里，你感觉自己要好一些？”

伊丽莎白:“是的，我能理解拉里在努力，并让他知道我能理解他。所以我们的沟通要好一点。”

约翰:“这会引起导致疏离的问题吗？”

伊丽莎白（笑）:“是的，可以这么说。”

拉里（也笑了）:“我同意。”

约翰（对伊丽莎白）:“当你感觉自己要好些的那些时刻——你能跟我多说一点吗？”

伊丽莎白:“好的，可能因为我没有防御，他更像他从前做的那样，在认真听我讲。”

约翰:“这如何影响你？”

伊丽莎白:“这个，这真的很棒（微笑）。这是在给疏离制造麻烦。”

约翰:“所以（稍后转向拉里），你也注意到你们俩之间的这种不同？你有什么体验？”

拉里:“状况要好一些，我也感觉要好一些。”

约翰:“当你意识到这点时，发生了什么？”

拉里："伊丽莎白不同了，并且我在思考你所说的每个人都有不是很舒服的感觉。并不是真的我不舒服，我一直都知道是这样的，但我从未真正想过这是因为我对自己感觉不好。"

约翰："这促使疏离逃走了？"

拉里（再次笑起来）："有时是。"

约翰："在这些时候伊丽莎白认为你有所不同，你对此感觉惊讶吗？"

拉里："不太惊讶。我想我是有些不同。"

因为人们喜欢的发展通常都会有一段历史，即便在遇到当前问题时常常会被遗忘，因此，治疗师邀请这对夫妻回顾最初那些吸引他们彼此的优点。

约翰："这种亲密是否曾经是你们关系中更主要的部分？"

拉里："是的，过去事情常常更像这样。"

约翰："那个时候是在有孩子之前吗，如果你回想那个时候的话？"

拉里："是的。"

约翰："如果再回到那个时候，让你看到那之后，看到过去的几周时间，你或是伊丽莎白会惊讶于你们俩让疏离逃走了吗？"

拉里："不，一点也不会。"

约翰："所以证明那时你们之间的这些事情是真实的？"

拉里："是的。我一直感觉，或者说我过去常常感觉，我们想要理解彼此。她努力尝试理解我，我想我也很能倾听她。"

伊丽莎白："非常对。这是拉里吸引我的一个地方。我感觉受到尊重，我们曾是真的伴侣。"

/// 强化新故事

因为叙事治疗师相信自我是在社会互动中建构而成的，所以他们重点在帮来访者找寻观众，以支持他们在为自己建构新故事方面取得的进展。来访者可能会被要求联系他们以前生活中那些能验证他们新故事的人——那些能证实并补充他们有效行为例子的人。治疗师还鼓励来访者找一些他们生活中的人来充当支持他们新故事的见证者或“同盟者”（Dickerson，2004a）。有时候会形成“联盟”，支持有类似问题的人彼此强化对抗问题的努力。例如，温哥华反厌食/反暴食联盟（Madigan，1994）有一份简讯并监督媒体，给公司总裁、报纸及描绘瘦削理想女性形象、鼓励女性节食的杂志写信。

大卫·爱普斯顿是倡导用写信来将治疗性对话延伸至会谈以外的先驱者。这些信件通常表达了对来访者经历的深刻理解、新故事的概要，以及治疗师对来访者能继续进步的信心。这一技术的优势在于信件中的话语不会随着会谈的结束而消失。来访者报告说他们会重读爱普斯顿几年前寄给他们的信，提醒他们自己曾经历了什么，以及他们已经走了多远（Epston，1994）。

治疗性信件的书写原则：

- 尽可能多地使用来访者的语言。
- 承认不幸福控制了来访者的生活。
- 利用问题来开启各种可能性，而不是封闭它们。
- 展现对将人从问题中分离出来的乐观与热情。
- 清晰地表明你站在来访者这边，共同对抗那些把他们生活搞得一团糟的困难。
- 看法和建议的提出应是尝试性的，并邀请来访者考虑他自己的想法。
- 突出来访者的优势和能力。
- 强调你从这个家庭及与这个家庭的工作中学习到了什么。

下面是叙事治疗师写的各类信件的例子。

案例研讨

亲爱的威廉先生，

很遗憾我们上周四没能见面。我知道你上周工作非常忙。

我听你的太太讲，争执导致你们两个孩子间有了裂痕，也使你们俩的生活变得艰难。如果我理解正确，她认为“手足竞争”在情理之中，但事情的发展超出了控制。我在思考我听到的问题，可能会提出一些建议，但我不想提出任何你不赞成的行动方案。如果你有任何方式能跟我交流一下你的看法，我都会觉得非常有用。你觉得如果你把想法讲给你的太太，她能很好地把你的意思传达给我吗？

亲爱的马里恩和雷蒙德，

我相信上次见面后你们思考了一些重要的事，所以你们应该不会惊讶我想了一些本该在我们会谈后问的问题。

雷蒙德，你是如何避免向马里恩大发雷霆的诱惑的？你认为你的离家可能带给她什么感受？

马里恩，你是如何做到不让失望迫使你放弃雷蒙德的？你认为用另一种方式让他了解你的感受会有更好的机会和他沟通吗？

我期待着听到你们对这些问题的想法。顺便问一句，我们会面结束后你们有些什么想法？

亲爱的卡拉和马克斯，

我们真的很高兴与你们联系，并认为你们可能想要听听我们对会谈的想法。

很明显，自从上次会谈后，卡拉，你有了长足的进步，尽管你还没有完全认识到进步的程度。你正迈着大步逃离早先你所接受到的关于如何做人的教导。相反，你在探索如何做你自己的新方式。

你在反抗把感受隐藏起来，抗拒由其他人告诉你该做什么。你在找寻你自己的声音来表达你自己的观点。

马克斯，我们对你认为受邀了解卡拉的想法很危险这一看法印象深刻，同时留下深刻印象的还有你能如此快地确定将来拒绝这类邀请的可能性。这样做，很明显你是在支持卡拉做她自己。

我们为你们在生活中和关系中的进步感到骄傲。

所有这些努力——找寻见证人与观众、形成团队与联盟、写信——都是在做社会建构主义所强调的创造与维持改变的互动。为了巩固新的认同，人们需要一些团体来证实与强化想象的叙事，并对抗与之相反的文化与家庭信息。会谈中发生的事只是一个开始，因为目标不只是解决一个问题，而是改变个体生活的整个行为方式。

在每次会谈尾声，叙事治疗师会总结会谈中发生了什么，确保使用外化语言，并强调所有提到过的独特后果。这些总结就是爱普斯顿通常写进信件的内容。做这些回顾的作用在于传递给来访者一种信息，治疗师与他们在一起，并祝贺他们正在形成的新认同。这种被治疗师鼓励的感觉非常令人鼓舞。

/// 解构破坏性的文化假设

有时候，叙事治疗师会更明确地与文化叙事相联系。例如，治疗师可能会问厌食的女性，她是如何形成人的价值依赖于外表的信念的。这会引出另一些关于女性社会地位的问题。类似地，一个暴力的男性可能会被问到，他是如何开始相信男性绝不应该软弱或温柔，继而去解构男性接收到的这些信息。

为了阐明这种文化态度的解构是个什么样子，我们将呈现怀特的一个个案，来看一下玛丽·赛克斯·怀利（Mary Sikes Wylie，1994）对此的描述。

案例研讨：从未哭过的男人

约翰……前来见怀特是因为，如怀特所说“他是个从未哭过的男人”——他从不表达他的情绪，感觉孤立，与他的家庭相隔离。在童年时候，约翰就受到教导，无论在家还是在学校，任何温顺或“软弱”的表现都是不够男人的，会受到严厉的惩罚和无情的公开羞辱。怀特问了约翰一系列政治和个人问题，引出关于男性“个人的”心理苦楚，并将其与他童年时期占支配性地位的“公众的”文化实践、严格的男权至上主义，以及侵略性的大男子主义联系起来。“你是怎么产生这些想法与习惯的（感觉不够好，不够有男子气等）？是什么滋生了这些感受？你认为这种羞辱的事情（被学校权威公开鞭笞，因不善体育或不够强壮结实而被老师同学嘲笑）让你与自己的生活疏远了吗？是这些让你不合格吗？这些经历帮助还是阻碍了你认识到另一种作为男性的方式？”（p.43）

在以这种方式解构了男性形象后，怀特帮助约翰回忆那些他有所反抗的时刻，并让他认识到尽管他的社会化过程是这样，但他保持温和与友爱的努力是难能可贵的。

/// 卑鄙便便（Sneaky Poo）的个案

怀特记录的个案都生动地刻画了其治疗过程。下面的案例摘录自他记录的一段大便失禁孩子的家庭个案（White，1989）。

案例研讨：卑鄙便便

“当描绘我们所谓的‘卑鄙便便’对家庭成员生活的影响时，我们发现：

“1. 尽管卑鄙便便总是尝试哄骗尼克做它的玩伴，但尼克能回忆起许多他没有被卑鄙便便‘玩弄’的情形。在这些情形中，尼克本可以与‘弄脏’‘裸奔’‘涂抹’合作的，但他拒绝这么做，他没有让自己受哄骗做这些事。

“2. 最近有一次卑鄙便便本可以加重苏的痛苦感觉，但相反地，她反抗并打开了音响。同时在这个情形中，她拒绝质疑自己作为父母和作为一个人的能力。

“3. 罗恩无法忘记每一次他因卑鄙便便引发的尴尬而孤立于他人的情形。但是，在卑鄙便便对他的要求得到澄清后，他似乎对无视这些要求的想法很感兴趣……

“4. 可确定的是，苏与尼克的关系中仍然有她认为可以享受的部分，罗恩仍在尝试挽回他和尼克的关系，尼克也认为卑鄙便便并没有完全摧毁他与父母间的关系。

“在弄清卑鄙便便对尼克、苏及罗恩生活的影响后，我引入了一些问题鼓励他们解释这些例子的含义，由此他们可以‘重构’他们的生活与关系。

“他们如何有效地以这种方式反抗问题？这对他们做人以及他们的关系会产生何种影响？……这一成功是否让他们对可能采取的进一步措施有了什么想法，以使他们的生活摆脱这个问题？……在回应这些问题时，尼克认为他已经准备好不再让卑鄙便便如此戏弄他了，并决定他将不再受骗做它的玩伴了。”（pp. 10–11）

两周以后，怀特发现尼克勇敢地与卑鄙便便做斗争，只出现过一次小插曲，他看起来也更快乐和强壮了。苏和罗恩也发挥了他们在这场战斗中的作用。苏努力不配合卑鄙便便让她感到内疚的要求，当卑鄙便便让她感觉沮丧时，苏就开始“犒劳自己”。罗恩则通过与朋友谈论这个问题来反抗卑鄙便便想让他与人隔绝的企图。怀特解释道：

“我鼓励家庭仔细反思并推测这种成功说明他们个人拥有什么特质，以及他们的关系有什么特性。我还鼓励他们总结这些事实说明当前他们与卑鄙便便的关系如何。在这一讨论中，家庭成员能找出未来他们可以采取什么方法来拒绝卑鄙便便的邀请。”（p.11）

怀特报告这个家庭在此期间增加了他们的努力，到第三次会谈时，他们自信已经打败了卑鄙便便。六个月后的追踪也显示他们做得仍然很好。

/ 治疗理论和效果评估

通过外化问题、解构悲观的生活故事、传递对来访者的坚定信念，叙事治疗师建立了一套强有力的改变方法。干预以提问的形式呈现，以避免输入的信息太像建议而受到阻抗，并且形成一种与来访者间合作的感觉。

叙事治疗中两个最有力的元素是叙事隐喻本身和问题外化技术。这一治疗取向的优势与劣势都在于其认知焦点。叙事治疗师拒绝控制论模型（家庭被困在失功能的反馈环路中），否定那些出现问题的家庭有什么错误。遗憾的是，至少在早期，叙事治疗师同时也拒绝家庭治疗最典型的三大革新：（1）认识到心理症状通常与家庭冲突有关；（2）以互动性观点，从双方（互补性、相互作用）和三方（三角关系）角度来思考问题；（3）将家庭视为一个整体来治疗。

将问题视为需要被解构的故事，这忽视了有一些家庭冲突并不会因家庭成员暂时联合起来对抗一个外化问题而消失的事实。例如，一对生活空虚的父母可能很难让孩子成长。当他们帮助孩子战胜叛逆后他们的空虚就会消失吗？

在帮助人们重构经历的过程中，叙事治疗师通常赞同把消极情绪（生气、害怕、焦虑、抑郁）视为应回避的烦恼，而不是去探索它。他们询问生气或害怕如何“打败”来访者，而极少关心他们为什么生气或他们害怕的是什么。

早期版本的家庭治疗确实将家庭摆在不好的位置上，责怪他们该对问题负责。叙事运动促使该领域转向一种更合作性的立场。然而，在拒绝早期居高临下意识的过程中，叙事治疗师常常忽视系统思想（Phipps & Vorster，2009），强调其机械化的成分，而忽视其更人性化的方面。将在环境中理解人们及其问题的观点带到咨询室是家庭治疗最大的贡献之一。受病理模型的影响，非系统论观点的治疗师鼓励人们与问题抗争（通过药物、支持团体、教育），而不是探索他们问题所根植的关系网。叙事治疗师尽管反对这种病理模型，还是退回到了一种类似的观点，把问题视为需要与之抗争的，而不去理解其人际根源。

大多数叙事治疗师会同意维姬·迪克森的看法，认为叙事治疗“主要是把问题置于其文化背景中”（Freedman，1996）。也就是说，帮助来访者认清并挑战那些普遍存在却通常未被检验的偏见，这些偏见弥漫于社会，阻碍了自我价值与和谐关系。但是你如何在不施加自己的政治偏见的情况下做到这一点呢?

尽管一些治疗师仍然严格要求在个案中的治疗中立，但现在许多人都同意有时候有必要去质疑文化假设。事实上流行文化导致了许多不健康的价值观。问题是，“什么才是最好的方法，能帮助人们从那些价值观的影响中解放出来，而不强加自己的价值观呢”？这是一个复杂的问题，叙事治疗师只以一种方式来回答它。我们希望他们的例子能启发所有的家庭治疗师努力克服这个议题。

叙事模型在 20 世纪 90 年代备受瞩目，但也遭受了新观点不可避免的抵触，认为这种取向太过复杂或太简单，它只是认知治疗的另一种形式，或认为它只是在讲故事而已。

遭到强烈抵触的后果是双重的。第一个是削弱模型的政治方面，只关注故事方面，并将外化简化为语言技巧。一些人将叙事技术融入其他模型（e.g.，Eron & Lund，1996），另一些人则从家庭系统观点出发提出许多批判之处（Minuchin，1998）。尽管利维（Levy，2006）最近解决了这个问题，但很少有人成功区分叙事隐喻和系统取向的差异。该取向的拥护者坚持认为，叙事隐喻适用于个体内在或系统取向（Dickerson，2007）。

第二重影响是排斥社会建构主义。这是个“太复杂”的争论。此外，因为循证治疗以及更多的多维治疗取向在21世纪得到推广，理论家们已经不太讨论认知方式了。

最后，和所有模型一样，叙事取向也在不断发展。例如，凯特·温加顿在其著作《共同的震惊：目睹日常暴力》（*Common Shock: Witnessing Violence Every Day*，2003）中，提供了一个理解人类心理状态和行为的框架，在思想上它是属于社会建构主义的，但已经超出了叙事治疗取向的框架。比尔·梅德森在《多重压力家庭的合作性治疗》第二版中，将叙事方法应用于困难环境中的社区工作。海伦·格瑞米林（Helen Gremillion）在印第安纳大学教授性别研究，在她的民族志《喂养厌食症》（*Feeding Anorexia*，2013）中，探讨了当代人类学和叙事方法治疗患有进食障碍的年轻女性间的联系。维姬·迪克森（2004b）扩展了叙事思维，在为年轻女性撰写的一本名为《谁在乎你该做什么?》（*Who Cares What You're Supposed to Do?*）的自助书中指出，在生活中有时候你不得不打破规则才能获得你想要的。来自加拿大新斯科舍省的阿特·费舍尔（Art Fisher），在世界各地展示他如何将叙事理念应用于对暴力男性的工作中。

尽管当前少有实证支持，但临床治疗师与研究者都已经开始提出运用叙事技术来干预各类问题，有一些已经开始检验其效果。例如，有人建议使用叙事治疗来解决重组家庭的议题（Shalay & Brownlee，2007）、与移民经历抗争的夫妻议题（D'Urso，Reynaga，& Patterson，2009），以及男同性恋、女同性恋、双性恋青少年与其父母间的议题（Saltzburg，2007）。也有人主张在团体形式中使用叙事治疗来加强无家可归者的家庭认同（Fraenkel，Hameline，& Shannon，2009），以及促进抑郁个体与其家庭成员间的讨论（Lemmons，Eisler，Migerode，Heireman，& Demyttenaere，2007）。最近，个案研究表明叙事治疗取向在罹患癌症（Hedtke，2014）、脑损伤（Butera-Prinzi，Charles，& Story，2014），以及其他慢性疾病（Abdalla & Novis，2014）儿童的家庭中具有潜在效用。最后，还有人提出整合依恋理论和叙事治疗来治疗进食障碍（Dallos，2001，2004）、与出轨有关的夫妻问题（Duba，Kindsvatter，& Lara，2008）及幼儿虐待（May，2005）。

// 模型现状

叙事治疗在全世界仍然很受欢迎，近来最大的发展是墨尔本大学目前提供叙事治疗的硕士和博士学位。著名的培训中心包括吉尔·弗里德曼和吉恩·康姆斯在伊利诺伊州芝加哥经营的埃文斯顿家庭治疗中心（它提供长达一年的培训项目，学时可计入墨尔本大学的硕士学位）；吉姆·杜瓦尔（Jim Duvall）在得克萨斯州加尔维斯顿开办的 JST 研究所；史蒂夫·加迪斯（Steve Gaddis）在马萨诸塞州塞勒姆开创的叙事治疗计划；卡伦·扬（Karcn Young）在加拿大安大略省开办的温兹研究所；斯特芬·麦迪根在加拿大温哥华开办的温哥华叙事治疗学院；休·福克斯（Hugh Fox）、马克·海沃德（Mark Hayward）和阿曼达·雷德斯通（Amanda Redstone）在英国马特洛克开办的叙事治疗研究所；以及这一切的中心——由谢丽尔·怀特和大卫·登伯勒（David Denborough）在澳大利亚阿德莱德开办的达利奇中心。

也许最重要的一套新的实践理念来源于大卫·爱普斯顿，他与凯·英格梅尔斯（Kay Ingamells）和汤姆·卡尔森（Tom Carlson）一起发展了“内部观察实践”。这套实践是由一位督导对治疗师进行访谈，就如同通过他或她满怀希望的视角来看来访者。访谈被录制成视频，随后邀请来访者观看并反思自己和治疗师在如何看待自己上的差异。这是一个类似于反思团队的转变。叙事治疗师还创办了免预约诊所，这一趋势已在加拿大 70 多家诊所中流行起来。人们从街上走进来，与某人交谈一会儿，然后离开，通常不再回来——有点像驾车穿越治疗，如果你愿意这么叫的话。

与其他治疗取向一样，叙事治疗也有专业期刊。其中最有名的是《国际叙事治疗与社区工作杂志》（*International Journal of Narrative Therapy and Community Work*）及《叙事家庭治疗杂志》（*Journal of Narrative Family Therapy*）。

/ 小结

叙事取向基于两个有组织的隐喻：个人叙事和社会建构。当记忆讲话时，它讲的是一个叙事真相，这比历史真相更具影响力。呈现给治疗师的“事实”一部分源于历史，一部分来自主观建构。这种构成家庭共享现实的建构代表着共同理解与共同偏见——其中一些是有用的，另一些则是无效的。

叙事治疗师力图通过外化问题打破无效故事的控制。通过挑战悲观主义版本的事件，治疗师为希望腾出空间。发现独特后果则为更乐观的故事提供了机会。最后，帮助来访者找到支持性的观众来鼓舞其进步，继续沿着自己喜欢的路线重构生命故事。

叙事治疗的策略主要分为三个阶段:（1）通过聚焦问题的影响而非原因来将问题重塑为一种痛苦（外化）;（2）找到例外情况或对问题的局部胜利，以及有效行为的例子;（3）找到支持。鼓励某种公共仪式来强化新的、更好的解释，使认知建构越过个人见解成为社会支持行为。

将这些策略付诸实践涉及一系列详尽的问题。

- **解构问题**（deconstruction question）：用来外化问题。“抑郁在你耳边嘀咕什么？”“因为这个问题，你会怎么看待你们的关系？”
- **拓展空间问题**（opening space question）：用来找到独特后果。“有没有一段时间，争吵本可以控制你们的关系，但却没有成功？”
- **偏好问题**（preference question）：用来确保独特后果代表更好的经验。“这种处理事情的方式是好些还是差些？”“那是个积极的，还是消极的发展变化？”
- **故事发展问题**（story development question）：用来从（更好的）独特后果的萌芽中发展出新的故事。“与你之前做的有什么不同？”“在以这种方式行事中谁起了作用？”“谁将第一个注意到你的这些积极变化？”

- **意义问题**（meaning question）：用来挑战消极的自我形象，强调积极部分。“你能做到这一点说明了什么？”

- **将故事拓展至未来的问题**（question to extend the story to the future）：用来支持改变，并强化积极变化。“你预测来年会怎么样？”

叙事治疗的社会建构基础给予了该取向政治角色，并不再强调家庭动力与冲突。叙事治疗师不是在家庭中寻找非功能性的互动，而是向外寻找文化价值与习俗的破坏性影响。他们邀请家庭成员联合起来对抗这些价值观念与实践。叙事治疗师是站在来访者一边，而非价值中立的。

// 推荐阅读

Bruner，J. S.（1986）. Actual minds，possible worlds. Cambridge，MA：Harvard University Press.

Diamond，J.（2000）. Narrative means to sober ends：Treating addiction and its aftermath. New York，NY：Guilford Press.

Dickerson，V. C.，& Zimmerman，J.（1992）. Families with adolescents：Escaping problem lifestyles. Family Process，31，341–353.

Eron，J.，& Lund，T.（1996）. Narrative solutions in brief therapy. New York，NY：Guilford Press.

Freedman，J.，& Combs，G.（1996）. Narrative therapy：The social construction of preferred realities. New York，NY：Norton.

Gilligan，S.，& Price，R.（1993）. Therapeutic conversations. New York，NY：Norton.

Madigan，S.（2010）. Narrative therapy. Washington，DC：American

Psychological Association.

Minuchin, S. (1998). Where is the family in narrative family therapy? Journal of Marital and Family Therapy, 24, 397-403.

Phipps, W. D., & Vorster, C. (2009). Narrative therapy: A return to the intrapsychic perspective? South African Journal of Psychology, 39, 32-45.

White, M. (1989). Selected papers. Adelaide, Australia: Dulwich Centre Publications.

White, M. (1995). Re-authoring lives: Interviews and essays. Adelaide, Australia: Dulwich Centre Publications.

White, M. (2011). Narrative practice: Continuing the conversations. New York, NY: W. W. Norton & Company.

White, M., & Epston, D. (1990). Narrative means to therapeutic ends. New York, NY: Norton.

Zimmerman, J., & Dickerson, V. (1996). If problems talked: Narrative therapy in action. New York, NY: Guilford Press.

PART

04

家庭治疗的评估

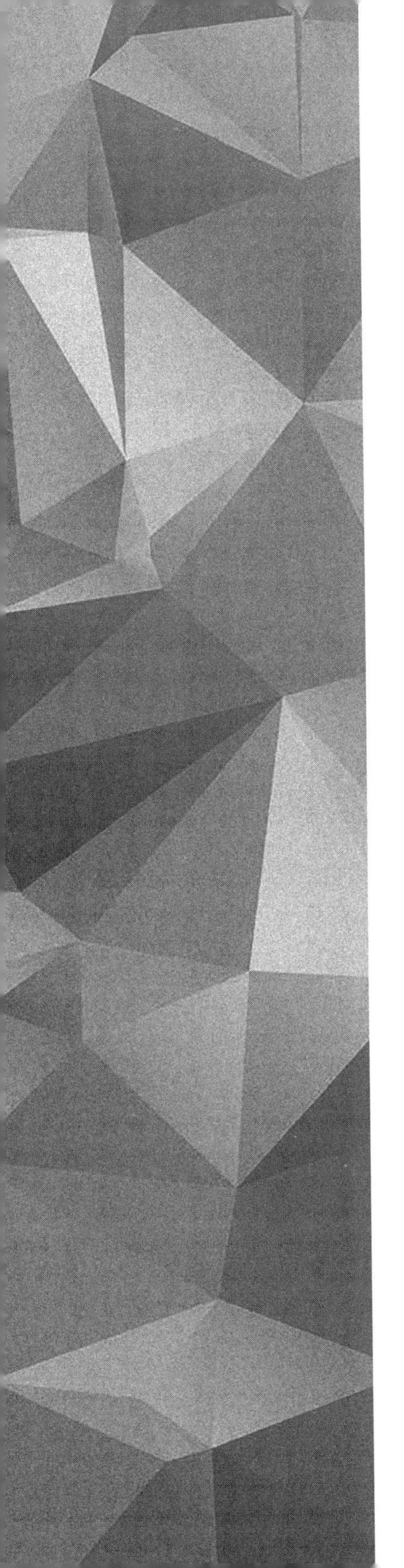

第 14 章

比较分析
——模型间的本质差异

- 描述不同模型对家庭治疗中各基本概念的看法
- 比较不同模型关于健康与不健康家庭发展的看法
- 比较不同模型所用的评估程序和干预方法
- 三种整合模型
- 社区心理健康家庭治疗

家庭治疗爆炸式的发展让这个领域充斥着相互竞争的模型，并且催生了丰富且多样的文献。这些模型和文献显示了这个领域的活力，但同时也创造出很多让人困惑的概念和方法。表 14–1 总结了这些方法。每个学派都宣布了一套真理，尽管其间有相互重叠的部分，但它们之间的矛盾也是显而易见的。

表 14–1 家庭治疗流派

	鲍恩系统派	策略派	结构派
创始人	默里 · 鲍恩	唐 · 杰克逊 杰伊 · 黑利	萨尔瓦多 · 米纽庆
关键理论建构	自我分化	固有平衡 反馈环路	亚系统 界线
核心问题	三角关系 情绪反应	重复相同策略	缠结 / 疏离
关键技术	家庭发展图 过程提问	再定义 指导	表演技术 界线设置

	经验派	心理动力学派	认知行为学派
创始人	弗吉尼亚 · 萨提亚 卡尔 · 惠特克	南森 · 阿克曼 亨利 · 迪克斯 伊万 · 伯瑟尔梅尼 - 纳吉	杰拉尔德 · 帕特森 罗伯特 · 利伯曼 理查德 · 斯图亚特
关键理论建构	真实性 自我实现	动力 自体客体 内在客体	强化 消退 图式

续表

核心问题	情感压抑 蒙蔽	冲突 投射认同 固着和退行	非有意强化 厌恶控制
关键技术	面质 结构化练习	沉默 中立 诠释	功能分析 教导积极控制

	焦点解决	叙事治疗
创始人	史蒂夫·德·沙泽尔 因苏·金·伯格	迈克尔·怀特 大卫·爱普斯顿
关键理论建构	语言创造现实	叙事理论 社会建构主义
核心问题	问题谈话	问题叙事
关键技术	聚焦解决方案 定义例外	问题外化 定义独特后果 创造支持的听众

/ 理论要素

理论组织了我们的认知，并帮助我们理解家庭的运作。我们已不再把家庭看作“一片模糊而嘈杂的混沌”，而开始在家庭中看到关系的追逐和疏远的模式、缠结和疏离的模式，以及充满问题的故事。一旦你开始把那些用于解决儿童间争论的无效尝试看作是关系缠结时，你的干预目标就会从向父母提供更有效的干预变成让父母放手让孩子们自己解决争端。我们将在这一部分评价这些理论的实用功能：理解家庭是为了更好地帮助家庭。

// 家庭作为系统

沟通治疗师引入了家庭是个系统的观念。**系统**（system）大于部分之和，它们不仅包含了其中的每一个部分，还包括了这些部分共同运作的方式。

曾几何时，不接受系统论就像是不相信母性一样不可思议。现在，后现代运动已经对系统思维提出了挑战，认为它只是另一种现代主义的框架，一种太过于表面的隐喻。并且后现代运动将关注点从行为转变为认知，从家庭的组织转变为其中成员的想法。

好的治疗师会同时考虑个体的想法和感受，以及系统的互动和组织——这说起来容易，但在实践中，要决定什么时候挖掘个人经验、什么时候关注互动模式可是一长串非常艰难的选择。

// 稳定和变化

沟通理论家们将家庭描述为倾向于稳定或平衡的、由规则支配的系统（Jackson，1965）。但是为了适应不断变化的环境，家庭也必须有能力修正自己的规则，并调整自己的结构。

沟通学派、结构派和策略派都赞成家庭具有双重本质——固有平衡和变化。他们认为出现症状的家庭并非先天就是失功能的，而是不能适应变化中的环境。

任何人如果忽视了这样的发展原则，就可能陷入过度强调病理学的危险中。如果治疗师不能将家庭目前的问题看作发展转换中出现的障碍的话，就很容易在家庭只需要微调的时候却认为他们需要彻底修整。那些强调长期目标的治疗师就容易做这样的过度治疗。心理动力学派、经验派和鲍恩系统学派的践行者们就倾向于假设家庭需要从根本上进行重组。他们倾向于认为来访者们都需要这些，那是因为他们都手握着对家庭进行大手术的工具，也就是长程治疗。

家庭治疗的先驱们（弗吉尼亚·萨提亚是个明显的例外）都倾向于高估家庭固有平衡的力量，而低估它们的应变资源。这样的观点让治疗师像批评家一样行事。如果我们认为家庭受困于它们不能理解的系统力量之中，那么自然会觉得要由聪明的治疗师来替家庭理解这些了。

许多新近发展的流派都致力于激发家庭的资源而不是攻击其不足。这些流派鼓励治疗师与家庭合作来找到解决问题的方案，而不认为家庭是必须由治疗师推着才会改变的。不过，当有些“合作取向”的流派（如焦点解决治疗）认为改变是很容易的时候，那就显得有些过于乐观了。

// 过程 / 内容

家庭治疗的大多数流派都强调家庭互动的**过程**。精神分析家和经验派治疗师致力于降低家庭的防御水平，并培养其开放地表达想法和感受；沟通学派治疗师则致力于增加互动的流动，并帮助家庭成员减少其不同层次沟通之间的不一致；鲍恩系统派治疗师致力于阻断三角化，并鼓励聚焦自我；策略派治疗师致力于对抗维持症状的互动；行为主义者致力于教父母学会积极控制，并教伴侣减少强制沟通；而结构派治疗师则致力于重新调整界线，并加强父母的权威。

尽管各家庭治疗流派都尊崇“过程”，然而，治疗师还是经常受困于“**内容**”。精神分析师会在聚焦于家庭成员个体及其对过去的记忆时忽视“过程”这一概念。经验派治疗师经常在帮助个体克服情绪防御时变得过于局限。这样做的危险在于，治疗师会忽视那些影响着个体表达的互动过程。

当行为主义者将行为与其情境分离开，并忽视围绕行为的互动模式时，他们就会认为内容比过程更重要。他们通常以教导的身份来干预家庭互动的过程。（只要老师还站在讲台上讲课，学生就很少自己解决问题。）

过程这一概念在鲍恩系统治疗中处于非常核心的位置，因此很少被遗忘。只有误解了鲍恩理论的人才会认为可以在不考虑三角化、融合和分化的过程时，重建家庭联结。对于结构派家庭治疗也是如此；过程议题总是处于核心位置。

那些新近的流派不再强调系统思维，因而也淡化了过程这一概念。比起互动模式，叙事建构主义者对家庭成员怎样理解自己的问题更感兴趣。因而比起影响其互动过程，他们对于拓展故事更感兴趣。类似地，由于焦点解决治疗师们对于问题的起源并不感兴趣，因而他们也会忽视问题所处的家庭过程。他们唯一关心的过程是形成“例外”的互动，即问题不再成为问题时的互动。

// 一元、二元和三元模型

有些治疗师（如心理教育工作者）一直将来访者个体作为关注焦点，而将家庭仅作为咨询的附加部分。我们要知道，这些心理教育治疗师最初是对较严重的精神疾病患者（精神分裂、双相障碍）工作的，在这类来访者中，家庭的影响可能比家庭治疗师会治疗的大部分个案要小一些。

然而对于叙事治疗师却并非如此，他们聚焦于认知因而更多关注个体，同时基本忽视了家庭治疗的核心特征，即：①认识到心理症状通常是家庭冲突的结果；②从互动来认识人类的问题，也就是从双方或三方的角度（互补、三角关系）；③将家庭看作一个单元。尽管叙事治疗师在其理论叙述中忽视家庭冲突这一概念，但他们会将问题再定义为外来入侵者，这样的做法可以起到将家庭统整起来克服问题影响的作用。或许我们可以猜测一下，对那些与个体更相关的问题（比如厌食症）采用忽视家庭冲突但通过问题把家人联合起来的方式，是不是比对那些会更引起家庭冲突的问题（比如拒学或不良行为）用这个方法要更有效呢。

精神分析师无论在面对个体还是家庭时，关注的都是人格动力。他们将家庭生活看作是内化了过去的关系的产物，比起关注当下有血有肉的家庭，他们通常更关注心理状态。行为主义者使用**一元模型**（monadic model），他们会接受家庭对于问题的界定，认为那个有症状的孩子是问题所在，从而力图教会家长来改变孩子的行为。经验派治疗师关注个体，致力于帮助他们看到并表达自己的感受。

其实，任何一个生物都不可能在一元模型中得到充分的解读。在自然界中，鸟蛋可能最接近一个自给自足的独立单元：胚胎封闭在蛋壳中，而里面有它生存必需的所有营养。然而，这样的观点也不全面，因为鸟蛋和其周围的环境还存在着热量的交换。没有鸟妈妈的体温，小鸟也无法存活。

我们需要二元的概念来解释人在关系中的行为表现。即使是精神分析的来访者在躺椅上做自由联想的时候，他们也会透过分析师的回应来过滤自己的记忆和梦。在大多数情况下，家庭治疗师是对二元概念进行工作的。即使在咨询中面对一个大家庭，家庭治疗师关注的焦点也通常是家庭中的各种两两关系和单元。

治疗师会帮助两个人学会更好地相处，但这并不总是意味着治疗师就是用二元概念在思考。行为治疗师即便是在与伴侣工作时，也会把他们当作个体来看，探讨他们各自在沟通艺术中的不足。而真正的**二元模型**（dyadic model）会认为两个人是彼此定义的，而不只是两个相互独立的、与对方互动的个体。在这样的模型中，妻子的广场恐惧症就可以被部分理解为是对其丈夫的反应，或是试图影响他的方式。类似地，丈夫送妻子去行为矫治的决定也可以看作是他不愿继续在妻子的生活中扮演这个角色。

所有流派的家庭治疗师都会用到二元概念：无意识需求互补（unconscious need complementarity）、表达型/工具性（expressive/instrumental）、投射认同、共生（symbiosis）、亲密（intimacy）、等价交换、双重束缚、对称/互补、追逐者/逃避者，以及行为契约（behavioral contract）等。有些概念即便涉及两个以上的人，仍会基于二元角度去思考，如顺从者（compliant）和挑战者（指家庭与治疗师的关系）。有些概念则看似只涉及一个人，如反移情、支配的（dominant）、超能的（supercompetent）。还有些概念可以包含三个甚至更多的单元，但通常也用于理解二元关系，如界线、联盟、融合和疏离。

三元模型（triadic model）的好处是让我们可以把行为放在情境中去更全面地理解。如果孩子因为妈妈不能有效地规训而出现不良行为，而妈妈的行为又是其与丈夫关系的反映，那么只是让妈妈变得更严厉就会于事无补。或许她是通过孩子的不良行为来削弱丈夫的权威，或者她跟丈夫发展出这样一种关系模式，即她的无能可以确保丈夫在关系中是有力量的角色。

默里·鲍恩认为人类行为大多是三角关系的结果。结构派治疗师不断强调两个人之间的缠结或疏离关系是与第三方相互作用的结果。沟通学派治疗师阐述过三元关系，但还是倾向于从二元关系的角度去思考。大多数策略派治疗师也是如此，尽管黑利和塞尔维尼·帕拉佐利一直知道三角关系的存在。

三元关系的思考的确为我们提供了更全面的理解，但这并不意味着家庭治疗师总要在咨询中见到所有的家庭成员。问题的关键不在于咨询室中有多少人，而在于治疗师是否可以把问题放到整个情境中去思考。

// 界线

默里·鲍恩和萨尔瓦多·米纽庆的著作提出了关于人际界线的最有用的概念。鲍恩最善于描述自我和他人之间的界线，而米纽庆则更善于区分不同家庭亚系统之间的界线。在鲍恩看来，个体分布在从**融合**到分化的连续体上，而米纽庆则认为界线是在松散和僵化之间变化的，其结果是**缠结**或**疏离**。

鲍恩的观点反映了在精神分析强调的分离与个体化（Mahler，Pine，& Bergman，1975），尤其关注解决俄狄浦斯依恋情结和离家的问题。在他的模型中，我们通过学习独立来成为自己。鲍恩较少关注由僵化的界线而造成的情感孤立，他将此看作是一种人为的产物，是对缺乏心理分离的防御。鲍恩用了各种术语来表示人们在关系中失去自我的危险，如归属感、融合、未分化（undifferentiation）、情绪反应。

米纽庆在描述因**界线**过强或过弱而导致的问题时则采取了更加均衡的观点。混乱界线（diffuse boundary）会使亚系统的功能受到过多的干涉；而僵化界线（rigid boundary）则会使其支持过少。鲍恩聚焦于一个界线问题，即融合，并且只有一个目的，即分化。而米纽庆则谈到了两种可能性，即缠结或疏离，并且他的治疗方案也是因人而异设计的。

鲍恩的融合和米纽庆的缠结都是关于模糊的界线的，但二者并非同义词。融合是一种个体的心理品质，与个体化相对。虽然融合的动力可以对关系产生影响（尤其以反应性和三角化的形式出现），但它还是存在于个体内部的。而缠结是存在于人与人之间的。

这些概念上的不同也会导致咨询中的差异。鲍恩学派治疗师虽然也看重关系，但更强调个体的自主性。他们以自我分化论成败。结构派治疗师虽然看重真实性，但更致力于通过强化或弱化界线来重构家庭关系。他们以整个家庭的和谐功能为成功标准。

/ 家庭动力

// 正常的家庭发展

关注过去的家庭治疗师对于正常的发展最有发言权了，尤其是鲍恩学派和精神分析学派的成员们。尽管家庭治疗的大部分学派并不关心家庭是怎样形成的，不过鲍恩学派治疗师和精神分析家对于婚姻的选择还是有很多看法的。鲍恩谈到分化、融合和三角关系，而精神分析家们论及无意识需求互补、投射认同和理想化。然而，他们似乎是用不同的术语去描述类似的现象。精神分析家们认为婚姻选择是来自原生家庭的移情的结果，也是为了选择一个与自己成熟度相匹配的伴侣；鲍恩则认为人们会选择那些重复着相似的家庭互动模式的人为伴侣，同时也会选择跟自己的分化程度相似的伴侣。

这些都是说人们会与自己的另一个自我结婚。这两个学派都论述了人们是怎样选择那些至少表面看起来与自己不同的人做伴侣的，这种选择看似是令人兴奋的，还可能弥补自身的不足。在鲍恩看来，强迫症的人倾向于跟歇斯底里的人结婚，喜欢归属的人通常与拒人千里的人结婚。这又关涉到了另外一个鲍恩学派和心理动力学学派类似的、同时有别于其他学派的方面。这两个学派都认为人格是有不同层次的，都认为关系的成功不仅取决于共同的兴趣和价值观，还取决于伴侣的内在客体形象的本质。

尽管大多数其他的家庭治疗流派都不强调过去，但它们也有一些用来描述正常家庭的发展的概念。沟通学派治疗师谈及正常婚姻中的等价交换（Jackson，1965），而行为主义者则用社会交换理论来描述同样的现象（Thibaut & Kelley，1959）。弗吉尼亚 · 萨提亚认为正常家庭是指那些可以直接和坦诚地沟通的、可以面对而非掩盖差异的、可以开放地表达情绪的家庭。她相信人们可以在这样的环境中发展出健康的自尊（self-esteem），这也可以帮助人们应对为了建立真诚关系而必须面对的风险。

在米纽庆（1974）看来，临床工作者应该懂得欣赏普通的家庭生活，这样才能区分出功能良好和失功能的家庭结构，并且鉴别病理性的结构和那些只是处于过渡期的结构。

由于结构派家庭治疗在最开始要评估家庭组织的充分性，因此有时看起来像是强加了一个标准。然而，事实上，是否正常要看其功能如何，结构派治疗师也意识到不同的家庭形式可能同样功能良好。对亚系统界线的澄清远比亚系统的组成更重要。比如，一个由单亲家长和长子/长女组成的父母亚系统如果可以有明确的权威界线的话，那么就可以同样发挥有效的功能。缠结和疏离的模式被视为家庭偏好的模式，而不一定是不正常的指标。

大部分其他流派的治疗师不会从重建家庭的角度思考，也因此认为家庭不那么需要一个标准的榜样。与此不同的是，他们会围绕具体问题（比如维持问题的互动、充满问题的故事、被遗忘的解决方案）进行干预，对功能而非结构进行概念化。他们观察到的是失功能的模式，并因此推测其反面就是功能良好的模式。

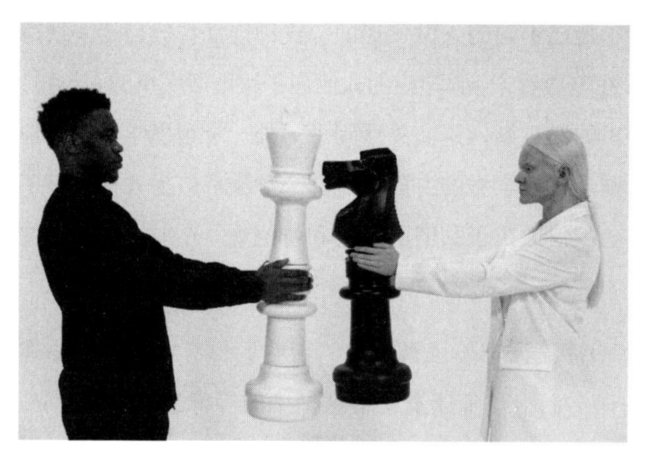

如果不考虑对伴侣有强烈冲击的社会和文化力量，我们就不可能真正理解关系。

// 行为障碍的发展

在家庭治疗发展之初，来访者被看作是受害者，即“替罪羊”，是他们的症状维持了家庭的稳定。那时有很多关于维持和平的错误方法的文献，比如替罪羊、假亲密、家庭投射过程、双重束缚、蒙蔽等。这些糟糕的机制或许会把年轻人撕碎摧毁，但却让家庭稳定团结。这是一个简单直白的、恶的表现。没有人明确地指责父母（他们的专制也没有经过深思熟虑），但是这些解释的确指向了父母的错误和失败，就好像他们的错误有神秘力量一样。认为精神分裂症是孩子为家庭做出的一种牺牲，这样的想法绝对是牵强且错误的。

现在，家庭治疗师们较少关注问题的起因，而更加关注家庭是怎样不知不觉地维持着问题的。

// 僵化的系统

在早期，精神分裂症家庭的观察者们很强调其僵化的属性。温用**橡胶栅栏**这一名词来戏剧化地描述精神疾病家庭是怎样抵御外界影响的，并用**假亲密**一词来描述他们呈现出的和谐的一面。莱恩呈现了家长是怎样不能容纳孩子的个性化特性，并因此通过蒙蔽来否认他们的经验的。沟通学派的理论家认为，精神分裂症家庭最明显的困难在于他们缺乏改变规则的机制。

对精神疾病患者家庭的一个传统看法是将他们看作僵化的固有平衡，这一观点体现在塞尔维尼·帕拉佐利于 20 世纪 80 年代提出的“肮脏的游戏”（dirty game）这一概念中。卡罗尔·安德森和迈克尔·怀特反对这一消极的观点，并认为家庭的僵化可能是长期与严重问题共处的结果，而非导致这些问题的原因。

从固有平衡的僵化性这一角度来解释家庭问题，是策略派的理论基石之一。失功能家庭在应对问题时只能用到很有限的策略。即使他们的策略没有用，这些家庭还是会固执地不断尝试。行为主义者对此有类似的观点，他们认为症状源于在控制行为时的错误的努力。通常，家长以为他们在惩罚错误的行为，而实际上他们的注意却恰恰强化了这种行为。

在精神分析家和经验派理论家看来，个体心理内部的僵化，比如冲突、发展受阻和情绪压抑，都对家庭的僵化有所贡献。精神分析家认为不健康的家庭是抗拒改变的封闭系统。当遇到压力的时候，僵化的家庭就会退行到更早期的发展阶段，并固着在那时未处理的冲突中。

经验派工作者认为失功能家庭是情感停滞的。人们通常需要不时做出新的尝试来证明自己是活着的，如果家庭害怕震荡和改变，那么这个家庭就显得懦弱而毫无生气。症状的表现者则是家庭反抗生命力量的受害者。

结构派治疗师认为家庭的僵化是因为亚系统间的界线出了问题。即便是正常的家庭，即便原本的结构是功能良好的，但如果不能调整结构去适应新的风险的话，也会出现问题。

焦点解决和叙事治疗的治疗师会避免说到问题的发展，以免给家庭带来暗示。这两个流派的治疗师都倾向于聚焦在家庭中个体自身的力量上，以及那些他们运用自己的资源成功克服问题的时刻上。这些流派认为问题是那些让人们总觉得自己不好的僵化的思维习惯。焦点解决治疗师并不去深究失败者思维模式的源头。叙事治疗师则会在文化层面指出那些被家庭成员内化的有害观点。他们认为僵化的是社会，而非家庭。

// 病态的三角关系

在好几个家庭流派对于行为障碍的解读中，病态的三角关系都是其核心概念。其中，鲍恩流派最为精妙。鲍恩解释了当两人有冲突时，更焦虑的一方是怎样将第三人引入三角关系的。其模型不仅为系统的病理提供了解释，还可作为一个警示：只要治疗师继续与情绪冲突中的一方结盟的话，那治疗师本人也就成为问题的一部分。

在心理动力学理论中，俄狄浦斯情结冲突被看作神经症的根源。这里指的三角关系虽源于家庭互动但却寄居于个体内心。母亲的温柔或许充满诱惑，父亲的嫉妒或许颇具威胁，然而想要弑父娶母的愿望确实是幻想的产物。或许是家庭外部空间的发展造成了对这一冲突的病态化固着，然而这一冲突却存在于孩子心中的内部空间里。

结构派家庭理论是基于三角关系结构的，认为两个亚系统间失功能的界线与这两个亚系统跟第三方间的界线是相互影响的。父子间的缠结关系反映了夫妻间的疏离关系；单亲母亲与孩子之间的疏离关系则反映出她过度卷入家庭之外的世界。结构理论也用病态的三角关系这一概念去解释“冲突—迂回的三元模型”（conflict-detouring triad），即父母将自己的冲突转移到孩子身上。米纽庆等人甚至认为，当冲突中的父母将他们的压力传递给有身心症状的孩子时，就会引发生理上的变化（Minuchin，Rosman，& Baker，1978）。

策略派治疗师通常是以二元模型的形式来工作的，即一方想要缓解另一方症状的努力恰恰维持了这些症状。不过，黑利和塞尔维尼 · 帕拉佐利使用了“**跨代联盟**”的三元模型。被黑利（1977）称作“病态三角化”的这些模式往往出现在父母中的一方与孩子联盟，并且暗中对抗另一方的时候。

较新的流派将三角关系功能放在一个不那么核心的位置上，因为他们都不关心家庭是怎样发展出问题的。甚至有人争辩说，对家庭动力的忽视是叙事和焦点解决流派的优势之一，因为这样有助于治疗师聚焦在他们感兴趣的那些狭隘的思维习惯上。然而，也可能有人会说对家庭动力的忽视是这些流派的不足，尤其是在一些个案中，家庭冲突并不会因为家庭成员都协作起来解决某个普遍的问题而彻底消失。

/ 治疗

// 评估

行为主义者最强调评估，也会使用最规范的程序进行评估。行为主义如此强调评估的好处在于评估提供了基线数据、明确的目标，以及可靠的方式来测量咨询成功与否。而使用结构化的访谈和问卷的坏处在于看不到家庭实际运作的样子。如果我们只观察家庭的一个部分（母子或者夫妻）就会错失行为所发生的整体情境，而如果我们依赖问卷，我们就只能看到家庭报告的内容。

结构派治疗师也强调评估，但是他们的评估则是依靠观察。表演技术让治疗师有机会观察到缠结和疏离。该学派评估程序的优势是对一个家庭实际互动模式的观察，它涵盖了整个家庭，而且其评估也是直接根据家庭所期待的改变来进行的（Minuchin，Nichols，& Lee，2007）。

鲍恩学派在评估时也很好地考虑了家庭整体。但是他们和结构派不同：鲍恩学派依赖他们听到的内容，并且对于过去和现在都感兴趣。

精神分析理论的广博让临床工作者能够在数据之上充分地设想：一点点信息就可以提供很多线索。这样的好处是理论可以揭示隐藏的意义。而它的危险则在于理论可能让治疗师只看到他们所期待看到的事情。经验派则既不具备这样的优势，也没有这样的不足。他们的评估建构在一套关于情绪及其是如何被压抑的简单理论之上。他们也许没办法挖掘出很多隐藏的信息，同时他们往往也不会看到并没有当场发生的东西。

两个比较新兴的学派——叙事治疗和焦点解决——则避免使用评估。焦点解决的治疗师认为停留在问题上会破坏他们期望带来的积极思考。他们还相信问题的解决并不一定要与问题的发源有关。叙事治疗的治疗师认为，如果在家庭中寻找问题则会维持一种评判式的立场，而这是他们想要避免的。通过把问题拟人化，并且讨论问题的影响而非成因，治疗师就可以避免对来访者指手画脚，因为这种情况总是在讨论问题是如何产生时发生。这样做的危险是，如果他们无视了问题的起源，也就可能忽视了真正的冲突。而显然，冲突并不会因为你的忽视而消失。

// 标志性的干预

家庭治疗师会用到许多不同的技术，其中一些来自他们所属的模型，另一些则取决于治疗师的人格特质和经验。即便我们只关注每个学派独特的技术，其列表也会冗长而令人迷惑。有些技术，像提问、反映感受、澄清沟通等基本上是每个人都会用到的，而且，随着该领域的逐渐整合，这些常用的技术还在变得越来越多。但是，每个学派都有一两种独特的、标志性的技术。

精神分析治疗有两种标志性的技术。第一种是诠释，它虽广为人知，但却并没有得到很好的理解。如果应用得当，那么诠释指的是诠释无意识的意义。它并不是对一种想法的陈述（“你需要表达你的想法，这样你们才能真正地变亲密”），不是建议（“只要你还继续给他写邮件，这段婚外情就没结束”），不是理论（“你被他吸引部分上是因为无意识的需求”），也不是面质（“你嘴上说你不在乎，但是心里却好愤怒啊”）。诠释是对无意识意义的陈述：“你一直在抱怨孩子总是和你吵。不过根据你之前说过的话，我觉得你的一些愤怒是从你丈夫那里转移来的。因为他也这么做，但是你却不敢告诉他，这就是你为什么对你儿子这么愤怒的原因。”

分析派治疗的第二种标志性技术是沉默。治疗师的沉默得以让自己发现来访者在想什么，并且测试家庭的资源；沉默还有助于治疗师进行最终的解释。当治疗师沉默时，家庭成员在谈话，他们得以跟随自己的思路，而不是回应治疗师。如果家庭成员知道治疗师不会打断他们，他们就会回应彼此。这种技术会产生其他技术所无法产生的丰富信息。如果父亲一开始就说“问题在于我的抑郁”，而治疗师立马就问“你抑郁多久了？”，那么治疗师就没办法发现这个人对于抑郁的想法，以及他的妻子会如何回应他的抱怨。

经验派治疗的标志性技术是面质。面质的目的在于激发情绪反应，通常很直接。经验派的治疗师可能会让来访者闭嘴，或者直接嘲笑他们的不真诚。面质技术通常和个人表露技术一起使用，个人表露也是这一学派的标志性技术之一。经验派治疗师用自己来示范情绪表露。最后，绝大多数经验派治疗师也会使用结构化练习技术。这些练习包括角色扮演、心理剧、家庭雕塑，以及家庭绘画。这些技术是为了刺激情绪体验，但它们的缺点可能是有较重的人为痕迹。家庭成员或许能够在结构化练习中直抒胸臆，却可能没办法把这个转移到家庭的实际互动中。

绝大多数人都把强化和行为治疗联系起来，但是强化并不是在认知行为家庭治疗中使用的技术。观察和教导才是这个疗法的工具。行为派治疗师首先要观察强化的后果。其目的在于发现问题行为的前因后果。等他们完成了行为的功能分析之后，他们就变成了教师，教家庭看到他们是如何无意间强化不好的行为的。作为教师，他们教授的最有用的东西就是使用积极控制。他们让家长了解到奖励好行为比惩罚坏行为要更有效；也让夫妻学习善待彼此，不要经常吵架。

积极控制（也就是奖励希望发生的好行为）是心理治疗中最有用的原则之一。这个原则对于家庭和治疗师来说都是很有价值的学习。治疗师往往像家长一样，会想要指出人们犯错的后果。可惜，如果别人说你压抑了情绪、宠溺了孩子，或者使用了强制控制，你就会感到受到了挑剔，或者心情低落。尽管指出一些错误是必要的，但是表扬来访者行为的积极方面会是更有效的做法。

随着行为派治疗师越来越关注认知，他们开始揭示并且挑战隐藏于无效行为背后的假设。当他们在有效使用认知行为模型时更是如此。我们能够观察到同样使用这种方式的不同临床工作者之间的巨大差异：有些人对来访者抱有固有的假设，比如，只要是抑郁的人就会对自己、世界和未来感到悲观，而也有人则没有这些假设并且不会说教。这些认知行为派治疗师使用苏格拉底式提问方式，来发现他们的来访者实际上相信什么，再帮他们测试自己的假设的可靠性。

鲍恩派系统治疗师也扮演老师的角色，但是他们遵循不同的课程大纲。他们教导人们对自己负责，并且教导人们如何通过这样做来改变整个家庭。对自己负责意味着明确你的想法和感受（是你真实相信的东西，而不是你妈妈怎么说的，或者你在《纽约时报》上读到了什么），然后在与别人的交往中忠于自己的信念。负责并不是改变别人，或者希望他们变得不同；负责是表达你自己的想法，并维持你自己的价值观。这种立场的力量是巨大的。如果来访者能够接受自己，并且接受其他人和自己的不同，那么他就不会在进入关系时觉得必须要改变别人了。这能够让来访者在与别人接触时没有过度烦恼，或情绪过度反应。

除了教授分化之外，鲍恩派治疗师还致力于推广两个衍生出来的技术：避免三角化和重启阻断的家庭关系。这三个技术结合在一起，能让一个人改造其家庭系统的整个网络。即便面对配偶喋喋不休、孩子淘气不听话、母亲从不来探望的问题，来访者也能做出改变。其他学派的做法是把整个家庭纳入咨询中。而鲍恩派则教会个人做自己、与他人接触，并且直接应对和他产生冲突的人。这样可以让人掌握做出可迁移且可持续改变的工具。

沟通派家庭治疗师对家庭治疗的理论基础做出了很大贡献，以至于我们很难单独挑出任何一个独特的干预方法。他们最大的贡献也许是指出沟通存在多个层次，而且沟通中最重要的事情通常都是隐秘的。而咨询就是要把隐秘的东西公开化。它的第一步是澄清沟通，并且指明隐秘的信息。当这种方法遇到阻抗的时候，治疗师则要开始使用指导技术，来让家庭运作的功能变得清晰，并且在这些规则中寻求变化。

策略派治疗是沟通理论的分支，而且策略派所使用的技术是在沟通派技术的基础上优化而得的。其中最重要的包括再定义、指导、积极再定义。策略派临床工作者会以明确地描述问题作为开始，然后再尝试解决问题。在这一过程中，他们格外关注家庭自身的语言和期待。他们试图抓住家庭的观点，并以积极再定义的方式做出回应；然后，他们会用再定义的方式转变家庭的观点，并指导家庭中止维持问题的行为。

运用指导技术是为了打破家庭的固有平衡模式，并且通常会采用反其道而行之的方法。尽管策略派治疗师强调为来访者量身打造治疗方案，不过他们也常常假设要用一些间接的干预方式来应对阻抗。这一观点并不一定总是正确的，只是有时如此。阻抗也并不是只会出现在一些家庭中。其实，阻抗不是家庭的某种特性，而是治疗师与家庭间互动的一种特点。那些会假设家庭不能或不愿采纳建议的治疗师也会更容易遭遇阻抗。

结构派家庭治疗也是一种关于行动的咨询，但该流派中的行动主要发生在咨询过程中。其标志性的技术为表演技术和界线设置。当治疗师帮助人们开始交谈并阻止任何干扰互动的企图时，僵化的界线就得以松动。当治疗师可以支持个体和亚系统的自主性时，混乱的界线就得以澄清。

在 20 世纪 80 年代，出现了一些影响深远的技术，并由此创建了一些完整的治疗模型。史蒂夫 · 德 · 沙泽尔及其同事将技术拓展到关注那些家庭成员尝试过但又放弃了的成功解决方案。焦点解决治疗就由此而生。迈克尔 · 怀特同样拓展了外化技术，即将问题拟人化并归因于一些压抑的意图，而这也是团结家庭成员、同仇敌忾的有力途径。

其实，外化是一个概念，而非一个技术。叙事治疗的标志性技术是一系列持续的提问，即治疗师起初先试着理解来访者的痛苦经验，然后就从理解转而促使来访者将自己的问题看作是坏蛋。叙事治疗用一系列不间断的提问来挑战来访者的负面想法，并说服他们相信自己有理由为自己骄傲，以及自己的命运是掌握在自己手中的。

// 结论

家庭治疗终归是一个临床流派，是以结果论英雄的。下面，我们就对被证明是家庭治疗中最有价值的概念和方法进行一些非常主观的评论。

家庭功能的理论都兼具科学和实践两个目的。其中最有价值的理论都将家庭视作一个系统，都有用于描述稳定性和变化的力量的概念，都注意到在家庭讨论的内容之下隐含的过程，都识别出人类关系的三元本质，都记得要考虑到核心家庭所处的情境，而非将其看作一个封闭的系统，都看到了界线在保护个体、亚群体和家庭间的凝聚性上的作用。

尽管临床工作者会更多关注病态和改变，更少关注常态，但了解一些正常的家庭功能还是有用的，尤其可用于发展治疗目标，以及鉴别哪些是有问题并需要改变的、哪些是正常且无须改变的。最有用的正常家庭功能概念包括：结构派认为转变中的家庭应是开放系统；沟通派认为应有直接和诚实的沟通，并且沟通规则既足够坚固以确保稳定性，又足够灵活以便允许改变的发生；行为派认为应以积极控制代替胁迫；策略派关注系统的灵活性，即系统可根据变化中的环境进行调整，在旧方法失灵的时候寻求新的解决方案；鲍恩派认为个体分化可以让人们同时拥有独立和亲密。

家庭治疗关于行为障碍的大多数概念都聚焦于系统和互动，但是心理动力学、鲍恩学派、叙事和经验派模型都在互动观点之上加入了深层心理因素，弥合了内在经验和外在行为之间的鸿沟。许多离过婚的人都会重复自己在第一段婚姻中犯的错误，这一事实就支持了这样的观点，即有些家庭中的问题是个人特质的产物。关于家庭中的个体失功能的概念，最有价值的是鲍恩的“融合”，经验派中的“被压抑的情绪”和“对冒险的恐惧”，以及心理动力学派中的发展迟滞、内在客体关系、本能冲突和对赞赏的渴望。

尽管这些个体动力方面的概念是有用的补充，然而该领域中用于解释行为障碍的主要观点还是来自系统论。其中最具影响力的是：系统太僵化以至于不能适应个体的需要或变化的环境、有症状的家庭成员通过稳定家庭来促进凝聚力、欠缺的等级结构、过紧或过松的家庭结构、病态的三角关系。

我们已经回顾了一些主要的方法论议题，并且试图提取出不同流派的标志性技术。然而当涉及许多变量时，总是很难知道每一个变量对结果的贡献有多大或有多重要。另外，我们越多地谈论技术，就越可能将家庭治疗误认为是一个纯技术层面的行当。研究家庭就像解谜，而治疗家庭的艺术则是减轻痛苦烦恼。理论家的职责在于解码和解译，这些都需要理论和创造力。而治疗师的职责在于疗伤，这些不仅需要理论，还需要信念、毅力和爱心。与家庭工作不只是关乎理论和技术，更是基于爱的行动。

/ 整合模型

显然，人类是个复杂的生物，有思维、情感和行为，并且处于复杂的生理、心理和社会共同影响的系统中，因此我们支持要把多个流派中的元素整合起来。咨询如果要成功，就必须在这所有的方面都起作用。然而，同样有人坚定地认为，折中主义会减弱仅聚焦于一两个经验因素时的治疗强度。做成某件事可以有很多种方法，但同时把所有的方法都试用一遍并不可取。

正如下文所述，有三种迥异的整合流派。第一种是**折中主义**（eclecticism），是从许多不同的模型和方法中得来的。第二种是**选择性借用**（selective borrowing），即相对纯粹地从其他流派中借用一些技术。第三种是**特别设计的整合模型**（specially designed integrative model）。

// 折中主义

在第一次咨询中你会做什么？你会确保每个人都到场，与每个人打招呼，并且努力让他们觉得舒服。你当然还会问他们带来的问题。可是然后呢？

我们假设一位母亲说她14岁的孩子不尊重她。你会聚焦在她的感受上吗？会问她丈夫怎么想吗？会用表演技术让她呈现她跟孩子的对话吗？会询问例外吗？以上任何一个观点都可能是有用的。但是要试着把这些都做一遍却可能导致无法聚焦。

真正有效的整合不只是从不同的流派中东拿一点西借一点这么简单。要做出真正有用的整合，就要避免以下两点。第一，要避免在没有形成核心概念的时候就从不同流派中选取技术。这里的问题并不是优不优雅，而是不一致。比如，一个心理动力学派的学生在一个案例讨论会上报告要被督导的个案，这个个案起初有一些进展，随后陷入停滞状态。讨论会上的大多数人都不熟悉心理动力学派，这个学生做到的进展给大家留下深刻的印象。但是在案例讨论阶段，好几个人都认为要让这个个案重新开始改变，可能需要尝试其他的疗法——认知行为、结构派、叙事治疗，或者你自己手上有的方法，主要看是谁在提建议了。

第二点要避免的是中途换车。几乎所有的咨询都会在中途遇到困难。当遇到困难时，初学者可能倾向于换一个流派。比如，如果结构派不好用，就可能认为叙事治疗有用。问题是几乎所有的策略都会在某段时间有用，然后卡住。而卡住并不能成为换流派的原因；相反，它可能意味着你和你的来访者接近问题的核心了。这正是需要你打磨工具，而不是放弃工具的时候。

// 选择性借用

要有选择地借用，你就需要一个范式做基础。那些最终可以成功地结合或掌握多个流派的治疗师，通常都不会同时学习这些流派。在没有统一的概念框架时，四处借用各种技术会造成形式混乱的折中主义。有效的借用并不是技术的大杂烩，也不是咨询一遇到障碍就要更换流派。更有效借用其他流派技术的做法是，只借用那些与你运用的基本范式相符的技术。

比如，想象一下，一个结构派治疗师为一对困于冲突中的母女做咨询，妈妈不断指责女儿不负责任，而女儿也不断地表现出不负责任。如果妈妈可以退一步，停止指责，女儿就可能感到较少的威胁，并开始更多地为自己负责；如果女儿可以开始负起更多的责任，或许妈妈也会退后一步。但是只要她们还专注于对方的恶行，那么双方就都不大可能打破这个循环。

我们假设治疗师计划试用叙事治疗中的问题外化技术。与其两极化地将母女形容为“唠叨的”和“不负责的”，或许可以说服她们开始思考一个折中的“突破”。这种思维模式的切换可能使她们有空间以更加合作的方式联结。但如果母女冲突是缠结的产物，那么试图更和谐地拉近她们的方法就并不能解决问题。

其实，我们刚刚描述的案例确有其事。下面呈现了一个治疗师是如何将外化技术引入这样的情境的。

案例研讨

因为治疗师将母女冲突视为缠结的产物，所以他首先致力于帮助母亲处理那些让她远离丈夫的冲突。当夫妻变得更亲近时，母亲就会减少对女儿在做什么的担心。

随后，在另外几次对女儿的咨询中，治疗师找到了引入外化技术的有效方法。妈妈唠叨的结果就是女儿形成了主动逃避责任的习惯，她在学校的表现也因此变得更差了。甚至当她有作业要做时，她都会感到像妈妈唠叨一样的压迫感。

治疗师指出了这一点，同时发现女孩开始内化母亲对她的苛刻评价。她会说“我觉得我就是懒”，这变成了自我实现的预言。治疗师对此的回应是，分别询问她拖延状况变好及变糟的时候。这一方法有效地帮助女孩将自己和已接受的消极内化区分开，她的学业也因此得以开始回到正轨。

//特别设计的整合模型

大多数临床工作者最终都会采用选择性借用的方式，将一些想法和实践技术拿到自己的基本模型中来，然而也有一些治疗师会从不同流派相互补充的角度合成一个新的流派。在这一类的整合中，有些是将各种流派纳入同一个体系中的综合系统，有些则是简单地将不同流派中的元素结合起来，形成一个混合模型。

///以问题为中心的元构架整合治疗[①]

以问题为中心的元构架整合治疗（Integrative Problem-Centered Metaframeworks，IPCM）是由美国西北大学家庭研究院的道格拉斯·布伦林（Douglas Breunlin）、威廉·平索夫（William Pinsof）、威廉·拉塞尔（William Russell）、杰伊·莱博（Jay Lebow）及同事发展出来的。与一般系统论（von Bertalanffy，1968）相同，IPCM也认为人类的问题是嵌套在各亚系统的等级之中的，包括个人、关系、家庭、社区和社会（Breunlin，Pinsof，Russell，& Lebow，2011）。该流派从聚焦个案的主诉问题开始咨询，然后在与该问题最相关的层面上找寻那些妨碍家庭解决自身问题的限制因素（Breunlin，Schwartz，& Mac Kune-Karrer，1992）。

在治疗师时常退回到公式化技术的时代，这样的元构架模型向临床工作者们提出了挑战，促使他们考虑到更大范围的可能性。与今天注重成本的健康护理理念一致，IPCM从最经济、最直接、最简洁的干预入手，只在必要时才继续进行更复杂和更昂贵的干预（Pinsof et al.，2011）。虽然有些问题是根深蒂固的，但也有许多问题不是这样。有些家庭更适合用行为流派的干预，有些则可能需要更深度的干预。比如，一位抑郁的女性可能同时受限于许多方面。在内在历程的层面，她可能由于想要一点属于自己的时间或是因孩子们抱怨没朋友而感到愧疚。在家庭组织的层面，她可能正被困在毫无生气的再婚婚姻中，丈夫过分关注自己的工作，同时把照顾家庭和养育孩子的任务丢给了她。另外，她还可能为多动的儿子发愁，并因为她的母亲在这一问题上跟自己完全相反的观点而伤透脑筋。同时，这样的模式可能是儿子行为问题序列中的一环，即儿子每月见过她前夫之后行为问题就会恶化。最后，这位女性的境遇也可能是某种跨代传递的模式中的一部分，

---

① 该模型现已更名为“整合系统治疗”，即 Integrative Systemic Therapy（IST）。——译者注

即认为女性应该为家庭奉献，并永不自私。

为了说明 IPCM 流派，我们可以想象一对六十多岁的夫妻，他们在过去一年里受困于挑剔和强烈的冲突。他们认为这些冲突与丈夫的性无能有关。通过探讨附加在这些事件上的意义，治疗师发现，妻子认为丈夫在性方面回应的减少是因为自己吸引力下降了，而丈夫则将其看作是性能力衰退的标志。这些结论对他们而言都是痛苦的，所以他们也在回避讨论。

治疗师跟双方都建立了联结，因此他们可以在咨询中安全地表露自己私密的痛苦，并且澄清各自对对方感受的误解。如果他们此时可以有积极的反应，如冲突变少或高质量性生活增多，那么咨询就可以结束了。如果不行，治疗师则需要探索性无能可能存在的生理诱因，如疲劳、抑郁、早期糖尿病等。如果在这一层面的探索并不能改善问题，治疗师可能要跟双方讨论他们在衰老过程中的一些未意识到的想法。如果问题还是没有解决，咨询的焦点就要转到个体内在的心理阻碍，他们双方或者其中一方可能要被转介到个体咨询中。

/// 叙事解决流派

策略派治疗逐渐衰弱的主要原因是其机械化的假设和过于操控的技术。他们认为家庭是固执的、不能理性对待的。他们忽视家庭的历史，认为其与问题无关。然而，这些华而不实的想法都未触及对家庭的理解的核心，即家庭总是卡在尝试解决问题但方法无效的困境中。

作为短期策略派治疗师，纽约卡茨基尔家庭研究中心的约瑟夫 · 艾伦（Joseph Eron）和托马斯 · 隆德（Thomas Lund）在 20 世纪 80 年代早期开始合作。虽然他们都喜欢叙事治疗，但策略派治疗中也有他们不想舍弃的观点。于是他们将二者结合起来，由此，生成了叙事解决流派，该流派围绕**“理想形象”**（preferred view）这一概念展开：

- 理想形象包括那些我们希望具有或希望被别人关注到的品质，如坚定的、体贴的、负责的。

- 理想形象塑造了我们对自己行为的归因。“我那么做（卷入争执）是因为我很酷，很独立，并且可以搞定我自己的事情。”

- 理想形象包括我们的意图。“我不想跟妈妈一样做一个自我牺牲的殉道者。”

当我们不按照自己的理想形象活着的时候，就会产生问题。为了说明这一差异，艾伦和隆德将MRI模型中的再定义和叙事治疗中的重述故事这两个技术结合起来。在这个流派看来，冲突是由个体自身的理想形象与其感知到的他人对自己的回应方式之间的分裂造成的。

在《短期治疗中的叙事解决治疗》（*Narrative Solutions in Brief Therapy*，1996）一书里，艾伦和隆德提供了下面这个艾尔的案例，他在退休并得肺气肿之后变得抑郁。

案例研讨

艾尔总是认为自己是高效而且有用的。他担心自己无法像以前一样有活力，这样的话他的家庭就不会再觉得他是可靠的了。

当被问起什么时候觉得自己是理想中的样子时，艾尔回忆了几个故事，在这些故事中都可以看到这个男人与家庭很亲密，并且乐于助人。当艾尔回忆起这些自己的做法与理想形象相符（乐于助人、与家人联结）的时刻时，他就更满怀希望。

当治疗师让艾尔想象未来自己没有问题的样子时，他看到自己抑郁更少，并且更多地参与家庭。他想象自己一边治疗肺气肿，一边也还是一个对他人有用的人，并且不会步他父亲的后尘，不会随着退休和病痛让自己的状况越来越糟。

叙事解决治疗师会问**神秘问题**（mystery question），比如，一个理想的归因为X（如努力工作、高效）的人是怎么会表现出Y状况（如行为颓废、感受抑郁），并且在别人看起来是Z的样子（如冷漠、懒惰）？神秘问题会用一种无威胁的方式来激发反思。来访者开始重新审视自己的困境，他们是怎样偏离自己的理想形象的，以及他们可以对这种状况做些什么。

案例研讨

艾尔被问道：一个一直那么顾家的人是怎么发现自己如此退缩的？一个总是用控制的方式面对之前的挑战的人，怎么会在得肺气肿之后好像变了一个人？

艾尔似乎想找到解释，他请求治疗师跟自己的家人见面，来发现自己的行为对家人的影响。在回忆起自己的理想经验是很有掌控感的人之后，艾尔也变得更有动力跟医生讨论自己的病情。他也开始对家人的动机进行再定义，不再认为他们觉得自己是没用的，而认为他们是不知所措，不知道怎样可以帮助到自己。在见过他的家庭，并且告诉家人哪些做法是有帮助的、哪些是没有帮助的之后，艾尔的抑郁减轻了。

/// 整合伴侣治疗

美国华盛顿大学的尼尔·雅各布森是行为派家庭治疗的佼佼者之一，他与加州大学洛杉矶分校的安德鲁·克里斯坦森一起发现了传统行为伴侣治疗的成功率较低，并致力于研究如何提高成功率。他们发现，在他们将人文要素加入融合了沟通训练和问题解决的标准行为治疗后，结果便有了改善。他们将发展出的这一流派称作“整合伴侣治疗”（Jacobson & Christensen，1996）。

传统行为伴侣治疗是基于行为交换理论的。通过功能分析，为伴侣呈现出他们在关系中是怎样相互影响的，并教导他们强化对方做出的符合自己期待的改变。

任何一个结婚久了的人都可以告诉你这个模型中漏掉了一些东西。咨询或许是关于改变的，但一个成功的关系还包含着对彼此差异的接纳。在一段不幸福的婚姻里，有些事或许是需要改变的，但同时也有些事是夫妻经历这样的突破期之后，总要学着去接纳的。而接纳（acceptance），就是雅各布森和克里斯坦森在这个模型中新增的元素。

与传统行为治疗中的教导和说教相比，整合伴侣治疗强调支持和共情，这也正是治疗师想让夫妻双方都为对方展现的特质。为了营造一个可工作的氛围，咨询会从一个表达方式（formulation）开始，以便帮助夫妻抛开指责，并准备好接纳和改变自己。这个表达方式包括三个要素：可以界定主要冲突的主题（theme）；描述负性互动模式的两极化过程（polarization process）；共同陷阱（mutual trap），即让夫妻无法打破已启动的两极化循环的障碍。

夫妻问题常见的主题包括关于亲疏远近的冲突、想要掌控又不想负责任，以及在性生活方面的不一致。夫妻总是将这些差异视作需要解决的问题，而雅各布森和克里斯坦森却鼓励夫妻看到，有些差异就是不可避免的。看到这一现实可以打破夫妻双方想要不断改变对方的循环。随着咨询初期表达的继续，夫妻双方开始认识到他们不是彼此的受害者，而是他们共同陷入的模式（pattern）的受害者。于是，夫妻双方便可以联手抵御共同的敌人，就是那个模式。比如，当雅各布森让一对夫妻描述他们的模式时——

> 丈夫回答："我们为两人是否要亲近而争吵。当她觉得自己跟我不够亲近的时候，她就会给我压力逼我更亲近一点，而我会逃避，进而带来更大的压力。当然，有时候我会在她给我压力之前就逃开。其实，争吵通常就是这样开始的。"（Jacobson & Christensen，1996，p. 100）

请注意，这个表达方式帮助这对夫妻将冲突描述为一个模式，并且他们双方对此都有贡献，而不是用不幸的夫妻所惯用的互相控诉的语言。

行为伴侣治疗中用于带来改变的策略包括两个基本的要素：行为交换和沟通

技巧训练。行为交换干预包括等价交换和诚信契约（good faith），夫妻由此学着交换利益或者做出主动取悦对方的行为，以期得到相同的回应。比如，治疗师请双方各列出一个清单，写明他们可以做的、让对方更满意的事情。在列出清单之后，治疗师指导双方开始做一些可以取悦伴侣的事情，并且观察这种善意对关系的影响。

第二个要素是沟通训练，包括教导夫妻用直接却不带指责的方式表达自己。通过指定阅读、指导和实践的方式来教导夫妻学习使用积极倾听（active listening）和“我”的表述（I-statements）这两种技术。当夫妻学会以更少防御的方式沟通时，他们不仅可以更好地解决冲突，还可以更加接纳彼此。

对接纳和同情心的强调让整合伴侣治疗成为 21 世纪家庭治疗队伍中的一员，从焦点解决到策略派再到叙事治疗，它们都看到了滋养关系的重要性。卡尔 · 罗杰斯一定会引以为傲。

/// 辩证行为主义

辩证行为疗法（dialectical behavior therapy，DBT）是由玛莎 · 林纳涵（Marsha Linehan，1993）发展的一个心理教育流派，起初是为了治疗有自杀问题的边缘型人格障碍患者，随后扩展到经常处于危机状态中的多种障碍人群。DBT 将用于情绪调节和现实检验的认知行为技术与痛苦承受、接纳和正念觉察这些概念结合起来。辩证法认为，事事皆有反面——或者在这个语境中可以说成，人总是矛盾的。所以人们总是同时持有两个相反的观点。DBT 治疗师就用这一宗旨来劝说来访者不要践行矛盾中有破坏性的一面——比如，践行自杀的想法。DBT 是为与个体工作而设计的，但它也可以用于与家庭工作（Fruzzetti，Santiseban，& Hoffman，2007）。

正念冥想来自佛教传统，包括对自己的躯体感觉、想法和认知保持平静的觉察。因此，正念是对由痛苦的情感体验而引起的焦虑的有效解药，这种体验在以下这些人群中较为典型：强迫症、边缘人格、焦虑障碍、进食障碍者，以及药物和酒精成瘾者。正念是 DBT 教导的其他所有技术的基础，因为它可以帮助来访者承受那些在挑战自身习惯或者将自己暴露于沮丧情境中时可能产生的强烈情感。

“关系正念”不仅包括发展出对自身的觉察（尤其是对于情感和需求的觉察），还包括发展出对伴侣、子女或其他家人的觉察，尤其会关注放下评判及看到深层的愤怒之下的悲伤和失望。治疗师会鼓励家庭练习将注意力集中在与相亲相爱的家人的每日活动上，即在共处时学习共享时光。

在 DBT 的技能训练中教授的人际回应模式，与在自信训练和人际问题解决课程中教授的类似，包括询问需求、表达拒绝、应对人际冲突的策略（Linehan，1997）。与该流派的心理教育内核相对应地，家庭成员也被鼓励保持不评判的注意和积极倾听，去理解和回应他人的感受，并且尝试容纳问题行为（Fruzzetti，2006）。

DBT 父母教养技术包括：①关注孩子的安全；②关于健康儿童发展的教导；③关系正念；④减少负性的反应；⑤确认技术；⑥整合教养的两极化；⑦建立积极的亲子关系；⑧设置有效的限制；⑨将冲突转化为理解和确认；⑩提高儿童的能力（Hoffman & Fruzzetti，2005）。这些技术通常在有 6~8 个家庭的多家庭团体中进行教授。通常每周一次，持续时间可在 12 周到 6 个月之间不等（Linehan，1993）。

/// 其他整合模型

在上面，我们挑出了一些最具创新性的例子，不过，其实还有许多其他的整合流派，在此不能穷尽。尽管大多数整合模型是新近的，但也有些存世已久，却一直没有得到应有的关注。

早在 1983 年，卡罗尔 · 安德森和苏珊 · 斯图尔特（Susan Stewart）就撰写了一本最有用的家庭治疗整合指南。另外两个存世多年的整合流派分别是拉里 · 费尔德曼（Larry Feldman，1990）和威廉 · 尼克尔斯（William Nichols，1995）创立的。罗伯特 · 泰比（Robert Taibbi）的杰作《如何做家庭治疗》（*Doing Family Therapy*，2007）一书也支持了跨越家庭治疗不同流派的传统主张，并提出了实践建议。也有人尝试整合结构派和策略派治疗（Liddle，1984；Stanton，1981）、策略派和行为派治疗（Alexander & Parsons，1982）、心理动力派和系统论（Kirschner & Kirschner，1986；Nichols，1987；Sander，1979；Scharff，1989；Slipp，1988），以及经验派和系统论（Duhl & Duhl，1981；Greenberg & Johnson，1988）。

/// 与青少年工作的整合家庭治疗取向

还有一些整合流派在主流家庭治疗领域尚未受到足够关注，但在美国联邦基金机构中已受到了更多的关注，这就包括斯科特 · 海格勒（Scott Henggeler）的多系统模型（multisystemic model）（Henggeler & Borduin，1990）和霍华德 · 利德尔（Howard Liddle）的多维家庭治疗（multidimensional family therapy）（Liddle，Dakoff，& Diamond，1991）。这些流派都是从关于困难青少年的研究课题中发展而来的，这一群体向理论家们提出了挑战，让他们要突破某个治疗流派或者某个系统层面的局限，去拓展自己的观点。

利德尔是在对居住于平民区的药物滥用青少年进行工作时，发展出自己的整合流派的。他的多维家庭治疗将药物及问题行为的风险因素模型、发展心理病理学、家庭系统论、社会支持理论、同伴类聚理论（peer cluster theory）和社会学习理论汇集在一起。在实践中，该流派结合使用了结构派家庭治疗、父母训练、青少年技能训练和认知行为技术。

利德尔的流派中最有用的方法之一，是他将对个体和系统的干预整合在一起。虽然他会自由地运用结构派中的表演技术，但与此同时，他也会经常与个别的家庭成员会面，教导他们更有效地参与到这样的家庭对话中来。利德尔也会利用这样的个体咨询时间来关注青少年在家庭之外的经验，这样就可以更私密和更安全地探讨诸如药物滥用和性行为这样的敏感话题。他认为需要与青少年单独会面并关注其在家庭之外的生活，也反映出治疗师逐渐意识到同伴和文化对青少年的影响可能比家庭更大。

美国南卡罗来纳大学的斯科特 · 海格勒跟许多与困难儿童工作研究取向的同事一起，尝试用以下方法来改进他们的系统取向家庭治疗（Henggeler & Schaeffer, 2019）：①更主动地考虑并干预家庭所处的家庭外系统，尤其是学校和同伴环境；②将个体的发展问题纳入评估；③结合认知行为干预。在一些设计良好的、关于少年犯和因虐待或忽视而被转介的家庭个案的结果研究中，该多系统模型都表现出很好的效果。基于此，该模型受到美国政府基金机构的高度推崇，海格勒也获得了许多大项目资助。

/// 社区家庭治疗

许多治疗师的职业生涯都始于在机构中与低收入家庭工作，然而，当他们意识到咨询对于解决许多贫困家庭面临的问题很无力时，他们感到受挫并转向对中产阶级开展工作。而雷蒙·罗哈诺（Ramon Rojano）在意识到咨询的局限性后却做了相反的选择。

罗哈诺认为，穷人面临的最大障碍是源于受非人性化的官僚主义控制的无力感。罗哈诺利用助人系统中自己的个人关系，帮助来访者与其所在社区重新联结，并让他们感受到自己有力量为自己的需要发声。传统个案工作的本质是帮助家庭找到生存的资源（子女照顾、工作、食物券、住处），而他不仅如此，还开始鼓励个案找到生存之外更大的梦想。

劳拉·马科维茨（1997）曾这样描述罗哈诺的工作：

> 雷蒙·罗哈诺是一个专业的推动者。假设你是个领救济的单亲妈妈，为了青春期儿子逃学并几近被退学的问题去找他。身材结实而精力充沛的罗哈诺坐在椅子上，微微前倾，操着西班牙口音开始抛出一些试探性和刺探性的问题，完全聚焦在你儿子身上，就好像他在把一只迷途的羔羊带回羊圈。在他询问了几分钟之后，你就会听到你儿子竟然在承认他的问题，并用一种你很久没听到过的、微弱但诚恳的声音保证，如果他可以顺利毕业，他就会去规律地上学。当你已经惊讶地合不拢嘴的时候，罗哈诺还不会停止。这时，他会力主这个15岁的男孩去申请一份他刚从负责人处得知的放学后的工作……罗哈诺会写下电话号码并直接交在男孩手中，看着他的眼睛，并叫几次他的名字，以让他确信罗哈诺是真的关心这个孩子会不会流落街头或堕入帮派……你会觉得这次咨询结束了，是吗？然而并不尽然。他还会为你做计划。准备好哦，他可能会问一些让你惊掉下巴的问题。比如，你是否想过要有一处自己的房产。你可能只是勉强糊口的单亲妈妈，但当他向你前倾的时候，就好像他对你的信心会传给你，而此时，他正把一张写着一位女士的联系方

式的纸条放在你手里，而这位女士是他认识的专门运作帮助穷人买房子的项目的。（pp. 25-26）

罗哈诺会用一种可能实现的方式询问来访者一些在他们孤立无望的状态下从未想过的问题。比如，参加学校教委会竞选、上大学，或者创业。这一部分是因为罗哈诺可以看到那些灰心失望的来访者已经遗忘掉的资源，另一部分是因为他有办法让事情运转。

罗哈诺也意识到单靠社区的支持是不够的。如果没有持续的家庭治疗，刚才案例中的单亲妈妈很快就会因为跟儿子的新冲突而工作迟到，那么她要买房子的梦想也就要泡汤了。

我们再一次看到，整合是需要新的思维方式的。罗哈诺就不得不突破这样的思维定式，即就算来访者受困于咨询室中无法触及的力量，咨询也只能在咨询室里进行。那为什么不把咨询带出咨询室，把整个系统都纳入进来呢？这看似是明知故问，但或许当你困于自己的环境时，答案就没那么明显了。

/ 小结

在家庭治疗兴盛的几十年中，大量各具特色的流派应运而生，而大多数家庭治疗师都是其中某一个流派的信徒。每个主流流派都会把关注点放在家庭生活的某个方面。经验派将人们的感受打开，行为主义者帮人们强化功能更好的行为，鲍恩学派教人们为自己着想。于是，经典流派的临床工作者会有一个关注点，以此来将改变的力量聚焦。但如果在此过程中，他们变得有些唯我独尊并且相互竞争，会有什么危害呢？

这样的危害就是，如果忽视了其他流派的观点，不同流派的信徒的影响力和适用性就会受限。或许从发展的角度，这样唯我独尊的想法是可以理解的，这是要巩固这些流派观点的必经阶段。或许对于这些流派而言，去追寻自己看到的真理并充分挖掘潜在的观点，是有效的做法。但即便如此，这样的时代也已经过去。

一个成功的整合必须在广度和焦点之间找到平衡。广度或许在概念化中尤为重要。当代家庭治疗师们睿智地采用着一种有广度的“生理—心理—社会”观点，即认为在理解人的问题时，生理、心理、关系、社区乃至社会因素都是彼此相关的。另一方面，在干预中，最行之有效的流派从来都不会让治疗师使用太多技术而不堪重负。

最后，有效的整合必须有明确的方向。如果我们过于灵活，那么问题就是，家庭总有办法将治疗师带入他们的回避习惯中。好的家庭治疗会营造一个环境，让那些本该在家里进行却没有进行的对话可以在咨询中进行。然而，如果治疗师每每在遇到阻抗时就换一种干预方式，那么这样的对话就永远不会发生了。

// 推荐阅读

Anderson, C., & Stewart, S.（1983）. Mastering resistance: A practical guide to family therapy. New York, NY: Guilford Press.

Dattilio, F. M.（1998）. Case studies in couple and family therapy: Systemic and cognitive perspectives. New York, NY: Guilford Press.

Eron, J., & Lund, T.（1996）. Narrative solutions in brief therapy. New York, NY: Guilford Press.

Goldner, V.（1998）. The treatment of violence and victimization in intimate relationships. Family Process, 37, 263-286.

Jacobson, N. S., & Christensen, A.（1996）. Integrative couple therapy. New York, NY: Norton.

Sluzki, C. E.（1983）. Process, structure and world views: Toward an integrated view of systemic models in family therapy. Family Process, 22, 469-476.

Taibbi, R.（2007）. Doing family therapy（2nd ed.）. New York, NY: Guilford Press.

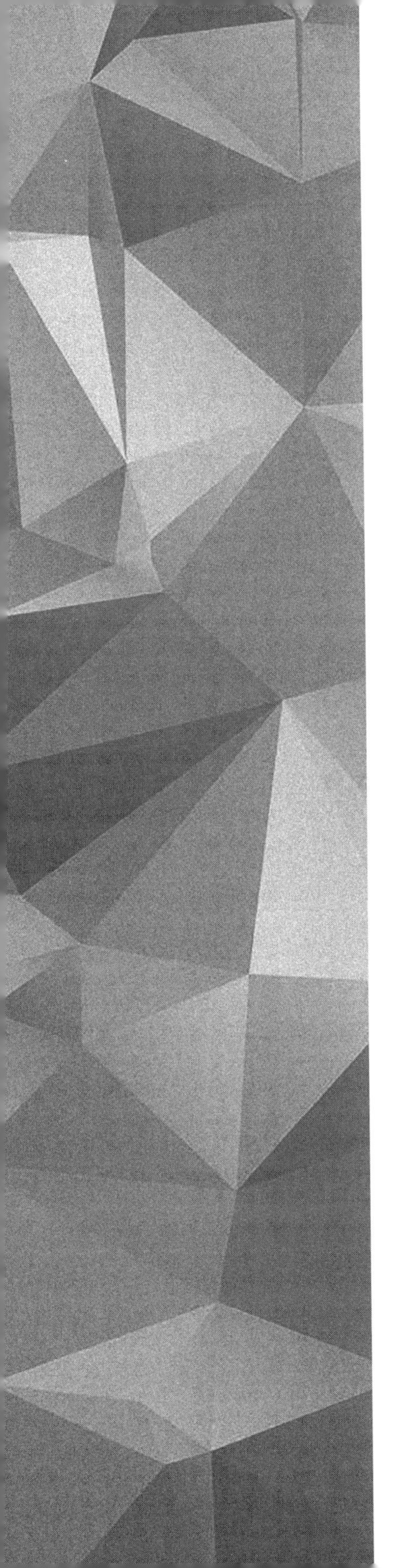

第 15 章

关于家庭干预的研究

——家庭治疗因何有效？

- 不同家庭治疗研究方法的优势和劣势
- 家庭治疗领域研究与实践分离的原因
- 家庭治疗干预各种问题的有效性
- 有效家庭治疗的共同因素及其研究支持
- 分析家庭治疗文献的方法难点及其临床意义

尽管一些早期的家庭治疗先驱们也曾做过研究来检验他们想法的有效性，不过，他们的流派之所以能兴盛起来并不是基于这些研究，而是纯粹基于他们思想的力量或创始人的人格魅力。在最初的几十年里，这样的繁荣足以让家庭治疗另立门户，成为一个独特的存在，即一个新兴的、极富创造性的、旨在帮助世界各地的家庭的学派。然而，蜜月期总会过去，我们总得证明我们的价值。在当代精神卫生以结果为导向的领域里，要证明自己就意味着要通过研究来证实自己的流派是有效的，也就是说，这个流派名副其实，确有价值。幸运的是，已经有家庭治疗师迎接挑战，投身研究了。在本章中，我们将回顾我们从研究中学到的东西，及其对于整个领域的意义（提示：大多数是好的，但也有很多让人吃惊的）和对于家庭治疗的未来又意味着什么。

/ 早期的家庭治疗研究

// 探寻优胜方法：随机对照试验

当研究者想要判定某个治疗模型是否有效时，大多会用到**随机对照试验**（randomized controlled trial）。让我们想一想在医药领域要判定某种药物的有效性时会用到的金标准，那么随机对照试验就是把要被检验的变量与已被验证有效的方法及不接受任何治疗的对照组来做比较。随机对照试验已经成为验证许多救命良药和医疗程序的有效性的机制。

在家庭治疗的随机对照试验中，“药物”就是治疗模型。经过信效度良好的测量工具的评定，那些符合了特定甄选标准（如一定程度的婚姻困扰）的被试会被随机分配到三个（或以上）组中的一个组里，然后接受本组的正式的治疗流程（如 12 次的情绪聚焦治疗、12 次的认知行为治疗，或者没有任何治疗流程）。研究者会在治疗结束时测量他们在婚姻困扰上的得分，并且稍后会追踪测量（通常是 3 个月、6 个月或 12 个月之后），如此，就可以宣判获胜者了。我们不断地重复这样的试验，如果某个模型总是“胜出”，那么该模型就被认作是经过实证检验的对该主诉问题的**有效疗法**（empirically validated treatment）。

尽管这样的方法在医学领域是有效的，但是要研究精神卫生中的变化却要复杂得多。当我们用随机对照试验来评量家庭治疗时，就会有一些局限性。理想状态下的研究应该是这样设定的：自变量（如情绪聚焦疗法）应该是影响结果或者因变量（如婚姻困扰的得分）的主要的，甚至最好是唯一的因素。其他所有可能会影响到结果的因素都要被很小心地控制，要在不同的干预组别中尽可能地匹配，这些影响因素包括身体健康状况、婚龄、婚姻困扰程度、社会经济水平、治疗师的个人特点、干预的忠诚度（治疗师有多严格按照指定的治疗手册去工作）等。这些干扰变量的效应被控制得越好，研究者就越可以判定结果中的任何差异都完全来自某种疗法。带着这样的目的而被设计出来的随机对照试验被称作**比较疗效试验**（comparative efficacy trial）。

而比较疗效试验的问题是，没有人会这样做咨询。一般来讲，即便治疗师做的是某特定流派的咨询，当他们与来访者工作时，也还是会在治疗过程中根据不同的来访者来调整该流派的做法，以便适应不同的需要。由此可见，比较疗效试验的结果的**普适性**（generalizability）较差，也就是说，这些结果在真实的临床情境中的应用程度较低。研究者认识到了这个问题，于是转而做**比较有效性试验**（comparative effectiveness trial），这类试验设计的初衷是为了反映使用某疗法（被研究的疗法）的治疗师一般会怎么实践。在比较有效性试验中，入组标准（如哪些来访者可以参与）及治疗师对于该疗法的忠诚度都比在“比较疗效试验”中更宽松一些。因此，这类试验的结果就更具普适性，不过研究者也会更不确定究竟是什么影响了结果。

治疗师会用随机对照试验来试图平衡“比较疗效试验”较高的**内部效度**（internal validity）和“比较有效性试验”较高的**外部效度**（external validity），内部效度即指该研究在多大程度上测量了研究者想要它测量的，而外部效度则指研究结果在多大程度上可以适用于研究之外的情境。即便我们尽力做到了平衡，随机对照试验也还是有问题。其中一个主要的问题就是研究者的**忠诚偏差**（allegiance bias）。会不辞辛劳地去学习某个治疗模型的人，大多会乐于见到该模型的成功。他们通常已经花了大量的时间去发展这个模型了，而且经常还有相关的书要出版、有工作坊等着要收费，当然还有他们自己的专业声誉也与此息息相关。他们当然希望自己的模型被证明是有效的。无论他们多努力地避免这个偏见，我们还是可以看到该偏见微妙地影响着研究者的做法：如何对待被试，不同组别中的治疗师受训状况如何、他们的工作在多大程度上受到监管，凡此种种。所有这些差异最终都会使研究结果悄悄偏向被研究的那个模型（Wampold，2001）。

随机对照试验遇到的政治上的问题与方法上的问题一样多。要完成一个设计良好的随机对照试验，就需要有多个试点，每个试点都有受过很好训练的，并且被很好地监管着的治疗师，同时还要对几百个被试追踪很长一段时间，所有这些都要花很多钱，有时候甚至是几百万美元的花销。因此，毋庸置疑的是，那些少数的手握这个级别项目经费和时间资源的研究者们，才可以做出最讲究的研究来。而他们通常供职于那些以研究为主的大牌高校里，不会有很多时间去做临床实践。这也就意味着那些无法获得经费支持的模型就更难被细致地研究了。比如，功能性家庭治疗这个认知行为取向的疗法，其创始人供职于权威研究院所，就得到了很多经费和研究支持。而那些不是在研究性高校里发展出来的模型，或者是在一些教师还背负着比较重的教学或行政工作的地方发展出来的模型，也会得到研究，但研究设计和方法可能就没有那么严谨了。比如，叙事治疗的创始者们基本都是临床工作者，尽管这个疗法在咨询界广受欢迎，但却没有得到很多研究的支持。因此，当我们说某个模型是实证有效的，其实在很大程度上是在说该模型是足够幸运的，因为它有足够好的研究者愿意投入去研究它。我们现有的模型中，有多少是前途无量但没有相应的追随者去打下一个扎实的研究基础的呢?

随机对照试验当然还有其他的一些不足，可是任何研究方法都不是完美的、也都不能在与世隔绝的环境中操作。所以，尽管随机对照试验是有缺陷的，也不等于其结果是无用的。其实我们已经从随机对照试验中学到很多了，尽管有些最有价值的发现其实是出乎研究者的意料的。我们会看看这些发现，不过在此之前，我们要先了解下面这个重要的研究发展：元分析。

// 探寻一致性：元分析

随机对照试验在研究中的应用已经势不可当了，研究者还需要找到一种方法去理解这些已有的发现。单靠某一个随机对照试验，我们可以选出治疗某个问题（比如婚姻中的抑郁症）的优胜方法。当我们连着看到几个研究呈现出同样的结果时，我们的信心也会随之提升。但是，如果有另外几个随机对照试验研究呈现出不同的结果，我们又该如何呢？截至本书付梓之时[①]，我们在谷歌学术中搜索“认知行为家庭治疗的随机对照试验”可以找到356,000多篇文献！这些文献可不都是如出一辙的。当然，这些文献不一定都是关于认知行为家庭治疗的随机对照试验，但至少大部分是的。随着随机对照试验越来越多，各研究结果之间的差异也使我们更难辨清方向。好在我们有一个研究方法可以帮我们理解大量的、日益增多的研究。

元分析（meta-analysis）是一种系统综述的方法，可以合并统计多个针对同一现象的研究（Card，2012）。简单来讲，元分析就是对许多研究的研究。元分析的统计检验力（statistical power）更强，因为其结果是基于更大的被试样本的；此外，因为元分析包含了许多研究，其代表的多样性也就比任何一个研究都更好。因为临床结果研究的可靠性通常会受限于相对较小的样本量，而元分析则可以通过统合现有相关研究来弥补这一统计功效的局限（Shadish & Baldwin，2003）。比如，我们可以用元分析的方法把探讨认知行为和情绪聚焦疗法在治疗婚姻困扰问题上的有效性研究都结合起来，以便更准确地理解每个治疗取向的有效性。一旦元分

① 本书原版出版于2021年。——编者注

析可以在我们的领域里流行起来，我们就终于可以对家庭治疗的有效性做出更加决定性的评论了。下面就是迄今为止，我们在随机对照试验和元分析中得到的主要发现。

// 家庭治疗对于特定群体的有效性

/// 物质使用

大多数物质使用问题始于青少年，而家庭治疗无论对于青少年还是成人都是最有效的疗法之一。所有重要的基于家庭的疗法都是特别针对青少年物质使用而发展出来的，比如多维度家庭治疗（Liddle，2002）、多系统治疗（Henggeler & Borduin，1990）、基于生态的家庭治疗（Slesnick & Prestopnik，2005）、功能性家庭治疗（Alexander & Parsons，1982），以及短期策略派家庭治疗（Szapocznik，Hervis，& Schwartz，2003），这些疗法都得到证明是有效的（Rowe，2012）。最近一项对多维度家庭治疗、多系统治疗、功能性家庭治疗和短期策略派家庭治疗做的元分析结果显示，相较于常规治疗，它们的治疗效果有中等程度的提升（Baldwin，Christian，Berkeljon，& Shadish，2012）。对成人而言，基于家庭的疗法通常为物质使用者进入治疗提供了最有力的推动（O'Farrell & Fals-Stewart，2006）。一些为治疗成年物质使用者及其家庭而发展出来的系统治疗，比如行为伴侣治疗（O'Farrell & Fals-Stewart，2006）和行为家庭咨询（O'Farrell，Murphy，Alter，& Fals-Stewart，2010），都被证明在治疗成人物质使用障碍时是有效的。

/// 品行障碍

品行障碍的孩子往往让家人格外头疼，也会给司法系统带来不小的负担。一些元分析研究发现，多维家庭治疗、多系统治疗和功能性家庭治疗在减少品行障碍的相关行为问题（比如监禁期的长短）上，都比常规治疗更有效（e.g.，Baldwin et al.，2012；Curtis，Ronan，& Borduin，2004）。功能性家庭治疗和多系统治疗都被证明可以有效地降低重复犯罪率（Sexton & Turner，2010；Timmons-Mitchell，Bender，Kishna，& Mitchell，2006），并且多系统治疗还被证明可以改善家庭关系（Timmons-Mitchell et al.，2006）、减少行为问题和精神病症状（Henggeler，

Melton, Brondino, Scherer, & Hanley, 1997），以及促进健康的同伴关系（Henggeler, Melton, & Smith, 1992）。

/// 严重精神疾病

那些认为家庭导致了某些严重精神疾病（比如精神分裂症）的看法已经过时了。我们现在知道大多数的严重精神疾病都有很强的生理基础，不过家庭在患者的整个病程中依然有着不可忽视的影响。心理教育家庭治疗（Luckstead, McFarlane, Downing, & Dixon, 2012）向家庭提供如何应对与患病家人共同生活的各种挑战的信息、辅助和支持，为期三年多的研究证明这一做法在不增加门诊服务的前提下，可以有效地降低复发率和就医频率并改善症状（McDonell et al., 2007）。有趣的是，最初在中国、澳大利亚、意大利、巴基斯坦和印度进行的跨国研究中，心理教育家庭治疗对严重精神疾病的有效性都得到了验证（Luckstead et al., 2012）。

/// 伴侣关系困扰

有研究者在对伴侣治疗进行全面深入的元分析综述时发现，伴侣治疗的平均效应量大致为 0.84，这说明那些因关系困扰而接受治疗的伴侣，比 80% 没有接受治疗的伴侣都更有好转（Shadish & Baldwin, 2003）。目前最有实证支持的流派是整合行为伴侣治疗（Christensen & Jacobson, 2000）和情绪聚焦治疗（Johnson, 2004）。这也说明，伴侣治疗中的很多颇受欢迎的流派都尚未得到验证。

伴侣治疗已经被证明可以有效地治疗不少具体问题。有人把行为伴侣治疗加入对酗酒和吸毒问题的个体治疗中，发现其治疗结果比起只用个体流派有了很大的提升（Powers, Vedel, & Emmelkamp, 2008）。伴侣治疗也被证明在应对以下问题时是有效的，包括焦虑（Baucom, Shoham, Mueser, Daiuto, & Stickle, 1998）、创伤后应激障碍（Rotunda, O'Farrell, Murphy, & Babey, 2008）、边缘型人格障碍（Fruzzetti & Fantozzi, 2008），以及应对身体健康问题，比如乳腺癌（Shields, Finley, Chawla, & Meadors, 2012）。

/// 抑郁

元分析显示，伴侣治疗可以有效地治疗抑郁（Beach & O'Leary，1992），并且对于在关系中的女性的抑郁尤其有效。与对抑郁的个体咨询不同的是，伴侣治疗不仅可以改善抑郁症状，还可以提升关系质量，这使得管理抑郁的收效可以被更好地维持下去。

/// 亲密伴侣暴力

也许，家庭功能因研究结果而被改变的诸多方面中，没有哪一个超过亲密伴侣暴力的了。过去，我们是从女性主义的视角来理解亲密伴侣暴力的，我们把暴力看作是男性对女性的权力和控制的表现，是在男性主导的世界中，让女性“安分守己”的工具。因此，相应的治疗方案也就聚焦于保障妻子和孩子的安全，同时让男性去接受治疗，旨在帮他们获得更健康的性别规范。这样的思想观念也体现在社区和法律系统中，比如家暴庇护所里的女性远多于男性，而因家暴被捕的男性则远多于女性（Stith，McCollum，Amanon-Boadu，& Smith，2012）。然而，一个大规模研究的结果彻底颠覆了这一传统常识：在该研究调查的11,370段关系中，有24%存在亲密伴侣暴力，并且其中有一半是双方都施暴的。在那些只有一方施暴的关系中，研究者的发现更出人意料：其中70%的施暴方都是女性！研究者还发现，亲密伴侣暴力的受害者是否有严重的身体损伤，其最大的预测因素不是性别，而是是否只有一方施暴，与性别无关（Whitaker，Haileyesus，Swahn，& Saltzman，2007）。这并不是要否认在过去这么多年里男性对女性施加的大量身体虐待，这毋庸置疑。不过，女性在这类行为上的罪过的确比我们此前以为的多得多。

随着我们对亲密伴侣暴力的理解更加深入，对此的疗法也自然更有针对性。情境性暴力（Johnson & Ferraro，2000）指的是伴侣双方不是因为关系中普遍存在的暴力模式，而是因为某特定议题而产生的暴力。这是最常见的暴力类型，首先可以被看作是沟通技巧的匮乏。对三种治疗情境性暴力的系统式流派的有效性研究显示，每种流派都在没有增加治疗期间暴力风险的同时，有效地降低了亲密伴侣暴力及引发暴力的危险性因素（LaTaillade，Epstein，& Werlinich，2006；O'Farrell & Fals-Stewart，2002；Stith et al.，2012；Woodin & O'Leary，2010）。

案例研讨：研读一篇研究论文

即便你认同作为临床工作者也需要知悉研究这样的价值观，可要品评一篇研究论文也还是有困难的。你要怎么才能读懂那些陌生的术语、看懂那些难懂的图表呢？别担心，到你完成临床学习之时，就会熟悉这里的很多术语了。一旦你具备了这样的知识，只要你带着下面这些正确的问题去读文献，就可以轻松消化大多数研究：

1. 研究者在尝试解决什么科学问题？他们提出的问题可以解决他们要研究的科学问题吗？

2. 他们用了什么研究方法来回答这个提问？这个方法足以回答这个问题吗？有时候，研究者会陷入一个误区，他们对方法的兴趣比对问题的还要大。你会读到很多设计精妙、行文优美的研究，得到了类似于多次出轨对婚姻可能产生负面影响的这种颇有“开创性”意味的结论。当我们谈到研究问题和方法时，切记不要本末倒置。

3. 这个研究是否能经得住你问几遍“那又如何”？也就是说，你是否可以从该研究中获得临床启示，让你再次进入咨询时做得更好？

让我们看看这些问题在梅内斯（Meneses）和格林伯格（Greenberg）在2014年的研究中的样子，他们研究了在情绪聚焦伴侣治疗中的人际宽恕过程。他们这篇精彩的论文是《婚姻家庭治疗杂志》（*Journal of Marital and Family Therapy*）2014年年度最佳论文之一（Piercy，2015）。

1. 研究者在尝试解决什么科学问题？他们提出的问题可以解决他们要研究的科学问题吗？

很多研究者和临床工作者都一致认为，宽恕对于有承诺的亲密关系而言是很重要的。无论是信任的大危机还是日常的小错误，我们谁没有仰赖过伴侣的慈悲，从而获得重新来过或者再试一次的机会呢？不过，知道宽恕的重要性，不等于知道要怎么在咨询中帮来访者实现宽恕。梅内斯和格林伯格（2014）指出，我们对后者所知甚少。他们研究了宽恕在咨询中是如何发生的，以及宽恕的发生与结果有怎样的关联。如果方法得当，我们就可以回答这个与临床相关的问题了。

2. 他们用了什么研究方法来回答这个提问？这个方法足以回答这个问题吗？

研究者们先用了任务分析研究（task analytic research）来深入探讨了四对宽恕成功的伴侣和两对宽恕失败的伴侣的宽恕过程（Meneses & Greenberg, 2014）。研究者基于在这个研究中的观察，发展出了人际宽恕模型，描绘了伴侣走向宽恕的各步骤，以及那些宽恕成功和失败的做法的区别。我们从结果中可以看到宽恕的三个核心概念。首先，如果过错方对自己的背叛可以表现出深深的羞愧，那么这种表现可能是真正的懊悔的信号。这样羞愧的表达可以帮助受害方相信对方真的理解这个错误造成了多大的损害，并且为此感到难过，这就会让受害方觉得再次相信对方对自己是安全的。其次，受害方允许自己可以用柔软的方式来回应对方羞愧的表达。受害方可以不再将对方看作是痛苦的来源，而是可以看到对方也在受苦。研究者关于羞愧的发现是非常关键的，因为羞愧通常被认为是有害的情绪，是治疗师需要帮助来访者克服的。然而，在这样特别的情境中，表现羞愧似乎是有利于修复过程的。最后，沃尔达斯基（Woldarsky）及其同事提出一个假设，即受害方在咨询中表达宽恕，对结果有积极的预测作用。

这个研究的目标就是去验证模型中的这三个概念是否有预测效度，或者说是否可以预测结果。成功的结果就是宽恕（测量工具为宽恕清单）、婚姻适应性（测量工具为夫妻双向适应量表）和信任（测量工具为人际信任量表）。被检验的三个概念为过错方的羞愧表达（通常通过道歉来表达）、受害方对羞愧表达的接纳（通常表现为共情的增加），以及对对方看法的转变。沃尔达斯基及其同事提出的假设是，如果受害方在咨询中表达宽恕，那么结果就会有改善。

研究中有33对伴侣接受了全程10到12次的情绪聚焦伴侣治疗，研究者对所有这些伴侣治疗的录像进行编码，以便验证假设。他们制定了编码手册，将三个概念可操作化。他们训练编码者去识别每个概念，然后去看每个伴侣治疗的录像，看到这三个概念出现就进行编码。他们进行了一系列皮尔逊相关系数的计算及分层回归分析，来检验这些概念与信任、婚姻适应性和宽恕之间的相关。总之，研究者发现每个变量加在一起可以解释结果中50%的变异，也就是说伴侣得以改善的原因有一半是可以被那三个概念解释的。在社会科学的研究中，能解释50%的变异是非常惊人的。

3. 那又如何？这些结果能让我咨询做得更好吗？

研究者报告了几个有趣的发现。首先，伴侣在咨询前的困扰程度与他们是否能宽恕基本没有关系。而积极地参与上述治疗是可以促成宽恕的。换言之，看到那些吵得不可开交的伴侣，我们可不要失去希望啊！其次，与传统的临床观念相反，羞愧是需要适时存在的。如果过错方不能看到此过错造成了多大的伤害，那么他还有可能重蹈覆辙。受害方深知这一点，但他怎么知道对方是否也明白呢？这就需要羞愧登场了，因为羞愧总是很难伪装出来的。如果过错方能深深感到自己造成的伤害的分量，那就会表现出羞愧，而这对受害方而言就是个可以信任对方的信号。治疗师可以促进这个过程的发生，其中关键的一环在临床上是有些反常的（即鼓励来访者待在羞愧中）。当宽恕和信任得以重建时，来访者的羞愧也就自然克服了。

这项研究尤其有趣的一点是，沃尔达斯基及其同事先发现了咨询成功的案例，然后再小心地分析出原因。

/// 小结

很多系统式流派都可以有效地治疗各种问题，因此临床工作者应该尽量多地用用这些流派。这说起来容易。不过如果你再仔细看看数据，尤其是元分析的数据，会看到什么呢？还真会有些有趣的发现。尽管大多数被检验过的系统式流派都被验证是有效的，然而它们却没有被发现会发挥不同的效果，也就是它们之间的有效性没有差异。而当我们控制了混淆变量时，则可以看到所有被检验过的系统式疗法还会有效，而且效果都差不多是一样的（Shadish & Baldwin，2003）。系统式治疗的确有效，但这些不同的治疗模型和疗法之间都有一些**共同因素**（common factors），这些共同因素似乎比模型本身更能说明改变是如何发生的（Sprenkle，Davis，& Lebow，2009）。

从某种角度看，这是说得通的。我们说某个模型或技术“管用”，似乎是在说有个什么神奇的方法，一旦用上就可以自动解决某个情绪问题。可是要果真如此，那岂不是每个人都在用这个方法，就像种麻疹疫苗一样？所有治疗师的门外都会排起几千米的长队，然后所有那些问题，像是家庭冲突、错误的沟通、家庭暴力、抑郁等，很快就都能得到解决了。但事实并非如此。为什么呢？可能是生活的挑战本身就太过复杂了，以至于不可能通过几次短短50分钟的会谈就能一劳永逸地解决，无论是跟谁会谈，无论这个人的魅力如何，也无论他用了怎样的理论。比如，对大多数人而言，婚姻关系破裂是一生中的各种复杂变量相互作用的结果，这些变量包括伴侣双方各自的家庭背景、应对技能、创伤史、自尊、性别规范，以及对婚姻和关系的文化态度等。要把所有这些因素都调整到支持婚姻的位置上是需要时间的，还需要对改变的承诺和双方同时付出艰苦努力。除此之外，还需要治疗师可以识别伴侣的需求，并且根据需求来调整自己的做法，以及需要外部环境和家庭生活中的关系也支持他们想要的改变。换言之，改变是非常复杂的，尤其涉及家庭时，复杂程度更甚。即便如此，改变仍会发生，这恰恰是人类的智慧足以解决发生问题的一个证明。至少有一点是明确的：没有任何技术、理论或者治疗师本身就具有治愈的作用。然而这并不意味着有些治疗师及其使用的理论方法不比其他人更有效，也不是说理论就不重要，我们接下来就会看到这一点。

/ 当今的家庭治疗研究

// 共同因素

近期有些作者指出，成功的咨询中最重要的成分并非治疗师所用的模型，而是一些所有好的咨询都共有的因素（Sprenkle et al.，2009）。这些共同因素包括治疗联盟、来访者和治疗师变量、希望和预期，以及咨询外的因素。我们领域里另一些人则认为，尽管有效的咨询共有着某些因素，不过模型的本质及治疗师在应用该模型上的专业程度，都比共同因素的影响要更重要。

/// 治疗联盟

治疗联盟（therapeutic alliance）这一共同因素所得到的实证支持是最多的了（Sprenkle et al.，2009）。早期的扎实的治疗联盟可以解释结果中 22% 的变异（Knobloch-Fedders, Pinsof, & Mann, 2007）。如果在最初的几次咨询中治疗联盟不强，那来访者就更容易脱落（Leon，Kopta，Howard，& Lutz，1999）。扎实的治疗联盟包括咨访双方对目标（咨询的方向）、任务（咨询中用到的帮助家庭去实现目标的方法），以及联结（咨访之间的情感联结）的质量都有相同的认识。家庭治疗师要维持健康的联盟是尤其困难的，因为他们需要在不疏远任何一个家庭成员的同时，去共情那些本就冲突的观点（Sprenkle et al.，2009）。

/// 来访者变量

曾有人假设说咨询的效果大多仰仗于治疗师（Blow，Sprenkle，& Davis，2007）。但正如塔尔曼和博哈特（Tallman & Bohart，1999）说的，如果我们的目标是减脂塑形，下面哪个更重要呢：是用跑步机或者爬楼机，还是从沙发上起来走进健身房？毫无疑问，有些治疗师就是可以做出更好的效果，有些模型就是更适合某些来访者，不过说到底，还是来访者本人要接受帮助并且做出改变。在咨询中，就像在生活中一样，来访者本人越积极主动、认真努力，而且其所处的环境网络越支持，就越可能实现自己渴望的改变。

/// 治疗师变量

在据称是史上最全面严谨的随机对照试验中，艾琳·埃尔金（Irene Elkin）及其同事（Elkin et al.,1989）比较了认知行为治疗、人际心理治疗、抗抑郁药物干预，以及安慰剂临床干预这几种条件在治疗抑郁症上的效果，看看哪一种是最有效的。这项研究得出一个早已司空见惯的发现，即所有的治疗方法都是有效的，同时没有哪一种方法显著好于其他方法。在二次分析中，研究者发现，尽管各模型的有效性几乎没有差异，但是各治疗师之间却有很大的差异（Blatt，Sanislow，Zuroff，& Pilkonis，1996）。其实，该研究中最有效的治疗师是一位女精神科医生，她每周与来访者只见25分钟，被分在提供药物干预和安慰剂的组里，这两组的本意是只提供最少限度的支持和鼓励啊！

显然，有些治疗师就是比别人更有效，以至于有人建议我们应该不只关注实证有效的治疗，而是把焦点拓展到关注实证有效的治疗师（Blow et al.，2007）。对有效的治疗师有更多的理解，依然是家庭治疗研究领域最令人兴奋的研究前沿之一。研究告诉我们是什么造就了有效的治疗师？至今为止依然少得出奇，这也让治疗师变量成为未来家庭治疗研究领域中最有待探索的、前途无量的方向之一。不过，有些关于是什么让治疗师无效的研究倒是蛮有趣的。治疗师的执照似乎与有效性毫无关系，并且，出人意料的是，治疗师的经验也与有效性无关（Blow et al.，2007）。单纯只是做了很多年的咨询并不能让你成为更好的治疗师，而如果一边有意地搜集反馈并在咨询中吸纳反馈、一边做很多年咨询，则可以让你成为更好的治疗师（Boswell，Kraus，Miller，& Lambert，2013）。所幸，那些诸如年龄、性别、种族等静态特质也几乎与效果无关（Blow et al.，2007）。比起与来访者的年龄相近、种族和性别相同，更重要的是对来访者的文化价值和信念足够敏感（Muir，Schwartz，& Szapocznic，2004）。正如我们所料，治疗师的积极和友善、批评和敌意，也都很重要（Beutler，Malik，& Alimohamed，2004）。

有效的治疗师可以根据来访者的偏好、特质和预期来做出调整。当来访者的阻抗很强时，有效的治疗师常倾向于减少治疗师的掌控和引导性，反之亦然（Beutler，Consoli，& Lane，2005）。有效的治疗师还会很熟练地把来访者的情绪唤起水平维持在一个足够高的位置，以便对信息进行有意义的加工：既不会太高，以至于来访者感到被淹没；也不会太低，以至于他们对咨询毫无印象（Blow et al., 2007）。此外，还有证据表明，那些擅长自我反思和内省的、内倾的来访者会觉得以领悟为导向的干预方法更有价值，而那些更冲动的、攻击性更强的来访者则会觉得塑造技能和聚焦于症状的方法更有价值（Beutler, Harwood, Alimohamed, & Malik, 2002）。有效的治疗师可以游走于各种干预方法之间，信手拈来，他们可以根据来访者来调取适用的流派，而不是期待来访者来适应自己。

专栏：选择治疗师

你该怎么选择治疗师呢？应该直奔那个网页上最吸引人的那位吗？还是获得认证最多的那位？还是在你想求助的方面更擅长的那位？还是跟你年龄相仿、种族和性别相同的那位？研究表明，选择治疗师时需要考虑的最重要的因素是治疗师可以与你共情并建立联结的能力，可以做出让你觉得有用的干预，以及可以创建一个兼具支持和挑战的环境。而这些并不是完全要靠治疗师的。咨询的效果在很大程度上是取决于你的：就像大多数事情一样，种瓜得瓜、种豆得豆。即便如此，你的幸福在很大程度上可能跟与治疗并没有直接影响到的某些事情的变化有关，诸如你的身体健康、邻里关系等。成功的咨询是许多不同变量相互作用的结果。

/// 希望和期望

咨询中的有些改变之所以发生，单纯只是因为治疗师和来访者都期待其发生（Sprenkle et al., 2009）；换言之，是因为希望和期望因素。在咨询的早期阶段，点燃希望尤为重要（Howard, Moras, Brill, Martinovich, & Lutz, 1996）。来访者走进咨询时，通常已经是无计可施了。他们想改变却束手无策。对于大多数人来说，前来咨询本身就表达了希望。如果来访者信任转介途径，并且在见到治疗师之前就认为治疗师是可以胜任的，那么这种希望感就会被放大（Davis & Piercy,

2007）。如果治疗师随后提供的干预方法与来访者的世界观和目标相契合，那么希望感就会继续增加，这本身就已经很治愈了。这也是为什么扎扎实实地掌握几个模型是如此重要的原因，因为这可以使你理解来访者发生了什么，并且知道可以如何帮到他们。就像掌握多门语言的人在周游世界一样。当来访者感到焦虑和迷茫时，掌握多种模型的知识可以帮助你保持镇静和自信。模型带给你的信心可以帮你和来访者都点燃希望。

/// 治疗外因素

即便治疗师可能不愿这么想，不过有时候，人们最需要的是环境的转变，而这是在我们，或者说是在来访者掌控之外的。其实，兰伯特（Lambert，1992）早就有过一个著名的估算，即来访者变量（client variables，即对成功的结果有贡献的来访者特质，如主动性和动机）和治疗师掌控之外的外部事件变化可以解释 40% 之多的结果变异。既然治疗师什么都改变不了，我们为什么还要提到这些呢？因为有时候我们需要意识到，并不是所有的停滞不前都是你或者来访者的错。我们假设咨询外因素（extratherapeutic factors，如来访者的工作、邻里环境、家庭构成等）的变化所带来的改变比咨询内的还要多。有时候人们只是需要喘口气。我们需要谨记，并不是所有的来访者都有跟你类似的优越背景，所以，告诉他们要坚强、要努力可能并没有帮助。鉴于他们的处境，他们可能已经做得很好了。

案例研讨

有一对夫妻因婚姻冲突和妻子的严重抑郁而求助咨询。他们说他们已经无休止地争吵了两年，都已筋疲力尽。他们婚姻中的温暖和联结已经消耗殆尽了，治疗师做了许多帮助他们重燃浪漫的努力，但都没奏效。咨询六个月后，他们与开始时相比并没有多少改善。在过去的两年里，每周两次，夫妻俩中的一方要往返四个小时去一家很远的医院，因为那家医院为他们孩子提供的重症监护服务是可以被保险报销的。这样的路途颠簸，以及女儿的疾病当然为他们带来了许多压力，可是夫妻俩都坚持说他们的争吵在此之前早就存在了。在咨询了六个月之后，他们换了保险，于是可以把女儿的监护换到一家离家很近的医院。接下来的一个月里，他们的争吵大幅降低了，联结也在逐渐恢复。两个月后，他们结束了咨询。一年后，他们告诉治疗师，一切都很好。

思考

- 你觉得咨询外的情境在多大程度上影响着来访者的幸福？
- 如果我们认为一个咨询中家庭的幸福全部是治疗师的责任，这样的想法有什么危险？反过来又会如何呢？
- 你能不能想到有哪些时候是你所处的外部环境的改变提升了你的幸福感，而这样的改变是单凭你的努力做不到的？

// 探寻改变是如何发生的：过程及观察研究

对共同因素的看法的转变对家庭治疗研究有什么影响呢？就在十年前，还只有少数人认为共同因素比具体模型对结果的影响更大。不过，随着证据越来越多，就连一些德高望重的模型创始人都开始承认，使自己流派有效的因素可能在很大程度上是与其他流派共有的（Lebow，Chambers，Christensen，& Johnson，2012）。于是，研究方法也在改变。元分析仍然受到广泛的欢迎，用来从不同研究中发现更普遍的模式。研究者也还在做随机对照试验，不过他们通常会测量更多的变量了，包括治疗师的特质、来访者的特质、希望、治疗联盟等，而不只是测量模型本身。质性研究可以系统而深入地聚焦在一小群人的故事和经验上，被越来越多地视作可以为量化检验提供尚未发现的假设的手段。

现在，我们知道心理咨询是有效的，因此焦点转而放在试图发掘心理咨询如何有效上。那些有效的咨询的关键成分是什么？伴随着这个焦点的转变而出现的最大的研究趋势之一，就是**过程和观察研究**（process and observational research），这类研究会检验有效的咨询的过程。比如，有研究者假设软化事件（softening event）可以提高婚姻满意度（Johnson，2004）。那么研究者会先建立软化事件的定义，搜集已经完成的伴侣咨询的录像，发展编码系统来测量软化事件是否出现，然后对录像进行编码，来看看是否支持最初的假设。我们不仅可以用这个过程去界定软化事件是否出现，还可以去理解治疗师和来访者都为此做了什么。

做过程研究的方法有很多种。约翰·戈特曼（1999）因其精妙的实验室而闻名于世，他带领团队在实验室里将夫妻全天的互动都录下来，然后对互动进行编码，再看看有什么是与婚姻满意度、后续的离婚及其他变量相关的。他们一项著名的成就是，可以对夫妻的一段简短的争论进行编码，然后预测这对夫妻在未来三年内是否离婚，准确率超过90%（Gottman，1999）。过程和观察研究的好处之一是，要做一个高质量的研究所需的规模比随机对照试验要小得多，也更节约成本。无论是在范围上还是方法上，比起传统的研究取向，过程研究都可以提供看待有效咨询的更加细致入微的视角。

专栏：弥合研究者与临床工作者之间的分歧

一般来说，大多数治疗师是不怎么做研究的，而大多数研究者是不怎么做咨询的。在过去，执业治疗师是不怎么关注结果研究的，因为他们认为自己的做法就是有效的。那干吗还要听那些研究者告诉临床工作者要换种做法呢？这当然也不全怪临床工作者，因为研究者也总是在枯燥乏味、晦涩难懂的期刊文献中报告平淡无奇的发现。同时我们也可以理解有些研究者觉得那些对研究漠不关心的临床工作者让他们很挫败，因为研究中的确有许多对于临床实践有意义的启示，但很多都被忽视了。不过，这种历史遗留的分裂状态可能正在改变，因为一方面保险公司和来访者都更加要求临床工作者证明其有效性，另一方面，研究者也在做咨询过程的研究，这比笼统的结果研究更能提供一些与临床相关的发现。此外，一些比较新的模型，比如情绪聚焦治疗和整合行为伴侣治疗，它们的领军人物本身既是研究者也是很有天分的临床工作者。

关于弥合研究者与临床工作者之间的分歧的文章已经不少了。达特里奥、皮尔西和戴维斯（Dattilio，Piercy，& Davis，2014）对希望扩大自己影响力的研究者提出了下列建议。

1. **基于实践的证据**（Duncan & Miller，2000）包含咨访之间的一些焦点对话和用于评估过程的简要测量工具。这些数据为调适咨询中的疗法提供了依据，这就是所谓的以来访者为导向的、循效施治的疗法（Duncan & Miller，2000）。这样做既可以得到临床相关的研究，又可以让临床工作者和来访者即时获益。

2. 承认**质性和混合研究方法**在研究过程方面与量化方法具有同等重要性。质性和混合研究方法可以用严谨的、系统的方法来发掘一些有意义的假设，并为后续的量化检验提供基础。

3. 对用**美的数据呈现形式**来报告研究持开放态度。我们得承认，大多数专业期刊文献都是无聊的，但这并不代表大多数研究是无聊的。除了传统的期刊文献之外，研究者也可以结合一些富有创造力的方式来报告数据，比如诗歌、艺术、音乐、创意博客，以及为商业杂志撰文等。

4. 承认个案研究是合理的研究范式。很多有用的领悟都是通过深耕个案而得出的。

5. 系统式研究方法比传统的研究方法更能测量出家庭治疗中上演的各种系统式过程，这类方法有成对数据分析、过程研究、序列分析等（Oka & Whiting，2013；Wittenborn，Doblin-McNab，& Keiley，2013）。尽管这些方法得出的原始结果总是信息量巨大的，不过其中常常蕴含着很有用的临床启示。

6. 对于失败疗法的研究也可以像对成功疗法的研究一样提供非常重要的数据，不过对于失败的研究几乎为零。

7. 临床工作者也可以直接参与到研究中去，通过“从临床到研究”的反馈机制，临床工作者可以对研究的发展和实施提出直接的反馈。

/ 家庭治疗研究的未来展望

尽管过去几十年有了引人注目的研究，可还是有许多治疗师不太关注研究，而且大部分研究是用干巴巴的语言来呈现的，以至于这两个世界很少相遇（Dattilio，Piercy，& Davis，2014；Karam & Sprenkle，2010）。我们希望随着质性研究变得更易操作，随着更多有创意的传播方法的出现，随着更多权益相关者要求治疗师自证其有效性，这样的鸿沟将得以弥合。理想状态是，临床工作者和研究者可以平等地相互学习；更理想的是，有的家庭治疗师会将自己看作既是临床工作者又是研究者。其实从很多方面来讲，临床工作者已经是研究者了。因为每个来咨询的家庭都像是一个迷你的研究项目，临床工作者需要评估其对家庭干预的有效性，并且最好要做出相应的调整。只不过这些调整不是以某种系统化的方式进行的。在理想状态中，我们做出的研究方案可以让临床工作者在不增加很多工作量的情况下，就把评估和后续的调整变得更加正式和规范。带着这样的设计理念的反馈方案已经发展出来了，而且被证明显著地提高了有效性（Boswell et al.，2013）。此外，来自权益相关者（比如第三方付费者）的压力及来自人生教练等其他的治愈服务的竞争压力，也可能迫使治疗师更正式地自证有效性，这也有助于在研究和临床之间建立桥梁。

无论未来如何改变，现在进入家庭治疗领域都会是激动人心的。因为我们已有的答案已经足以让系统式家庭治疗成为适用于多领域多问题的有效途径，同时，还有许多关于家庭治疗师究竟是如何帮助家庭的未解之谜等着我们。我们有理由相信，未来的研究可以助力我们的工作，让我们更加细致而有效。

// 推荐阅读

Duncan，B. L.，Miller，S. D.，Wampold，B. E.，& Hubble，M. A.（2010）. The heart and soul of change：Delivering what works in therapy（2nd ed.）. Washington，DC：American Psychological Association.

Sprenkle, D. H. (2012). Intervention research in couple and family therapy: A methodological and substantive review and an introduction to the special issue. Journal of Marital and Family Therapy, 38, 3-29.

Sprenkle, D. H., Davis, S., & Lebow, J. (2009). Common factors in couple and family therapy: The overlooked foundation for effective practice. New York, NY: Guilford Press.

Sprenkle, D., & Piercy, F. P. (Eds.). (2005). Research methods in family therapy (2nd ed.). New York, NY: Guilford Press.

Wampold, B. E. (2001). The great psychotherapy debate: Models, methods, and findings. Mahwah, NJ: Erlbaum.

/ 附录1　术语表

适应（accommodation）： 系统的各个部分自动调整以与其功能相适应；个体可能不得不付出努力才能做到。

文化适应（acculturation）： 少数文化和主流文化元素相互融合的过程，但各自保留其主要的识别标志。

忠诚偏差（allegiance bias）： 研究人员设计研究时倾向于他们喜欢的治疗方法。

同化（assimilation）： 融入周围环境的过程。

依恋（attachment）： 个体在面对应激事件时，向抚养者寻求亲密的内在动机。

厌恶控制（aversive control）： 使用惩罚和批评减少不被期待的行为；常出现在功能失调的家庭中。

基本假设理论（basic assumption theory）： 比昂的观点，群体成员从团队任务中转移，采用的是无意识的行为模式：或战或逃，或依赖或结盟。

行为交换理论（behavior exchange theory）： 用成本与收益的比率来解释关系中的行为。

黑箱概念（black box concept）： 心理是复杂的，研究个体输入和输出（行为、沟通）的信息比猜测其心理内部发生了什么要更好一些。

重组家庭（blended family）： 离异家庭通过再组婚姻形成的新家庭，又称继父母家庭（stepfamily）。

界线（boundary）： 情感和身体的边界，用于保护和提高个体、亚系统和家庭的完整性。

界线设置（boundary making）： 对关系

双方及关系与外界的边界进行商定。

循环因果（circular causality）：行为是与一系列相互作用的环路或重复的循环相关联的。

循环提问（circular questioning）：由米兰协会发展出来的一种问话技术，其提问的问题会凸显家庭成员之间的差异。

经典条件反射（classical conditioning）：一种反应性学习的形式，其中有一个无条件刺激物（UCS，如食物），它会导致无条件反应（UCR，如饥饿）；当UCR与条件刺激（CS，如铃声）配对出现，结果CS也能引起对UCS同样的反应。可用作焦虑障碍的行为治疗。

来访者变量（client variables）：来访者身上有的可以促进治疗成功的特性，如主动性和积极性。

封闭系统（closed system）：一组功能相关的元素组成一个实体，不与外界发生作用。

联盟（coalition）：两个人或两个社会团体之间结盟，以对抗第三方。

认知行为疗法（cognitive behavioral therapy，CBT）：一种强调想法的变化，以及强化行为的治疗技术。

合作模式（collaborative model）：平等看待治疗师的角色与来访者的角色，不同于传统家庭治疗中以治疗师为权威角色的模式。

共同因素（common factors）：在不同的治疗模式中，围绕治疗过程的因素，以及治疗概念化和治疗过程的共同要素。

沟通理论（communications theory）：根据言语和非言语信息交流来研究关系。

比较有效性试验（comparative effectiveness trial）：外部效度低、内部效度高的随机对照试验。

比较疗效试验（comparative efficacy trial）：外部效度高、内部效度低的随机对照试验。

抱怨者（complainant）：德·沙泽尔提出的术语，指描述出关系中存在的问题但目前却不愿意努力去解决问题的来访者。

互补性（complementarity）：每段关系都有的互惠性。

互补关系（complementary relationship）：基于差异的相互作用关系，一方的特性弥补另一方的不足，以达到彼此相互适应。

赞赏（compliment）：用于焦点解决治疗，表达对来访者的支持和鼓励。

同时治疗（concurrent therapy）：两个或两个以上的个体分别接受治疗，通常由不同的治疗师进行治疗。

共同治疗（conjoint therapy）：两个或两个以上的个体同时接受治疗。

建构主义（constructivism）：强调对现实的主观建构的一种相对主义观点；提示我们所看到的家庭中发生的事情，在很大程度上是建立在我们对所发生事情的偏见认知上。

内容（content）：家庭中所谈论的。

情景疗法（contextual therapy）：伯瑟

尔梅尼－纳吉的模型，包括了关系伦理。

后效契约（contingency contracting）： 一种行为治疗技术，家庭成员之间达成协议，对期望的行为交换奖励。

后效管理（contingency management）： 通过给予或取消奖励来塑造行为。

应对问题（coping question）： 用于焦点解决治疗，帮助来访者意识到他们所应对的困难情境。

反移情（countertransference）： 治疗师的情感反应。

跨代同盟（cross-generational coalition）： 父母中的一方与孩子形成的不恰当的同盟，他们一起反对家庭中的第三人。

文化素养（cultural competence）： 熟知他人行为的方式，更重要的是对他人行为的方式具有敏感性。

文化（culture）： 源自人们所生活的环境，是人们行为和经验的共有模式。

消费者（customer）： 德·沙泽尔提出的术语，指那些向治疗师抱怨问题的同时，也努力解决问题的来访者。

控制论（cybernetics）： 有关反馈的科学，研究信息，尤其是积极和消极反馈信息，及如何帮助系统自我调整。

解构（deconstruction）： 一种后现代的技术，对被认为是理所当然的分类和假设进行分解和检验，对于意义进行更新和更有意义的建构。

去三角化（detriangulation）： 个体从其他两人的情感世界中将自己分化出去的过程。

自我分化（differentiation of self）： 鲍恩的术语，指的是理智和情感在心理上的分离，以及自我独立于他人。与缠结对立。

指导（directive）： 布置家庭作业，用于帮助家庭打破维持问题行为存在的固有模式。

疏离（disengagement）： 家庭中个体和亚系统的界线过分严格所导致的心理孤立。

双重束缚（double bind）： 个体在重要关系中接收到两种不同水平且相互矛盾的信息，不能摆脱也不能反抗时产生的冲突。

二元模型（dyadic model）： 从两个人或两个实体之间的互动来解释行为——约翰从商店偷东西是为了引起妈妈的注意。

情绪阻断（emotional cutoff）： 鲍恩的术语，指从未解决的情感依恋中逃离。

情绪反应（emotional reactivity）： 下意识的情感反应方式，非冷静、非客观的反应。

情绪聚焦夫妻治疗（emotionally focused couples therapy）： 基于依恋理论的一种治疗模型，认为夫妻没有看到隐藏在对方防御性反应背后的情绪渴望，而只看到了他们互相冲突的反应本身。该治疗模式是由莱斯利·格林伯格和苏珊·约翰逊一起发展的。

共情（empathy）： 理解他人的想法和感受。

实证有效的疗法（empirically validated

treatment）：有大量研究证明其有效性的治疗方法。

表演技术（**enactment**）：在结构派家庭疗法中，激发家庭成员的互动，以观察和改变构成家庭结构的交互行为。

缠结（**enmeshment**）：由于心理界线的模糊而失去自主性。

权益（**entitlement**）：伯瑟尔梅尼－纳吉的术语，指个体以符合伦理的行为对待他人而获得的好处。

认识论（**epistemology**）：哲学里关于研究知识的一个分支，贝特森用以定义世界观和信念体系。

等效性（**equifinality**）：复杂系统采用多种不同方法达到最终目标的能力。

种族特性（**ethnicity**）：相同血统的人群拥有的共同的价值观和风俗。

例外（**exception**）：德·沙泽尔提出的术语，指来访者暂时摆脱他们问题的那些时刻。焦点解决治疗的治疗师聚焦于例外，以帮助来访者建立成功解决问题的技能。

例外问题（**exception question**）：用于焦点解决治疗，帮助来访者意识到他们那些没有被问题挫败的时刻。

扩展家庭（**extended family**）：多代的血缘关系网。

外部效度（**external validity**）：一项研究的结果可推广到研究之外人群的程度；通过允许研究条件尽可能接近标准来实现。外部效度高的研究往往内部效度低，这主要是由于治疗过程和临床样本缺乏控制。

外化（**externalization**）：迈克尔·怀特的技术，将问题和个体分开来的治疗技术。

消退（**extinction**）：通过不对行为进行强化而使其消失。

治疗外因素（**extratherapeutic factors**）：不在治疗范围内，但对来访者生活有很大影响的因素，如工作、社区或家庭结构。研究假设治疗外因素的变化比治疗中发生的变化更能说明问题。

家庭绘画（**family drawing**）：经验派家庭治疗的一种技术，要求家庭成员画出他们对家庭如何组织的看法。

家庭团体治疗（**family group therapy**）：基于团体治疗模式的家庭治疗。

家庭固有平衡（**family homeostasis**）：家庭为了维持固有状态而抗拒变化的倾向。

家庭生命周期（**family life cycle**）：家庭生活的阶段，包括与父母分开、结婚、生子、衰老、退休和家庭灭亡。

家庭神话（**family myths**）：基于家庭真实历史的一组歪曲观念，为所有家庭成员共有，有助于形成管理家庭运作的规则。

原生家庭（**family of origin**）：个体的父母和兄弟姐妹；经常指成年人的原生核心家庭。

家庭投射过程（**family projection process**）：在鲍恩学派的理论中，父母的矛盾冲突投射到孩子或是一方配偶身上的机制。

家庭仪式（**family ritual**）：由玛拉·塞尔维尼·帕拉佐利和她的米兰协会使用的一

种技术，是指为了改变家庭系统的规则而指定家庭成员执行特定行为。

家庭规则（family rule）：界定家庭行为模式的术语。

家庭雕塑（family sculpting）：一种非语言的经验派技术，家庭成员将他们自己置身于一个舞台场面，揭示他们重要的感知和感受。

家庭结构（family structure）：决定家庭成员如何相互作用的家庭功能组织。

家庭系统（family system）：将家庭看作一个整体，由个体及它们相互作用的方式组成。

反馈环路（feedback loop）：一个系统中输出部分的反馈通道，输出会在预先限定条件下维持原有系统（负反馈），或是发出一个需要修正这个系统的信号（正反馈）。

一阶变化（first-order change）：一个系统暂时或表面的变化，不会改变系统自身的基本结构。

一阶控制论（first-order cybernetics）：旁观者只有独立于系统之外，才可以研究和改变这个系统。

固着（fixation）：在发展的早期阶段，部分依恋或者行为模式的停滞。

首次会谈惯用任务（formula first-session task）：按照常规，焦点解决治疗师会在第一次咨询结束时让来访者思考，治疗结束时，哪些东西是他们不想改变的。这促使来访者关注他们生命中的长处，开始解决问题。

症状功能（function of the symptom）：这个观点认为，症状通常是转移或保护家庭成员不受冲突威胁的方法。

行为的功能分析（functional analysis of behavior）：在操作性行为治疗中，对某一特定行为所进行的研究，查找什么引发了该行为，什么强化了该行为。

融合（fusion）：自己和他人之间的心理边界模糊不清，情感和理智功能混合在一起，与分化相对。

一般系统论（general system theory）：由路德维希·冯·贝塔朗菲提出。其是有关生物系统的模型，将生命系统视为完整的实体，通过不断与环境进行输入和输出来维系自身。

普适性（generalizability）：用学习理论的术语来说，就是扩散效应。

家庭发展图（genogram）：家庭系统图示，方格表示男性家庭成员，圆圈表示女性家庭成员，水平线表示结婚，垂直线表示生子。

团体动力（group dynamics）：指群体成员之间的互动是群体属性的结果，而不仅仅是他们个人的人格。

阐释学（hermeneutics）：对于那些在理解上模棱两可的文学作品或人类经验，通过对意思层面进行解释的一种艺术。

等级结构（hierarchical structure）：建立在清晰的代际界线基础上的家庭功能，父母在其中拥有控制权和权威性。

固有平衡（homeostasis）：持久恒定的平衡状态。

希望和期望因素（hope and expectancy factors）：治疗师和来访者对治疗结果成功的希望；这种希望可以增加治疗成功的概率。

理想化（idealization）：一种夸大某人优点的倾向，是亲子关系及亲密同伴关系正常发展过程中的一部分。

认同（identification）：来自精神分析理论，不仅仅是模仿所慕之人，还将所慕之人的特点据为己有。

问题表现者（identified patient）：家庭中出现症状并为大家所认可的患者。

工具性领导（instrumental leader）：做决定并负责完成任务的角色，在传统家庭中通常是丈夫的角色。

增强（intensity）：米纽庆的术语，指通过使用影响强烈、重复干预或持续施压等技术来改变家庭不良互动模式。

内在家庭系统模型（internal family systems model）：理查德·施瓦兹发展的一种家庭治疗方法，是运用系统原理和技术去理解和改变内在心理过程的治疗模型。

内在客体（internal object）：在早期与抚养者的互动中形成的心理图像和对自己及他人的幻想。

内部效度（internal validity）：指研究在多大程度上测量到要测量的东西。内部效度是通过尽可能多地控制可能影响研究结果的变量来实现的。内部效度高的研究往往具有较低的外部效度，因为没有治疗师能够以如此严格控制的方式向如此仔细筛选的来访者提供服务。

内向投射（introjection）：认同的原始形式，吸取他人的方方面面，然后成为自我图像的一部分。

恒定处方（invariant prescription）：由玛拉·塞尔维尼·帕拉佐利发展的技术，指导父母如何神不知鬼不觉地开溜。

无形忠诚（invisible loyalty）：伯瑟尔梅尼－纳吉的术语，指孩子为帮助家人而做出的无意识承诺。

介入（joining）：结构派家庭治疗的术语，指接受和适应家庭，以赢得他们的信任并克服阻抗。

线性因果（lineal causality）：一个事件是原因，另一个事件就是结果；在行为模式中，这个观点认为一个行为是刺激，那么另一个行为就是对刺激的反应。

医疗管理模式（managed care）：通过第三方公司管理保险支出的系统，加入对治疗过程的监督。医疗管理公司选择服务提供者、设定费用、决定哪些人需要接受治疗及他们应该接受几次治疗。

婚姻分裂（marital schism）：利兹提出的术语，指一种明显病态的婚姻矛盾。

婚姻扭曲（marital skew）：利兹提出的术语，指配偶中的一方控制另一方的病态婚姻。

医学家庭治疗（medical family therapy）：心理教育家庭治疗的一种方式，包括和医生或其他健康管理专家合作治疗患有医学问题的人。

元分析（meta-analysis）：一种研究方法，

将关注同一个研究主题的多项研究结果定量地聚合在一起。

元沟通（metacommunication）： 所有的信息都有两个水平：通知和命令。元沟通就是信息发出者所暗示的命令或限定的信息。

奇迹问题（miracle question）： 让来访者想象，如果明天他们醒来时，他们的问题解决了，情况会是怎么样。焦点解决治疗师使用这些奇迹问题来帮助来访者明确目标和潜在的解决方法。

镜像反映（mirroring）： 科胡特的术语，表达和理解他人的情绪情感。

模仿（modeling）： 观察学习。

一元模型（monadic model）： 基于单个个体或物体属性的解释——约翰偷东西是因为他叛逆。

形态形成（morphogenesis）： 改变自身系统的结构以适应新环境的过程。

跨代传递过程（multigenerational transmission process）： 默里·鲍恩的概念，发生在多代之间，是指自我分化水平低的一方与同样不成熟的另一方结婚后，最终会导致他们的孩子出现更为严重的心理问题。

多重家庭团体治疗（multiple family group therapy）： 多个家庭同时参加团体治疗的治疗形式，由彼得·拉克尔和默里·鲍恩所倡导。

多重影响治疗（multiple impact therapy）： 一种强化的、危机导向的家庭治疗形式，由罗伯特·麦格雷戈开发，由一组治疗师以不同的亚组对家庭成员进行治疗。

神秘问题（mystery question）： 治疗师精心设计的问题，用来帮助来访者思考为什么他们的问题占了上风，帮助把问题外化。

蒙蔽（mystification）： 莱恩提出来的概念，认为许多家庭通过否定或再定义的方式歪曲儿童原先的经验。

自恋（narcissism）： 关注自己，比人们一般的自我关注更夸张，是一种病态的自我迷恋。

叙事治疗（narrative therapy）： 一种治疗方法，强调故事中人们的角色，这些故事是人们基于经验建构的。

负反馈（negative feedback）： 纠正偏差和恢复原状的信号系统。

关系网络治疗（network therapy）： 罗斯·施佩克提出的一种治疗方法，组织很多家庭和朋友参与治疗来解决一个患者的问题。

中立（neutrality）： 塞尔维尼·帕拉佐利的术语，以同样的态度接纳家庭成员。

核心家庭（nuclear family）： 父母和他们的孩子。

客体关系（object relations）： 对自我和他人的内在图像，来自早期亲子交往模式，决定了个人与他人的关系模式。

客体关系理论（object relations theory）： 源于梅兰妮·克莱因的精神分析理论，在英国学校得到发展。该理论强调关系和依恋，而不是力比多和攻击驱力，是人们关注的重要话题。

开放系统（open system）：一系列相关的元素组成的系统，与周围环境不断的交换信息、能量和物质。

操作性条件反射（operant conditioning）：一种学习形式，个体或动物因为表现出特定行为而获得回报，导致了该行为的再次发生，是大多数行为疗法中的主要治疗方式。

意志考验（ordeal）：反其道而行之干预的一种方法，该方法指导患者做一些比表现症状更难的事情。

反其道而行之（paradox）：基于可接受前提的有效推论，但是一种自相矛盾的陈述。

反其道而行之指令（paradoxical injunction）：策略派治疗中使用的技术，治疗师指导家庭成员继续表现出他们的症状。如果他们顺从，就表示他们能够控制并能持续改善；如果他们反抗，则放弃了症状。

亲职化儿童（parental child）：拥有照顾弟弟妹妹权力的孩子，在大家庭或者单亲家庭中适应较好，但如果没有计划就撤销其承担的父母责任则会导致其适应不良。

积极再定义（positive connotation）：塞尔维尼 · 帕拉佐利提出的技术，给家庭行为赋予积极的动机，用于提高家庭的凝聚力，减少其对治疗的反抗。

积极反馈（positive feedback）：确认和强化系统日前运行方向的信息。

后现代主义（postmodernism）：当代反实证主义，认为知识是相对的和情境性的；质疑现代科学的客观性假设。在家庭治疗中，挑战科学性的观念，与解构的方法联系紧密。

理想形象（preferred view）：艾伦和隆德的术语，用于表示人们所希望的自我形象以及自己在别人眼中的形象。

普雷马克原理（Premack principle）：使用高发生频率的行为（喜欢的活动）去强化低发生频率的行为（不喜欢的活动）。

表演症状（prescribing the symptom）：反其道而行之的技术。逼迫患者要么放弃症状，要么承认症状是可控的。

假装技术（pretend technique）：麦迪尼斯的反其道而行之的干预，要求家庭成员假装表现出症状行为。但矛盾的是，如果他们能够假装有症状，症状就不是真的。

充满问题的故事（problem-saturated story）：来访者通常会将悲观和责备的内容带到治疗中，治疗师认为正是这些问题故事使来访者陷入问题无法自拔。

过程（process）：家庭或小组成员是如何相互作用的。

过程研究（process research）：为探讨治疗过程中，治疗师和来访者如何相互影响的研究。

投射认同（projective identification）：一种无意识的防御机制，将自我不喜欢的方面归因于另一个人，那个人亦被诱导表现出与投射态度和情绪一致的行为。

假敌意（pseudohostility）：温提出的概念，描述精神分裂症家庭中，以表面的争吵来掩盖病态的结盟关系。

假亲密（pseudomutuality）：温提出的概念，描述很多精神分裂症家庭表面融洽的关系。

心理教育家庭治疗（psychoeducational family therapy）：为治疗精神分裂症而发展的一种疗法，强调要教导家庭成员去理解和帮助出现严重混乱的家庭成员。

等价交换（quid pro quo）：通常是指一物换一物，相等的交换或替换。

随机对照试验（randomized controlled trial）：一种研究设计，将经过严格筛选的参与者随机分配到两种或两种以上的真实治疗中的一种或对照组中，治疗以严格控制的方式进行，并将结果进行比较以确定最有效的治疗方式，通常用于医学和历史上的心理健康研究，但其在心理健康研究中的使用度有所下降。

重构（reconstruction）：将叙述的事情重新编织成更合心意和前后一致的新故事。

反馈小组（reflecting team）：汤姆·安德森提出的技术，让观察小组在面谈结束时与家庭分享他们的反馈。

再定义（reframing）：重新解释家庭中的某个行为，使行为看起来容易治疗。例如，将某个个体描述成“懒惰”而不是“抑郁”。

退行（regression）：面对压力时退回到之前不成熟的水平。

强化（reinforcement）：一个事情、行为或物品增加了特定反应出现的比例。正强化物是随着强化物的持续呈现而提高了反应的比例；负强化物是随着强化物的撤销而提高反应的比例。

循环强化（reinforcement reciprocity）：家庭成员互相回报彼此。

相对影响问题（relative influence question）：这种提问是为了探索来访者的问题在多大程度上主宰了来访者，而不是来访者有多大能力去控制问题。

阻抗（resistance）：来访者或家庭所做的所有反对治疗或阻止治疗进程的行为。

阻止（restraining）：一种战略技术，通过建议家庭不要改变来克服他们的抵抗。

仪式（ritual）：在策略派家庭治疗中，用于改变家庭系统规则的一系列指导。

角色扮演（role-playing）：扮演出重要角色的某些部分，以戏剧的方式体会个中感受，并尝试与角色建立新的联系。

角色排练（role rehearsal）：角色扮演中用到的技术，尤其是可以用在夫妻治疗中。

橡胶栅栏（rubber fence）：温对很多精神分裂症家庭界线僵硬的描述，家庭界线僵硬导致家庭只与周围社区保持最低程度的联系。

失控（runaway）：不恰当的正反馈使家庭或系统失去控制。

等级评定问题（scaling question）：焦点解决治疗师让来访者在 10 点量表上进行评定，包括：他们希望在多大程度上解决他们的问题？问题有多糟糕？现在与上次咨询相比好了多少？基于这些问题，可将整个改变划分成若干小的步骤。

替罪羊（scapegoat）：家庭中的某一成员，通常是被界定为患者的那位，他是冲突或指责的替代目标。

图式（schema）：个体对世界及其运作方式形成的潜在核心信念。

致精神分裂症母亲（schizophrenogenic mother）：弗里达·弗洛姆－赖克曼提出的概念，形容那些咄咄逼人、专横跋扈的母亲，她们被认为诱发了子女的精神分裂症。

二阶变化（second-order change）：系统中结构和功能的根本变化。

二阶控制论（second-order cybernetics）：一种任何试图观察和改变系统的人都是该系统一部分的观点。

自体客体（selfobject）：科胡特的术语，认为每个人都不是独立的个体，也不是性和攻击的体现，而是自我整体的体现。

自体心理学（self psychology）：科胡特对精神分析的诠释，强调对依恋和肯定的需要。

分离—个体化（separation-individuation）：婴儿大约在两个月时开始，同母亲断开共生联系，发展出自己的自主功能的过程。

行为塑造（shaping）：强化小步子的改变。

能力塑造（shaping competence）：鼓励和强化积极的行为，而不是指责个体表现出不好的行为。

社会建构主义（social constructionism）：像建构主义那样，质疑知识是基于客观的概念，认为知识和意义是被文化和假设共同塑造出来的。

社会学习理论（social learning theory）：使用社会和发展心理学，以及学习理论的原则来理解和治疗行为。

焦点解决治疗（solution-focused therapy）：史蒂夫·德·沙泽尔的术语，是一种强调家庭已经具有解决问题的治疗方法。

策略派治疗（strategic therapy）：问题聚焦的实用策略，用于改变一系列问题维持的互动。

结构（structure）：反复出现的互动模式，定义并稳定了关系的形态。

亚系统（subsystem）：家庭中一些小的单元，依据辈分、性别或功能来划分。

对称关系（symmetrical relationship）：人际关系中平等和平行的模式。

系统（system）：一些相关联的元素按照一定的方式组织成特定功能的群体。

系统论（system theory）：一个广义的术语，用于研究相互关联的元素组成的团体，这些元素作为一个整体相互作用，包括一般系统论和控制论。

社会交换理论（theory of social exchange）：由蒂博和凯利提出，认为个体在人际关系中追求获益最大而付出最小。

治疗联盟（therapeutic alliance）：治疗师和来访者之间的关系，由任务、联结和目标组成。治疗联盟是最受经验支持的共同因素。

治疗师变量（therapist variables）： 治疗师有助于推动治疗成功的特性，如能力、灵活调整他们的方法等，以满足来访者的需求。

精神分裂症的三代假设（three-generational hypothesis of schizophrenia）： 鲍恩的理论，精神分裂症是低水平分化的最终结果，这种分化在三代人之间传递并放大。

活动暂停法（time-out）： 一种通过消除不良行为的强化后果来消除该不良行为的技术；典型的做法是，让孩子坐在墙角或回到自己的房间。

代币制（token economy）： 一种使用积分的奖赏系统，积分可以累加和换取强化项目或行为。

移情（transference）： 由于早年未解决的家庭关系，导致对目前关系的歪曲情感反应。

三元模型（triadic model）： 对三个人或三个实体之间相互作用的解释——约翰偷东西，是因为爸爸鼓励他去反抗妈妈。

三角关系（triangle）： 在鲍恩看来，这是一个三个人的系统，是人类关系中最小的稳定单元。

三角化（triangulation）： 由于第三个人的卷入，两个人的冲突变得更加曲折，使得原来两人之间的关系停滞。

无意识（unconscious）： 人们意识不到的记忆、感受和冲动。经常用作名词，但是更适合用作形容词。

未分化的家庭自我团体（undifferentiated family ego mas）： 鲍恩早期提出的术语，描述家庭中“彼此忠诚”或情感缠结。在精神分裂症家庭中尤其突出。

独特后果（unique outcome）： 迈克尔·怀特提出的术语，用来表示来访者不受他们问题影响时的行为，即使他们当时并没有意识到自己在这样做。叙事治疗师认为独特的后果能帮助来访者挑战他们关于自己的消极观念。

旁观者（visitor）： 德·沙泽尔提出的术语，指不希望成为治疗的一部分，不抱怨也不希望做出任何努力的来访者。

/附录2　家庭治疗发展史上的重要事件

年	家庭治疗的重要事件
1945	贝塔朗菲（Bertalanffy）提出一般系统论
1946	鲍恩（Bowen）在梅宁格诊所就职 惠特克（Whitaker）在埃默里大学任职 梅西会议召开 贝特森（Bateson）在哈佛大学任职
1947	无
1948	惠特克成立精神分析学会
1949	鲍尔比（Bowlby）:《减少家庭关系紧张的研究》（“The Study and Reduction of Group Tensions in the Family”）
1950	贝特森开始在帕洛阿尔托工作
1951	吕施（Ruesch）和贝特森:《沟通：社会的模型》（*Communication: The Social Matrix of Society*） 鲍恩发起母子住院治疗 利兹（Lidz）在耶鲁大学任职

续表

年	家庭治疗的重要事件
1952	贝特森接受洛克菲勒的资助，开始在位于帕洛阿尔托的温（Wynne）的国家精神卫生研究院（NIMH）研究沟通
1953	惠特克和马龙（Malone）:《心理治疗的起源》（*The Roots of Psychotherapy*）
1954	贝特森开展有关精神分裂沟通的研究 鲍恩到NIMH任职
1955	惠特克在佐治亚州亚特兰大的私人诊所就职 萨提亚（Satir）开始在芝加哥讲授家庭动力学
1956	贝特森、杰克逊、黑利（Haley）和威克兰（Weakland）:《精神分析症理论》（"Toward a Theory of Schizophrenia"） 鲍恩在乔治敦大学任职
1957	杰克逊:《家庭动态平衡问题》（"The Question of Family Homeostasis"） 阿克曼（Ackerman）在纽约创立犹太家庭心理健康服务诊所（the Family Mental Health Clinic of Jewish Services） 伯瑟尔梅尼-纳吉（Boszormenyi-Nagy）在费城的东宾西法尼亚州精神病学研究所创建家庭治疗部
1958	阿克曼:《家庭生活的心理动力》（*The Psychodynamics of Family Life*）
1959	唐·杰克逊（Don Jackson）建立心理研究所（MRI）
1960	南森·阿克曼建立家庭研究所（Family Institute，1971年更名为阿克曼研究所） 米纽庆（Minuchin）及其同事开始在威尔特维克进行家庭治疗
1961	贝尔（Bell）:《家庭团体治疗》（*Family Group Therapy*） 阿克曼和约翰逊（Johnson）出版《家庭进程》（*Family Process*）杂志
1962	随着贝特森的帕洛阿尔托项目的结束，黑利结束了在MRI的工作
1963	黑利:《心理治疗的策略》（*Strategies of Psychotherapy*）
1964	萨提亚:《联合家庭治疗》（*Conjoint Family Therapy*） 诺伯特·维纳（Norbert Wiener）去世（生于1894）
1965	米纽庆任费城儿童临床指导中心（Philadelphia Child Guidance Clinic）主任 惠特克在威斯康星大学任职

续表

年	家庭治疗的重要事件
1966	在理查德·菲什（Richard Fisch）的领导下，MRI 成立短期治疗中心（Brief Therapy Center） 阿克曼：问题家庭的治疗（Treating the Troubled Family）
1967	瓦兹拉威克、贝哈文（Behavin）、杰克逊:《人类沟通艺术》(*Pragmatics of Human Communication*) 迪克斯（Dicks）:《婚姻紧张》(*Marital Tensions*)
1968	唐·杰克逊去世（生于 1920） 萨提亚在伊莎兰（Esalen）任职
1969	班杜拉（Bandura）:《行为改变的原则》(*Principles of Behavior Modification*) 沃尔普（Wolpe）:《行为治疗实践》(*The Practice of Behavior Therapy*)
1970	马斯特斯（Masters）和约翰逊:《人类性功能障碍》(*Human Sexual Inadequacy*) 莱恩（Laing）和伊斯特逊（Esterson）:《理智、疯狂与家庭》(*Sanity, Madness and the Family*)
1971	南森·阿克曼去世（生于 1908）
1972	贝特森:《心灵生态学导论》(*Steps to an Ecology of Mind*) 温在罗彻斯特大学任职
1973	菲尔·格林（Phil Guerin）创立家庭学习中心（Center for Family Learning） 伯瑟尔梅尼 - 纳吉和斯帕克（Spark）:《无形忠诚》(*Invisible Loyalties*)
1974	米纽庆:《家庭与家庭治疗》(*Families and Family Therapy*) 瓦兹拉威克、威克兰和菲什:《改变》(*Change*)
1975	马勒（Mahler）、派因（Pine）和伯格曼（Bergman）:《人类婴儿心理的诞生》(*The Psychological Birth of the Human Infant*) 斯图亚特（Stuart）:《婚姻问题的行为疗法》(“Behavioral Remedies for Marital Ills”)
1976	黑利:《问题解决治疗》(*Problem-Solving Therapy*) 黑利前往华盛顿特区

续表

年	家庭治疗的重要事件
1977	贝蒂·卡特（Betty Carter）建立韦斯切斯特家庭研究所（Family Institute of Westchester） 美国家庭治疗学会（AFTA）成立
1978	黑尔-马斯廷（Hare-Mustin）:《家庭治疗的女性主义方法》（“A Feminist Approach to Family Therapy”） 塞尔维尼·帕拉佐利（Selvini Palazzoli）等:《反其道而行之与反反其道而行之》（*Paradox and Counterparadox*）
1979	德·沙泽尔（de Shazer）在密尔沃基建立短期治疗中心（Brief Therapy Center） 贝特森:《心灵与自然》（*Mind and Nature*）
1980	黑利:《离开家庭》（*Leaving Home*） 米尔顿·埃里克森（Milton Erickson）去世（生于1901） 格雷戈里·贝特森去世（生于1904）
1981	霍夫曼（Hoffman）:《家庭治疗的基础》（*The Foundations of Family Therapy*） 麦迪尼斯（Madanes）:《策略家庭治疗》（*Strategic Family Therapy*） 米纽庆和菲什曼（Fishman）:《家庭治疗技术》（*Family Therapy Techniques*）
1982	吉利根（Gilligan）:《不同的声音》（*In a Different Voice*） 菲什、威克兰、西格尔（Segal）:《改变的策略》（*The Tactics of Change*） 理查德·西蒙（Richard Simon）建立家庭治疗网络（The Family Therapy Network）
1983	多尔蒂（Doherty）和贝尔德（Baird）:《家庭治疗和家庭医学》（*Family Therapy and Family Medicine*） 基尼（Keeney）:《改变的美学》（*Aesthetics of Change*）
1984	瓦兹拉威克:《虚拟现实》（*The Invented Reality*） 麦迪尼斯:《单向观察镜背后》（*Behind the One-Way Mirror*）
1985	德·沙泽尔:《短期治疗中问题解决的关键》（*Keys to Solution in Brief Therapy*） 格尔根（Gergen）:《现代心理学中的社会建构主义运动》（“The Social Constructionist Movement in Modern Psychology”）

续表

年	家庭治疗的重要事件
1986	安德森（Anderson）等:《精神分裂症及其家庭》（*Schizophrenia and the Family*） 塞尔维尼 · 帕拉佐利:《精神疾病患者家庭游戏的一般模型》（"Towards a General Model of Psychotic Family Games"）
1987	汤姆 · 安德森（Tom Anderson）:《镜之舞》（"The Reflecting Team"） 格林等:《婚姻冲突的评估和治疗》（*The Evaluation and Treatment of Marital Conflict*） 吉尔 · 沙夫和戴维 · 沙夫（Jill & David Scharff）:《客体关系家庭治疗》（*Object Relations Family Therapy*）
1988	科尔（Kerr）和鲍恩:《家庭评估》（*Family Evaluation*） 弗吉尼亚 · 萨提亚去世（生于 1916）
1989	博伊德 - 富兰克林（Boyd-Franklin）:《黑人家庭的治疗》（*Black Families in Therapy*）
1990	默里 · 鲍恩去世（生于 1913） 怀特（White）和爱普生（Epston）:《叙事治疗的力量：故事、知识、权力》（*Narrative Means to Therapeutic Ends*）
1991	哈罗德 · 古里西恩（Harold Goolishian）去世（生于 1924）
1992	莫妮卡 · 麦戈德里克（Monica McGoldrick）建立新泽西家庭研究所（Family Institute of New Jersey）
1993	伊斯雷尔 · 兹韦林（Israel Zwerling）去世（生于 1917） 米纽庆和尼克尔斯（Nichols）《为家庭疗伤》（*Family Healing*）
1994	吉尔 · 沙夫和戴维 · 沙夫离开华盛顿精神病学院（Washington School of Psychiatry），并建立了客体关系治疗国际研究所（the International Institute of Object Relations Therapy）
1995	卡尔 · 惠特克去世（生于 1912） 约翰 · 威克兰去世（生于 1919） 萨尔瓦多 · 米纽庆退休 家庭研究中心（Family Studies Inc.）更名为米纽庆中心

续表

年	家庭治疗的重要事件
1996	埃德温·弗里德曼（Edwin Friedman）去世（生于 1932） 艾伦（Eron）和隆德（Lund）:《短期治疗中的叙事解决治疗》（*Narrative Solutions in Brief Therapy*） 弗里德曼（Freedman）和康姆斯（Combs）:《叙事治疗》（*Narrative Therapy*）
1997	迈克尔·戈德斯坦（Michael Goldstein）去世（生于 1930）
1998	米纽庆、科拉平托（Colapinto）、米纽庆:《贫困家庭的治疗》（*Working with Families of the Poor*）
1999	尼尔·雅各布森（Neil Jacobson）去世（生于 1949） 约翰·埃尔德金·贝尔去世（生于 1913） 玛拉·塞尔维尼·帕拉佐利去世（生于 1916）
2000	加拿大多伦多举行千禧年会（Millennium Conference）
2001	詹姆斯·弗拉莫（James Framo）去世（生于 1922）
2002	利普奇克（Lipchik）:《超越焦点解决治疗技术》（*Beyond Techniques in Solution-Focused Therapy*）
2003	格林南（Greenan）和坦奈尔（Tunnell）:《男同性恋伴侣治疗》（*Couple Therapy with Gay Men*）
2004	吉安弗兰科·赛钦（Gianfranco Cecchin）去世（生于 1932）
2005	史蒂夫·德·沙泽尔去世（生于 1940）
2006	米纽庆、尼克尔斯、李（Lee）:《家庭与伴侣评估》（*Assessing Families and Couples*）
2007	杰伊·黑利去世（生于 1923） 莱曼·温去世（生于 1923） 因苏·金·伯格（Insoo Kim Berg）去世（生于 1934） 阿尔伯特·艾利斯（Albert Ellis）去世（生于 1913） 托马斯·福格蒂（Thomas Fogarty）去世（生于 1927） 保罗·瓦兹拉威克去世（生于 1921） 伊万·伯瑟尔梅尼 - 纳吉去世（生于 1920）

续表

年	家庭治疗的重要事件
2008	迈克尔·怀特去世（生于 1949）
2009	斯普伦克尔（Sprenkle）、戴维斯（Davis）、勒伯（Lebow）:《婚姻与家庭治疗的共同因素》(*Common Factors in Couple and Family Therapy*)
2010	拉萨拉（LaSala）:《出柜与重归家庭》(*Coming Out Coming Home*) 达特里奥（Dattilio）:《伴侣认知行为疗法》(*Cognitive-Behavioral Therapy with Couples*)
2011	科塞（Cose）:《不再生气》(*The End of Anger*)
2012	贝蒂·卡特去世（生于 1929）
2013	阿兰·古戈曼（Alan Gurman）去世（生于 1945）
2014	唐纳德·布洛赫（Donald Bloch）去世（生于 1923）
2015	沃尔什（Walsh）:《强化家庭复原力》(*Strengthening Family Resilience*)
2016	默里·施特劳斯（Murray Straus）去世（生于 1926）
2017	萨尔瓦多·米纽庆去世（生于 1921）
2018	道格拉斯·斯普伦克尔去世（生于 1941）

/ 参考文献

// 前　言

Einstein, A. (1993). *On the method of theoretical physics*. Oxford, UK: Oxford University Press.

// 引　言

Tolstoy, L. (1933). *Anna Karénina* (Nathan Haskell Dole, Trans.). New York, NY: Thomas Y. Crowell & Co. (Original work published in 1887).

// 第 1 章

Bateson, G. (1951). Information and Codification: A Philosophical Approach. In J. Ruesch & G. Bateson (Eds.), *Communication: The Social Matrix of Psychiatry*. New York, NY: Norton.

Bateson, G., Jackson, D. D., Haley, J., & Weakland, J. (1956). Toward a theory of schizophrenia. *Behavioral Sciences*, *1*, 251-264.

Bell, J. E. (1961). *Family group therapy*. Public Health Monograph No. 64. Washington, DC: U.S. Government Printing Office.

Bell, J. E. (1962). Recent advances in family group therapy. *Journal of Child Psychology and Psychiatry*, *3*, 1-15.

Bell, J. E. (1975). *Family group therapy*. New York, NY: Jason Aronson.

Bion, W. R. (1948). Experience in groups. *Human Relations*, *1*, 314-329.

Boszormenyi-Nagy, I., & Spark, G. L. (1973). *Invisible loyalties: Reciprocity in intergenerational family therapy*. New York, NY: Harper & Row.

Bowen, M. (1961). Family psychotherapy. *American Journal of Orthopsychiatry*, *31*, 40-60.

Bowlby, J. P. (1949). The study and reduction of group tensions in the family. *Human Relations*, *2*, 123-138.

Broderick, C. B., & Schrader, S. S. (1981). The history of professional marriage and family therapy. In A. S. Gurman & D. P. Kniskern (Eds.), *Handbook of family therapy* (pp. 3-40). New York, NY: Brunner/Mazel.

Combs, G., & Freedman, J. (1998). Tellings and retellings. *Journal of Marital and Family Therapy*, *24*, 405-408.

Dicks, H. V. (1964). Concepts of marital diagnosis and therapy as developed at the Tavistock Family Psychiatric Clinic, London, England. In E. M. Nash, L. Jessner, & D. W. Abse (Eds.), *Marriage counseling in medical practice*. Chapel Hill, NC: University of North Carolina Press.

Epstein, N. B., Bishop, D. S., & Baldarin, L. M. (1981). McMaster model of family functioning. In F. Walsh (Ed.), *Normal family problems* (pp. 23-31). New York, NY: Guilford Press.

Fromm-Reichmann, F. (1948). Notes on the development of treatment of schizophrenics by psychoanalytic psychotherapy. *Psychiatry*, *11*, 263-274.

Gritzer, P. H., & Okum, H. S. (1983). Multiple family group therapy: A model for all families. In B. B. Wolman & G. Stricker (Eds.), *Handbook of family and marital therapy* (pp. 315-342). New York, NY: Plenum Press.

Guerin, P. J. (1976). Family therapy: The first twenty-five years. In P. J. Guerin (Ed.), *Family therapy: Theory and practice* (pp. 2-22). New York, NY: Gardner Press.

Gurman, A. S., Lebow, J. L., & Snyder, D. K. (2015). *Clinical handbook of couple therapy* (5th ed.). New York, NY: Guilford Press.

Gurman, A. S. (2011). Couple therapy research and the practice of couple therapy: Can we talk? *Family Process*, *50*, 280-292.

Haley, J. (1962). Whither family therapy? *Family Process*, *1*, 69-100.

Haley, J. (1963). *Strategies of psychotherapy*. New York, NY: Grune & Stratton.

Hoffman, L. (1981). *Foundations of family therapy*. New York, NY: Basic Books.

Howells, J. G. (1971). *Theory and practice of family psychiatry*. New York, NY: Brunner/Mazel.

Jackson, D. D. (1954). Suicide. *Scientific American*, *191*, 88-96.

Jackson, D. D. (1965). Family rules: Marital quid pro quo. *Archives of General Psychiatry*, *12*, 589-594.

Jackson, D. D., & Weakland, J. H. (1959). Schizophrenic symptoms and family interaction. *Archives of General Psychiatry*, *1*, 618-621.

Jackson, D. D., & Weakland, J. H. (1961). Conjoint family therapy, some considerations on theory, technique, and results. *Psychiatry*, *24*, 30-45.

Kaslow, F. W. (1980). History of family therapy in the United States: A kaleidoscopic overview. *Marriage and Family Review*, *3*, 77-111.

Knudson-Martin, C. (1994). The female voice: Applications to Bowen's family systems theory. *Journal of Marital and Family Therapy*, *20*(1), 35-46. https://doi.org/10.1111/j.1752-0606.1994.tb01009.x

Kurtines, W. M., & Szapocznik, J. (1996). Family interaction patterns: Structural family therapy in contexts of cultural diversity. In E. D. Hibbs & P. S. Jensen (Eds.), *Psychosocial treatments for child and adolescent disorders: Empirically based strategies for clinical practice* (pp. 671-697). Washington, DC: American Psychological Association. https://doi.org/10.1037/10196-026

Laing, R. D. (1960). *The divided self.* London, UK: Tavistock.

Laing, R. D. (1965). Mystification, confusion and conflict. In I. Boszormenyi-Nagy & J. L. Framo (Eds.), *Intensive family therapy* (pp. 343-363). New York, NY: Harper & Row.

Laqueur, H. P. (1966). General systems theory and multiple family therapy. In J. Masserman (Ed.), *Handbook of psychiatric therapies* (pp. 150-154). New York, NY: Grune & Stratton.

Laqueur, H. P. (1976). Multiple family therapy. In P. J. Guerin (Ed.), *Family therapy: Theory and practice* (pp. 45-62). New York, NY: Gardner Press.

Lebow, J. (2014). Whither family therapy: Alive and flowering amidst the changes. *Family Process*, *53*, 365-370.

Levy, D. (1943). *Maternal overprotection*. New York, NY: Columbia University Press.

Lewin, K. (1951). *Field theory in social science*. New York, NY: Harper.

Lidz, T., Cornelison, A., Fleck, S., & Terry, D. (1957a). Intrafamilial environment of the schizophrenic patient. Ⅰ: The father. *Psychiatry*, *20*, 329-342.

Lidz, T., Cornelison, A., Fleck, S., & Terry, D. (1957b). Intrafamilial environment of the schizophrenic patient. Ⅱ: Marital schism and marital skew. *Psychiatry*, *114*, 241-248.

MacGregor, R. (1967). Progress in multiple impact theory. In N. W. Ackerman, F. L. Bateman, & S. N. Sherman (Eds.), *Expanding theory and practice in family therapy* (pp. 23-38). New York, NY: Family Services Association.

MacGregor, R. (1972). Multiple impact psychotherapy with families. In G. D. Erickson & T. P. Hogan (Eds.), *Family therapy: An introduction to theory and technique* (pp. 150-163). Monterey, CA: Brooks/Cole.

Madanes, C. (1981). *Strategic family therapy*. San Francisco, CA: Jossey-Bass.

McFarlane, W. R. (1982). Multiple-family therapy in the psychiatric hospital. In H. T. Harbin (Ed.), *The psychiatric hospital and the family* (pp. 127-145). New York, NY: Spectrum.

McGoldrick, M., Giordano, J., & Garcia-Preto, N. (2005). *Ethnicity and family therapy*. New York, NY: Guilford.

Minuchin, S. (1974). *Families and family therapy*. Cambridge, MA: Harvard University Press.

Minuchin, S. (1998). Where is the family in narrative family therapy? *Journal of Marital and Family Therapy*, *24*, 397-403.

Minuchin, S., Montalvo, B., Guerney, B. G., Rosman, B. L., & Schumer, F. (1967). *Families of the slums*. New York, NY: Basic Books.

Minuchin, S., & Nichols, M. P. (1993). *Family healing*. New York, NY: Free Press.

Minuchin, S., Reiter, M. D., & Borda, C. (2014). *The craft of family therapy: Challenging certainties*. New York, NY: Routledge.

Mittleman, B. (1948). The concurrent analysis of married couples. *Psychoanalytic Quarterly*, *17*, 182-197.

Nichols, M. P., & Tafuri, S. (2013). Techniques of structural family assessment: A qualitative analysis of how experts promote a systemic perspective. *Family Process*, *52*, 207-215.

Ruevini, U. (1975). Network intervention with a family in crisis. *Family Process*, *14*, 193-203.

Satir, V. (1988). *The new peoplemaking* (2nd ed.). Palo Alto, CA: Science and Behavior Books.

Selvini Palazzoli, M., Boscolo, L., Cecchin, G., & Prata, G. (1978). *Paradox and counterparadox*. New York, NY: Jason Aronson.

Sexton, T., & Datachi, C. (2014). The development and evolution of family therapy research. *Journal of Family Therapy*, *37*, 259-261.

Skynner, A. C. R. (1976). *Systems of family and marital psychotherapy*. New York, NY: Brunner/Mazel.

Speck, R. V., & Attneave, C. A. (1973). *Family networks*. New York, NY: Pantheon.

Stierlin, H. (1972). *Separating parents and adolescents*. New York, NY: Quadrangle/New York Times Books.

Walsh, F. (2015). *Normal family processes: Growing diversity and complexity* (4th ed.). New York, NY: Guilford.

Whitaker, C. A. (1958). Psychotherapy with couples. *American Journal of Psychotherapy*, *12*, 18-23.

Whitaker, C. A. (1975). Psychotherapy of the absurd: With a special emphasis on the psychotherapy of aggression. *Family Process*, *14*, 1-16.

Whitaker, C. A. (1976). A family is a four-dimensional relationship. In P. J. Guerin (Ed.), *Family therapy: Theory and practice* (pp. 182-192). New York, NY: Gardner Press.

Whitaker, C. A., & Malone, T. P. (1953). *The roots of psychotherapy*. New York, NY: Balkiston.

Wynne, L. C. (1961). The study of intrafamilial alignments and splits in exploratory family therapy. In N. W. Ackerman, F. L. Beatman, & S. N. Sherman (Eds.), *Exploring the base for family therapy* (pp. 95-115). New York, NY: Family Services Association.

Wynne, L. C., Ryckoff, I., Day, J., & Hirsch, S. I. (1958). Pseudomutuality in the family relationships of schizophrenics. *Psychiatry*, *21*, 205-220.

// 第 2 章

Ainsworth, M. D. S. (1967). *Infancy in Uganda: Infant care and the growth of attachment*. Baltimore, MD: Johns Hopkins University Press.

Bateson, G. (1956). *Naven*. Stanford, CA: Stanford University Press.

Bateson, G. (1979). *Mind and nature*. New York, NY: Dutton.

Bibb, A., & Casimir, G. J. (1996). Haitian families. In M. McGoldrick, J. Giordano, & J. K. Pearce (Eds.), *Ethnicity and family therapy* (pp. 97-111). New York, NY: Guilford Press.

Bowen, M. (1978). *Family therapy in clinical practice*. New York, NY: Jason Aronson.

Bowlby, J. (1958). The nature of the child's tie to his mother. *International Journal of Psycho-Analysis*, *41*, 350-373.

Bowlby, J. (1973). *Attachment and loss: Vol. 2. Separation*. New York, NY: Basic Books.

Bowlby, J. (1988). *A secure base: Clinical applications of attachment theory*. London, UK: Routledge.

Boyd-Franklin, N. (1989). *Black families in therapy: A multisystems approach*. New York, NY: Guilford Press.

Buckley, W. (1968). Society as a complex adaptive system. In W. Buckley (Ed.), *Modern systems research for the behavioral scientist: A sourcebook* (pp. 3-27). Chicago, IL: Aldine.

Burlingham, D., & Freud, A. (1944). *Infants without families*. London, UK: Allen & Unwin.

Carter, E., & McGoldrick, M. (Eds.). (1980). *The family life cycle: A framework for family therapy*. New York, NY: Gardner Press.

Carter, E., & McGoldrick, M. (1999). *The expanded family life cycle* (3rd ed.). Boston, MA: Allyn & Bacon.

Chodorow, N. (1978). *The reproduction of mothering*. Berkeley, CA: University of California Press.

Conway, F., & Siegelman, J. (2005). *Dark hero of the Information Age: In search of Norbert Wiener, the father of cybernetics*. New York, NY: Basic Books.

Davidson, M. (1983). *Uncommon sense*. Los Angeles, CA: Tarcher.

Duvall, E. (1957). *Family development*. Philadelphia, PA: Lippincott.

Easterbrook, M. A., & Lamb, M. E. (1979). The relationship between quality of infant-mother attachment and infant competence in initial encounters with peers. *Child Development, 50*, 380-387.

Falicov, C. J. (1998). *Latino families in therapy*. New York, NY: Guilford Press.

Feeney, J. A. (1995). Adult attachment and emotional control. *Personal Relationships, 2*, 143-159.

Foerster, H. von. (1981). *Observing systems*. Seaside, CA: Intersystems.

Haley, J. (1976). *Problem-solving therapy*. San Francisco, CA: Jossey-Bass.

Harlow, H. (1958). The nature of love. *American Psychologist, 13*, 673-685.

Hazan, C., & Shaver, P. R. (1987). Romantic love conceptualized as an attachment process. *Journal of Personality and Social Psychology, 52*, 511-524.

Heims, S. (1991). *The cybernetics group*. Cambridge, MA: MIT Press.

Hill, R., & Rodgers, R. (1964). The developmental approach. In H. T. Christiansen (Ed.), *Handbook of marriage and the family* (pp. 171-211). Chicago, IL: Rand McNally.

Jackson, D. D. (1959). Family interaction, family homeostasis, and some implications for conjoint family therapy. In J. Masserman (Ed.), *Individual and family dynamics* (pp. 122-141). New York, NY: Grune & Stratton.

Johnson, S. (2002). *Emotionally focused couple therapy with trauma survivors: Strengthening attachment bonds*. New York, NY: Guilford Press.

Kelly, G. A. (1955). *The psychology of personal constructs*. New York, NY: Norton.

Lee, E. (1996). Asian American families: An overview. In M. McGoldrick, J. Giordano, & J. K. Pearce (Eds.), *Ethnicity and family therapy* (pp. 227-248). New York, NY: Guilford Press.

Lieberman, A. F. (1977). Preschoolers' competence with a peer: Relations with attachment and peer experience. *Child Development, 48*, 1277-1287.

Lock, A., & Strong, T. (2010). *Social constructionism: Sources and stirrings in theory and practice*. London, UK: Cambridge University Press.

Lorenz, K. E. (1935). *Der kumpan in der umvelt des vogels*. In C. H. Schiller (Ed.), *Instinctive behavior* (pp. 137-213). New York, NY: International Universities Press.

Luepnitz, D. A. (1988). *The family interpreted: Feminist theory in clinical practice*. New York, NY: Basic Books.

Mahler, M., Pine, F., & Bergman, A. (1975). *The psychological birth of the human infant*. New York, NY: Basic Books.

Main, M. (1977). *Sicherheit und wissen*. In K. E. Grossman (Ed.), *Entwicklung der Lernfahigkeit in der sozialen umwelt* (pp. 245-304). Munich: Kinder Verlag.

Main, M., & Weston, D. (1981). The quality of the toddler's relationships to mother and father: Related to conflict behavior and readiness to establish new relationships. *Child Development, 52*, 932-940.

Matas, L., Arend, R., & Sroufe, L. A. (1978). Continuity of adaptation in the second year: The relationship between quality of attachment and later competence. *Child Development, 49*, 547-556.

Maturana, H. R., &Varela, F. J. (Eds.). (1980). *Autopoiesis and cognition: The realization of the living*. Boston, MA: Reidel.

Meyrowitz, J. (1985). *No sense of place*. New York, NY: Oxford University Press.

Minuchin, P., Colapinto, J., & Minuchin, S. (2007). *Working with families of the poor* (2nd ed.). New York, NY: Guilford Press.

Minuchin, S. (1974). *Families and family therapy*. Cambridge, MA: Harvard University Press.

Minuchin, S. (1991). The seductions of constructivism. *Family Therapy Networker, 15*(5), 47-50.

Minuchin, S., & Nichols, M. P. (1993). *Family healing: Tales of hope and renewal from family therapy*. New York, NY: Free Press.

Minuchin, S., Lee, W.-Y., & Simon, G. M. (1996). *Mastering family therapy: Journeys of growth and transformation*. New York, NY: Wiley.

Robertson, J. (1953). *A two-year old goes to the hospital* [Film]. London, UK: Tavistock Child

Development Research Unit.

Sroufe, L. A. (1979). The coherence of individual development: Early care, attachment and subsequent developmental issues. *American Psychologist*, *34*, 834-841.

Walters, M., Carter, B., Papp, P., & Silverstein, O. (1988). *The invisible web: Gender patterns in family relationships*. New York, NY: Guilford Press.

Waters, E. (1978). The reliability and stability of individual differences in infant-mother attachment. *Child Development*, *49*, 483-594.

Waters, E., Wippman, J., & Sroufe, L. A. (1979). Attachment, positive affect and competence in the peer group: Two studies of construct validation. *Child Development*, *51*, 208-216.

Watzlawick, P. (Eds.) (1984). *The invented reality*. New York, NY: Norton.

Watzlawick, P., Beavin, J. H., & Jackson, D. D. (1967). *Pragmatics of human communication*. New York, NY: Norton.

White, M., & Epston, D. (1990). *Narrative means to therapeutic ends*. New York, NY: Norton.

Wiener, N. (1948). *Cybernetics or control and communication in the animal and the machine*. Cambridge, MA: MIT Press.

// 第3章

American Association for Marriage and Family Therapy (AAMFT). (2011). *Code of ethical principles*. Washington, DC: American Association for Marriage and Family Therapy.

American Counseling Association (ACA). (2014). *ACA code of ethics*. Alexandria, VA: American Counseling Association.

Avis, J. M. (1992). Where are all the family therapists? Abuse and violence within families and family therapy's response. *Journal of Marital and Family Therapy*, *18*, 223-233.

Bentovim, A., Elton, A., Hildebrand, J., Tranter, M., & Vizard, E. (Eds.). (1988). *Child sexual abuse within the family*. London, UK: Wright.

Bograd, M. (1984). Family systems approaches to wife battering: A feminist critique. *American Journal of Orthopsychiatry*, *54*, 558-568.

Bograd, M. (1992). Values in conflict: Challenges to family therapists' thinking. *Journal of Marital and Family Therapy*, *18*, 243-257.

Boszormenyi-Nagy, I., & Spark, G. (1973). *Invisible loyalties: Reciprocity in intergenerational family therapy*. New York, NY: Harper & Row.

Brown, P. D., & O'Leary, K. D. (1995). *Marital treatment for wife abuse: A review and evaluation*.

Paper presented at the Fourth International Family Violence Research Conference, Durham, NC: July.

Campbell, K. A., Cook, L. J., LaFleur, B. J., & Keenan, H. T. (2010). Household, family, and child risk factors after an investigation for suspected child maltreatment: A missed opportunity for prevention. *Archives of Pediatric Adolescent Medicine*, *164*, 943-949.

Doherty, W. (1991). Family therapy goes postmodern. *Family Therapy Networker*, *15*(5), 36-42.

Edelson, E., & Tolman, R. (1992). *Intervention for men who batter*. Newbury Park, CA: Sage.

Edwards, D. L., & Gill, E. (1986). *Breaking the cycle: Assessment and treatment of child abuse and neglect*. Los Angeles, CA: Association for Advanced Training in Behavioral Science.

Feldman, C. M., & Ridley, C. A. (1995). The etiology and treatment of domestic violence between adult partners. *Clinical Psychology: Science and Practice*, *2*, 317-348.

Furniss, T. (1991). *The multiprofessional handbook of child sexual abuse: Integrated management, therapy, and legal intervention*. London, UK: Routledge.

Goldner, V. (1992). Making room for both/and. *The Family Therapy Networker*, *16*(2), 55-61.

Goldner, V. (1998). The treatment of violence and victimization in intimate relationships. *Family Process*, *37*, 263-286.

Gondolf, E. W. (1995). Gains and process in state batterer programs and standards. *Family Violence and Sexual Assault Bulletin*, *11*, 27-28.

Hansen, M. (1993). Feminism and family therapy: A review of feminist critiques of approaches to family violence. In M. Hansen & M. Harway (Eds.), *Battering and family therapy: A feminist perspective* (pp. 69-81). Newbury Park, CA: Sage.

Herman, J. L. (1992). *Trauma and recovery*. New York, NY: Basic Books.

Holtzworth-Munroe, A., Meehan, J. C., Rehman, U., & Marshall, A. D. (2002). Intimate partner violence: An introduction for couple therapists. In A. Gurman & N. Jacobson (Eds.), *Clinical handbook of couple therapy* (3rd ed.) (pp. 441-465). New York, NY: Guilford Press.

Jacobson, N. S., & Christensen, A. (1996). *Integrative couple therapy*. New York, NY: Guilford Press.

Johnson, M. P. (1995). Patriarchal terrorism and common couple violence: Two forms of violence against women. *Journal of Marriage and the Family*, *57*, 283-294.

Kitchens, J. M. (1994). Does this patient have an alcohol problem? *Journal of the American Medical Association*, *272*, 178-187.

McGoldrick, M., Pearce, J., & Giordano, J. (2005). *Ethnicity and family therapy* (3rd ed.). New

York, NY: Guilford Press.

Minuchin, S., & Nichols, N. P. (1993). *Family healing: Tales of hope and renewal from family therapy*. New York, NY: Free Press.

Nichols, M. P. (2009). *The lost art of listening* (2nd ed.). New York, NY: Guilford Press.

Patterson, J. E., Williams, L., Grauf-Grounds, L., & Chamow, L. (1998). *Essential skills in family therapy: From the first interview to termination*. New York, NY: Guilford Press.

Ramchandani, P., & Jones, P. H. (2003). Treating psychological systems in sexually abused children. *The British Journal of Psychiatry*, *183*, 484-490.

Rasmussen, B. (2013). The basics of healthcare reform. *Family Therapy*, *12*, 10-15.

Schwartz, R. C. (1995). *Internal family systems therapy*. New York, NY: Guilford Press.

Scott, K., & Straus, M. (2007). Denial, minimization, partner blaming and intimate aggression in dating partners. *Journal of Interpersonal Violence*, *22*, 851-871.

Sheinberg, M., True, F., & Fraenkel, P. (1994). Treating the sexually abused child: A recursive, multi-modal program. *Family Process*, *33*, 263-276.

Smith, S., Rosen, K., McCollum, E., & Thomsen, C. (2004). Treating intimate partner violence within intact couple relationships: Outcome of multi-couple versus individual couple therapy. *Journal of Marital and Family Therapy*, *30*, 305-318.

Trepper, T. S., & Barrett, M. J. (1989). *Systemic treatment of incest: A therapeutic handbook*. New York, NY: Brunner/Mazel.

Walsh, F. (1998). *Strengthening family resilience*. New York, NY: Guilford Press.

// 第 4 章

Alexander, P. C., Moore, S., & Alexander, E. R. (1991). Intergenerational transmission of violence. *Journal of Marriage and the Family*, *53*, 657-667.

Amato, P. R. (1996). Explaining the intergenerational transmission of divorce. *Journal of Marriage and the Family*, *58*, 628-640.

Anonymous. (1972). Differentiation of self in one's family. In J. Framo (Ed.), *Family interaction* (pp. 111-173). New York, NY: Springer.

Bartle-Haring, S., & Probst, D. (2004). A test of Bowen theory: Emotional reactivity and psychological distress in a clinical sample. *The American Journal of Family Therapy*, *32*(4), 19-35.

Bohlander, J. R. (1995). *Differentiation of self, need-fulfillment, and psychological well-being in married women*. Unpublished doctoral dissertation, New York University.

Bowen, M. (1966). The use of family theory in clinical practice. *Comprehensive Psychiatry*, *7*, 345-374.

Bowen, M. (1971). Family therapy and family group therapy. In H. Kaplan & B. Sadock (Eds.), *Comprehensive group psychotherapy* (pp. 384-421). Baltimore, MD: Williams & Wilkins.

Bowen, M. (1974). Toward the differentiation of self in one's family of origin. In F. Andres & J. Lorio (Eds.), *Georgetown family symposium*, Vol. 1 (pp. 1971-1972). Washington, DC: Department of Psychiatry, Georgetown University Medical Center.

Bowen, M. (1976). Theory in the practice of psychotherapy. In P. J. Guerin (Ed.), *Family therapy: Theory and practice* (pp. 42-90). New York, NY: Gardner Press.

Carter, B., & McGoldrick, M. (1999). *The expanded family life cycle* (3rd ed.). Boston, MA: Allyn & Bacon.

Carter, E., & Orfanidis, M. M. (1976). Family therapy with one person and the family therapist's own family. In P. J. Guerin (Ed.), *Family therapy: Theory and practice* (pp. 193-219). New York, NY: Gardner Press.

Coco, E. L., & Courtney, L. J. (2003). A family systems approach for preventing adolescent runaway behavior. *Family Therapy*, *30*, 39-50.

Davis, B., & Jones, L. C. (1992). Differentiation of self and attachment among adult daughters. *Issues in Mental Health Nursing*, *13*, 321-331.

Elieson, M. V., & Rubin, L. J. (2001). Differentiation of self and major depressive disorders: A test of Bowen theory among clinical, tradition, and internet groups. *Family Therapy*, *29*, 125-142.

Feng, D., Giarrusso, R., Bengston, V. L., & Frye, N. (1999). Intergenerational transmission of marital quality and marital instability. *Journal of Marriage and the Family*, *61*, 451-463.

Fogarty, T. F. (1976b). Marital crisis. In P. J. Guerin (Ed.), *Family therapy: Theory and practice* (pp. 325-334). New York, NY: Gardner Press.

Gehring, T. M., & Marti, D. (1993). The family system test: Differences in perception of family structures between nonclinical and clinical children. *Journal of Child Psychology and Psychiatry*, *34*, 363-377.

Griffin, J. M., & Apostal, R. A. (1993). The influence of relationship enhancement training on differentiation of self. *Journal of Marital and Family Therapy*, *19*, 267-272.

Guerin, P. G., Fay, L., Burden, S., & Kautto, J. (1987). *The evaluation and treatment of marital conflict: A four-stage approach*. New York, NY: Basic Books.

Guerin, P. J. (1971). A family affair. In *Georgetown family symposium*, Vol. 1. Washington, DC.

Guerin, P. J., & Fogarty, T. F. (1972). Study your own family. In A. Ferber, M. Mendelsohn, & A. Napier (Eds.), *The book of family therapy* (pp. 193-223). New York, NY: Science House.

Guerin, P. J., Fogarty, T. F., Fay, L. F., & Kautto, J. G. (1996). *Working with relationship triangles: The one-two-three of psychotherapy*. New York, NY: Guilford Press.

Haber, J. E. (1984). An investigation of the relationship between differentiation of self, complementary psychological need patterns, and marital conflict. Unpublished doctoral dissertation, New York University.

Haber, J. E. (1993). A construct validity study of a differentiation of self scale. *Scholarly Inquiry for Nursing Practice*, *7*, 165-178.

Hertlein, K. M., & Killmer, J. M. (2004). Toward differentiated decisionmaking: Family systems theory with the homeless clinical population. *American Journal of Family Therapy*, *32*, 255-270.

Herz, F. (Ed.). (1991). *Reweaving the family tapestry*. New York, NY: Norton.

Johnson, S., & Lebow, J. (2000). The "coming of age" of couple therapy: A decade review. *Journal of Marital and Family Therapy*, *26*, 23-38.

Kerr, M. (1971). The importance of the extended family. In *Georgetown family symposium*, Vol. 1. Washington, DC.

Kerr, M. E. (2000). One family's story: A primer on Bowen theory. The Bowen Center for the Study of the Family. Retrieved from http://www.thebowencenter.org

Kerr, M. (2019). *Bowen theory's secrets: Revealing the hidden life of families*. New York, NY: W. W. Norton.

Kerr, M., & Bowen, M. (1988). *Family evaluation*. New York, NY: Norton.

Kolbert, J. B., Crothers, L. M., & Field, J. E. (2013). Clinical interventions with adolescents using a family systems approach. *The Family Journal*, *21*, 87-94.

Lerner, H. G. (1985). *The dance of anger: A woman's guide to changing patterns of intimate relationships*. New York, NY: Harper & Row.

Lerner, H. G. (1989). *The dance of intimacy: A woman's guide to courageous acts of change in key relationships*. New York, NY: Harper & Row.

Licht, C., & Chabot, D. (2006). The Chabot emotional differentiation scale: A theoretically and psychometrically sound instrument for measuring Bowen's intrapsychic aspect of differentiation. *Journal of Marital and Family Therapy*, *32*, 167-180.

MacKay, L. (2012). Trauma and Bowen family systems theory: Working with adults who were abused as children. *Australian and New Zealand Journal of Family Therapy*, *33*, 232-241.

McGoldrick, M., & Gerson, R. (1985). *Genograms in family assessment*. New York, NY: Norton.

McGoldrick, M., Pearce, J., & Giordano, J. (1982). *Ethnicity in family therapy*. New York, NY: Guilford Press.

Miller, R. B., Johnson, L. N., Sandberg, J. G., Stringer-Seibold, T. A., & Gfeller-Strouts, L. (2000). An addendum to the 1997 outcome research chart. *American Journal of Family Therapy*, *28*, 347-354.

Nichols, M. P. (1986). *Turning forty in the eighties*. New York, NY: Norton.

Peleg, O. (2008). The relation between differentiation of self and marital satisfaction: What can be learned from married people over the course of life? *The American Journal of Family Therapy*, *36*, 388-401.

Peleg, O., & Yitzhak, M. (2011). Differentiation of self and separation anxiety: Is there a similarity between spouses? *Contemporary Family Therapy: An International Journal*, *33*, 25-36.

Peleg-Popko, O. (2002). Bowen theory: A study of differentiation of self, social anxiety and physiological symptoms. *Contemporary Family Therapy*, *25*, 355-369.

Protinsky, H., & Gilkey, J. K. (1996). An empirical investigation of the construct of personality authority in late adolescent women and their level of college adjustment. *Adolescence*, *31*, 291-296.

Richards, E. R. (1989). Self reports of differentiation of self and marital compatibility as related to family functioning in the third and fourth stages of the family life cycle. *Scholarly Inquiry for Nursing Practice*, *3*, 163-175.

Sher, K. J., Gershuny, B. S., Peterson, L., & Raskin, G. (1979). The role of childhood stressors in the intergenerational transmission of alcohol use disorders. *Journal of Studies on Alcohol*, *58*, 414-427.

Skowron, E. A. (2000). The role of differentiation of self in marital adjustment. *Journal of Counseling Psychology*, *47*, 229-237.

Skowron, E. A., & Friedlander, M. L. (1998). The differentiation of self inventory: Development and initial validation. *Journal of Counseling Psychology*, *45*, 235-246.

Troll, L., & Bengston, V. L. (1979). Generations in the family. In W. R. Burr, R. Hill, F. I. Nye, & I. L. Reiss (Eds.), *Contemporary theories about the family*, Vol. 1 (pp. 127-161). New York, NY: Free Press.

U.S. Bureau of the Census. (2017). *Statistical abstract of the United States* (133rd ed.). Washington, DC: US Government Printing Office.

Vuchinich, S., Emery R. E., & Cassidy, J. (1988). Family members as third parties in dyadic family conflict: Strategies, alliances, and outcomes. *Child Development*, *59*, 1296-1302.

West, J. D., Zarski, J. J., & Harvill, R. (1986). The influence of the family triangle on intimacy. *American Mental Health Counselors Association Journal*, *8*, 166-174.

Whitbeck, L., Hoyt, D., Simons, R., Conger, R., Elder, G., Lorenz, F., & Huck, S. (1992). Intergenerational continuity of parental rejection and depressed affect. *Journal of Personality and Social Psychology*, *63*, 1036-1045.

Whitehouse, P. J., & Harris, G. (1998). The intergenerational transmission of eating disorders. *European Eating Disorders Review*, *6*, 238-254.

Wood, B., Watkins, J. B., Boyle, J. T., Nogueira, J., Zimand, E., & Carroll, L. (1989). The "psychosomatic family" model: An empirical and theoretical analysis. *Family Process*, *28*, 399-417.

// 第 5 章

Alexander, J., & Parsons, B. (1982). *Functional family therapy*. Monterey, CA: Brooks Cole.

Andersen, T. (1987). The reflecting team: Dialogue and meta-dialogue in clinical work. *Family Process*, *26*, 415-417.

Boscolo, L. (1983). Final discussion. In H. Stierlin, L. Wynne, & M. Wirsching (Eds.), *Psychosocial intervention in schizophrenia: An international view* (pp. 245-251). Berlin: Springer-Verlag.

Boscolo, L., & Bertrando, P. (1992). The reflexive loop of past, present, and future in systemic therapy and consultation. *Family Process*, *31*(1), 19-33.

Boscolo, L., Cecchin, G., Hoffman, L., & Penn, P. (1987). *Milan systemic family therapy*. New York, NY: Basic Books.

Cecchin, G. (1987). Hypothesizing, circularity and neutrality revisited: An invitation to curiosity. *Family Process*, *26*, 405-413.

Eron, J., & Lund, T. (1993). An approach to how problems evolve and dissolve: Integrating narrative and strategic concepts. *Family Process*, *32*, 291-309.

Eron, J., & Lund, T. (1996). *Narrative solutions in brief therapy*. New York, NY: Guilford Press.

Fisch, R. (1978). Review of problem-solving therapy, by Jay Haley. *Family Process*, *17*, 107-110.

Fisch, R., Weakland, J., & Segal, L. (1982). *The tactics of change*. San Francisco, CA: Jossey-Bass.

Gaulier, B., Margerum, J., Price, J. A., & Windell, J. (2007). *Defusing the high-conflict divorce: A treatment guide for working with angry couples*. Atascadero, CA: Impact.

Goldman, A., & Greenberg, L. (1992). Comparison of integrated systemic and emotionally focused approaches to couples therapy. *Journal of Consulting and Clinical Psychology*, *60*, 962-969.

Haley, J. (1963). *Strategies of psychotherapy*. New York, NY: Grune & Stratton.

Haley, J. (1973). *Uncommon therapy*. New York, NY: Norton.

Haley, J. (1976). *Problem-solving therapy*. San Francisco, CA: Jossey-Bass.

Haley, J. (1981). *Reflections on therapy*. Chevy Chase, MD: Family Therapy Institute of Washington, DC.

Haley, J. (1984). *Ordeal therapy*. San Francisco, CA: Jossey-Bass.

Haley, J. (1996). *Learning and teaching therapy*. New York, NY: Guilford Press.

Haley, J., & Richeport-Haley, M. (2007). *Directive family therapy*. New York, NY: Haworth Press.

Hoffman, L. (1983). A co-evolutionary framework for systemic family therapy. In J. Hansen & B. Keeney (Eds.), *Diagnosis and assessment in family therapy* (pp. 62-67). Rockville, MD: Aspen Systems.

Jackson, D. D. (1965). Family rules: The marital quid pro quo. *Archives of General Psychiatry*, *12*, 589-594.

Jackson, D. D. (1967). Aspects of conjoint family therapy. In G. H. Zuk & I. Boszormenyi-Nagy (Eds.), *Family therapy and disturbed families* (pp. 42-67). Palo Alto, CA: Science and Behavior Books.

Jackson, D. D., & Weakland, J. H. (1961). Conjoint family therapy: Some consideration on theory, technique, and results. *Psychiatry*, *24*, 30-45.

Jackson, J., Pietrabissa, G., Rossi, A., Manzoni, G. M., & Castelnuovo, G. (2018). Brief strategic therapy and cognitive behavioral therapy for women with binge eating disorder and comorbid obesity: A randomized clinical: Trial one-year follow-up. *The Journal of Consulting and Clinical Psychology*, *86*, 688-701.

Keim, J. (1998). Strategic family therapy. In F. Dattilio (Ed.), *Case studies in couple and family therapy* (pp. 132-157). New York, NY: Guilford Press.

Keim, J., & Lappin, J. (2002). Structural-strategic marital therapy. In A. S. Gurman & N. S. Jacobson (Eds.), *Clinical handbook of couple therapy* (pp. 86-117). New York, NY: Guilford Press.

Langsley, D., Machotka, P., & Flomenhaft, K. (1971). Avoiding mental hospital admission: A follow-up study. *American Journal of Psychiatry*, *127*, 1391-1394.

Madanes, C. (1981). *Strategic family therapy*. San Francisco, CA: Jossey-Bass.

Madanes, C. (1984). *Behind the one-way mirror*. San Francisco, CA: Jossey-Bass.

Marayuma, M. (1968). The second cybernetics: Deviation-amplifying mutual causal processes. In W. Buckley (Ed.), *Modern systems research for the behavioral scientist* (pp. 112-133). Chicago, IL: Aldine.

Nardone, G., & Balbi, E. (2015). *The logic of therapeutic change: Fitting strategies to pathologies*. United Kingdom: Karnac.

Papp, P. (1980). The Greek chorus and other techniques of paradoxical therapy. *Family Process*, *19*, 45-57.

Parsons, B., & Alexander, J. (1973). Short-term family intervention: A therapy outcome study. *Journal of Consulting and Clinical Psychology*, *41*, 195-201.

Pietrabissa, G., Castelnuovo, G., Jackson, J., Rossi, A., Manzoni, G. M., & Gibson, P. (2019). Brief strategic therapy for bulimia nervosa and binge eating disorder: A clinical and research protocol. *Frontiers in Psychology: Clinical and Health Psychology*, *10*, 373.

Penn, P. (1982). Circular questioning. *Family Process*, *21*, 267-280.

Penn, P. (1985). Feed-forward: Further questioning, future maps. *Family Process*, *24*, 299-310.

Price, J. (1996). *Power and compassion: Working with difficult adolescents and abused parents*. New York, NY: Guilford Press.

Robbins, M. S., Alexander, J. F., & Turner, C. W. (2000). Disrupting defensive family interactions in family therapy with delinquent adolescents. *Journal of Family Psychology*, *14*, 688-701.

Robbins, M. S., Feaster, D. J., Horigian, V. E., Rohrbaugh, M. J., Shoham, V., Bachrach, K., & Szapocznik, J. (2012). Brief strategic family therapy versus treatment as usual: Results of a multisite randomized trial for substance using adolescents. *Journal of Consulting and Clinical Psychology*, *79*, 713-727.

Robbins, M. S., Mayorga, C. C., Mitrani, W. B., Szapocznik, J., Turner, C. W., & Alexander, J. F. (2008). Adolescent and parent alliances with therapists in brief strategic family therapy with drug-abusing Hispanic adolescents. *Journal of Marital and Family Therapy*, *34*, 316-328.

Robbins, M. S., Turner, C. W., Alexander, J. F., & Perez, G. A. (2003). Alliance and dropout in family therapy for adolescents with behavior problems: Individual and systemic effects. *Journal of Family Psychology*, *17*, 534-544.

Ruesch, J., & Bateson, G. (1951). *Communication: The social matrix of psychiatry*. New York, NY: Norton.

Rynes, K. N., Rohrbaugh, M. J., Lebensohn-Chialvo, F., & Shoham, V. (2014). Parallel demand/withdraw processes in family therapy for adolescent drug use. *Psychology of Addictive*

Behaviors, *28*, 420-430.

Santisteban, D. A., Coatsworth, J. D., Perez-Vidal, A., Kurtines, W. M., Schwartz, S. J., LaPerrier, A., & Szapocznik, J. (2003). Efficacy of brief strategic family therapy in modifying Hispanic adolescent behavior problems and substance use. *Journal of Family Psychology*, *17*, 121-133.

Selvini Palazzoli, M. (1981). *Self-starvation: From the intrapsychic to the transpersonal approach to anorexia nervosa*. New York, NY: Jason Aronson.

Selvini Palazzoli, M. (1986). Towards a general model of psychotic games. *Journal of Marital and Family Therapy*, *12*, 339-349.

Selvini Palazzoli, M. (1993). *Major mental disorders, distorted reality and family secrets*. Unpublished manuscript.

Selvini Palazzoli, M., Boscolo, L., Cecchin, G., & Prata, G. (1978a). *Paradox and counterparadox*. New York, NY: Jason Aronson.

Selvini Palazzoli, M., Boscolo, L., Cecchin, G., & Prata, G. (1978b). A ritualized prescription in family therapy: Odd days and even days. *Journal of Marriage and Family Counseling*, *4*, 3-9.

Selvini Palazzoli, M., Boscolo, L., Cecchin, G., & Prata, G. (1980). Hypothesizing—circularity—neutrality: Three guidelines for the conductor of the session. *Family Process*, *19*, 3-12.

Selvini Palazzoli, M., & Viaro, M. (1988). The anorectic process in the family: A six-stage model as a guide for individual therapy. *Family Process*, *27*, 129-148.

Shoham, V., Bootzin, R. R., Rohrbaugh, M. R., & Urry, H. (1996). Paradoxical versus relaxation treatment for insomnia: The moderating role of reactance. *Sleep Research*, *24a*, 365.

Shoham, V., & Rohrbaugh, M. J. (2002). Brief strategic couple therapy. In A. S. Gurman & N. S. Jacobson (Eds.), *Clinical handbook of couple therapy* (pp. 5-25). New York, NY: Guilford Press.

Shoham, V., Rohrbaugh, M. J., Stickle, T. R., & Jacob, T. (1998). Demand-withdraw couple interaction moderates retention in cognitive-behavioral versus family-systems treatments for alcoholism. *Journal of Family Psychology*, *12*, 557-577.

Shoham, V., Rohrbaugh, M. J., Trost, S. E., & Muramoto, M. (2006). A family consultation intervention for health-compromised smokers. *Journal of Substance Abuse Treatment*, *31*, 395-402.

Shoham-Salomon, V., Avner R., & Neeman, R. (1989). You're changed if you do and changed if you don't: Mechanisms underlying paradoxical interventions. *Journal of Consulting and Clinical Psychology*, *57*, 590-598.

Shoham-Salomon, V., & Jancourt, A. (1985). Differential effectiveness of paradoxical interventions for more versus less stress-prone individuals. *Journal of Counseling Psychology*, *32*, 449-453.

Stanton, D., & Todd, T. (1982). *The family therapy of drug abuse and addiction*. New York, NY: Guilford Press.

Szapocznik, J., Perez-Vidal, A., Brickman, A. L., Foote, F. H., Heris, O., & Kurtines, W. M. (1988). Engaging adolescent drug abusers and their families in treatment: A strategic structural systems approach. *Journal of Consulting and Clinical Psychology*, *56*, 552-557.

Tomm, K. (1987a). Interventive interviewing: Part Ⅰ. Strategizing as a fourth guideline for the therapist. *Family Process*, *26*, 3-13.

Tomm, K. (1987b). Interventive interviewing: Part Ⅱ. Reflexive questioning as a means to enable self-healing. *Family Process*, *26*, 167-184.

Watzlawick, P., Beavin J., & Jackson, D. (1967). *Pragmatics of human communication*. New York, NY: Norton.

Watzlawick, P., Weakland, J., & Fisch, R. (1974). *Change: Principles of problem formation and problem resolution*. New York, NY: Norton.

Weakland, J., & Fisch, R. (1992). Brief therapy—MRI style. In S. H. Budman, N. F. Hoyt, & S. Friedman (Eds.), *The first session in brief therapy* (pp. 306-323). New York, NY: Guilford Press.

Weakland, J., & Ray, W. (Eds.). (1995). *Propagations: Thirty years of influence from the mental research institute*. Binghamton, NY: Haworth Press.

// 第6章

Barkley, R., Guevremont, D., Anastopoulos, A., & Fletcher, K. (1992). A comparison of three family therapy programs for treating family conflicts in adolescents with attention-deficit hyperactivity disorder. *Journal of Consulting and Clinical Psychology*, *60*, 450-463.

Campbell, T., & Patterson, J. (1995). The effectiveness of family interventions in the treatment of physical illness. *Journal of Marital and Family Therapy*, *21*, 545-584.

Chamberlain, P., & Rosicky, J. (1995). The effectiveness of family therapy in the treatment of adolescents with conduct disorders and delinquency. *Journal of Marital and Family Therapy*, *21*, 441-459.

Eisler, I., Simic, M., Russell, G. F., & Dare, C. (2007). A randomized controlled treatment trial of two forms of family therapy in adolescent anorexia nervosa: A five-year follow-up. *Journal of Child Psychology and Psychiatry*, *6*, 552-560.

Elizur, J., & Minuchin, S. (1989). *Institutionalizing madness: Families, therapy, and society*. New

York, NY: Basic Books.

Grief, G., & Dreschler, L. (1993). Common issues for parents in a methadone maintenance group. *Journal of Substance Abuse Treatment*, *10*, 335-339.

Jones, K. E., Lettenberger, C. L., & Wickel, K. (2011). A structural/strategic lens in the treatment of children with obesity. *The Family Journal*, *14*, 340-346.

Lock, J., LeGrange, D., Agras, W., & Dare, C. (2001). *Treatment manual for anorexia nervosa: A family-based approach*. New York, NY: Guilford Press.

Lock, J., LeGrange, D., Agras, W., Moye, A., Bryson, S. W., & Jo, B. (2010). Randomized clinical trial comparing family-based treatment with adolescent-focused individual therapy for adolescents with anorexia nervosa. *Archives of General Psychiatry*, *10*, 1025-1032.

Minuchin, S. (1974). *Families and family therapy*. Cambridge, MA: Harvard University Press.

Minuchin, S., Baker, L., Rosman, B., Liebman, R., Milman, L., & Todd, T. C. (1975). A conceptual model of psychosomatic illness in children. *Archives of General Psychiatry*, *32*, 1031-1038.

Minuchin, S., & Fishman, H. C. (1981). *Family therapy techniques*. Cambridge, MA: Harvard University Press.

Minuchin, S., Montalvo, B., Guerney, B., Rosman, B., & Schumer, F. (1967). *Families of the slums*. New York, NY: Basic Books.

Minuchin, S., & Nichols, M. P. (1993). *Family healing: Tales of hope and renewal from family therapy*. New York, NY: Free Press.

Minuchin, S., Nichols, M. P., & Lee, W.-Y. (2007). *A four-step model for assessing families and couples: From symptom to psyche*. Boston, MA: Allyn & Bacon.

Minuchin, S., Rosman, B., & Baker, L. (1978). *Psychosomatic families: Anorexia nervosa in context*. Cambridge, MA: Harvard University Press.

Mitrani, V. B., McCabe, B. E., Burns, M. J., & Feaster, D. J. (2012). Family mechanisms of structural ecosystems therapy for HIV-positive women in drug recovery. *Health Psychology*, *31*, 591-600.

Nichols, M. P., & Tafuri, S. (2013). Techniques of structural family assessment: A qualitative analysis of how experts promote a systemic perspective. *Family Process*, *52*, 207-215.

Robbins, M. S., Alexander, J. F., & Turner, C. W. (2000). Disrupting defensive family interactions in family therapy with delinquent adolescents. *Journal of Family Psychology*, *14*, 688-701.

Robbins, M. S., Mayorga, C., Mitrani, V., Szapocznik, J., Turner, C., & Alexander, J. (2008). Parent alliances with therapists in brief adolescents. *Journal of Marital and Family Therapy*, *34*, 316-328.

Robbins, M. S., Turner, C. W., Alexander, J. F., & Perez, G. A. (2003). Alliance and dropout in family therapy for adolescents with behavior problems: Individual and systemic effects. *Journal of Family Psychology*, *17*, 534-544.

Santisteban, D., Coatsworth, J., Perez-Vidal, A., Kurtines, W., Schwartz, S., LaPerriere, A., & Szapocznik, J. (2003). The efficacy of brief strategic family therapy in modifying Hispanic adolescent behavior problems and substance use. *Journal of Family Psychology*, *17*(1), 121-133.

Santisteban, D., Coatsworth, J., Perez-Vidal, A., Mitrani, V., Jean-Gilles, M., & Szapocznik, J. (1997). Brief structural/strategic family therapy with African American and Hispanic high-risk youth. *Journal of Community Psychology*, *25*, 453-471.

Simon, G. M. (1995). A revisionist rendering of structural family therapy. *Journal of Marital and Family Therapy*, *21*, 17-26.

Skelton, J. A., Buehler, C., Irby, M. B., & Grzywacz, J. G. (2012). Where are family theories in family-based obesity treatment? *International Journal of Obesity*, *36*, 891-900.

Stanton, M. D., & Todd, T. C. (1979). Structural family therapy with drug addicts. In E. Kaufman & P. Kaufmann (Eds.), *The family therapy of drug and alcohol abuse* (pp. 14-29). New York, NY: Gardner Press.

Szapocznik, J., Perez-Vidal, A., Brickman, A. L., Foote, F. H., Heris, O., & Kurtines, W. M. (1988). Engaging adolescent drug abusers and their families in treatment: A strategic structural systems approach. *Journal of Consulting and Clinical Psychology*, *56*, 552-557.

Szapocznik, J., Rio, A., Murray, E., Cohen, R., Scopetta, M., Rivas-Vazquez, A., ... Kurtines, W. (1989). Structural family versus psychodynamic child therapy for problematic Hispanic boys. *Journal of Consulting and Clinical Psychology*, *57*, 571-578.

Weaver, A., Greeno, C. G., Marcus, S. C., Fusco, R. A., Zimmerman, T., & Anderson, C. (2013). Effects of structural family therapy on child and maternal mental health symptomatology. *Research on Social Work Practice*, *23*, 294-303.

// 第7章

Adamson, N. J. (2013). Emotionally focused therapy with couples facing breast cancer: A theoretical foundation and descriptive case study. *Journal of Psychosocial Oncology*, *31*, 712-726.

Andreas, S. (1991). *Virginia Satir: The patterns of her magic*. Palo Alto, CA: Science and Behavior Books.

Arad, D. (2004). If your mother were an animal, what animal would she be? Creating play stories in family therapy: The animal attribution story-telling technique (AASTT). *Family Process*, *43*, 249-263.

Bing, E. (1970). The conjoint family drawing. *Family Process*, *9*, 173-194.

Bowlby, J. (1969). *Attachment and loss: Vol. 1. Attachment*. New York, NY: Basic Books.

Bowlby, J. (1988). *A secure base*. New York, NY: Basic Books.

Denton, W. H., Burleson, B. R., Clark, T. E., Rodriguez, C. P., & Hobbs, B. V. (2000). A randomized trial of emotion-focused therapy for couples in a training clinic. *Journal of Marital and Family Therapy*, *26*, 65-78.

Dessaulles, A., Johnson, S. M., & Denton, W. H. (2003). Emotionfocused therapy for couples in the treatment of depression: A pilot study. *The American Journal of Family Therapy*, *31*, 245-253.

Duhl, B. S., & Duhl, F. J. (1981). Integrative family therapy. In A. S. Gurman & D. P. Kniskern (Eds.), *Handbook of family therapy* (pp. 483-513). New York, NY: Brunner/Mazel.

Duhl, F. J., Kantor, D., & Duhl, B. S. (1973). Learning, space and action in family therapy: A primer of sculpture. In D. A. Bloch (Ed.), *Techniques of family psycho-therapy* (pp. 167-183). New York, NY: Grune & Stratton.

Geddes, M., & Medway, J. (1977). The symbolic drawing of family life space. *Family Process*, *16*(2), 19-28.

Gehrke, S., & Kirschenbaum, M. (1967). Survival patterns in conjoint family therapy. *Family Process*, *6*, 67-80.

Gil, E. (1994). *Play in family therapy*. New York, NY: Guilford Press.

Greenberg, L. S., Ford, C. L., Alden, L., & Johnson, S. M. (1993). In-session change in emotionally focused therapy. *Journal of Consulting and Clinical Psychology*, *61*, 78-84.

Greenberg, L. S., & Johnson, S. M. (1985). Emotionally focused couple therapy: An affective systemic approach. In N. S. Jacobson & A. S. Gurman (Eds.), *Handbook of family and marital therapy* (pp. 552-560). New York, NY: Guilford Press.

Greenberg, L. S., & Johnson, S. M. (1986). Affect in marital therapy. *Journal of Marital and Family Therapy*, *12*, 1-10.

Greenberg, L. S., & Johnson, S. M. (2010). *Emotionally focused therapy for couples*. New York, NY: Guilford Press.

Greenberg, L. S., Warwar, S., & Malcolm, W. (2010). Emotion-focused couples therapy and the facilitation of forgiveness. *Journal of Marital and Family Therapy*, *36*, 28-42.

Irwin, E., & Malloy, E. (1975). Family puppet interview. *Family Process*, *14*, 179-191.

Johnson, S. M. (1998). Emotionally focused couple therapy. In F. M. Dattilio (Ed.), *Case studies in couple and family therapy* (pp. 450-472). New York, NY: Guilford Press.

Johnson, S. M. (2003). The revolution in couple therapy: A practitioner-scientist perspective. *Journal of Marital and Family Therapy*, *29*, 365-384.

Johnson, S. M. (2004). *The practice of emotionally focused couple therapy: Creating connection* (2nd ed.). New York, NY: Brunner-Routledge.

Johnson, S., Bradley, B., Furrow, J., Lee, A., Palmer, G., Tilley, D., & Woolley, S. (2005). *Becoming an emotionally focused therapist: The workbook*. New York, NY: Brunner/Routledge.

Johnson, S. M., & Denton, M. (2002). Emotionally focused couple therapy: Creating secure connections. In A. S. Gurman & N. S. Jacobson (Eds.), *Clinical handbook of couple therapy* (3rd ed.) (pp. 221-250). New York, NY: Guilford Press.

Johnson, S. M., & Greenberg, L. S. (1988). Relating process to outcome in marital therapy. *Journal of Marital and Family Therapy*, *14*, 175-183.

Johnson, S. M., Hunsley, J., Greenberg, L., & Schindler, D. (1999). Emotionally focused couples therapy: Status and challenges. *Clinical Psychology: Science and Practice*, *6*, 67-79.

Johnson, S. M., Maddeaux, C., & Blouin, J. (1998). Emotionally focused therapy for bulimia: Changing attachment patterns. *Psychotherapy*, *35*, 238-247.

Kaplan, M. L., & Kaplan, N. R. (1978). Individual and family growth: A Gestalt approach. *Family Process*, *17*, 195-205.

Kempler, W. (1968). Experiential psychotherapy with families. *Family Process*, *7*, 88-89.

Kempler, W. (1973). *Principles of Gestalt family therapy*. Oslo: Nordahls.

Kwiatkowska, H. Y. (1967). Family art therapy. *Family Process*, *6*, 37-55.

Laing, R. D. (1967). *The politics of experience*. New York, NY: Ballantine.

Lieberman, M. A., Yalom, I. D., & Miles, M. B. (1973). *Encounter groups: First facts*. New York, NY: Basic Books.

Mahrer, A. R. (1982). *Experiential psychotherapy: Basic practices*. New York, NY: Brunner/Mazel.

Marcuse, H. (1955). *Eros and civilization*. New York, NY: Beacon Press.

McLean, L. M., Walton, T., Rodin, G., Epslen, M., & Jones, J. M. (2013). A couple-based intervention for patients and caregivers facing end-stage cancer: Outcomes of a randomized controlled trial. *Psycho-Oncology*, *2*, 28-38.

Napier, A. Y., & Whitaker, C. A. (1978). *The family crucible*. New York, NY: Harper & Row.

Nichols, M. P., & Zax, M. (1977). *Catharsis in psychotherapy*. New York, NY: Gardner Press.

Papp, P., Scheinkman, M., & Malpas, J. (2013). Breaking the mold: Sculpting impasses in couples therapy. *Family Process*, *52*, 33-45.

Pierce, R., Nichols, M. P., & DuBrin, J. (1983). *Emotional expression in psychotherapy*. New York, NY: Gardner Press.

Rogers, C. R. (1951). *Client-centered therapy*. Boston, MA: Houghton Mifflin.

Satir, V. M. (1964). *Conjoint family therapy*. Palo Alto, CA: Science and Behavior Books.

Satir, V. M. (1972). *Peoplemaking*. Palo Alto, CA: Science and Behavior Books.

Satir, V. M., & Baldwin, M. (1983). *Satir step by step: A guide to creating change in families*. Palo Alto, CA: Science and Behavior Books.

Schwartz, R. C. (1995). *Internal family systems therapy*. New York, NY: Guilford Press.

Schwartz, R. C. (1998). Internal family systems therapy. In F. M. Dattilio (Ed.), *Case studies in couple and family therapy* (pp. 331-352). New York, NY: Guilford Press.

Schwartz, R. C. (2001). *Introduction to the internal family systems model*. Oak Park, IL: Trailheads Publications.

Simon, R. (1989). Reaching out to life: An interview with Virginia Satir. *The Family Therapy Networker*, *13*(1), 36-43.

Sullivan, H. S. (1953). *The interpersonal theory of psychiatry*. New York, NY: Norton.

Tie, S., & Poulsen, S. (2013). Emotionally focused couple therapy with couples facing terminal illness. *Contemporary Family Therapy: An International Journal*, *35*, 557-567.

Whitaker, C. A. (1958). Psychotherapy with couples. *American Journal of Psychotherapy*, *12*, 18-23.

Whitaker, C. A. (1967). The growing edge. In J. Haley & L. Hoffman (Eds.), *Techniques of family therapy* (pp. 265-360). New York, NY: Basic Books.

Whitaker, C. A. (1975). Psychotherapy of the absurd: With a special emphasis on the psychotherapy of aggression. *Family Process*, *14*, 1-16.

Whitaker, C. A. (1976a). The hindrance of theory in clinical work. In P. J. Guerin (Ed.), *Family therapy: Theory and practice* (pp. 173-201). New York, NY: Gardner Press.

Whitaker, C. A. (1976b). A family is a four-dimensional relationship. In P. J. Guerin (Ed.), *Family therapy: Theory and practice* (pp. 154-164). New York, NY: Gardner Press.

Whitaker, C. A., & Keith, D. V. (1981). Symbolic-experiential family therapy. In A. S. Gurman & D. P. Kniskern (Eds.), *Handbook of family therapy* (pp. 187-224). New York, NY: Brunner/Mazel.

Whitaker, C. A., & Malone, T. P. (1953). *The roots of psychotherapy*. New York, NY: Blakiston.

Whitaker, C. A., Warkentin J., & Malone, T. P. (1959). The involvement of the professional therapist. In A. Burton (Ed.), *Case studies in counseling and psychotherapy* (pp. 218-256). Englewood Cliffs, NJ: Prentice Hall.

// 第8章

Allen, D. M. (2001). Integrating individual and family systems psychotherapy to treat borderline personality disorder. *Journal of Psychotherapy Integration*, *11*, 313-331.

Barnhill, L. R., & Longo, D. (1978). Fixation and regression in the family life cycle. *Family Process*, *17*, 469-478.

Bentovim, A., & Kinston, W. (1991). Focal family therapy. In A. S. Gurman & D. P. Kniskern (Eds.), *Handbook of family therapy* (Vol. Ⅱ) (pp. 284-324). New York, NY: Brunner/Mazel.

Blanck, G., & Blanck, R. (1972). Toward a psycho-analytic developmental psychology. *Journal of the American Psychoanalytic Association*, *20*, 668-710.

Blum, H. P. (1987). Shared fantasy and reciprocal identification: General considerations and gender disorder. In H. P. Blum, Y. Kramer, A. K. Richards, & A. D. Richards (Eds.), *Unconscious fantasy: Myth and reality* (pp. 77-92). New York, NY: International Universities Press.

Boszormenyi-Nagy, I. (1987). *Foundations of contextual therapy*. New York, NY: Brunner/Mazel.

Boszormenyi-Nagy, I., Grunebaum, J., & Ulrich, D. (1991). Contextual therapy. In A. S. Gurman & D. P. Kniskern (Eds.), *Handbook of family therapy* (Vol. Ⅱ) (pp. 200-238). New York, NY: Brunner/Mazel.

Boszormenyi-Nagy, I., & Ulrich, D. N. (1981). Contextual family therapy. In A. S. Gurman & D. P. Kniskern (Eds.), *Handbook of family therapy* (pp. 517-525). New York, NY: Brunner/Mazel.

Bowen, M. (1965). Family psychotherapy with schizophrenia in the hospital and in private practice. In I. Boszormenyi-Nagy & J. L. Framo (Eds.), *Intensive family therapy* (pp. 213-237). New York, NY: Harper & Row.

Catherall, D. R. (1992). Working with projective identification in couples. *Family Process*, *31*, 355-367.

Christogiorgos, S., Stavrou, E., Widdershoven-Zervaki, M. A., & Tsiantis, J. (2010). Brief psychodynamic psychotherapy in adolescent depression: Two case studies. *Psychoanalytic Psychotherapy*, *24*, 262-278.

Cutner, N. (2014). The impact of insecure attachment on mothering: A new mother's story. *Journal of Infant, Child & Adolescent Psychiatry*, *13*, 37-50.

Dare, C., Eisler, I., Russell, G., Treasure, J., & Dodge, L. (2001). Psychological therapies for adults with anorexia nervosa: Randomised controlled trial of outpatient treatments. *The British Journal of Psychiatry*, *178*, 216-221.

Diaz Bonino, S. (2013). From torment to hope: Countertransference in parent-infant psychoanalytic psychotherapy. *Infant Observation*, *16*, 59-75.

Dicks, H. V. (1963). Object relations theory and marital studies. *British Journal of Medical Psychology*, *36*, 125-129.

Dicks, H. V. (1967). *Marital tensions*. New York, NY: Basic Books.

Emanuel, L. (2012). Holding on; being held; letting go: The relevance of Bion's thinking for psychoanalytic work with parents, infants and children under five. *Journal of Child Psychotherapy*, *38*, 268-283.

Fairbairn, W. D. (1952). *An object-relations theory of the personality*. New York, NY: Basic Books.

Framo, J. L. (1970). Symptoms from a family transactional viewpoint. In N. W. Ackerman (Ed.), *Family therapy in transition* (pp. 125-171). Boston, MA: Little, Brown.

Freud, S. (1905). Fragment of an analysis of a case of hysteria. In *Collected papers*. New York, NY: Basic Books.

Freud, S. (1909). Analysis of a phobia in a five-year-old boy. In *Collected papers* (Vol. Ⅲ). New York, NY: Basic Books.

Freud, S. (1921). Group psychology and the analysis of the ego. In *Standard* (vol. 17, Ed.). London, UK: Hogarth Press.

Greenson, R. R. (1967). *The theory and technique of psychoanalysis*. New York, NY: International Universities Press.

Guntrip, H. (1969). *Schizoid phenomena, object relations theory and the self*. New York, NY: International Universities Press.

Jackson, D. D. (1967). The individual and the larger context. *Family Process*, *6*, 139-147.

Jacobson, E. (1954). *The self and the object world*. New York, NY: International Universities Press.

Katz, B. (1981). Separation-individuation and marital therapy. *Psychotherapy: Theory, Research and Practice*, *18*, 195-203.

Kirschner, D., & Kirschner, S. (1986). *Comprehensive family therapy: An integration of systemic and psychodynamic treatment models*. New York, NY: Brunner/Mazel.

Klein, M. (1946). Notes on some schizoid mechanisms. *International Journal of Psycho-Analysis*, *27*, 99-110.

Kohut, H. (1971). *The analysis of the self*. New York, NY: International Universities Press.

Kohut, H. (1977). *The restoration of the self*. New York, NY: International Universities Press.

Langs, R. (1982). *Psychotherapy: A basic text*. New York, NY: Jason Aronson.

Lidz, T., Cornelison, A., & Fleck, S. (1965). *Schizophrenia and the family*. New York, NY: International Universities Press.

Mackay, J. L. (2002). A psychodynamic understanding of trauma and adolescence: A case study. *Southern African Journal of Child and Adolescent Mental Health*, *14*, 24-36.

Mahler, M. S., Pine, F., & Bergman, A. (1975). *The psychological birth of the human infant*. New York, NY: Basic Books.

Meissner, W. W. (1978). The conceptualization of marriage and family dynamics from a psychoanalytic perspective. In T. J. Paolino & B. S. McCrady (Eds.), *Marriage and marital therapy* (pp. 25-88). New York, NY: Brunner/Mazel.

Minuchin, S. (1989). Personal communication. In J. Elizur & S. Minuchin (Eds.), *Institutionalizing madness*. New York, NY: Basic Books.

Morey, C. M. (2008). Impaired agency in schizophrenia: Family therapy with a young adult patient. *Journal of Family Psychotherapy*, *19*, 345-357.

Nichols, M. P. (1987). *The self in the system*. New York, NY: Brunner/Mazel.

Paris, E. (2013). Interrupting trauma and advancing development: Considering parent education in contemporary psychoanalytic treatment. *Clinical Social Work Journal*, *41*, 84-92.

Salomonsson, B. (2013). Transference in parent-infant psychoanalytic treatments. *The International Journal of Psychoanalysis*, *94*, 767-792.

Sander, F. M. (1979). *Individual and family therapy: Toward an integration*. New York, NY: Jason Aronson.

Sander, F. M. (1989). Marital conflict and psychoanalytic therapy in the middle years. In J. Oldham and R. Liebert (Eds.), *The middle years: New psychoanalytic perspectives* (pp. 160-176). New Haven, CT: Yale University Press.

Scharff, D., & Scharff, S. (1987). *Object relations family therapy*. New York, NY: Jason Aronson.

Shapiro, R. L. (1968). Action and family interaction in adolescence. In J. Marmor (Ed.), *Modern psychoanalysis* (pp. 454-475). New York, NY: Basic Books.

Skynner, A. C. R. (1976). *Systems of family and marital psychotherapy*. New York, NY: Brunner/Mazel.

Skynner, A. C. R. (1981). An open-systems, group analytic approach to family therapy. In A. S. Gurman & D. P. Kniskern (Eds.), *Handbook of family therapy* (pp. 39-84). New York, NY: Brunner/Mazel.

Slipp, S. (1984). *Object relations: A dynamic bridge between individual and family treatment*. New York, NY: Jason Aronson.

Slipp, S. (1988). *Technique and practice of object relations family therapy*. New York, NY: Jason Aronson.

Stein, M. (1956). The marriage bond. *Psychoanalytic Quarterly*, *25*, 238-259.

Stern, D. (1985). *The interpersonal world of the infant*. New York, NY: Basic Books.

Stierlin, H. (1977). *Psychoanalysis and family therapy*. New York, NY: Jason Aronson.

Sullivan, H. S. (1953). *The interpersonal theory of psychiatry*. New York, NY: Norton.

Szasz, T. S. (1961). *The myth of mental illness*. New York, NY: Hoeber-Harper.

Trowell, J., Joffe, I., Campbell, J., Clemente, C., Almqvist, F., Soininem, M., ... Tsiantis, J. (2007). Childhood depression: A place for psychotherapy. An outcome study comparing individual psychodynamic psychotherapy and family therapy. *European Journal of Child and Adolescent Psychiatry*, *16*, 157-167.

Vogel, E. F., & Bell, N. W. (1960). The emotionally disturbed as the family scapegoat. In N. W. Bell & E. F. Vogel (Eds.), *The family* (pp. 5-14). Glencoe, IL: Free Press.

Winnicott, D. W. (1965a). *The maturational process and the facilitating environment: Studies in the theory of emotional development*. New York, NY: International Universities Press.

Wynne, L. C. (1965). Some indications and contradictions for exploratory family therapy. In I. Boszormenyi-Nagy & J. L. Framo (Eds.), *Intensive family therapy* (pp. 289-322). New York, NY: Harper & Row.

Wynne, L., Ryckoff, I., Day, J., & Hirsch, S. (1958). Pseudomutuality in the family relations of schizophrenics. *Psychiatry*, *21*, 205-220.

Zinner, J., & Shapiro, R. (1976). Projective identification as a mode of perception and behavior in families of adolescents. *International Journal of Psychoanalysis*, *53*, 523-530.

// 第 9 章

Alexander, J. F., & Parsons, B. V. (1973). Short-term behavioral intervention with delinquent families: Impact on family process and recidivism. *Journal of Abnormal Psychology*, *51*(2),

19-25.

Arunothong, W., & Waewsawangwong, S. (2012). An evaluation study of Parent Management Training (PMT) in northern Thailand. *ASEAN Journal of Psychiatry*, *13*, 31-48.

Azrin, N. H., Naster, J. B., & Jones, R. (1973). Reciprocity counseling: A rapid learning-based procedure for marital counseling. *Behavior Research and Therapy*, *11*, 365-383.

Baer, D. M., & Sherman, J. A. (1969). Reinforcement control of generalized imitation in young children. *Journal of Experimental Child Psychology*, *1*, 37-49.

Bandura, A. (1969). *Principles of behavior modification*. New York, NY: Holt, Rinehart & Winston.

Bank, L., Marlowe, J. H., Reid, J. B., Patterson, G. R., & Weinrott, M. R. (1991). A comparative evaluation of parent training for families of chronic delinquents. *Journal of Abnormal Child Psychology*, *19*, 15-33.

Barton, C., & Alexander, J. F. (1981). Functional family therapy. In A. S. Gurman & D. P. Kniskern (Eds.), *Handbook of family therapy* (pp. 403-443). New York, NY: Brunner/Mazel.

Baucom, D. H., Epstein, N. B., & LaTaillade, J. (2002). Cognitivebehavioral couple therapy. In A. S. Gurman & N. S. Jacobson (Eds.), *Clinical handbook of couple therapy* (3rd ed.) (pp. 65-90). New York, NY: Guilford Press.

Baucom, D. H., Shoham, V., Mueser, K. T., Daiuto, A. D., & Stickle, T. R. (1998). Empirically supported couples and family therapies for adult problems. *Journal of Consulting and Clinical Psychology*, *66*, 53-88.

Baucom, D. H., Snyder, D. K., & Gordon, K. (2009). *Helping couples get past the affair: A clinician's guide*. New York, NY: Guilford Press.

Baumann, A. A., Rodriguez, M. M., & Amador, N. G. (2014). Parent Management Training-Oregon model in Mexico City: Integrating cultural adaptation activities in an implementation model. *Clinical Psychology: Science and Practice*, *21*, 32-47.

Beck, A. T. (1976). *Cognitive therapy and the emotional disorders*. New York, NY: International Universities Press.

Beck, A. T., Rush, A. J., Shaw, B. F., & Emery, G. (1979). *Cognitive therapy of depression*. New York, NY: Guilford Press.

Christophersen, E. R., Arnold, C. M., Hill, D. W., & Quilitch, H. R. (1972). The home point system: Token reinforcement procedures for application by parents of children with behavioral problems. *Journal of Applied Behavioral Analysis*, *5*, 485-497.

Crits-Christoph, P., Frank, E., Chambless, D. L., Brody, F., & Karp, J. F. (1995). Training in empirically validated treatments: What are clinical psychology students learning? *Professional Psychology: Research and Practice*, *26*, 514-522.

Crowe, M. (1988). Indications for family, marital, and sexual therapy. In I. R. H. Falloon (Ed.), *Handbook of behavioral family therapy* (pp. 88-97). New York, NY: Guilford Press.

Dattilio, F. M. (1994). Families in crisis. In F. M. Dattilio & A. Freeman (Eds.), *Cognitive-behavioral strategies in crisis interventions* (pp. 278-301). New York, NY: Guilford Press.

Dattilio, F. M. (1997). Family therapy. In R. Leahy (Ed.), *Casebook of cognitive therapy* (pp. 409-450). Northvale, NJ: Jason Aronson.

Dattilio, F. M. (1998). *Case studies in couples and family therapy: Systemic and cognitive perspectives*. New York, NY: Guilford Press.

Dattilio, F. M. (1999). The pad and pencil technique. *Journal of Family Psychotherapy*, *10*(1), 75-78.

Dattilio, F. M. (2005). The restructuring of family schemas: A cognitivebehavioral perspective. *Journal of Marital and Family Therapy*, *31*, 15-30, by the American Association for Marriage and Family Therapy. Reproduced with permission of the American Association for Marriage and Family Therapy in the format, republish in a book, via Copyright Clearance Center.

Dattilio, F. M. (2010). *Cognitive-behavioral therapy with couples and families*. New York, NY: Guilford Press.

Dattilio, F. M., & Padesky, A. (1990). *Cognitive therapy with couples*. Sarasota, FL: Professional Resource Exchange.

Dishion, T. J., Nelson, S. E., & Kavanagh, K. (2003). The family checkup with high-risk young adolescents: Preventing early-onset substance use by parent-monitoring. *Behavior Therapy*, *34*, 553-571.

Ellis, A. (1962). *Reason and emotion in psychotherapy*. New York, NY: Lyle Stuart.

Ellis, A. (1978). Family therapy: A phenomenological and active-directive approach. *Journal of Marriage and Family Counseling*, *4*, 43-50.

Epstein, N. B., & Baucom, D. H. (2002). *Enhanced cognitive-behavior therapy for couples: A contextual approach*. Washington, DC: American Psychological Association.

Epstein, N., & Schlesinger, S. E. (1996). Cognitive-behavioral treatment of family problems. In M. Reinecke, F. M. Dattilio, & A. Freeman (Eds.), *Casebook of cognitive-behavior therapy with children and adolescents* (pp. 214-232). New York, NY: Guilford Press.

Epstein, N., Schlesinger, S. E., & Dryden, W. (Eds.). (1988). *Cognitivebehavioral therapy with families*. New York, NY: Brunner/Mazel.

Epstein, N. B., Werlinich, C. A., & LaTaillade, J. J. (2015). Couple therapy for partner aggression. In A. S. Gurman, J. L. Lebow, & D. K. Snyder (Eds.), *Clinical handbook of couple therapy* (5th ed.) (pp. 389-411). New York, NY: Guilford Press.

Falloon, I. R. H. (1985). *Family management of schizophrenia: A study of the clinical, social, family and economic benefits*. Baltimore, MD: Johns Hopkins University Press.

Falloon, I. R. H., & Lillie, F. J. (1988). Behavioral family therapy: An overview. In I. R. H. Falloon (Ed.), *Handbook of behavioral family therapy* (pp. 3-26). New York, NY: Guilford Press.

Fals-Stewart, W., Birchler, G. R., & Kelley, M. L. (2006). Learning sobriety together: A randomized clinical trial examining behavioral couples therapy with alcoholic female patients. *Journal of Consulting and Clinical Psychology*, *74*, 579-591.

Fals-Stewart, W., Kashdan, T. B., O'Farrell, T. J., & Birchler, G. R. (2002). Behavioral couples therapy for drug-abusing patients: Effects on partner violence. *Journal of Substance Abuse Treatment*, *22*, 87-96.

Fals-Stewart, W., Klosterman, K., Yates, B. T., O'Farrell, T. J., & Birchler, G. R. (2005). Brief relationship therapy for alcoholism: A randomized clinical trial examining clinical efficacy and costeffectiveness. *Psychology of Addictive Behaviors*, *19*, 363-371.

Fals-Stewart, W., O'Farrell, T. J., & Birchler, G. R. (2001). Behavioral couples therapy for male methadone maintenance patients: Effects on drug-abusing behavior and relational adjustment. *Behavior Therapy*, *32*, 391-411.

Fals-Stewart, W., O'Farrell, T. J., Feehan, M., Birchler, G. R., Tiller, S., & McFarlin, S. K. (2000). Behavioral couples therapy versus individual-based treatment for male substance-abusing patients: An evaluation of significant individual change and comparison of improvement rates. *Journal of Substance Abuse Treatment*, *18*, 249-254.

Ferster, C. B. (1963). Essentials of a science of behavior. In J. I. Nurnberger, C. B. Ferster, & J. P. Brady (Eds.), *An introduction to the science of human behavior*. New York, NY: Appleton-Century-Crofts.

Follette, W. C., & Jacobson, N. S. (1988). Behavioral marital therapy in the treatment of depressive disorders. In I. R. H. Falloon (Ed.), *Handbook of behavioral family therapy* (pp. 257-284). New York, NY: Guilford Press.

Forehand, R., Roberts, M. W., Doleys, D. M., Hobbs, S. A., & Resnick, P. A. (1976). An examination of disciplinary procedures with children. *Journal of Experimental Child Psychology*, *21*, 109-120.

Forgatch, M. S., & DeGarmo, D. S. (1999). Parenting through change: An effective prevention program for single mothers. *Journal of Consulting and Clinical Psychology*, *67*, 711-724.

Forgatch, M. S., & DeGarmo, D. S. (2002). Extending and testing the social interaction learning model with divorce samples. In J. B. Reid, G. R. Patterson, & J. Snyder (Eds.), *Antisocial behavior in children and adolescents: A developmental analysis and model for intervention* (pp. 235-256). Washington, DC: American Psychological Association.

Forgatch, M. S., & DeGarmo, D. S. (2011). Sustaining fidelity in following the nationwide PMTO implementation in Norway. *Prevention Science*, *12*, 235-246.

Forgatch, M. S., DeGarmo, D. S., & Beldavs, Z. G. (2005). An efficacious theory-based intervention for stepfamilies. *Behavior Therapy*, *36*, 357-365.

Forgatch, M. S., & Patterson, G. R. (1998). Behavioral family therapy. In F. M. Datillio (Ed.), *Case studies in couple and family therapy* (pp. 85-107). New York, NY: Guilford Press.

Gomez, D., Bridges, A. J., Andrews, A. R., Cavell, T. A., Pastrana, F. A., Gregus, S. J., & Ojeda, A. C. (2014). Delivering parent management training in an integrated primary care setting: Description and preliminary outcome data. *Cognitive and Behavioral Practice*, *21*, 296-309.

Gottman, J. M. (1994). *What predicts divorce?* Hillsdale, NJ: Erlbaum.

Gottman, J., & Krokoff, L. (1989). Marital interaction and satisfaction: A longitudinal view. *Journal of Consulting and Clinical Psychology*, *57*, 47-52.

Gurman, A. S., & Kniskern, D. P. (1981). Family therapy outcome research: Knowns and unknowns. In A. S. Gurman & D. P. Kniskern (Eds.), *Handbook of family therapy* (pp. 742-775). New York, NY: Brunner/Mazel.

Hayes, S. C. (2004). Acceptance and commitment therapy and the new behavior therapies: Mindfulness, acceptance and relationship. In S. C. Hayes, V. M. Folette, & M. M. Linehan (Eds.), *Mindfulness and acceptance: Expanding the cognitive-behavioral tradition* (pp. 1-29). New York, NY: Guilford Press.

Heyman, R. E., Eddy, J. M., Weiss, R. L., & Vivian, D. (1995). Factor analysis of the Marital Interaction Coding System (MICS). *Journal of Family Psychology*, *9*, 209-215.

Hickman, M. E., & Baldwin, B. A. (1971). Use of programmed instruction to improve communication in marriage. *The Family Coordinator*, *20*, 121-125.

Hogan, D. R. (1978). The effectiveness of sex therapy: A review of the literature. In J. LoPiccolo & L. LoPiccolo (Eds.), *Handbook of sex therapy* (pp. 57-84). New York, NY: Plenum Press.

Huber, C. H., & Baruth, L. G. (1989). *Rational-emotive family therapy: A systems perspective*. New York, NY: Springer.

Jacobson, N. S. (1981). Behavioral marital therapy. In A. S. Gurman & D. P. Kniskern (Eds.), *Handbook of family therapy*. New York, NY: Brunner/Mazel.

Jacobson, N. S., & Christensen, A. (1996). *Integrative couple therapy: Promoting acceptance and change*. New York, NY: Norton Books.

Kanfer, F. H., & Phillips, J. S. (1970). *Learning foundations of behavior therapy*. New York, NY: Wiley.

Kaplan, H. S. (1974). *The new sex therapy: Active treatment of sexual dysfunctions*. New York, NY: Brunner/Mazel.

Kaplan, H. S. (1979). *Disorders of sexual desire and other new concepts and techniques in sex therapy*. New York, NY: Brunner/Mazel.

Kelley, M. L., & Fals-Stewart, W. (2007). Treating paternal drug abuse with learning sobriety together: Effects on adolescents versus children. *Drug and Alcohol Dependence*, *92*, 228-238.

Kelley, M. L., & Fals-Stewart, W. (2008). Treating paternal alcoholism with learning sobriety together: Effects on adolescents versus preadolescents. *Journal of Family Psychology*, *21*, 435-444.

Kjobli, J., & Ogden, T. (2012). A randomized effectiveness trial of brief parent training in primary care settings. *Prevention Science*, *13*, 616-626.

Knox, D. (1971). *Marriage happiness: A behavioral approach to counseling*. Champaign, IL: Research Press.

Lazarus, A. A. (1965). The treatment of a sexually inadequate male. In L. P. Ullmann & L. Krasner (Eds.), *Case studies in behavior modification* (pp. 243-245). New York, NY: Holt, Rinehart & Winston.

Leslie, L. A. (1988). Cognitive-behavioral and systems models of family therapy: How compatible are they? In N. Epstein, S. E. Schlesinger, & W. Dryden (Eds.), *Cognitive-behavioral therapy with families* (pp. 49-83). New York, NY: Brunner/Mazel.

Lobitz, N. C., & LoPiccolo, J. (1972). New methods in the behavioral treatment of sexual dysfunction. *Journal of Behavior Therapy and Experimental Psychiatry*, *3*, 265-271.

Locke, H. J., & Wallace, K. M. (1959). Short-term marital adjustment and prediction tests: Their reliability and validity. *Journal of Marriage and Family Living*, *21*, 251-255.

Mahoney, M. J. (1977). Reflections on the cognitive learning trend in psychotherapy. *American Psychologist*, *32*, 5-13.

Masters, W. H., & Johnson, V. E. (1970). *Human sexual inadequacy*. Boston, MA: Little, Brown.

Morris, S. B., Alexander, J. F., & Waldron, H. (1988). Functional family therapy. In I. R. H. Falloon (Ed.), *Handbook of behavioral family therapy* (pp. 107-127). New York, NY: Guilford Press.

Nichols, M. P. (2009). *The lost art of listening* (2nd ed.). New York, NY: Guilford Press.

Nichols, M. P., & Schwartz, R. C. (2006). *Family therapy: Concepts and methods* (6th ed.). Boston, MA: Allyn & Bacon.

Northey, W. F. (2002). Characteristics and clinical practices of marriage and family therapists: A national survey. *Journal of Marital and Family Therapy*, *28*, 487-494.

Patterson, G. R. (1986). The contribution of siblings to training for fighting: A microsocial analysis. In D. Olweus, J. Block, & M. Radke-Yarrow (Eds.), *Development of antisocial and prosocial behavior: Research, theories, and issues* (pp. 235-261). Orlando, FL: Academic Press.

Patterson, G. R., Dishion, T. J., & Chamberlain, P. (1993). Outcomes and methodological issues relating to treatment of anti-social children. In T. R. Giles (Ed.), *Effective psychotherapy: A handbook of comparative research* (pp. 43-88). New York, NY: Plenum Press.

Patterson, G. R., & Forgatch, M. S. (1995). Predicting future clinical adjustment from treatment outcomes and process variables. *Psychological Assessment*, *7*, 275-285.

Patterson, G. R., & Reid, J. (1970). Reciprocity and coercion; two facets of social systems. In C. Neuringer and J. Michael (Eds.), *Behavior modification in clinical psychology* (pp. 133-177). New York, NY: Appleton-Century-Crofts.

Pierce, R. M. (1973). Training in interpersonal communication skills with the partners of deteriorated marriages. *The Family Coordinator*, *22*, 223-227.

Premack, D. (1965). Reinforcement theory. In D. Levine (Ed.), *Nebraska symposium on motivation* (pp. 123-180). Lincoln, NB: University of Nebraska Press.

Reid, J. B., Eddy, J. M., Fetrow, R. A., & Stoolmiller, M. (1999). Description and immediate impacts of a preventive intervention for conduct problems. *American Journal of Community Psychology*, *27*, 483-517.

Rimm, D. C., & Masters, J. C. (1974). *Behavior therapy: Techniques and empirical findings*. New York, NY: Wiley.

Rinn, R. C. (1978). Children with behavior disorders. In M. Hersen & A. S. Bellack (Eds.), *Behavior therapy in the psychiatric setting*. Baltimore, MD: Williams & Wilkins.

Ruff, S., McComb, J. L., Coker, C. J., & Sprenkle, D. H. (2010). Behavioral couples therapy for the treatment of substance abuse: A substantive and methodological review of O'Farrell, Fals-Stewart, and colleagues' program of research. *Family Process*, *49*, 439-456.

Schwebel, A. I., & Fine, M. A. (1992). Cognitive-behavioral family therapy. *Journal of Family Psychotherapy*, *3*, 73-91.

Schwitzgebel, R. (1967). Short-term operant conditioning of adolescent offenders on socially relevant variables. *Journal of Abnormal Psychology*, *72*, 134-142.

Schwitzgebel, R., & Kolb, D. A. (1964). Inducing behavior change in adolescent delinquents. *Behaviour Research and Therapy*, *9*, 233-238.

Semans, J. H. (1956). Premature ejaculation: A new approach. *Southern Medical Journal*, *49*, 353-357.

Sigmarsdottir, M., & Gudmundsdottir, E. V. (2013). Implementation of Parent Management Training-Oregon Model (PMTOTM) in Iceland: Building sustained fidelity. *Family Process*, *52*, 216-227.

Skinner, B. F. (1953). *Science and human behavior*. New York, NY: Macmillan.

Stuart, R. B. (1971). Behavioral contracting within the families of delinquents. *Journal of Behavior Therapy and Experimental Psychiatry*, *2*, 1-11.

Stuart, R. B. (1975). Behavioral remedies for marital ills: A guide to the use of operant-interpersonal techniques. In T. Thompson and W. Docken (Eds.), *International symposium on behavior modification* (pp. 245-257). New York, NY: Appleton.

Stuart, R. B. (1976). An operant interpersonal program for couples. In D. H. Olson (Ed.), *Treating relationships*. Lake Mills, IA: Graphic Publishing.

Teichman, Y. (1992). Family treatment with an acting-out adolescent. In A. Freeman & F. M. Dattilio (Eds.), *Comprehensive casebook of cognitive therapy* (pp. 331-346). New York, NY: Plenum.

Thibaut, J., & Kelley, H. H. (1959). *The social psychology of groups*. New York, NY: Wiley.

Umana, R. F., Gross, S. J., & McConville, M. T. (1980). *Crisis in the family: Three approaches*. New York, NY: Gardner Press.

Vincent, J. P., Weiss, R. L., & Birchler, G. R. (1975). A behavioral analysis of problem solving in distressed and nondistressed married and stranger dyads. *Behavior Therapy*, *6*, 475-487.

Weekes, G. R., & Gambescia, N. (2000). *Erectile dysfunction: Integrating couple therapy, sex therapy and medical treatment*. New York, NY: Norton.

Weekes, G. R., & Gambescia, N. (2002). *Hypoactive sexual desire: Integrating sex and couple therapy*. New York, NY: Norton.

Weiss, R. L., Hops, H., & Patterson, G. R. (1973). A framework for conceptualizing marital conflict, a technology for altering it, some data for evaluating it. In L. A. Hamerlynch, L. C. Handy, & E. J. Marsh (Eds.), *Behavior change: Methodology, concepts and practice* (pp. 169-191). Champaign, IL: Research Press.

Wills, T. A., Weiss, R. L., & Issac, J. (1978). *Behavior vs. cognitive measures as predictors of marital satisfaction*. Paper presented at the Western Psychological Association meeting, Los Angeles.

Wills, T. A., Weiss, R. L., & Patterson, G. R. (1974). A behavioral analysis of the determinants of marital satisfaction. *Journal of Consulting and Clinical Psychology*, *42*, 802-811.

Wolpe, J. (1958). *Psychotherapy by reciprocal inhibition*. Stanford, CA: Stanford University Press.

AG Charges Ex-UB Researcher in Fraud. (2010). *Business First*. Retrieved from http://www.bizjournals.com/buffalo/stories/(2010/02/15/daily10.html

// 第 10 章

Ahn, Y. J., & Miller, M. M. (2009). Can MFTs address spirituality with clients in publicly funded agencies? *Contemporary Family Therapy*, *32*, 102-116.

Andersen, T. (1991). *The reflecting team*. New York, NY: Norton.

Andersen, T. (2012). Words—Universes traveling by. In T. Malinen, S. J. Cooper, & F. N. Thomas (Eds.), *Masters of narrative and collaborative therapies: The voices of Andersen, Anderson, and White* (pp. 17-59). New York, NY: Routledge/Taylor & Francis Group.

Anderson, H. (1993). On a roller coaster: A collaborative language systems approach to therapy. In S. Friedman (Ed.), *The new language of change* (pp. 324-344). New York, NY: Guilford Press.

Anderson, W. T. (1990). *Reality isn't what it used to be*. San Francisco, CA: Harper & Row.

Atkinson, B. J. (2005). *Emotional intelligence in couples therapy: Advances from neurobiology and the science of intimate relationships*. New York, NY: Norton.

Bean, R. A., Davis, S. D., & Davey, M. P. (2014). *Clinical supervision activities for increasing competence and self-awareness*. New York, NY: Wiley.

Blow, A. J., Sprenkle, D. H., & Davis, S. D. (2007). Is who delivers the treatment more important than the treatment itself? The role of the therapist in common factors. *Journal of Marital and Family Therapy*, *33*, 298-317.

Boyd-Franklin, N. (1989). *Black families in therapy: Understanding the African American experience* (2nd ed.). New York, NY: Guilford Press.

Boyd-Franklin, N. (1993). Race, class, and poverty. In F. Walsh (Ed.), *Normal family processes* (pp. 361-376). New York, NY: Guilford Press.

Boyd-Franklin, N. (2015). Intersections of race, class, and poverty: Challenges and resilience in African American families. In F. Walsh (Ed.), *Normal family processes: Growing diversity and complexity* (4th ed.) (pp. 273-276). New York, NY: Guilford Press.

Brownlee, K., Vis, J., & McKenna, A. (2009). Review of the reflecting team process: Strengths, challenges, and clinical implications. *The Family Journal*, *17*, 139-145.

Carl, D. (1990). *Counseling same-sex couples*. New York, NY: Norton.

Cooper, A. (2002). *Sex and the internet: A guide for clinicians*. New York, NY: Brunner-Routledge.

Cose, E. (2011). *The end of anger*. New York, NY: Ecco/HarperCollins.

Davidson, R. J. (2001). The neural circuitry of emotion and affective style: Prefrontal cortex and amygdala contributions. *Social Science Information*, *40*(1), 11-37.

Davidson, R. J. (2003). Seven sins in the study of emotion: Correctives from affective neuroscience. *Brain and Cognition*, *52*, 129-132.

Davis, S. D., & Piercy, F. P. (2007). What clients of couple therapy model developers and their former students say about change, part Ⅱ: Model-independent common factors and integrative framework. *Journal of Marital and Family Therapy*, *33*, 344-363.

Delmonico, D., & Griffin, E. (2008). Cybersex and the e-teen: What marriage and family therapists should know. *Journal of Marital and Family Therapy*, *34*, 431-444.

Doherty, W. J. (1996). *The intentional family*. Reading, MA: Addison-Wesley.

Ehrenreich, B. (1999). *Nickel-and-dimed: On (not) getting by in America. Harpers*, January, 37-52.

Ehrenreich, B. (2011). *Nickel-and-dimed: On (not) getting by in America* (2nd ed.). New York, NY: Picador.

Erickson, M. J., Hecker, L., & Kirkpatrick, D. (2002). Clients' perceptions of marriage and family therapists addressing the religious and spiritual aspects of clients' lives. *Journal of Family Psychotherapy*. Taylor & Francis online.

Falicov, C. (1983). *Cultural perspectives in family therapy*. Rockville, MD: Aspen Systems.

Falicov, C. (1988). *Family transitions: Continuity and change over the life cycle*. New York, NY: Guilford Press.

Fontes, L. A. (2008). *Interviewing clients across cultures*. New York, NY: Guilford Press.

Gallup. (2017). Gallup poll on religion in American life. Gallup online.

Gergen, K. (1985). The social constructionist movement in modern psychology. *American Psychologist*, *40*, 266-275.

Gergen, K. (2015). *An invitation to social construction* (3rd ed.). New York, NY: Sage.

Gillispie, J., & Gackenbach, J. (2007). *Cyber rules: What you really need to know about the internet*. New York, NY: Norton.

Goldberg, P., Peterson, B., Rosen, K., & Sara, M. (2008). Cybersex: The impact of a contemporary problem on the practices of marriage and family therapists. *Journal of Marital and Family*

Therapy, *34*, 469-480.

Goldner, V. (1985). Feminism and family therapy. *Family Process*, *24*, 31-47.

Gonyea, J. (2004). Internet sexuality: Clinical implications for couples. *American Journal of Family Therapy*, *32*, 375-390.

Goodrich, T. J. (1991). Women, power, and family therapy: What's wrong with this picture. In T. J. Goodrich (Ed.), *Women and power: Perspectives for family therapy* (pp. 5-37). New York, NY: Norton.

Gottman, J. M. (1999). *The marriage clinic: A scientifically based marital therapy*. New York, NY: Norton.

Green, R. J. (1998). Training programs: Guidelines for multicultural transformations. In M. McGoldrick (Ed.), *Re-visioning family therapy* (pp. 414-431). New York, NY: Guilford Press.

Hardy, K. (1993). War of the worlds. *Family Therapy Networker*, *17*, 50-57.

Hare-Mustin, R. (1987). The problem of gender in family therapy theory. *Family Process*, *26*, 15-27.

Hook, J. N., Worthington, E. L., Davis, D. E., & Atkins, D. C. (2014). Religion and couple therapy. *Psychology of Religion and Spirituality*, *6*, 94-101.

Ingoldsby, B., & Smith, S. (1995). *Families in multicultural perspective*. New York, NY: Guilford Press.

James, K., & MacKinnon, L. (1990). The "incestuous family" revisited: A critical analysis of family therapy myths. *Journal of Marital and Family Therapy*, *16*, 71-88.

Johnson, T., & Keren, M. (1998). The families of lesbian women and gay men. In M. McGoldrick (Ed.), *Re-visioning family therapy* (pp. 414-431). New York, NY: Guilford Press.

Krestan, J. (1988). Lesbian daughters and lesbian mothers: The crisis of disclosure from a family systems perspective. *Journal of Psychotherapy and the Family*, *3*, 113-130.

Laird, J. (1993). Lesbian and Gay Families. In F. Walsh, (Ed.), *Normal Family Processes* (2nd ed.). New York, NY: Guilford Press.

Laird, J., & Green, R. J. (1996). *Lesbians and gays in couples and families: A handbook for therapists*. San Francisco, CA: Jossey-Bass.

LaSala, M. (2010). *Coming out, coming home: Helping families adjust to a gay or lesbian child*. New York, NY: Columbia University Press.

LeDoux, J. (1996). *The emotional brain*. New York, NY: Simon & Schuster.

Luepnitz, D. (1988). *The family interpreted: Feminist theory in clinical practice*. New York, NY:

Basic Books.

Markowitz, L. (1993). Walking the walk. *Family Therapy Networker*, *17*, 19-31.

Maxwell, M., Davis, S. D., Miller, M., & Woolley, S. R. (2018). Covenant attachment: A constructivist grounded theory of Christian couples and God. *Journal of Marital and Family Therapy*, *46*, 1-14.

McIntosh, P. (2014). Inviting a better understanding of privilege and disadvantage. In R. A. Bean, S. D. Davis, & M. P. Davey (Eds.), *Clinical supervision activities for increasing competence and self-awareness* (pp. 173-181). New York, NY: Wiley.

McGoldrick, M., Pearce, J., & Giordano, J. (1982). *Ethnicity and family therapy*. New York, NY: Guilford Press.

Miller, J. B. (1986). *Toward a new psychology of women* (2nd ed.). Boston, MA: Beacon.

Minuchin, S., Montalvo, B., Guerney, B., Rosman, B., & Schumer, F. (1967). *Families of the slums*. New York, NY: Basic Books.

Mitchell, K. J., Jones, L., Finkelhor, D., & Wolak, J. (2010). Trends in unwanted sexual solicitations: Findings from the youth internet safety studies. *University of New Hampshire Crimes Against Children Research Center*. Retrieved from http://www.unh.edu/ccrc/pdf/Sexual%(20Solicitation%(201%(20of%(204%(20YISS%(20Bulletins%(20Feb%(20(2014.pdf

Myruski, S., Gulyayeva, O., Birk, S., Perez-Edgar, K., Buss, K. A., & Dennis-Tiwary, T. A. (2017). Digital disruption? Maternal mobile device use is related to infant social-emotional functioning. *Developmental Science*, 1-9.

Nichols, M. P. (2009). *The lost art of listening* (2nd ed.). New York, NY: Guilford Press.

Okun, B. (1998). *Understanding diverse families*. New York, NY: Guilford Press.

Orbach, S. (1997). *Fat is a feminist issue*. Edison, NJ: BBS.

Orbach, S. (2016). *Fat is a feminist issue* (2nd ed.). Edison, NJ: BBS.

Pew Research Center. (2016). *Five facts about the U.S. rank in worldwide migration*. Retrieved from http://www.pewresearch.org/fact-tank/(2016/05/18/5-factsabout-the-u-s-rank-in-worldwide-migration

Pinderhughes, E. (1989). *Understanding race, ethnicity and power: The key to efficacy in clinical practice*. New York, NY: Free Press.

Richards, P. S., & Bergin, A. E. (2005). *A spiritual strategy for counseling and psychotherapy* (2nd ed.). Washington, DC: American Psychological Association.

Roth, S., & Murphy, B. (1986). Therapeutic work with lesbian clients: A systemic therapy view.

In M. Ault-Riche & J. Hansen (Eds.), *Women and family therapy* (pp. 78-89). Rockville, MD: Aspen Systems.

Saba, G., Karrer, B., & Hardy, K. (1989). *Minorities and family therapy*. New York, NY: Haworth Press.

Sanders, G. (1993). The love that dares not speak its name: From secrecy to openness in gay and lesbian affiliations. In E. Imber-Black (Ed.), *Secrets in families and family therapy* (pp. 215-242). New York, NY: Norton.

Siegel, D. J. (1999). *The developing mind: How relationships and the brain interact to shape who we are*. New York, NY: Guilford Press.

Sparks, J., Ariel, J., Pulleyblank Coffey, E., & Tabachnik, S. (2011). A fugue in four voices: Sounding themes and variations on the reflecting team. *Family Process*, *50*, 115-128.

Surrey, J. L. (1991). The "self-in-relation": A new theory of women's development. In J. V. Jordan, A. G. Kaplan, J. B. Miller, I. P. Stiver, & J. L. Surrey (Eds.), *Women's growth in connection* (pp. 51-66). New York, NY: Guilford Press.

Traister, R. (2016). *All the single ladies: Unmarried women and the rise of an independent nation*. New York, NY: Simon & Schuster.

Twenge, J. M. (2017, September). Have smartphones destroyed a generation? *The Atlantic*.

Twenge, J. M., Sherman, R. A., & Wells, B. E. (2017). Sexual inactivity during young adulthood is more common among U.S. millennials and iGen: Age, period, and cohort effects on having no sexual partners after age 18. *Archives of Sexual Behavior*, *46*, 433-440.

U.S. Bureau of the Census. (2015). *Projections of the size and composition of the U.S. population: 2014 to 2060, current population report*. Retrieved from https://www.census.gov/content/dam/Census/library/publications/2015/demo/p25-1143.pdf

Walsh, F. (Ed.). (2010). *Spiritual resources in family therapy* (2nd ed.). New York, NY: Guilford Press.

Weiss, R., & Schneider, J. (2006). *Untangling the web: Sex, porn, and fantasy obsession in the internet age*. New York, NY: Alyson Books.

// 第 11 章

Alexander, J. F., Waldron, H. B., Robbins, M. S., & Neeb, A. A. (2013). *Functional family therapy for adolescent behavior problems*. Washington, DC: American Psychological Association.

Amaresha, A. C., & Venkatasubramanian, G. (2012). Expressed emotion in schizophrenia: An overview. *Indian Journal of Psychological Medicine*, *34*(1), 12-20. https://doi.org/10.4103/0253-7176.96149

Anderson, C. M., Reiss, D., & Hogarty, G. E. (1986). *Schizophrenia and the family: A practitioner's guide to psychoeducation and management*. New York, NY: Guilford Press.

Anderson, F. G., Sweezy, M., & Schwartz, R. C. (2017). *Internal family systems skills training manual: Trauma-informed treatment for anxiety, depression, PTSD, & substance abuse*. Chicago, IL: PESI Publishing & Media.

Assari S. (2018). Unequal gain of equal resources across racial groups. *International Journal of Health Policy Management*, *7*(1), 1-9.

Atwood, J., & Gallo, C. (2010). *Family therapy and chronic illness*. New Brunswick, NJ: Aldine/Transaction.

Bailey, E. (1999). *Children in therapy: Using the family as a resource*. New York, NY: Norton.

Barth, R., Pietrzak, J., & Ramier, M. (1993). *Families living with drugs and HIV*. New York, NY: Guilford Press.

Beavers, W., & Hampson, R. (1990). *Successful families: Assessment and intervention*. New York, NY: Norton.

Bigner, J. J., & Wetchler, J. L. (Eds.). (2012). *Handbook of LGBT-affirmative couple and family therapy*. New York, NY: Routledge.

Billingsley, A. (1968). *Black families in white America*. Englewood Cliffs, NJ: Prentice-Hall.

Boyd-Franklin, N. (2006). *Black Families in Therapy: Understanding the African American Experience*. New York, NY: Guilford Press.

Boyd-Franklin, N., & Karger, M. (2015). Intersections of race, class, and poverty: Challenges and resilience in African American families. In F. Walsh (Ed.), *Normal family processes: Growing diversity and complexity* (4th ed.) (pp. 273-296). New York, NY: Guilford Press.

Boyd-Franklin, N., & Bry, B. H. (2000). *Reaching out in family therapy: Home-based, school, and community interventions*. New York, NY: Guilford Press.

Boyd-Franklin, N., Steiner, G., & Boland, M. (1995). *Children, families, and HIV/AIDS*. New York, NY: Guilford Press.

Bringle, R. (1995). Sexual jealousy in the relationships of homosexual and heterosexual men: 1980 and 1994. *Personal Relationships*, *2*, 313-325.

Brown, G. W., Birley, J. L. T., & Wing, J. K. (1972). The influence of family life on the course of schizophrenic disorders: A replication. *British Journal of Psychology*, *121*, 241-258.

Bryant, A. S., & Demian, S. (1994). Relationship characteristics of American gays and lesbians: Findings from a national survey. *Journal of Gay & Lesbian Social Services*, *1*, 101-117.

Caffaro, J. V., & Conn-Caffaro, A. (2014). *Sibling abuse trauma: Assessment and intervention strategies for children, families and adults*. New York, NY: Routledge.

Chartier, M. R. (1986). Marriage enrichment. In R. F. Levant (Ed.), *Psychoeducational approaches to family therapy and counseling* (pp. 233-265). New York, NY: Springer.

Cortes, L. (2004). Home-based family therapy: A misunderstanding of the role and a new challenge for therapists. *The Family Journal*, *12*, 184-188.

Cose, E. (1993). *The rage of the privileged class*. New York, NY: HarperCollins.

Dattilio, F. (Ed.). (1998). *Case studies in couple and family therapy*. New York, NY: Guilford Press.

Diamond, G. S., Diamond, G. M., & Levy, S. A. (2013). *Attachmentbased family therapy for depressed adolescents*. Washington, DC: American Psychological Association.

Doherty, W. J., & Harris, S. M. (2017). *Helping couples on the brink of divorce: Discernment counseling for troubled relationships*. Washington, DC: American Psychological Association.

Doherty, W. J., Harris, S. M., & Wilde, J. L. (2015). Discernment Counseling for "Mixed-Agenda" Couples. *Journal of marital and family therapy*, *42*(2), 246-255. https://doi.org/10.1111/jmft.12132.

Donovan, J. M. (Ed.). (1999). *Short-term couple therapy*. New York, NY: Guilford Press.

Duncan, G. J., & Brooks-Gunn, J. (1997). *Consequences of growing up poor*. New York, NY: Russell Sage Foundation.

Elizur, J., & Minuchin, S. (1989). *Institutionalizing madness: Families, therapy and society*. New York, NY: Basic Books.

Elkin, M. (1990). *Families under the influence*. New York, NY: Norton.

Emery, R. (1994). *Renegotiating family relationships: Divorce, child custody, and mediation*. New York, NY: Guilford Press.

Falicov, C. (1988). *Family transitions: Continuity and change over the life cycle*. New York, NY: Guilford Press.

Falicov, C. (2015). *Latino families in therapy* (2nd ed.). New York, NY: Guilford Press.

Falloon, I. J. R., Boyd, J. L., McGill, C. W., Razani, J., Moss, H. B., & Gilderman, A. M. (1982). Family management in the prevention of exacerbations of schizophrenia. *New England Journal of Medicine*, *306*, 1437-1440.

Floyd, F. J., Markham, H., Kelly, S., Blumberg, S. L., & Stanley, S. M. (1995). Preventive intervention and relationships enhancement. In N. S. Jacobson & A. S. Gurman (Eds.), *Clinical handbook of couples therapy* (pp. 212-230). New York, NY: Guilford Press.

Forsberg, S., Lock, J. D., & Le Grange, D. (2018). *Family based treatment for restrictive eating disorders*. New York, NY: Routledge.

Freeman, J., Epston, D., & Lobovits, D. (1997). *Playful approaches to serious problems*. New York, NY: Norton.

Friedrich, W. (1990). *Psychotherapy of sexually abused children and their families*. New York, NY: Norton.

Friesen, B. J., & Koroloff, N. M. (1990). Family-centered services: Implications for mental health administration and research. *Journal of Mental Health Administration*, *17*(1), 13-25.

Gil, E. (1994). *Play in family therapy*. New York, NY: Guilford Press.

Ginsberg, B. G. (2000). Relationship enhancement couples therapy. In F. M. Dattilio & L. J. Bevilacqua (Eds.), *Comparative treatments of relationship disorders* (pp. 273-298). New York, NY: Springer.

Goldstein, M. J., Rodnick, E. H., Evans, J. R., May, P. R., & Steinberg, M. (1978). Drug and family therapy in the aftercare treatment of acute schizophrenia. *Archives of General Psychiatry*, *35*, 1169-1177.

Green, R. J., & Mitchell, V. (2002). Gay and lesbian couples in therapy: Homophobia, relational ambiguity, and social support. In A. S. Gurman & N. S. Jacobson (Eds.), *Clinical handbook of couple therapy* (3rd ed.) (pp. 662-680). New York, NY: Guilford Press.

Greenan, D., & Tunnell, G. (2003). *Couple therapy with gay men*. New York, NY: Guilford Press.

Greif, G. L., & Woolley, M. E. (2015). *Adult sibling relationships*. New York, NY: Columbia University Press.

Guerney, B. G. Jr. (Ed.). (1977). *Relationship enhancement: Skills training for therapy problem prevention and enrichment*. San Francisco, CA: Jossey-Bass.

Haley, J. (1976). *Problem-solving therapy*. San Francisco, CA: Jossey-Bass.

Haley, J. (1980). *Leaving home*. New York, NY: McGraw-Hill.

Henggeler, S. W., & Borduin, C. M. (Eds.). (1990). *Family therapy and beyond: A multisystemic approach to treating the behavior problems of children and adolescents*. Pacific Grove, CA: Brooks/Cole.

Hines, P. M., & Boyd-Franklin, N. (2005). Black families. In M. McGoldrick, J. Giordano, & N. Garcia-Preto (Eds.), *Ethnicity and family therapy* (3rd ed.) (pp. 87-100). New York, NY: Guilford Press.

Hodgson, J., Lamson, A., Mendenhall, T., & Crane, D. R. (Eds.). (2014). *Medical family therapy: Advanced applications*. New York, NY: Springer.

Imber-Black, E. (1992). *Families and larger systems: A family therapist's guide through the labyrinth*. New York, NY: Guilford Press.

Imber-Black, E., & Roberts, J. (2003). *Rituals in families and family therapy* (2nd ed.). New York, NY: Norton.

Johnson, S. M. (2005). *Emotionally-focused couple therapy with trauma survivors: Strengthening attachment bonds*. New York, NY: Guilford.

Jordan, J., Kaplan, A., Miller, J., Stiver, I., & Surrey, J. (Eds.). (1991). *Women's growth in connection: Writings from the Stone Center*. New York, NY: Guilford Press.

LaSala, M. (2004a). Extradyadic sex and gay male couples: Comparing monogamous and nonmonogamus relationships. *Families in Society: The Journal of Contemporary Social Services*, *85*(3), 405-411.

LaSala, M. (2004b). Monogamy of the heart: Extradyadic sex and gay male couples. *Journal of Gay & Lesbian Social Services*, *17*(3), 1-24.

LaSala, M. (2010). *Coming out, coming home: Helping families adjust to a gay or lesbian child*. New York, NY: Columbia University Press.

Law, D., Crane, D., & Russell, D. (2000). The influence of marital and family therapy on health care utilization in a health-maintenance organization. *Journal of Marital and Family Therapy*, *26*, 281-291.

Lebow, J. L. (2018). *Treating the difficult divorce: A practical guide for psychotherapists*. Washington, DC: American Psychological Association.

Lee, E. (1997). *Working with Asian Americans*. New York, NY: Guilford Press.

Leff, J., Kuipers, L., Berkowitz, R., Eberlein-Vries, R., & Sturgeon, D. (1982). A controlled trial of social intervention in the families of schizophrenic patients. *British Journal of Psychiatry*, *141*, 121-134.

Lehr, R., & MacMillan, P. (2001). The psychological and emotional impact of divorce: The noncustodial fathers' perspective. *Families in Society*, *82*, 373-382.

Lev, A. I. (2004). *Transgender emergence: Therapeutic guidelines for working with gender-variant people and their families*. New York, NY: Hayworth.

Lev, A. I. (2006). Transgender emergence within families. In D. F. Morrow & L. Messinger (Eds.), *Sexual orientation and gender expression in social work practice: Working with gay, lesbian, bisexual, and transgender people* (pp. 263-283). New York, NY: Columbia University Press.

Lindblad-Goldberg, M., Dore, M. M., & Stern, L. (1998). *Creating competence from chaos*. New York, NY: Norton.

Lowenstein, L. (2010). *Creative family therapy techniques: Play, art and expressive activities to engage children in family sessions*. London, UK: Champion Publishers.

Madanes, C. (1990). *Sex, love and violence*. New York, NY: Norton.

Mallon, G. P. (1999). Practice with transgendered children. In G. P. Mallon (Ed.), *Social services with transgendered youth*. New York, NY: Harrington Park Press.

McAdoo, H. (Ed.). (2002). *Black children: Social, educational and parental environments* (2nd ed.). Thousand Oaks, CA: Sage.

McDaniel, S., J., Doherty, W. J., & Hepworth, J. (2013). *Medical family therapy and integrated care* (2nd ed.). New York, NY: Basic Books.

McFarlane, W. R. (1991). Family psychoeducational treatment. In A. S. Gurman & D. P. Kniskern (Eds.), *Handbook of family therapy* (pp. 363-395). New York, NY: Brunner/Mazel.

McFarlane, W. R., & Cook, W. L. (2007). Family expressed emotion prior to the onset of schizophrenia. *Family Process*, *46*, 185-197.

McGoldrick, M., & Hardy, K. V. (Ed.). (2008). *Re-visioning family therapy* (2nd ed.). New York, NY: Guilford Press.

McGoldrick, M., Pearce, J., & Giordano, J. (2007). *Ethnicity and family therapy* (3rd ed.). New York, NY: Guilford Press.

McWey, L., Humphreys, J., & Pazdera, A. (2011). Action-oriented evaluation of an in-home family therapy program for families at risk for foster placement. *Journal of Marital and Family Therapy*, *37*, 137-152.

Mendenhall, T., Lamson, A., Hodgson, J., & Baird, M. (Eds.). (2018). *Clinical methods in medical family therapy*. New York, NY: Springer.

Micucci, J. (2009). *The adolescent in family therapy* (2nd ed.). New York, NY: Guilford Press.

Miklowitz, D. J. (2008). *Bipolar disorder: A family-focused treatment approach* (2nd ed.). New York, NY: Guilford Press.

Miklowitz, D. J. (2019). *The bipolar disorder survival guide: What you and your family need to know* (3rd ed.). New York, NY: Guilford.

Minuchin, P., Colapinto, J., & Minuchin, S. (2006). *Working with families of the poor* (2nd ed.). New York, NY: Guilford Press.

Minuchin, S., & Fishman, H. C. (1981). *Techniques of family therapy*. Cambridge, MA: Harvard

University Press.

Minuchin, S., Nichols, M. P., & Lee, W.-Y. (2006). *Assessing families and couples: From symptom to system*. Boston, MA: Allyn & Bacon.

Morawetz, A., & Walker, G. (1984). *Brief therapy with single-parent families*. New York, NY: Brunner/Mazel.

Ngu, L., & Florsheim, P. (2011). The development of relational competence among young high-risk fathers across the transition to parenthood. *Family Process*, *50*, 184-202.

Nichols, M. P. (2004). *Stop arguing with your kids*. New York, NY: Guilford Press.

Nichols, M. P. (2009). *The lost art of listening* (2nd ed.). New York, NY: Guilford Press.

O'Farrell, T. J., & Fals-Stewart, W. (2006). *Behavioral couples therapy for alcoholism and drug abuse*. New York, NY: Guilford.

Okun, B. (1998). *Understanding diverse families*. New York, NY: Guilford Press.

Olson, D. H. (1996). *PREPARE/ENRICH counselor's manual*. Minneapolis, MN: Life Innovations.

Papernow, P. L. (2013). *Surviving and thriving in stepfamily relationships: What works and what doesn't*. New York, NY: Routledge.

Patterson, J. L., Williams, C., Edwards, T. M., Chamow, L., & Graul-Grounds, C. (2018). *Essential skills in family therapy* (3rd ed.). New York, NY: Guilford Press.

Pearlman, S. F. (2006). Terms of connection: Mother-talk about femaleto-male transgender children. In J. J. Bigner & A. R. Gottlieb (Eds.), *Interventions with families of gay, lesbian, bisexual, and transgender people from inside out*. Binghamton, NY: Harrington Park Press.

Peluso, P. R., Figley, C. R., & Kisler, L. J. (2013). Changing aging, changing family therapy: Practicing with 21st century realities. In P. R. Peluso, R. E. Watts, & M. Parsons (Eds.), *Helping traumatized families* (2nd ed.) (pp. 249-266). New York, NY: Routledge.

Pickover, S., & Brown, H. (2016). *Therapeutic interventions for families and children in the child welfare system*. New York, NY: Springer.

Pittman, F. (1987). *Turning points: Treating families in transition and crisis*. New York, NY: Norton.

Prouty-Lyness, A. (2013). *Lesbian families' challenges and means of resiliency: Implications for feminist family therapy*. New York, NY: Routledge.

Reiter, M. D. (2014). *Substance abuse and the family*. New York, NY: Routledge.

Rojano, R. (2004). The practice of community family therapy. *Family Process*, *43*, 59-77.

Rylands, A. J., McKie, S., Elliott, R., Deakin, J. F. W., & Tarrier, N. (2011). A functional magnetic resonance imaging paradigm of expressed emotion in schizophrenia. *Journal of Nervous and Mental Disease*, *199*(1), 25-29. https://doi.org/10.1097/NMD.0b013e3182043b87

Sager, C., Brown, H. S., Crohn, H., Engel, T., Rodstein, E., & Walker, L. (1983). *Treating the remarried family*. New York, NY: Brunner/Mazel.

Schwartz, R. C. (1995). *Internal family systems therapy*. New York, NY: Guilford Press.

Selekman, M. (1997). *Solution-focused therapy with children*. New York, NY: Guilford Press.

Seligman, M., & Darling, R. B. (2007). *Ordinary families, special children: A systems approach to childhood disability* (3rd ed.). New York, NY: Guilford Press.

Silliman, B., Stanley, S. M., Coffin, W., Markman, H. J., & Jordan, P. L. (2002). Preventive intervention for couples. In H. A. Liddle, D. A. Santisban, R. F. Levant, & J. H. Bray (Eds.), *Family psychology: Science-based interventions* (pp. 123-146). Washington, DC: American Psychological Association.

Silverstein, L. B., & Goodrich, T. J. (2003). *Feminist family therapy: Empowerment in social context*. Washington, DC: American Psychological Association.

Smith, C., & Nylund, D. (1997). *Narrative therapies with children and adolescents*. New York, NY: Guilford Press.

Sori, C. F. (2015). *Engaging children in family therapy: Creative approaches to integrating theory and research in clinical practice*. New York, NY: Routledge.

Sprenkle, D. (1985). *Divorce therapy*. New York, NY: Haworth Press.

Stahmann, R. F., & Hiebert, W. J. (1997). *Premarital and remarital counseling: The professional's handbook*. San Francisco, CA: Jossey-Bass.

Stith, S. M., McCollum, E. E., & Rosen, K. H. (2011). *Couples therapy for domestic violence: Finding safe solutions*. Washington, DC: American Psychological Association.

Taibbi, R. (2015). *Doing family therapy* (3rd ed.). New York, NY: Guilford Press.

Thompson, S. J., Bender, K., Lantry, J., & Flynn, P. M. (2007). Treatment engagement: Building therapeutic alliance in home-based treatment with adolescents and their families. *Contemporary Family Therapy*, *29*, 39-55.

Thonse, U., Behere, R. V., Praharaj, S. K., & Sharma, P. S. V. N. (2018). Facial emotion recognition, socio-occupational functioning and expressed emotions in schizophrenia versus bipolar disorder. *Psychiatry Research*, *264*, 354-360. https://doi.org/10.1016/j.psychrcs.2018.03.027

U.S. Bureau of the Census. (2017). *ProQuest statistical abstract of the United States*. Lanham, MD: Bernan Press.

Vaughn, C., & Leff, J. (1976). The measurement of expressed emotion in the families of psychiatric patients. *British Journal of Psychology*, *15*, 157-165.

Vaughn, C. E., Snyder, K. S., Jones, S., Freeman, W. B., & Falloon, I. R. H. (1984). Family factors in schizophrenic relapse: Replication in California of British research on expressed emotion. *Archives of General Psychiatry*, *41*, 1169-1177.

Visher, E. B., & Visher, J. S. (2013). *How to win as a stepfamily* (2nd ed.). New York, NY: Routledge.

Walker, G. (1995). *In the midst of winter: Systemic therapy with families, couples, and individuals with AIDS infection*. New York, NY: Norton.

Wallerstein, J., & Kelly, J. (1996). *Surviving the breakup: How children and parents cope with divorce*. New York, NY: Basic Books.

Walsh, F. (2015). *Normal family processes* (4th ed.). New York, NY: Guilford Press.

Walsh, F., & McGoldrick, M. (Eds.). (2004). *Living beyond loss: Death in the family* (2nd ed.). New York, NY: Norton.

Waterman, J., Langley, A. K., Miranda, J., & Riley, D. B. (2018). *Adoptionspecific therapy: A guide to helping adopted children and their families thrive*. Washington, DC: American Psychological Association.

White, J. (1972). Towards a black psychology. In R. Jones (Ed.), *Black psychology* (pp. 43-50). New York, NY: Harper & Row.

Wright, L. M., & Bell, J. M. (2009). *Beliefs and illness: A model for healing*. Calgary, AB: 4th Floor Press.

// 第 12 章

Becker, K. W., Carson, D. K., Seto, A., & Becker, C. A. (2002). Negotiating the dance: Consulting with adoptive systems. *The Family Journal*, *10*, 80-86.

Berg, I. K. (1994a). *Family-based services: A solution-focused approach*. New York, NY: Norton.

Berg, I. K. (1994b). A wolf in disguise is not a grandmother. *Journal of Systemic Therapies*, *13*, 13-14.

Berg, I. K., & Cauffman, L. (2002). Solution focused corporate coaching. *Lernende Organisation* January/February:1-5.

Berg, I. K., & de Shazer, S. (1993). Making numbers talk: Language in therapy. In S. Friedman (Ed.), *The new language of change* (pp. 5-24). New York, NY: Guilford Press.

Berg, I. K., & Dolan, Y. (2001). *Tales of solutions: A collection of hopeinspiring stories*. New

York, NY: Norton.

Berg, I. K., & Miller, S. (1992). *Working with the problem drinker: A solution-focused approach*. New York, NY: Norton.

Bond, C., Woods, K., Humphrey, N., Symes, W., & Green, L. (2013). Practitioner review: The effectiveness of solution-focused brief therapy with children and families: A systematic and critical evaluation of the literature from 1990-2010. *Journal of Child Psychology and Psychiatry*, *54*, 707-723.

Campbell, J. (1999). Creating the "tap on the shoulder": A compliment template for solution-focused therapy. *American Journal of Family Therapy*, *27*, 35-47.

Conoley, C. W., Graham, J. M., Neu, T., Craig, M. C., O'Pry, A., Cardin, S. A., ... Parker, R. I. (2003). A solution-focused family therapy with three aggressive and oppositional-acting children: An N=1 empirical study. *Family Process*, *42*, 361-374.

Corcoran, J. (2002). Developmental adaptations of solution-focused family therapy. *Brief Treatment and Crisis Intervention*, *2*, 301-313.

De Jong, P., & Berg, I. K. (2002). *Interviewing for solutions* (2nd ed.). Pacific Grove, CA: Brooks/Cole.

De Jong, P., & Berg, I. K. (2008). *Interviewing for solutions* (3rd ed.). Pacific Grove, CA: Brooks/Cole.

De Jong, P., & Hopwood, L. E. (1996). Outcome research on treatment conducted at the brief family therapy center. In S. D. Miller, M. A. Hubble, & B. L. Duncan (Eds.), *Handbook of solution-focused brief therapy* (pp. 272-298). San Francisco, CA: Jossey-Bass.

de Shazer, S. (1985). *Keys to solutions in brief therapy*. New York, NY: Norton.

de Shazer, S. (1988). *Clues: Investigating solutions in brief therapy*. New York, NY: Norton.

de Shazer, S. (1991). *Putting difference to work*. New York, NY: Norton.

de Shazer, S., Berg, I. K., Lipchik, E., Nunnally, E., Molnar, A., Gingerich, W., & Weiner-Davis, M. (1986). Brief therapy: Focused solution development. *Family Process*, *25*, 207-221.

de Shazer, S., Dolan, Y., Korman, H., Trepper, T., Berg, I. K., & McCollum, E. (2007). *More than miracles: The state of the art of solution-focused brief therapy*. Binghamton, NY: Haworth Press.

de Shazer, S., & Isebaert, L. (2003). The Bruges model: A solutionfocused approach to problem drinking. *Journal of Family Psychotherapy*, *14*, 43-52.

Dolan, Y. (1991). *Resolving sexual abuse: Solution-focused therapy and Ericksonian hypnosis for survivors*. New York, NY: Norton.

Dolan, Y. (1998). *One small step: Moving beyond trauma and therapy to a life of joy*. Watsonville, CA: Papier-Mache Press.

Eakes, G., Walsh, S., Markowski, M., Cain, H., & Swanson, M. (1997). Family-centered brief solution-focused therapy with chronic schizophrenics: A pilot study. *Journal of Family Therapy*, *19*, 145-158.

Efran, J., & Schenker, M. (1993). A potpourri of solutions: How new and different is solution-focused therapy? *Family Therapy Networker*, *17*(3), 71-74.

Efron, D., & Veenendaal, K. (1993). Suppose a miracle doesn't happen: The non-miracle option. *Journal of Systemic Therapies*, *12*, 11-18.

Ford, J. J. (2006). Solution-focused sex therapy for erectile dysfunction. *Journal of Couple and Relationship Therapy*, *5*, 65-79.

Franklin, C., & Streeter, C. L. (2004). *Solution-focused alternatives for education: An outcome evaluation of Gaza High School*. Retrieved from http://www.utexas.edue/ssw/faculty/franklin

Friedman, S., & Lipchik, E. (1999). A time-effective, solution-focused approach to couple therapy. In J. M. Donovan (Ed.), *Short-term couple therapy* (pp. 325-359). New York, NY: Guilford Press.

Hoyt, M. F. (2002). Solution-focused couple therapy. In A. S. Gurman & N. S. Jacobson (Eds.), *Clinical handbook of couple therapy* (3rd ed.) (pp. 335-369). New York, NY: Guilford Press.

Hoyt, M. F., & Berg, I. K. (1998). Solution-focused couple therapy: Helping clients construct self-fulfilling realities. In F. M. Dattilio (Ed.), *Case studies in couple and family therapy: Systemic and cognitive perspectives* (pp. 203-232). New York, NY: Guilford Press.

Hudson, P., & O'Hanlon, W. H. (1992). *Rewriting love stories: Brief marital therapy*. New York, NY: Norton.

Lee, M. Y. (1997). A study of solution-focused brief family therapy: Outcomes and issues. *The American Journal of Family Therapy*, *25*, 3-17.

Lipchik, E. (2011). *Beyond technique in solution-focused therapy*. New York, NY: Guilford Press.

Lipchik, E., & Kubicki, K. (1996). Solution-focused domestic violence views: Bridges toward a new reality in couples therapy. In S. Miller, M. Hubble, & B. Duncan (Eds.), *Handbook of solution-focused brief therapy* (pp. 65-98). San Francisco, CA: Jossey-Bass.

Lloyd, H., & Dallos, R. (2008). First session solution-focused brief therapy with families who have a child with severe intellectual disabilities: Mothers' experiences and views. *Journal of Family Therapy*, *30*, 5-28.

McCollum, E. E., & Trepper, T. S. (2001). *Creating family solutions for substance abuse*. New

York, NY: Haworth Press.

Miller, S. (1994). The solution-conspiracy: A mystery in three installments. *Journal of Systemic Therapies*, *13*, 18-37.

Murray, C. E., & Murray, T. L. (2004). Solution-focused premarital counseling: Helping couples build a vision for their marriage. *Journal of Marital and Family Therapy*, *30*, 349-358.

Nylund, D., & Corsiglia, V. (1994). Becoming solution-focused in brief therapy: Remembering something important we already knew. *Journal of Systemic Therapies*, *13*, 5-12.

O'Hanlon, W. (1996). Case commentary. *Family therapy networker* January/February:84-85.

O'Hanlon, W. (1998). Possibility therapy: An inclusive, collaborative, solution-based model of psychotherapy. In M. H. Hoyt (Ed.), *The handbook of constructive therapies* (pp. 137-158). San Francisco, CA: Jossey-Bass.

O'Hanlon, W. (1999). *Do one thing different: And other uncommonly sensible solutions to life's persistent problems*. New York, NY: Morrow.

O'Hanlon, W., & Weiner-Davis, M. (1989). *Search of solutions: A new direction in psychotherapy*. New York, NY: Norton.

Park, E. S. (1997). An application of brief therapy to family medicine. *Contemporary Family Therapy*, *19*, 81-88.

Pichot, T., & Dolan, Y. (2003). *Solution-focused brief therapy: Its effective use in agency settings*. New York, NY: Haworth Press.

Ramish, J. L., McVicker, M., & Sahin, Z. S. (2009). Helping low-conflict divorced parents establish appropriate boundaries using a variation of the miracle question: An integration of solution-focused therapy and structural family therapy. *Journal of Divorce and Remarriage*, *14*, 481-495.

Rhodes, J., & Ajmal, Y. (1995). *Solution-focused thinking in schools*. London: BT Press.

Sharry, J., Madden, B., Darmody, M., & Miller, S. D. (2001). Giving our clients the break: Applications of client-directed, outcome-informed clinical work. *Journal of Systemic Therapies*, *20*, 68-76.

Shoham, V., Rohrbaugh, M., & Patterson, J. (1995). Problem- and solution-focused couple therapies: The MRI and Milwaukee models. In N. S. Jacobson & A. S. Gurman (Eds.), *Clinical handbook of couple therapy* (pp. 142-163). New York, NY: Guilford Press.

Singer, J. L. (1981). *Daydreaming and fantasy*. Oxford, UK: Oxford University Press.

Softas-Nall, B. C., & Francis, P. C. (1998). A solution-focused approach to suicide assessment and intervention with families. *The Family Journal: Counseling and Therapy for Couples and*

Families, *6*, 64-66.

Springer, D. W., & Orsbon, S. H. (2002). Families helping families: Implementing a multifamily therapy group with substance-abusing adolescents. *Health and Social Work*, *27*, 204-207.

Storm, C. (1991). The remaining thread: Matching change and stability signals. *Journal of Strategic and Systemic Therapies*, *10*, 114-117.

Tambling, R. B. (2012). Solution-oriented therapy for survivors of sexual assault and their partners. *Contemporary Family Therapy*, *34*, 391-401.

Trepper, T. S., Dolan, Y., McCollum, E. E., & Nelson, R. (2006). Steve de Shazer and the future of solution-focused therapy. *Journal of Marital and Family Therapy*, *32*, 133-139.

Tuyn, L. K. (1992). Solution-oriented therapy and Rogerian nursing science: An integrated approach. *Archives of Psychiatric Nursing*, *6*, 83-89.

Walter, J., & Peller, J. (1992). *Becoming solution-focused in brief therapy*. New York, NY: Brunner/Mazel.

Weiner-Davis, M. (1992). *Divorce-busting*. New York, NY: Summit Books.

Weiner-Davis, M. (2011). *The sex-starved marriage: Boosting your marriage libido*. New York, NY: Simon & Schuster.

Weiner-Davis, M. (2017). *Healing from infidelity: The divorce-busting guide to rebuilding your marriage after an affair*. Amazon Digital Services, LLC.

Wittgenstein, L. (1958). *The blue and brown books*. New York, NY: Harper & Row.

Wylie, M. S. (1990). Brief therapy on the couch. *Family Therapy Networker*, *14*, 26-34, 66.

Zhang, W., Yan, T., Du, Y., & Liu, X. (2014). Effects of solution-focused brief therapy group work on promoting post-traumatic growth of mothers who have a child with ASD. *Journal of Autism and Developmental Disorders*, *44*, 2052-2056.

// 第 13 章

Abdalla, L. H., & Novis, A. L. (2014). Uh oh! I have received an unexpected visitor: The visitor's name is chronic disease. A Brazilian family therapy approach. *Australian and New Zealand Journal of Family Therapy*, *35*, 100-104.

Butera-Prinzi, F., Charles, N., & Story, K. (2014). Narrative family therapy and group work for families living with acquired brain injury. *Australian and New Zealand Journal of Family Therapy*, *35*, 81-99.

Dallos, R. (2001). ANT-attachment narrative therapy. *Journal of Family Psychotherapy*, *12*, 43-72.

Dallos, R. (2004). Attachment narrative therapy: Integrating ideas from narrative and attachment theory in systemic family therapy with eating disorders. *Journal of Family Therapy*, *26*, 40-65.

Dickerson, V. (2004a). Allies against self-doubt. *Journal of Brief Therapy* (Special Edition), 83-95.

Dickerson, V. (2004b). *Who cares what you're supposed to do? Breaking the rules to get what you want in love, life, and work*. New York, NY: Perigee.

Dickerson, V. (2007). Remembering the future: Situating oneself in a constantly evolving field. *Journal of Systemic Therapy*, *26*, 23-37.

Dickerson, V., & Zimmerman, J. (1992). Families with adolescents: Escaping problem lifestyles. *Family Process*, *31*, 341-353.

Duba, J. D., Kindsvatter, A., & Lara, T. (2008). Treating infidelity: Considering narratives of attachment. *The Family Journal*, *16*, 293-299.

D'Urso, S., Reynaga, S., & Patterson, J. E. (2009). The emotional experience of immigration for couples. In M. Rastogi & T. Volker (Eds.). Thousand Oaks, CA: Sage Publications.

Epston, D. (1994). Extending the conversation. *Family Therapy Networker*, *18*, 30-37, 62.

Eron, J., & Lund, T. (1996). *Narrative solutions in brief therapy*. New York, NY: Guilford Press.

Foucault, M. (1965). *Madness and civilization: A history of insanity in the age of reason*. New York, NY: Random House.

Foucault, M. (1980). *Power/knowledge: Selected interviews and other writings*. New York, NY: Pantheon.

Fraenkel, P., Hameline, T., & Shannon, M. (2009). Narrative and collaborative practices in work with families that are homeless. *Journal of Marital and Family Therapy*, *35*, 325-342.

Freedman, J. (1996). AFTA voices on the annual meeting. *American Family Therapy Academy Newsletter*, Fall, 30-32.

Freedman, J., & Combs, G. (1996). *Narrative therapy: The social construction of preferred realities*. New York, NY: Norton.

Gremillion, H. (2003). *Feeding anorexia*. Chapel Hill, NC: Duke University Press.

Hedtke, L. (2014). Creating stories of hope: A narrative approach to illness, death and grief. *Australian and New Zealand Journal of Family Therapy*, *35*, 4-19.

Lemmons, G. M., Eisler, I., Migerode, L., Heireman, M., & Demyttenaere, K. (2007). Family discussion group therapy for major depression: A brief systemic multi-family group intervention for hospitalized patients and their family members. *Journal of Family Therapy*, *29*, 49-68.

Levy, J. (2006). Using a metaperspective to clarify the structural-narrative debate in family therapy. *Family Process*, *45*, 55-74.

Madigan, S. (1994). Body politics. *Family Therapy Networker*, *18*, 27.

Madigan, S., & Epston, D. (1995). From "spy-chiatric gaze" to communities of concern: From professional monologue to dialogue. In S. Friedman (Ed.), *The reflecting team in action* (pp. 257-276). New York, NY: Guilford Press.

Madsen, W. C. (2007). *Collaborative therapy with multistressed families* (2nd ed.). New York, NY: Guilford Press.

May, J. C. (2005). Family attachment narrative therapy: Healing the experience of early childhood maltreatment. *Journal of Marital and Family Therapy*, *31*, 221-237.

Minuchin, S. (1998). Where is the family in narrative family therapy? *Journal of Marital and Family Therapy*, *24*, 397-403.

Neal, J., Zimmerman, J., & Dickerson, V. (1999). Couples, culture and discourse. In J. Donovan (Ed.), *Short-term couple therapy* (pp. 360-400). New York, NY: Guilford Press.

Phipps, W. D., & Vorster, C. (2009). Narrative therapy: A return to the intrapsychic perspective. *South African Journal of Psychology*, *39*, 32-45.

Roth, S. A., & Epston, D. (1996). Developing externalizing conversations: An introductory exercise. *Journal of Systemic Therapies*, *15*, 5-12.

Saltzburg, S. (2007). Narrative therapy pathways for re-authoring with parents of adolescents coming out as gay, lesbian, and bisexual. *Contemporary Family Therapy*, *29*, 57-69.

Shalay, N., & Brownlee, K. (2007). Narrative family therapy with blended families. *Journal of Family Psychotherapy*, *18*, 17-30.

Weingarten, K. (2003). *Common shock: Witnessing violence every day*. New York, NY: Dutton.

White, M. (1989). *Selected papers*. Adelaide, South Australia: Dulwich Centre Publications.

White, M. (2007). *Maps of narrative practice*. New York, NY: Norton.

Wylie, M. S. (1994). Panning for gold. *Family Therapy Networker*, *18*, 40-48.

Zimmerman, J., & Dickerson, V. (1993). Bringing forth the restraining influence of pattern in couples therapy. In S. Gilligan & R. Price (Eds.), *Therapeutic conversations* (pp. 197-218). New York, NY: Norton.

Zimmerman, J., & Dickerson, V. (1996). *If problems talked: Narrative therapy in action*. New York, NY: Guilford Press.

// 第 14 章

Alexander, J., & Parsons, B. (1982). *Functional family therapy*. Pacific Grove, CA: Brooks/Cole.

Anderson, C., & Stewart, S. (1983). *Mastering resistance: A practical guide to family therapy*. New York, NY: Guilford Press.

Breunlin, D., Pinsof, W., Russell, W. P., & Lebow, J. (2011). Integrative problem-centered metaframeworks therapy I: Core concepts and hypothesizing. *Family Process*, *50*, 293-313.

Breunlin, D., Schwartz, R., & Mac Kune-Karrer, B. (1992). *Metaframeworks: Transcending the models of family therapy*. San Francisco, CA: Jossey-Bass.

Christensen, A., & Jacobson, N. S. (1998). *Acceptance and change in couple therapy: A therapist's guide to transforming relationships*. New York, NY: Norton.

Duhl, B., & Duhl, F. (1981). Integrative family therapy. In A. S. Gurman & D. P. Kniskern (Eds.), *Handbook of family therapy* (pp. 483-516). New York, NY: Brunner/Mazel.

Eron, J., & Lund, T. (1996). *Narrative solutions in brief therapy*. New York, NY: Guilford Press.

Feldman, L. (1990). *Multi-dimensional family therapy*. New York, NY: Guilford Press.

Fruzzetti, A. E. (2006). *The high conflict couple: A dialectical behavior therapy guide to finding peace, intimacy, and validation*. Oakland, CA: New Harbinger.

Fruzzetti, A., Santiseban, D., & Hoffman, P. (2007). Dialectical behavior therapy with families. In L. Dimeff & K. Koerner (Eds.), *Dialectical behavior therapy in clinical practice* (pp. 222-244). New York, NY: Guilford Press.

Greenberg, L. S., & Johnson, S. M. (1988). *Emotionally focused therapy for couples*. New York, NY: Guilford Press.

Haley, J. (1977). Toward a theory of pathological systems. In P. Watzlawick & J. Weakland (Eds.), *The interactional view* (pp. 37-44). New York, NY: Norton.

Henggeler, S. W., & Schaeffer, C. M. (2019). Multisystemic Therapy®: Clinical procedures, outcomes, and implementation research. In B. H. Fiese, M. Celano, K. Deater-Deckard, E. N. Jouriles, & M. A. Whisman (Eds.), *APA handbook of contemporary family psychology: Family therapy and training*, Vol. 3 (pp. 205-220). Washington, DC: American Psychological Association. https://doi.org/10.1037/0000101-013

Henggeler, S. W., Schoenwald, S. K., Borduin, C. M., Rowland, M. D., & Cunningham, P. B. (2009). *Multisystemic therapy for antisocial behavior in children and adolescents* (2nd ed.). New York, NY: Guilford.

Hoffman, P. D., & Fruzzetti, A. E. (2005). Psychoeducation. In J. M. Oldham, A. Skodal, & D.

Bender (Eds.), *Textbook of personality disorders* (pp. 375-386). Washington, DC: American Psychological Association.

Jackson, D. D. (1965). Family rules: The marital quid pro quo. *Archives of General Psychiatry, 12*, 589-594.

Jacobson, N., & Christensen, A. (1996). *Integrative couple therapy*. New York, NY: Norton.

Kirschner, D., & Kirschner, S. (1986). *Comprehensive family therapy*. New York, NY: Brunner/Mazel.

Liddle, H. A. (1984). Toward a dialectical-contextual-coevolutionary translation of structural-strategic family therapy. *Journal of Strategic and Systemic Family Therapies, 3*, 66-79.

Liddle, H. A. (2016). Multidimensional family therapy: Evidence base for transdiagnostic treatment outcomes, change mechanisms, and implementation in community settings. *Family Process, 55*(3), 558-576. https://doi.org/10.1111/famp.12243

Linehan, M. (1993). *Cognitive-behavioral treatment of borderline personality disorder*. New York, NY: Guilford Press.

Linehan, M. (1997). Validation and psychotherapy. In A. Bohart & L. S. Greenberg (Eds.), *Empathy and psychotherapy* (pp. 353-392). Washington, DC: American Psychological Association.

Mahler, M. S., Pine, F., & Bergman, A. (1975). *The psychological birth of the human infant*. New York, NY: Basic Books.

Markowitz, L. (1997). Ramon Rojano won't take no for an answer. *Family Therapy Networker, 21*, 24-35.

Minuchin, S. (1974). *Families and family therapy*. Cambridge, MA: Harvard University Press.

Minuchin, S., Nichols, M. P., & Lee, W.-Y. (2007). *Assessing couples and families: From symptom to system*. Boston, MA: Allyn & Bacon.

Minuchin, S., Rosman, B., & Baker, L. (1978). *Psychosomatic families: Anorexia nervosa in context*. Cambridge, MA: Harvard University Press.

Nichols, M. P. (1987). *The self in the system*. New York, NY: Brunner/Mazel.

Nichols, W. C. (1995). *Treating people in families: An integrative framework*. New York, NY: Guilford Press.

Pinsof, W., Breunlin, D., Russell, W. P., & Lebow, J. (2011). Integrative problem-centered metaframeworks therapy Ⅱ: Planning, conversing, and reading feedback. *Family Process, 50*, 314-336.

Sander, F. M. (1979). *Individual and family therapy: Toward an integration*. New York, NY: Jason Aronson.

Scharff, J. (Ed.). (1989). *The foundations of object relations family therapy*. New York, NY: Jason Aronson.

Slipp, S. (1988). *Technique and practice of object relations family therapy*. New York, NY: Jason Aronson.

Stanton, M. D. (1981). An integrated structural/strategic approach to family and marital therapy. *Journal of Marital and Family Therapy*, *7*, 427-440.

Taibbi, R. (2007). *Doing family therapy* (2nd ed.). New York, NY: Guilford Press.

Thibaut, J. W., & Kelley, H. H. (1959). *The social psychology of groups*. New York, NY: Wiley.

von Bertalanffy, L. (1968). *General systems theory: Foundations, development, applications*. New York, NY: Braziller.

// 第 15 章

Alexander, J., & Parsons, B. V. (1982). *Functional family therapy*. Monterey, CA: Brooks/Cole. *Archives of General Psychiatry*, *46*, 971-982.

Baldwin, S. A., Christian, S., Berkeljon, A., & Shadish, W. R. (2012). The effects of family therapies for adolescent delinquency and substance abuse: A meta-analysis. *Journal of Marital and Family Therapy*, *38*, 281-304. doi:10.1111/j.1752-0606.2011.00248.x

Baucom, D. H., Shoham, V., Mueser, K. T., Daiuto, A. D., & Stickle, T. R., (1998). Empirically supported couple and family interventions for marital distress and adult mental health problems. *Journal of Consulting and Clinical Psychology*, *66*, 53-88.

Beach, S. R. H., & O'Leary, K. D. (1992). Treating depression in the context of marital discord: Outcome and predictors of response for marital therapy vs. cognitive therapy. *Behavior Therapy*, *23*, 507-528.

Beutler, L. E., Consoli, A. J., & Lane, J. (2005). Systemic treatment selection and prescriptive psychotherapy. In J. C. Norcross & M. R. Goldfried (Eds.), *Handbook of psychotherapy integration* (2nd ed.) (pp. 121-143). New York, NY: Oxford University Press.

Beutler, L. E., Harwood, T. M., Alimohamed, S., & Malik, M. (2002). Functional impairment and coping style. In J. C. Norcross (Ed.), *Psychotherapy relationships that work: Therapist contributions and responsiveness to patients* (pp. 145-170). New York, NY: Oxford University Press.

Beutler, L. E., Malik, M. L., & Alimohamed, S. (2004). Therapist variables. In M. J. Lambert (Ed.),

Bergin and Garfield's handbook of psychotherapy and behavior change (pp. 227-306). New York, NY: Wiley.

Blatt, S. J., Sanislow, C. A., Zuroff, D. C., & Pilkonis, P. A. (1996). Characteristics of effective therapists: Further analyses of data from the National Institute of Mental Health treatment of depression collaborative research program. *Journal of Consulting and Clinical Psychology*, *64*, 1276-1284.

Blow, A. J., Sprenkle, D. H., & Davis, S. D. (2007). Is who delivers the treatment more important than the treatment itself? The role of the therapist in common factors. *Journal of Marital and Family Therapy*, *33*, 298-317. doi:10.1111/j.1752-0606.2007.00029.x

Boswell, J. F., Kraus, D. R., Miller, S. D., & Lambert, M. J. (2013). Implementing routine outcome monitoring in clinical practice: Benefits, challenges, and solutions. *Psychotherapy Research*. doi: 10.1080/10503307.2013.817696

Card, N. A. (2012). *Applied meta-analysis for social science research*. New York, NY: Guilford.

Christensen, A., & Jacobson, N. S. (2000). *Acceptance and change in couple therapy: A guide to transforming relationships*. New York, NY: W. W. Norton & Co.

Curtis, N. M., Ronan, K. R., & Borduin, C. M. (2004). Multisystemic treatment: A meta-analysis of outcome studies. *Journal of Family Psychology*, *18*, 411-419.

Dattilio, F. M., Piercy, F. P., & Davis, S. D. (2014). The divide between "evidenced-based" approaches and practitioners of traditional theories of family therapy. *Journal of Marital and Family Therapy*, *40*, 5-16. doi: 10.1111/jmft.12032

Davis, S. D., & Piercy, F. P. (2007). What clients of couple therapy model developers and their former students say about change, part Ⅰ: Modeldependent common factors across three models. *Journal of Marital and Family Therapy*, *33*, 318-343.

Duncan, B. L., & Miller, S. D. (2000). The Heroic Client: Doing Client-Directed, Outcome-Informed Therapy. San Francisco: Jossey-Bass.

Elkin, I., Shea, T., Watkins, J. T., Imber, S. D., Sotsky, S. M., Collins, J. F., ... Parloff, M. B. (1989). Mental health treatment of depression collaborative research program: General effectiveness of treatments. *National Institute of Family Therapy*, *33*, 318-343.

Fruzzetti, A. E., & Fantozzi, B. (2008). Couple therapy and the treatment of borderline personality and related disorders. In A. S. Gurman (Ed.), *Clinical handbook of couple therapy* (4th ed.) (pp. 567-590). New York, NY: Guilford.

Gottman, J. M. (1999). *The marriage clinic: A scientifically based marital therapy*. New York, NY: Norton.

Henggeler, S. W., & Borduin, C. M. (1990). *Family therapy and beyond: A multisystemic approach to treating the behavior problems of children and adolescents*. Pacific Grove, CA: Brooks/Cole.

Henggeler, S. W., Melton, G. B., & Smith, L. A. (1992). Family preservation using multisystemic therapy: An effective alternative to incarcerating serious juvenile offenders. *Journal of Consulting and Clinical Psychology*, *60*, 953-961.

Henggeler, S. W., Melton, G. B., Brondino, M. J., Scherer, D. G., & Hanley, J. H. (1997). Multisystemic therapy with violent and chronic juvenile offenders and their families: The role of treatment fidelity in successful dissemination. *Journal of Consulting and Clinical Psychology*, *65*, 821-833.

Howard, K. I., Moras, K., Brill, P. L., Martinovich, Z., & Lutz, W. (1996). The evaluation of psychotherapy: Efficacy, effectiveness, and patient progress. *American Psychologist*, *51*, 1059-1064.

Johnson, M. P., & Ferraro, K. J. (2000). Research on domestic violence in the 1990s: Making distinctions. *Journal of Marriage and the Family*, *62*, 948-963.

Johnson, S. M. (2004). *The practice of emotionally focused marital therapy: Creating connection* (2nd ed.). New York, NY: Brunner/Mazel.

Karam, E. A., & Sprenkle, D. H. (2010). The research-informed clinician: A guide to training the next-generation MFT. *Journal of Marital and Family Therapy*, *36*, 307-319. doi:10.1111/j.1752-0606.2009.00141.x

Knobloch-Fedders, L. M., Pinsof, W. M., & Mann, B. J. (2007). Therapeutic alliance and treatment progress in couple psychotherapy. *Journal of Marital and Family Therapy*, *33*(2), 245-257.

Lambert, M. J. (1992). Psychotherapy outcome research: Implications for integrative and eclectic therapists. In J. C. Norcross & M. R. Goldfried (Eds.), *Handbook of psychotherapy integration* (pp. 94-129). New York, NY: Basic Books.

LaTaillade, J., Epstein, N. B., & Werlinich, C. A. (2006). Conjoint treatment of intimate partner violence: A cognitive behavioral approach. *Journal of Cognitive Psychotherapy*, *20*, 393-410.

Lebow, J. L., Chambers, A. L., Christensen, A., & Johnson, S. M. (2012). Research on the treatment of couple distress. *Journal of Marital and Family Therapy*, *38*, 145-168. doi:10.1111/j.1752-0606.2011.00249.x

Leon, S. C., Kopta, S. M., Howard, K. I., & Lutz, W. (1999). Predicting patients' responses to psychotherapy: Are some more predictable than others? *Journal of Consulting and Clinical Psychology*, *67*, 698-704. 10.1037/0022-006X.67.5.698

Liddle, H. A. (2002). *Multidimensional family therapy for adolescent cannabis users, Cannabis*

Youth Treatment (CYT) Series (Vol. 5). Rockville, MD: Center for Substance Abuse Treatment (CSAT).

Lucksted, A., McFarlane, W., Downing, D., & Dixon, L. (2012). Recent developments in family psychoeducation as an evidence-based practice. *Journal of Marital and Family Therapy*, *38*, 101-121. doi:10.1111/j.1752-0606.2011.00256.x

McDonell, M. G., Rodgers, M. L., Short, R. A., Norell, D., Pinter, L., & Dyck, D. G. (2007). Clinician integrity in multiple family groups: Psychometric properties and relationship with schizophrenia client and caregiver outcomes. *Cognitive Therapy and Research*, *31*(6), 785-803.

Meneses, C. W., & Greenberg, L. (2014). Interpersonal Forgiveness in Emotion-Focused Couples' Therapy: Relating Process to Outcome. *Journal of Marital and Family Therapy*, *40*(1), 49-67.

Muir, J. A., Schwartz, S. J., & Szapocznik, J. (2004). A program of research with Hispanic and African American families: Three decades of intervention development and testing influenced by the changing cultural context of Miami. *Journal of Marital and Family Therapy*, *30*, 285-303. doi:10.1111/j.1752-0606.2004.tb01241.x

O'Farrell, T. J., & Fals-Stewart, W. (2006). *Behavioral couples therapy for alcoholism and drug abuse*. New York, NY: Gilford Press.

O'Farrell, T. J., & Fals-Stewart, W. (2002). Behavioral couples and family therapy for substance abusers. *Current Psychiatry Reports*, *4*, 371-376.

O'Farrell, T. J., Murphy, M., Alter, J., & Fals-Stewart, W. (2010). Behavioral family counseling for substance abuse: A treatment development pilot study. *Addictive Behaviors*, *35*(1), 1-6.

Oka, M., & Whiting, J. (2013), Bridging the Clinician/Researcher Gap with Systemic Research: The Case for Process Research, Dyadic, and Sequential Analysis. *Journal of Marital and Family Therapy*, *39*, 17-27. doi:10.1111/j.1752-0606.2012.00339.x

Piercy, F. P. (2015). JMFT 2014 Best article of the year award: Whose baby is the most beautiful? *Journal of Marital and Family Therapy*, *41*, 133-135. doi: 10.1111/jmft.12122.

Powers, M. B., Vedel, E., & Emmelkamp, P. M. (2008). Behavioral couples therapy (BCT) for alcohol and drug abuse disorders: A metaanalysis. *Clinical Psychology Review*, *28*(6), 952-962.

Rotunda, R., O'Farrell, T., Murphy, M., & Babey, S. (2008). Behavioral couples therapy for comorbid substance use disorders and combatrelated posttraumatic stress disorder among male veterans: An initial evaluation. *Addictive Behaviors*, *33*, 180-187.

Rowe, C. L. (2012). Family therapy for drug abuse: Review and updates 2003-2010. *Journal of Marital and Family Therapy*, *38*, 59-81. doi:10.1111/j.1752-0606.2011.00280.x

Sexton, T., & Turner, C. W. (2010). The effectiveness of functional family therapy for youth with behavioral problems in a community practice setting. *Journal of Family Psychology*, *24*(3), 339-348.

Shadish, W. R., & Baldwin, S. A. (2003). Meta-analysis of MFT interventions. *Journal of Marital and Family Therapy*, *29*(4), 547-570.

Shields, C. G., Finley, M. A., Chawla, N., & Meadors, P. (2012). Couple and family interventions in health problems. *Journal of Marital and Family Therapy*, *38*(1), 265-280.

Slesnick, N., & Prestopnik, J. L. (2005). Dual and multiple diagnoses among substance using runaway youth. American Journal of Drug and Alcohol Abuse, 31(1), 179-201.

Sprenkle, D. H., Davis, S., & Lebow, J. (2009). Common factors in couple and family therapy: The overlooked foundation for effective practice. New York, NY: Guilford Press.

Stith, S. M., McCollum, E. E., Amanor-Boadu, Y., & Smith, D. (2012). Systemic perspectives on intimate partner violence treatment. Journal of Marital and Family Therapy, 38, 220-240. doi:10.1111/j.1752-0606.2011.00245.x

Szapocznik, J., Hervis, O., & Schwartz, S. (2003). Therapy manuals for drug addiction. Manual 5: Brief strategic family therapy for adolescent drug abuse. NIDA.

Tallman, K., & Bohart, A. C. (1999). The client as a common factor: Clients as self-healers. In M. A. Hubble, B. L. Duncan, & S. D. Miller (Eds.), The heart and soul of change (pp. 91-131). Washington DC: American Psychological Association.

Timmons-Mitchell, J., Bender, M. B., Kishna, M. A., & Mitchell, C. C. (2006). An independent effectiveness trial of multisystemic therapy with juvenile justice youth. *Journal of Clinical Child and Adolescent Psychology*, *35*, 227-236. doi:10.1207/s15374424jccp3502_6

Wampold, B. E. (2001). *The great psychotherapy debate: Models, methods, and findings*. Mahwah, NJ: Erlbaum.

Whitaker, D. J., Haileyesus, T., Swahn, M., & Saltzman, L. S. (2007). Differences in frequency of violence and reported injury between relationships with reciprocal and nonreciprocal intimate partner violence. *American Journal of Public Health*, *97*, 941-947.

Wittenborn, A. K., Dolbin-MacNab, & Keiley, M. K. (2013). Dyadic research in marriage and family therapy: Methodological considerations. *Journal of Marital and Family Therapy*, *39*(1), 5-16. doi: 10.1111/j.1752-0606.2012.00306.x

Woodin, E. M., & O'Leary, K. D. (2010). A brief motivational intervention for physically aggressive dating couples. *Prevention Science*, *11*, 371-383.

图书在版编目（CIP）数据

家庭治疗：概念与方法：第12版／（美）迈克尔·尼克尔斯，（美）西恩·戴维斯著；方晓义婚姻家庭治疗课题组译．—北京：北京师范大学出版社，2024.8

ISBN 978-7-303-29956-0

Ⅰ．①家…　Ⅱ．①迈…　②西…　③方…　Ⅲ．①家庭－精神疗法　Ⅳ．①R749.055

中国国家版本馆CIP数据核字（2024）第108578号

图书意见反馈　gaozhifk@bnupg.com　010-58805079

JIATING ZHILIAO

出版发行：北京师范大学出版社 www.bnupg.com

北京市西城区新街口外大街12-3号

邮政编码：100088

印　　刷：保定市中画美凯印刷有限公司

经　　销：全国新华书店

开　　本：730 mm×980 mm　1/16

印　　张：42.5

字　　数：671千字

版　　次：2024年8月第1版

印　　次：2024年8月第1次印刷

定　　价：148.00元

策划编辑：姚祝耶　　责任编辑：周益群　姚祝耶

装帧设计：李尘工作室　　美术编辑：焦　丽　李向昕

责任校对：陈　民　　责任印制：马　洁

北京市版权局著作权合同登记号：图字 01-2021-4158